W0197803

Memopharm

Pharmazeutisches Praxiswissen

Von Andreas Hensel, Wädenswil
und Sabine Cartellieri, Pinneberg

Deutscher Apotheker Verlag Stuttgart 2001

Anschriften der Autoren:

Prof. Dr. Andreas Hensel
Hochschule Wädenswil
Postfach 335
Grüental
CH-8820 Wädenswil

Sabine Cartellieri
Fröbelstr. 10
25421 Pinneberg

unter Mitarbeit von:

Prof. J. Engel, Frankfurt
Prof. K.-A. Kovar, Tübingen

Die Deutsche Bibliothek – CIP-Einheitsaufnahme
Ein Titeldatensatz für diese Publikation ist bei Der Deutschen Bibliothek erhältlich
ISBN 3-7692-2785-9

© 2001 Deutscher Apotheker Verlag, Birkenwaldstr. 44, D-70191 Stuttgart
Printed in Germany
Satz: Dörr + Schiller GmbH, Stuttgart
Druck: Hofmann, Schorndorf

Vorwort

Jeder in öffentlichen Apotheken oder Krankenhausapotheken Beschäftigte macht tagtäglich die Erfahrung, dass eine Vielzahl von speziellen Informationen, Daten und Fakten abverlangt werden, die oft nur durch Nachschlagen in den einschlägigen Listen, Produktinformationen und Fachbüchern zu finden sind. Persönliche Notizen, Zettelsammlungen oder Karteikartensysteme sind gängige Praxis, um diese Informationen doch stets griffbereit zu haben.

Das vorliegende Buch entstand aus dieser Erfahrung und versucht eine Sammlung der notwendigen Informationen für den täglichen Bedarf in einem handlichen Taschenformat komprimiert und graphisch optimiert zu präsentieren. Bei der Zusammenstellung der Inhalte wurden auch ausgefallene Aspekte sowie Randgebiete der pharmazeutischen Wissenschaften berücksichtigt.

Hierbei soll nicht das Lehr- und Fachbuch ersetzt, sondern allen in Apotheken Tätigen schnell greifbare Praxisinformationen an die Hand gegeben werden. Die Möglichkeiten der Schnellinformation in der Praxis haben sich enorm erweitert, doch die Erfahrung zeigt, dass neben den Datenbanken und Online-Medien das kompakte Buch seine Berechtigung behalten wird. Aus diesem Grund wünschen wir uns eine weite Verbreitung und rege Benutzung unseres Büchleins. Da Pharmazie immer im Fluss ist und sich das Wissen und damit auch die täglichen Anforderungen explosionsartig vermehren, möchten wir alle Leser ermutigen uns Ihre Kritik und Verbesserungsvorschläge mitzuteilen.

An dieser Stelle sei all jenen gedankt, die durch ständige Diskussionen und Anregungen dieses Buch zur Realität werden ließen. Besonderer Dank gilt Herrn Dr. A. Baumgertel, Herrn S. Hardt, Frau S. Hoppe und Frau E. Luber. Herrn Prof. Dr. Karl-Artur Kovar, Universität Tübingen, sei Dank für das Zurverfügungstellen praxisrelevanter Literatur. Bedanken möchten wir uns auch bei Frau S. Wiedersheim für das Korrekturlesen und bei unseren Familien für die Unterstützung in allen Phasen der Arbeit.

Beim Deutschen Apotheker Verlag möchten wir uns für die hervorragende Zusammenarbeit bei der Entstehung dieses Buches bedanken.

Erlangen, Januar 2001   Sabine Cartellieri und Andreas Hensel

Inhalt

1 Pharmakologische Grundlagen/ Therapie mit Arzneimitteln

1

1.1 Pharmakokinetik und Bioverfügbarkeit

1.1.1 Pharmakokinetische Zielgrößen

Die Pharmakokinetik beschäftigt sich damit, wie der menschliche oder tierische Organismus Pharmaka behandelt. Man unterscheidet Liberation (aus der Arzneiform), die Re- oder Absorption (in der Regel aus dem Gastrointestinaltrakt), die Distribution in verschiedene Körperteile, den Metabolismus (meist hepatisch, aber auch gastrointestinal oder renal) und die Exkretion bzw. Ausscheidung (hepatisch durch Metabolismus, biliär, renal oder durch andere, seltenere Mechanismen).

Plasmakonzentrations–Zeit-Diagramm und wichtige Kenngrößen nach Einmalgabe

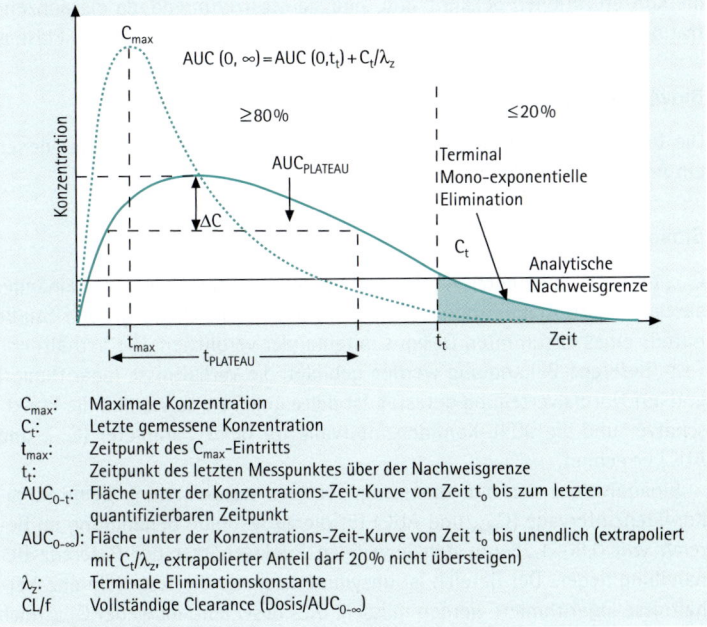

C_{max}:	Maximale Konzentration
C_t:	Letzte gemessene Konzentration
t_{max}:	Zeitpunkt des C_{max}-Eintritts
t_t:	Zeitpunkt des letzten Messpunktes über der Nachweisgrenze
AUC_{0-t}:	Fläche unter der Konzentrations-Zeit-Kurve von Zeit t_0 bis zum letzten quantifizierbaren Zeitpunkt
$AUC_{0-\infty}$:	Fläche unter der Konzentrations-Zeit-Kurve von Zeit t_0 bis unendlich (extrapoliert mit C_t/λ_z, extrapolierter Anteil darf 20% nicht übersteigen)
λ_z:	Terminale Eliminationskonstante
CL/f	Vollständige Clearance (Dosis/$AUC_{0-\infty}$)

1.1.2 Weitere Kenngrößen

Verteilungsvolumen

Hierbei handelt es sich nicht um reale Volumina, in denen ein Arzneistoff gelöst ist, sondern um reine Rechengrößen, die in seltenen Fällen zufällig mit den Volumina bestimmter Körperkompartimente übereinstimmen. Übersteigt der Wert für ein Verteilungsvolumen 70 bis 80 l, so ist dies ein Hinweis auf die Lipophilie des Arzneistoffes.

Bestimmte Verteilungsvolumina sind z. B.:
$V_{z/f}$: Verteilungsvolumen (nur) während der terminalen Eliminationsphase
V_{ss}: Verteilungsvolumen im steady state

Solche Werte sind nur in seltenen Fällen bekannt oder lassen sich auf Grund von Erkrankungen nicht genauer bestimmen (z. B. Antirheumatika). Dort, wo die Konzentrationen bekannt sind, sind sie oft irreführend, da die Konzentration in bestimmten Zielkompartimenten wichtiger ist als die im Plasma.

Bioverfügbarkeit

Die Bioverfügbarkeit beschreibt Geschwindigkeit und Ausmaß, mit denen ein Arzneistoff im Plasma erscheint.

Bioäquivalenz

C_{max} und AUC (oder deren Äquivalent) für zwei verschiedene, gegeneinander austauschbare Arzneiformen werden in einer ausreichend großen Studie mittels eines bestimmten Designs miteinander verglichen. Die Verhältnisse Test-/Referenz-Behandlung werden gebildet, die Verhältnisse logarithmiert und auf Normalverteilung getestet. Ist diese gegeben, so werden die Punktschätzer und die 90 %-Konfidenzintervalle für beide Parameter (C_{max} und AUC) errechnet.

Bioäquivalenz darf nur dann angenommen werden, wenn beide 90 %-Konfidenzintervalle (C_{max} und AUC) für die zu testende Behandlung im Bereich von 0,80–1,25 um den jeweiligen Punktschätzer der Referenz-Behandlung liegen. Der Bereich ist unsymmetrisch, da die Test-Referenz-Verhältnisse logarithmiert werden müssen. Dies geschieht, da weder C_{max} noch

AUC normalverteilt, sehr oft aber log-normalverteilt sind. Für C_{max} wird häufig noch ein Intervall von 0,70–1,43 um den Punktschätzer akzeptiert, da C_{max} stärker schwanken kann als AUC.

Es reicht nicht aus, dass der Mittelwert der Testbehandlung weniger als 20 % von dem der Referenzbehandlung entfernt ist, oder dass die Behandlungen gemäß einem gepaarten t-Test nicht signifikant unterschiedlich sind.

1.1.3   Beurteilung von Bioverfügbarkeitsstudien

Studiendesign

- Ist eine Fallzahlschätzung anhand intraindividueller Variationskoeffizienten vorgenommen worden? $\Rightarrow$ Ist die Probandenzahl ausreichend (im Allgemeinen 12 und mehr)?
- Wurde das Probandenkollektiv homogen ausgewählt (Lebensalter 18 bis 55 Jahre, Brocaindex +/– 15 %)?
- Erfolgte die Behandlung randomisiert?
- Wurde ein Cross-over-Design durchgeführt? (Paralellgruppenvergleiche sind für Stoffe mit sehr langer Halbwertszeit (viele Tage) akzeptabel, werden aber etwas anders ausgewertet.)
- Wurden die Studie gemäß den GCP-Richtlinien zur guten klinischen Praxis durchgeführt?

Studiendurchführung

- Erfolgte die Behandlung unter standardisierten Bedingungen (Nahrungsaufnahme, Flüssigkeitsaufnahme, Alkoholverbot, Aufnahmeverbot von Methylxanthinen)?
- War die Auswaschphase ausreichend lang (mindestens fünfmal die terminale Halbwertszeit)?
- Wurde in einem geeigneten Kompartiment gemessen (in der Regel Plasma, nur selten im Urin)?
- Wurden Messungen über einen genügend langen Zeitraum durchgeführt (> 3 Halbwertszeiten während der Elimination bei Einfachgabe; ein volles Dossierintervall bei Mehrfachgabe)?

Sind die Absorptionsphase, eine eventuelle Plateauphase und die Eliminationsphase durch optimierte Datenpunktauswahl belegt (ca. 15 Messpunkte und mehr).

Verwendete Analytik
Ist die verwendete Messmethode selektiv?

Ist die verwendete Messmethode ausreichend empfindlich? (1/20 der Spitzenkonzentration, mindestens aber 1/10 muss mit der Methode quantifizierbar sein).

Ist die Methode validiert? (Variationskoeffizienten <15% an allen Messpunkten).

Auswertung
Sind die C_{max} und AUC-Werte für jeden Probanden und jede Behandlung angegeben?

Sind (bei ausgeprägtem Konzentrationspeak) t_{max} oder Äquivalente (bei Retardformen z.B. HVD, $t_{75\%Cmax}$, bei Mehrfachgabe % PTF) angegeben? Diese dürfen nicht wesentlich voneinander abweichen!

Liegen die Konfidenzintervalle für die Testbehandlung im Bereich von 0,80–1,25 um den Punktschätzer für die Referenzbehandlung? (Im Fall von C_{max} ist in Deutschland auch 0,70–1,43 in der Regel noch akzeptiert.)

Wenn die geometrischen Mittelwerte der Test-Referenz-Quotienten mehr als 10–15% von 1,0 (also vom Referenzergebnis) abweichen, ist in der Regel eine sehr große Probandenzahl notwendig, um noch Äquivalenz zu demonstrieren.

1.2 Rezeptoren: Wirkungen und pharmakologische Beeinflussbarkeit

1.2.1 Angiotensin-II-Rezeptoren

Prinzip des Renin-Angiotensin-Systems

Das Renin-Angiotensin-System (RAS) dient zur Aufrechterhaltung des Wasser- und Elektrolythaushaltes sowie zur mittel- bis langfristigen Blutdruckregulation. Die Aktivierung wird durch ein vermindertes Blutvolumen, durch Blutdruckabfall (z. B. bei Orthostase), aber auch durch Wasser- und Elektrolytverluste ausgelöst. Hierzu wird das in der Niere gebildete Renin ausgeschüttet, das als Protease aus dem Glykoprotein Angiotensinogen, das Dekapeptid Angiotensin I schneidet. Angiotensin I wird durch ein Angiotensin-Converting-Enzym (ACE) durch Abspaltung zu dem Oktapeptid Angiotensin II umgebaut. Angiotensin II kann prinzipiell mit zwei Rezeptoren, nämlich AT_1- und AT_2-Rezeptoren interagieren. Die physiologische Funktion der AT_2-Rezeptoren ist noch weitgehend unklar (wahrscheinlich Zellproliferationseffekte).

Stimulation von AT_1-Rezeptoren bewirkt

- Vasokonstriktion, Blutdrucksteigerung
- Sympathikusaktivierung, damit indirekte Blutdrucksteigerung
- Positiv inotrope Wirkung am Herzen, damit erhöhte Herzleistung
- Verminderte Wasser- und Elektrolytausscheidung durch die Niere (renaler Blutfluss $\Downarrow$, Aldosteron $\Uparrow$).

Blockade von AT_1-Rezeptoren durch AT_1-Rezeptor-Antagonisten bewirkt

- Blutdrucksenkung über ausbleibende Vasokonstriktion
- Blutdrucksenkung über eine verminderte Noradrenalinausschüttung und verringerte Sympatikusaktivität

$$\Downarrow \Downarrow \Downarrow \Downarrow \Downarrow$$

Indikationsgebiet der „-sartane": essentielle Hypertonie.

Verfügbare AT$_1$-Rezeptor-Antagonisten („-sartane")

Wirkstoff	Handels-name	Dosierung	Biover-fügbarkeit	Halbwertszeit (Std.)
Candesartan	Atacand® Blopress®	8–16 mg, 1 × tgl.	42 %	6–9
Eprosartan	Teveten®	600–800 mg, 1 × tgl.	ca. 13 %	5–9
Irbesartan	Aprovel®	150–300 mg, 1 × tgl.	ca. 70 %	11–15
Losartan *	Lorzaar®	50–100 mg, 1–2 × tgl.	ca. 30 %	2 (aktiver Metabolit 6–9)
Valsartan	Diovan®	80–320 mg, 1 × tgl.	23 %	6–9
Telmisartan	noch nicht zugelassen	40–80 mg, 1 × tgl.	50 %	24

*   Wirkung auch über aktiven Metaboliten

Vorteile der AT$_1$-Rezeptor-Antagonisten gegenüber ACE-Hemmern

- Verbessertes Nebenwirkungsprofil, da kein Reizhusten
- Bessere Verträglichkeit, insbesondere bei älteren Patienten mit pulmonalen Erkrankungen
- Nur Antagonisierung der durch AT$_1$-vermittelten Effekte, AT$_2$-Wirkungen bleiben unbeeinflusst.

Nebenwirkungen der –sartane

- Schwindel, Müdigkeit, Kopfschmerz, Übelkeit
- In der Regel aber gute Verträglichkeit.

1.2.2   Dopamin-Rezeptoren

Für Dopamin als zentral und peripher wirkenden Transmitter sind bisher 5 unterschiedliche Rezeptoren (D_1 bis D_5) bekannt, die auf Grund der beiden unterschiedlichen Arten der Signalweiterleitung zwei Hauptgruppen zugeordnet werden („D_1-like"-Gruppe mit D_1- und D_5-Rezeptoren stimulieren eine nachgeschaltete Adenylatcyclase, während die „D_2-like"-Gruppe mit den D_2-, D_3- und D_4-Rezeptoren hemmend auf eine Adenylatcyclase wirkt).

Wirkungen von Dopamin im ZNS und am peripheren Zielorgan

Zielorgan	Dopamin-Rezeptor	Dopaminerge Wirkung
Niere	D_1-like	Vasodilatation mit gesteigerter Durchblutung und Harnmenge; Hemmung der Na^+-Rückresorption
Herz	D_4	Unbekannt
Sympatikus	D_2-like	Hemmung der Noradrenalinfreisetzung
	D_1-like	Stimulation der Noradreanlinfreisetzung
Neben-nierenrinde	D_2	Hemmung der Aldosteronsekretion
ZNS	D_1	Überwiegend lokalisiert im Mittelhirn (Schaltzentrale für Motorik, Sehen, Hören) mit Akkumulation im Striatum (Schaltstelle für motorische Reaktionen) → Stimulation u.a. verantwortlich für das motorische Geschehen und Bewegungsabläufe
	D_2	Überwiegend lokalisiert im Mittelhirn (Schaltzentrale für Motorik, Sehen, Hören) mit Akkumulation im Striatum (Schaltstelle für motorische Reaktionen) → Stimulation im Zusammenwirken mit D_1-Rezeptoren, u.a. verantwortlich für das motorische Geschehen und Bewegungsabläufe. Auch angereichert am Hypophysenvorderlappen → Stimulation bewirkt eine verminderte Ausschüttung von Prolactin. Auch in der Area postrema des Hirnstamms zur Aktivierung des Brechzentrums
	D_3	Überwiegend lokalisiert im Zwischenhirn mit Akkumulation im limbischen System (zuständig für emotionale Reaktionen, zur Verarbeitung von Erlebnissen, Gedächtnisspeicher) → Stimulation bewirkt u.a. korrekte Verarbeitung emotionaler Reaktionen
	D_4	Im frontalen Cortex, Hippocampus (zuständig für Denkprozesse, Emotionen, Entscheidungsfindung)
	D_5	Im Hippocampus → ?

Durch dopaminerge/antidopaminerge Wirkstoffe beeinflussbare Krankheitsbilder

- Morbus Parkinson, da hierbei Degeneration dopaminerger Neurone in der Substantia nigra sowie Verarmung des Striatums an Dopamin
  → Einsatz von D_1- und D_2-Agonisten (s. 1.5.2)
- Psychotische Zustände, insbesondere Schizophrenien, da hierbei wahrscheinlich eine Überaktivität dopaminerger Neurone im limbischen System vorliegt
  → Einsatz von D_2-Antagonisten (vermindern produktive Symptome der Schizophrenie, führen aber auch zu extrapyramidal-motorischen Störungen) (s. 1.4.2)
- Prolactin-bedingte Fertilitätsstörungen, prämenstruelles Syndrom (in der Regel durch erhöhte Prolactinspiegel bedingt), Abstillphase, Mastitis, Galactorrhoe
  → Einsatz von D_2-Antagonisten, die an hypophysären D_2-Rezeptoren die Sekretion von Prolactin vermindern/unterbinden
- Erbrechen und Nausea
  → Einsatz von D_2-Antagonisten durch Blockade im Brechzentrum.

An Dopamin-Rezeptoren angreifende Wirkstoffe (Auswahl)

Rezeptor	Wirkstoff	Anwendung bei	Bemerkungen
D_1-Agonisten	Levodopa	Morbus Parkinson	Nur in Kombination mit Decarboxylase-Hemmern
$D_{1,2}$-Antagonisten	Olanzapin (Zyprexa®)	Schizophrene Psychosen	Auch 5-HT_2-, M_1-, M_2- und H_1-Antagonist
D_2-Agonisten	Pergolid (Parkotil®)	Morbus Parkinson	Auch D_1-Agonist
	Lisurid (Dopergin®)	Morbus Parkinson	Auch Prolactin-Hemmer
	Carbergolin (Cabaseril®)	Morbus Parkinson	Auch 5-HT_1-, 5-HT_2-, D_1-Agonist
	Bromocriptin (Pravidel®)	Morbus Parkinson	Auch partieller D_1-Agonist und Prolactinhemmer

Rezeptor	Wirkstoff	Anwendung bei	Bemerkungen
D_2-Agonisten	Pramipexol (Sifrol®)	Morbus Parkinson	Auch D_3-Agonist. NW Nausea, Halluzinationen, Verwirrtheit
	Quinagolid (Norprolac®)	Hyperprolactinämie und Folgen	
Phytopharmaka	*Agnus-castus-*Extrakte (Mastodynon®, Agnucaston®)	Prämenstruelles Syndrom, Menstruationsstörungen	Auch bei prolactinbedingter Infertilität verwendbar
D_2-Antagonisten (s. 1.4.2)	Phenothiazine	Schizophrene Psychosen	Geringe $D_{1,5}$-, hohe $D_{2,3}$-Affinität
	Thioxanthene	Schizophrene Psychosen	Hohe $D_{1,2}$-Affinität
	Butyrophenone	Schizophrene Psychosen	Hohe D_2-Affinität
	Risperidon (Risperdal®)	Schizophrene Psychosen	Hohe D_2-Affinität, auch 5-HT_{2A}-, α_1-, α_2-, H_1-Antagonismus
	Sertindol (Serdolect®)	Schizophrenie	
	Metoclopramid (Paspertin®)	Bei Erbrechen und GI-Motilitätsstörungen	Wirkung auch über Acetylcholin-Freisetzung via HT_3
D_3-Antagonisten	Amisulprid (Solian®)	Schizophrene Psychosen	Auch D_2-Antagonismus
D_4-Antagonisten	Clozapin (Leponex®)	Schizophrene Psychosen	Hohe D_4-Affinität, weniger zu $D_2 \rightarrow$ keine extrapyramidal-motorischen NW Auch 5-HT_{2A} Antagonismus
Dopamin-Wiederaufnahme-Hemmer	Venlafaxin (Trevilor®)	Depressive Erkrankungen	Auch Noradrenalin-Wiederaufnahme-Hemmer
	Cocain	Suchtmittel	

1.2.3 Serotonin-Rezeptoren (5-HT-Rezeptoren)

Es existieren sowohl im ZNS als auch in der Peripherie eine Vielzahl verschiedener Rezeptoren, für die Serotonin (syn. 5-Hydroxytryptamin, 5-HT) als endogener Ligand fungiert. Diese Rezeptoren gehören verschiedenen Rezeptorfamilien an (5-HT$_1$ bis 5-HT$_7$), wobei sich die HT$_1$- und HT$_2$-Familie nach der Substratspezifität wiederum in verschiedene Subtypen unterteilen lassen.

Die durch Stimulation oder Blockade der Rezeptoren erzielbaren, extrem vielschichtigen und komplexen pharmakologischen Wirkungen hängen zum einen vom jeweiligen Rezeptortyp, aber auch von der Lokalisation, sowie der Umschaltung der ausgelösten serotonergen Impulse auf andere Transmittersysteme (z. B. noradrenerge Systeme) ab.

Klassifikation der pharmazeutisch relevanten 5-HT-Rezeptoren

5-HT									
5-HT$_1$			5-HT$_2$			5-HT$_3$	5-HT$_4$	5-HT$_{5-7}$	
5-HT$_{1A}$	5-HT$_{1B}$	5-HT$_{1D}$	5-HT$_{2A}$	5-HT$_{2B}$	5-HT$_{2C}$				

Wirkmechanismen der 5-HT-Rezeptoren (Faustregeln)

Stimulation von	Bewirkt in der Regel
5-HT$_1$	Hemmende Effekte Beispiele: Vasodilatation, Hemmung der Noradrenalinfreisetzung, Hemmung der zentralen 5-HT-Freisetzung, Anxiolyse durch Hemmung von 5-HT-Neuronen
5-HT$_2$	Exzitatorische Effekte Beispiel: Vasokonstriktion der Skelettmuskulatur (aber Ausnahme: Kontraktion der Gefäße der Herzkranzgefäße)
5-HT$_3$	Exzitatorische Effekte über eine Verstärkung der Ausschüttung anderer Transmitter Beispiele: Auslösung von Nausea, Erbrechen, Schlaf-Wach-Rhythmus, Stimmungslage
5-HT$_4$	Stimulation der Acetylcholinfreisetzung und damit verbundener parasympatischer Sekundäreffekte (s. 1.3.5) Beispiel: Erhöhung der Darmmotilität

Wirkungen von 5-HT im ZNS und am peripheren Zielorgan

Zielorgan	5-HT-Rezeptor	Serotonerge Wirkung
Herz	$5\text{-}HT_3$	Bradykardie, auch Erhöhung des Auswurf-volumens; durch 5-HT-induzierte Noradre-nalinfreisetzung, später Gegenreaktion und positiv inotrope und positiv chronotrope Effekte
	$5\text{-}HT_{1B}$	$5\text{-}HT_{1B}$ in den Koronararterien $\rightarrow$ Vasokon-striktion
	$5\text{-}HT_4$	Tachyarrhythmien
Kreislauf	$5\text{-}HT_{2A}$	Vasokonstriktion $\rightarrow$ initiale Blutdruckstei-gerung
	$5\text{-}HT_{1A}$	Vasodilatation über indirekte NO-Freiset-zung $\rightarrow$ anhaltende Blutdrucksenkung
	$5\text{-}HT_3$	Vasodilatation $\rightarrow$ Blutdrucksenkung (initial, kurze Dauer)
Magen, Darm	$5\text{-}HT_{2,\,3,\,4}$	Erhöhte Motilität und Kontraktion
Blutplättchen	$5\text{-}HT_{2A}$	Verstärkte Thrombozytenaggregation
Mastzellen	$5\text{-}HT_3$	Depolarisierung $\rightarrow$ Schmerz, Juckreiz
ZNS	$5\text{-}HT_{1A}$	Anxiolyse durch Hemmung serotonerger Neurone in den Raphekernen des Hirn-stamms
	$5\text{-}HT_{1B}$	Hemmung der 5-HT-Freisetzung (Rückkopp-lung) Inhibierung neurogener Entzündungen Zentrale Vasokonstriktion
	$5\text{-}HT_{1D}$	Zentrale Vasokonstriktion Hemmung der Freisetzung anderer Trans-mitter und Neuropeptide, die an lokalen Entzündungs- und Schmerzreaktionen an der Hirnhäuten beteiligt sind
	$5\text{-}HT_2$	Stimmungslage (Stimmungsaufhellung, An-xiolyse), Affektionen, Appetithemmung
	$5\text{-}HT_3$	Übelkeit, Erbrechen ($5\text{-}HT_3$ überwiegend im Brechzentrum lokalisiert)

An 5-HT-Rezeptoren angreifende Wirkstoffe

Rezeptor	Wirkstoff	Anwendung als	Bemerkungen
5-HT_{1A}-Agonisten	Buspiron (Bespar®)	Anxiolytikum	Auch neuroleptische Eigenschaften, Wirkungseintritt langsamer als bei Benzodiazepinen
	Urapidil (Ebrantil®)	Antihypertensivum	Auch sympathischer α_1-Antagonismus
$5\text{-HT}_{1\,B/D}$-Agonisten	Sumatriptan (Imigran®)	Migränemittel	(S. auch 1.7.7)
Spezifische Endung: -triptan	Naratriptan (Naramig®)	Migränemittel	(S. auch 1.7.7)
	Rizatriptan (Maxalt®)	Migränemittel	(S. auch 1.7.7)
	Eletriptan	Migränemittel	EG-Zulassung beantragt
5-HT_2-Agonisten	Ziprasidon	Schizophrenie	Auch 5-HT_1-Agonist EG-Zulassung beantragt
5-HT_2-Antagonisten	Trazodon (Thombran®)	Antidepressivum	Psychomotorisch-dämpfend; zusätzlich auch 5-HT-Wiederaufnahme-Hemmer
	Methysergid (Deseril®)	Migrändeprophylaxe	$5\text{-HT}_{2\,C}$-Antagonist; NW: Erbrechen, pektangiöse Beschwerden, Parästhesien
	Cyproheptadin (Peritol®)	zur Appetitsteigerung, Antihistaminikum	Auch H_1-Antihistaminikum
	Pizotifen (Sandomigran®)	Intervallbehandlung Migräne; zur Appetitsteigerung	5-HT_{2C}-Antagonist; auch antihistaminische Eigenschaften NW: Gewichtszunahme, Sedation

Rezeptor	Wirkstoff	Anwendung als	Bemerkungen
5-HT$_2$ – Antagonisten	Mirtazapin (Remergil®)	Antidepressivum	
	Nefazodon (Nefadar®)	Antidepressivum	
5-HT$_3$ – Antagonisten Spezifische Endung: -setron	Granisetron (Kevatril®)	Antiemetikum	Begleitend zur Strahlen-, Chemotherapie
	Ondansetron (Zofran®)	Antiemetikum	Begleitend zur Strahlen-, Chemotherapie
	Tropisetron (Navoban®)	Antiemetikum	Begleitend zur Strahlen-, Chemotherapie
	Metoclopramid (Paspertin®)	Antiemetikum	Nur in hohen Dosen 5-HT$_3$-Antagonismus; überwiegend Dopamin-Blockade
5-HT$_4$ – Agonisten	Cisaprid (Propulsin®)	Prokinetikum	Zur beschleunigten Magen-Darm-Entleerung bei GI-Störungen; NW = starke Arrythmien
	Tegaserod (Zelmac®)	Bei Reizdarmsyndrom	
5-HT-Wiederaufnahme-Hemmer (SSRI) Allgemeine NW: Übelkeit, Erbrechen, manische Reaktionen, Schlaflosigkeit, Kopfschmerz	Fluoxetin (Fluctin®)	Antidepressivum	Psychomotorisch aktivierend
	Fluvoxamin (Fevarin®)	Antidepressivum	Psychomotorisch aktivierend
	Paroxetin (Tagonis®)	Antidepressivum	Psychomotorisch aktivierend
	Trazodon (Thombran®)	Antidepressivum	Psychomotorisch dämpfend, da auch 5-HT$_2$-Antagonist
	Citalopram (Cipramil®)	Antidepressivum	
	Sertralin (Gladem®)	Antidepressivum	

1.2.4 Glutamatrezeptoren

Der im ZNS für die Impulsweitergabe und -verarbeitung wichtigste Transmitter ist die Aminosäure Glutamat. Die überragende Stellung dieses Transmitters wird durch die im Vergleich zu Dopamin etwa 1000fach höhere Konzentration und die ubiquitäre Lokalisation der Rezeptoren im ZNS deutlich. Glutamin – und mit geringerer Wichtigkeit auch Asparaginsäure – sind **die** typischen zentral erregenden Botenstoffe mit überragender Bedeutung für Lernvorgänge, kognitive Prozesse und schnelle Impulssignale.

Vom Glutamatrezeptor sind vier Unterfamilien bekannt, die sich strukturell und funktionell unterscheiden. Die Differenzierung erfolgt durch unterschiedliche Ansprechbarkeit mit exogenen Agonisten. Lediglich zwei dieser vier Subtypen, nämlich NMDA- und AMPA-Rezeptoren, können momentan medikamentös beeinflusst werden.

AMPA-Rezeptor: Abgrenzung von den anderen Glutamat-Rezeptoren durch die Stimulierbarkeit mit **A**mino-**H**ydroxy-**M**ethyl-Isoxazol-**P**ropionsäure
Lokalisation auf der postsynaptischen Membran und Aktivierung durch Glutamat im synaptischen Spalt. Aktivierung öffnet den Ionenkanal, wobei Na^+ aus dem Spalt in das Zellinnere und im Austausch hiermit K^+ in den synaptischen Spalt transportiert werden (Na/K-Kanal). Es kommt zur Depolarisation und Reizweiterleitung. Durch die AMPA-Rezeptoren der Glutamat-Axone werden im ZNS die schnellen, erregenden postsynaptischen Potentiale (EPSP) ausgelöst.

AMPA-Antagonist	Wirkstoff	Anwendung bei	Bemerkungen
	Topiramat (Topamax®)	Epilepsie	Auch GABA-Aktivator **NW:** Schwindel, Müdigkeit, Ataxie

NMDA-Rezeptor: Abgenzung durch die Stimulierbarkeit mit **N**-**M**ethyl-**D**-**A**spartat
Wie AMPA ein Na/K-Ionenkanal (auch durchlässig für Ca^{2+}), der aber im Ruhezustand durch Mg^{2+}-Ionen im Kanalrohr „verschlossen" ist. Nur wenn die umgebende Membran leicht gereizt (= depolarisiert) wird (z.B. durch

AMPA-Rezeptoren), verlässt der „Pfropfen" Mg^{2+} den Kanal und der Rezeptor ist aktivierbar. Sinn: Filterfunktion; nicht jeder Reiz wird weitergeleitet. Wichtig für kognitive Vorgänge und Lernprozesse. Auch Anpassung schneller Reize an die Anforderungen anderer glutamerger Nerven: „intelligente Reizleitung und -verarbeitung".

Pathophysiologie: Bei Überstimulation durch Glutamat (z.B. zerebraler Ischämie, Hypoglykämie) kann der Rezeptor leicht geschädigt werden → eventuell Erklärung der zerebralen Ausfälle bei Schlaganfall etc.

NMDA-Antagonist	Wirkstoff	Anwendung bei	Bemerkungen
	Memantin (Akatinol®)	Hirnleistungs-störungen, als zentrales Muskel-relaxans	Nicht-kompetitiver Antagonist, der im Inneren des Kanals bindet und nur die Überstimulation unterbindet; auch Hemmstoff der Glutamat-Freisetzung → neuroprotektiv
	Acamprosat (Campral®)	Alkoholabhängig-keit, Unterstützung der Abstinenz	Auch GABA-Agonismus Bei Alkoholismus Überexprimierung und gesteigerte Sensibilität von NMDA-Rezeptoren; Entzug → Überstimulationseffekte durch Glutamat
	Riluzol (Rilutek®)	Amyotrophe Lateralsklerose	Auch Hemmung der Glutamatausschüttung

1.2.5 γ-Aminobuttersäure-Rezeptoren (GABA-Rezeptoren)

Den wichtigsten Transmitter im ZNS, der für inhibitorische Prozesse verantwortlich ist, stellt die GABA dar, die an speziellen GABA-Rezeptoren angreift, wodurch Erregungs- und Reizzustände abgemildert werden und es zu Entkopplungserscheinungen kommt. Prinzipiell bewirkt Reizung der GABA-Rezeptoren Lähmung, Sedierung und Ruhigstellung (z.B. durch den psychotropen Stoff Muscimol aus Fliegenpilz), während Hemmung dieses Rezeptors oder eine Verminderung der Konzentration von GABA eine verstärkte Erregung bis hin zur Krampftätigkeit bedeutet (z.B. durch Tetanustoxin oder das Krampfgift Picrotoxin).

Am GABA-Rezeptor angreifende Wirkstoffe

Prinzip der Beeinflussung	Wirkstoff/ Wirkstoffklasse	Anwendung	Bemerkungen
GABA-Agonisten	Acamprosat (Campral®)	Unterstützung des Alkoholentzugs	Auch NMDA-Antagonist (s. 1.2.4)
	Gabapentin (Neurontin®)	Bei Epilepsie	Erhöhung der GABA-Konzentration durch ungeklärten Mechanismus
	Valproinsäure (Ergenyl®)	Bei Epilepsie	Hemmung GABA-abbauender Enzyme
GABA-Wirkungsverstärker	Benzodiazepine (s. 1.4.4)	Als Tranquillantien, Anxiolytika und Antikonvulsiva	Bindung an eine Nicht-GABA-Bindungsstelle der α-Einheit („Benzodiazepin-Rezeptor"), wodurch die Empfindlichkeit gegenüber GABA erhöht wird
	Zopiclon (Ximovan®)	Als Schlafmittel	Selektive Bindung an die α-Untereinheit des GABA-Rezeptors; klassische Benzodiazepine binden an dieser Einheit nur unspezifisch
	Zolpidem (Bikalm®)	Als Schlafmittel	Abhängigkeitsprofil im Vergleich zu Benzodiazepinen wird kontrovers beurteilt
	Topiramat (Topamax®)	Bei Epilepsie	Auch AMPA-Antagonist (s. 1.2.4)
	Barbiturate	Als Hypnotika und Antikonvulsiva	Bindung an eine Nicht-GABA-Bindungsstelle der β-Einheit („Barbiturat-Rezeptor"), wodurch die Empfindlichkeit gegenüber GABA erhöht wird
GABA-Wiederaufnahme-Hemmer	Tigabin (Gabitril®)	Bei Epilepsie	

1.2.6 Leukotrien–Rezeptoren

Leukotriene werden aus Arachidonsäure durch die 5-Lipoxygenase biosynthetisiert. Hierbei entsteht im Rahmen einer Synthesekaskade zuerst das labile Epoxid Leukotrien A_4 (LTA_4), das durch Kopplung an Glutathion zu Leukotrien C_4 (LTC_4) umgebaut wird bzw. durch Wasseranlagerung zu Leukotrien B_4 (LTB_4) wird. Durch Abspaltung von Glutaminsäure aus LTC_4 entsteht LTD_4, das zu LTE_4 weiterreagieren kann.

Wichtige Wirkungen von Leukotrienen

LTA_4	LTB_4	LTC_4, LTD_4, LTE_4
Keine Wirkung bekannt	Chemotaxis Ödembildung durch Plasmaexsudation Adhäsion von Leukozyten am Endothel Stimulation der Interferonproduktion	Starke Bronchokonstriktion Konstriktion der Koronarien Steigerung der Mucussekretion in den Atemwegen

(Nach: Oderdisse E, Hackenthal E, Kuschinsky K, Pharmakologie und Toxikologie 509 (1997), Springer Verlag)

Leukotrienrezeptor–Antagonisten („-lukaste")

Wirkstoff	Handelsname	Nebenwirkung	Bemerkung
Montelukast	Singulair®	Kopfschmerz, Fieber	
Zafirlukast			Bisher nur in USA, UK

Leukotrienrezeptor–Antagonisten gegenüber LTC_4-,D_4-,A_4-Rezeptoren bewirken

- Erweiterung der Bronchien
- Verminderung der Sekretproduktion

⇓ ⇓ ⇓ ⇓

Indikationsgebiet der „-lukaste": Asthma bronchiale.

1.2.7 Rezeptoren des Gonadotropin-Releasing-Hormons (LHRH-Rezeptoren)

Das periphere endokrine System wird im Sinne eines vernetzten Kopplungs-Rückkopplungsmechanismus durch das ZNS reguliert. Als oberster Signalgeber fungieren Nervenzellen des Hypothalamus, die im Falle der Regulation der Sexualhormone das sogenannte Gonadotropin-Releasing-Hormon GnRH (syn. Gonadoliberin, LHRH) freisetzen, das an spezifische LHRH-Rezeptoren des Hypophysenvorderlappens bindet und dort die Ausschüttung des Follikelstimulierenden Hormons FSH und des Luteinisierenden Hormons LH bewirkt. FSH ist für die Reifung der weiblichen Follikel zuständig, während LH den Eisprung und beim Mann die Testosteronproduktion bewirkt.

Gonadoliberin (Lutrelef®) wird aus diesem Grund bei Fertilitätsstörungen durch i.v.-Gabe zur Auslösung der Ovulation eingesetzt (s. 1.15.5).

GnRH-(syn. LHRH)-Agonisten ("-reline") bewirken

- Primär eine Stimulation der FSH- und LH-Ausschüttung
- Sekundär bei längerer Gabe eine vollständige Down-Regulation der hypophysären LHRH-Rezeptoren, womit die Bildung von FSH, LH und damit sekundär verbunden auch die Plasmakonzentration der Sexualhormone auf Kastrationsniveau sinkt.

⇓ ⇓ ⇓ ⇓

Indikationsgebiet der "-reline"

- Kurzzeitgabe zur Ovulationsauslösung
- Langzeitgabe im Rahmen der In-vitro-Fertilisation (s. 1.15.5)
- Langzeitbehandlung zur palliativen Therapie sexualhormonabhängiger Prostata- und Mammakarzinome
- Langzeitbehandlung des Uterusmyoms und der Endometriose
- **NW:** Hitzewallungen, Schmierblutungen, Stimmungsschwankungen, Libidoverlust, Ödeme, Seborrhoe.

Wirkstoff	Handelsname	Bemerkung
Gonadoliberin	Lutrelef®	Nur kurzfristig i.v. zur Ovulationsauslösung
Buserelin	Suprefact®, Suprecur®	Durch verzögerte metabolische In-aktivierung wirken die synthetischen LHRH-Agonisten stärker und länger als natives GnRH
Goserelin	Zoladex®	
Leuprorelin	Carcinil®, Enantone®	Applikation s.c. oder nasal
Nafarelin	Synarela®	
Triptorelin	Decapeptyl®	

GnRH (syn. LHRH)-Antagonisten bewirken

Dosisabhängige, reversible Inhibition der Ausschüttung der Sexualhormone bis auf Kastrationsniveau. Vorteil gegenüber LHRH-Agonisten: keine Primärstimulation, sondern sofortige Blockade (s. 1.15.5).

Wirkstoff	Handelsname	Bemerkung
Cetrorelix	Cetrotide®	Begleitend zur In-vitro-Fertilisation zur Vermeidung eines vorzeitigen Eisprungs

1.2.8 Sympathische und parasympathische Rezeptoren

siehe 1.3

1.3 Sympathisches und parasympathisches System

1.3.1 Erregungsübertragung an der adrenergen Synapse

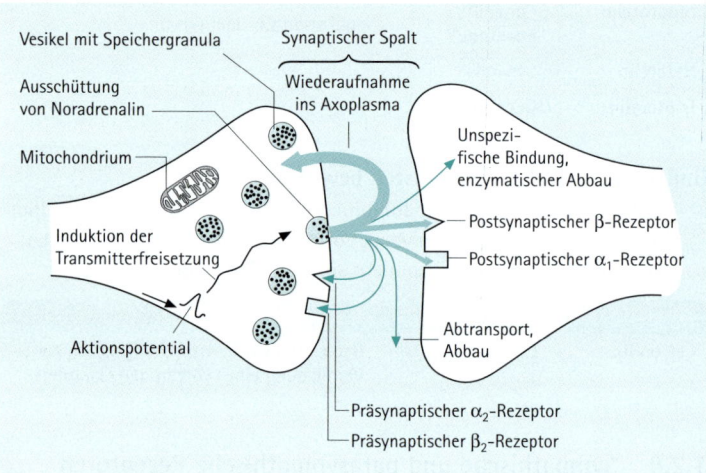

Vesikel mit Speichergranula

Synaptischer Spalt

Ausschüttung von Noradrenalin

Wiederaufnahme ins Axoplasma

Mitochondrium

Unspezifische Bindung, enzymatischer Abbau

Postsynaptischer β-Rezeptor

Postsynaptischer α_1-Rezeptor

Induktion der Transmitterfreisetzung

Aktionspotential

Abtransport, Abbau

Präsynaptischer α_2-Rezeptor

Präsynaptischer β_2-Rezeptor

(Nach Mutschler, E., Arzneimittelwirkungen, 7. Aufl., Wissenschaftliche Verlagsgesellschaft mbH, Stuttgart, 1997)

1.3.2 α- und β-sympathomimetische Wirkungen am Zielorgan

Rezeptor	Zielorgan	Wirkung
α_1-Rezeptor	Glatte Muskulatur (Urogenitaltrakt, Gefäße)	Vasokonstriktion
	Auge	Mydriasis
α_2-Rezeptor	Pankreas	Verringerte Insulinsekretion
	Niere	Verringerte Reninsekretion
	GI-Trakt	Erhöhung und Verminderung der Motilität
	Thrombozyten	Aggregationshemmung
	Glatte Muskulatur (Urogenitalsystem, Gefäße)	Vasokonstriktion
	Nervensystem	Bradykadie, Analgesie, Sedierung, Beeinflussung der Gefühlslage
β_1-Rezeptor	Herz	Steigerung von Frequenz, Überleitungsgeschwindigkeit und Kontraktilität
	Koronararterien	Vasodilatation (überwiegend durch β_2-Rezeptoren)
	Niere	Erhöhte Reninsekretion
	Stoffwechsel	Erhöhte Lipolyse
β_2-Rezeptor	Herz	Steigerung von Kontraktilität und Überleitungsgeschwindigkeit (überwiegend durch β_1-Rezeptoren)
	Glatte Muskulatur (Gefäße, Uterus, Bronchien, Galle)	Vasodilatation
	Pankreas	Erhöhte Insulinfreisetzung
	Stoffwechsel	Erhöhte Glykogenolyse

1.3.3 Relative Selektivitäten von Agonisten und Antagonisten der Adrenorezeptoren

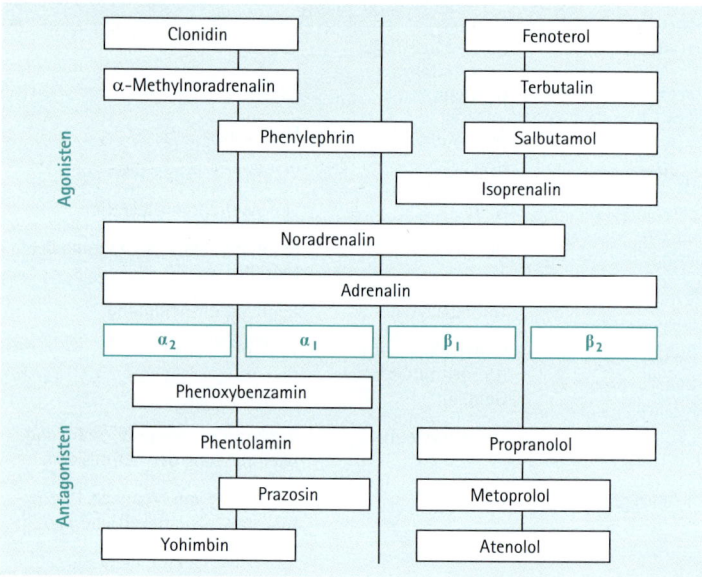

(Modifiziert nach Mutschler E., Arzneimittelwirkungen, 7. Aufl., Wissenschaftliche Verlagsgesellschaft mbH, Stuttgart, 1997)

1.3.4   Am Sympathikus angreifende Wirkstoffe

Direkte Sympathomimetika

Direkter Angriff am Rezeptor mit Stimulation prä- oder postsynaptischer α- oder β-Rezeptoren

Substanztyp	Indikationen	Wirkstoffe
α-Agonisten	Systemisch bei Hypotonie Lokal zur Schleimhautabschwellung	Norfenefrin (Novadral®) Oxedrin häufig parenteral (Sympatol®) Midodrin (Gutron®) Xylometazolin (Olynth®, Otriven®)
Gemischte α- und β-Agonisten	Systemisch bei Hypotonie	Etilefrin (Effortil®) Oxilofrin (Carnigen®)
Gemischte β_1- und β_2-Agonisten	Bei Bradykardie und Arrhythmie Bei bronchospastischen Erkrankungen Bei Intoxikation mit β-Blockern	Orciprenalin Gute Wirkung bei inhalativer Gabe (Alupent®)
β_2-Agonisten	Bei Bronchialasthma Bei drohendem Abort und vorzeitigen Wehen Bei peripheren Durchblutungsstörungen	Salbutamol (Sultanol®) Clenbuterol (Spiropent®) Fenoterol (Berotec®) Fenoterol (Partusisten®) Hexoprenalin (Tokolysan®)

Indirekte Sympathomimetika

Freisetzung von Noradrenalin aus den Speichervesikeln; Hemmung der Wiederaufnahme von Noradrenalin aus dem synaptischen Spalt in das Axoplasma

Substanztyp	Indikationen	Wirkstoffe
	Psychostimulierende und Appetit hemmende Wirkung	Amphetamine (Captagon®, Katovit®, Ritalin®, Regenon®, Rondimen®)
	Bei Bronchitis und zur lokalen Vasokonstriktion	Ephedrin (Ephepect®, Perdiphen®)
	Bei Hypotonie	Ameziniumetilsulfat (Regulton®)
	Bei depressiven Erkrankungen	Phenothiazine (s. auch 1.4.1)
MAO-Hemmer[1]	Bei depressiven Erkrankungen	Moclobemid (Aurorix®) Tranylcypromin (Parnate®) (s. auch 1.4.1)

[1] Hemmung der Monoaminoxidase, wodurch der intraneurale Abbau von Noradrenalin verzögert wird; dadurch kommt es zu erhöhter Noradrenalinausschüttung und zu verringerter Wiederaufnahme des Transmitters.

Sympatholytika (Adrenorezeptorenblocker)

Direkter Angriff und Blockade von prä- und postsynaptischen α- und β-Rezeptoren

Substanztyp	Indikationen	Wirkstoffe
α-Antagonisten[2]	Bei Migräne	Ergotamin (ergo-sanol®, Ergo-Kranit®)
	Bei orthostatischer Dysregulation	Dihydroergotamin (Dihydergot®)
	Bei Durchblutungsstörungen	Dihydroergotoxin (Hydergin®)
Selektive α_1-Antagonisten	Bei arterieller Hypertonie, Linksherzinsuffizienz	Prazosin (Minipress®, Eurex®), Terazosin (Heitrin®), Doxazosin (Cardular®)
Nichtselektiver α_1-Antagonist	Bei Blutdruckkrisen, neurogener Blasenstörung	Phenoxybenzamin [3] (Dibenzyran®)
β-Antagonisten (β-Blocker)	Bei koronarer Herzkrankheit Bei Hypertonie Bei Arrythmien	Besonders Propranolol, Metoprolol, Timolol

[2] Mutterkornalkaloide vom Peptidtyp sind partielle Agonisten und Antagonisten, auch Serotoninantagonismus.
[3] Phenoxybenzamin ist ein nicht-kompetitiver Antagonist: Durch kovalente Bindung an α-Rezeptoren erfolgt irreversible Blockade mit langanhaltender Wirkung.

Antisympathotonika

Wirkstoffe, die sympathische Nervenimpulse verringern und dadurch zu einer geringeren Noradrenalinausschüttung führen.

Indikationen	Wirkstoffe
Bei Hypertonie	Clonidin (Catapresan®), Moxonidin (Physiotens®)
	Methlydopa (Presinol®, Sembrina®)

1.3.5 Parasympathomimetische Wirkungen von Acetylcholin am Zielorgan

Zielorgan	Wirkungen
Herz	Verminderte Kontraktilität und Herzfrequenz
Kreislauf	Periphere Gefäßerweiterung, Blutdrucksenkung
Auge	Verengung der Pupillen, Akkommodation auf den Nahpunkt
Verdauungsorgane	Anregung der Drüsensekretionen, Kontraktion der glatten Muskulatur, Erschlaffung der Sphinkteren
Bronchien	Kontraktion der Bronchialmuskulatur, Steigerung der Bronchialsekretion
Gallenblase	Kontraktion
Glatte Muskulatur	Tonuszunahme
Sekretdrüsen	Steigerung der Sekretion von Speichel, Magensaft, Bronchialsekret und Schweiß

1.3.6 Am Parasympathikus angreifende Wirkstoffe

Direkte Parasympathomimetika

Direkte Stimulation parasympathischer Rezeptoren

Indikationen	Wirkstoffe
Bei Glaukom	Aceclidin (Glaucotat®)
	Pilocarpin (Isopto-Pilocarpin®)
Bei Tachykardie, Darm- und Blasenatonie	Carbachol (Doryl®)

Indirekte Parasympathomimetika

Durch Hemmung der Cholinesterase wird der Abbau von Acetylcholin gehemmt (Cholinesteraseblocker)

Indikationen	Wirkstoffe
Bei Glaukom, Myasthenie, Darm- und Blasenatonie	Neostigmin (Prostimin®, Neoserin®), Pyridostigmin (Mestinon®)
Bei bestimmten Liderkrankungen	Botulismustoxin

Parasympatholytika

Durch kompetitiven Antagonismus zu Acetylcholin wird die Erregungsübertragung von der parasympathischen Nervenendigung auf das Erfolgsorgan unterbunden und so die Muscarinwirkung von Acetylcholin aufgehoben (neurotrope Spasmolytika).

Indikationen	Wirkstoffe
Bei Spasmen der glatten Muskulatur, bradykarden Arrhythmien, zur Augendiagnostik und zur Narkosevorbereitung, bei Reisekrankheit	Atropin (Atropin-POS®) Scopolamin (Scopoderm®)
Bei asthmatischen Erkrankungen	Ipratropium (Atrovent®)
Bei Ulcus (s. auch 1.11.1)	Pirenzepin (Gastrozepin®)

1.4   Psychopharmaka

1.4.1   Psychopharmaka – Klassifizierung, Wirkungen

	Hauptwirkung	Indikation	Wirkstoffe
Neuro-leptika	Hypnotikafreie Mittel **mit** antipsychotischer Komponente	Schizophrenie, Manien, Angst- und Erregungszustände, Alkoholentzugssyndrom	Phenothiazine Butyrophenone Thioxantene Sulpirid
Tranquil-lantien	Hypnotikafreie Mittel **ohne** antipsychotische Komponente	Angstzustände, akute Erregungszustände, psychovegetative Zustände (wegen hohem Abhängigkeitspotential nur kurzfristig anwenden!); zur gezielten Sedierung in Intensiv- und Entzugstherapie	Meprobamat Benzodiazepine Buspiron Hydroxyzin Valepotriate
Antide-pressiva			
Monoamin-oxidase-Hemmer	Antriebssteigernd, schwach stimmungsaufhellend	Endogene Depressionen, sofern mit Amitriptylintyp anbehandelt und Stimmungsaufhellung schon eingetreten ist; bei Antriebsschwäche, Hemmung, Apathie	Tranylcypromin Moclobemid
Desipra-mintyp	Weniger antriebssteigernd, stärker stimmungsaufhellend	Endogene Depressionen, sofern mit Amitryptilintyp anbehandelt und Stimmungsaufhellung schon eingetreten ist; bei Antriebsschwäche, Hemmung, Apathie	Desipramin Nortriptylin Sulpirid Paroxetin Fluoxetin Fluvoxamin

	Hauptwirkung	Indikation	Wirkstoffe
Imipramin-typ	Wenig antriebsstei-gernd, stark stim-mungsaufhellend, etwas angstdämp-fend, depressionslö-send	Endogene Depressionen, sofern mit Amitriptylintyp anbehandelt und Stim-mungsaufhellung schon eingetreten ist; bei trauri-ger Verstimmung, Be-drücktheit, Niedergeschla-genheit	Imipramin Maprotilin Mianserin Clomipramin
Amitripty-lintyp	Stimmungsaufhel-lend, antriebshem-mend, angstlösend, dämpfend	Mittel der 1. Wahl bei en-dogenen Depressionen; Depressionen bei Schizo-phrenie, akuten Panikatta-cken, schweren Schlafstö-rungen, Angst, ängstlicher Unruhe	Amitriptylin Doxepin
Lithium	Glättung zyklischer Depressionen	Prophylaxe manisch-de-pressiver Psychosen, Thera-pie der manischen Phase	Lithiumsalze
Psychoto-nika (Stimulan-tien)	Antriebssteigernd	Apathie, Müdigkeit	Coffein Amphetamine

1.4.2 Neuroleptika – Klassifizierung nach Wirkstärke und Nebenwirkungen

Wirkstoff	Handelsname	Neuroleptische Potenz bezogen auf Haloperidol (entspr. 1 mg p.o.)	Sedation	Gemeinsame NW	Extrapyramidal-motorische NW*	Extrapyramidale NW – Stärke	Anticholinerge NW**	Anticholinerge NW – Stärke
Schwache Neuroleptika								
Promethazin	Atosil®, Eusedon®mono	100 mg				+		++
Sulpirid	Dogmatil®	100 mg		Orthostatische Hypotonie mit Reflextachykardie		+		–
Perazin	Taxilan®	80 mg				++		++
Promazin	Protactyl®	80 mg				++		++
Prothipendyl	Dominal®	80 mg				(+)		+
Risperidon	Risperdal®	80 mg						+
Mittelstarke Neuroleptika								
Thioridazin	Melleril®	50 mg		Entzugserscheinungen beim Absetzen		+		++
Chlorpromazin	Propaphenin®	50 mg		Depressive Zustände		++		++
Chlorprothixen	Truxal®	50 mg		Hyperprolaktinämie		+		++
Melperon	Eunerpan®	50 mg		Amenorrhoe		+		++
Pipamperon	Dipiperon®	50 mg				+		+++
Clozapin	Leponex®	30 mg						+
Levomepromazin	Neurocil®	15 mg				++		+++
Trifluopromazin	Psyquil®	15 mg						+++

Starke Neuroleptika			Libidoverlust	Potenzstörungen	Sehstörungen durch Pigmentablagerung in Cornea und Linse	Auslösung zerebraler Krampfanfälle
Zotepin	Nipolept®	12,5 mg			+	++
Zuclopenthixol	Ciatyl®	8 mg			++	+
Perphenazin	Decentan®	5 mg			+++	+
Sehr starke Neuroleptika						
Fluphenazin	Dapotum®, Lyogen®	1 mg			+++	+
Haloperidol	Haldol®	1 mg			+++	++
Benperidol	Glianimon®	0,5 mg			+++	+
Flupentixol	Fluanxol®	0,5 mg			+++	+
Trifluperidol	Triperidol®	0,5 mg			++	++
Fluspirilen	Imap®	0,15 mg				

NW Nebenwirkungen

* Typische Symptome der extrapyramidal-motorischen Nebenwirkungen: Veränderungen in der Feinmotorik (z.B. Schriftveränderungen); Frühdyskinesien bei Behandlungsbeginn, z.B. in Anfällen auftretende, unfreiwillige, abnorme Bewegungen im Kopf,– Hals-, Schulterbereich, Schwierigkeiten beim Sprechen und Schlucken, Parkinson-Syndrom, Akathisie: motorische Sitz- und Bewegungsunruhe, innere Anspannung, Spät-Dyskinesien, hyperkinetisches Syndrom

‡ Typische Symptome anticholinerger Nebenwirkungen: Mundtrockenheit, Schwitzen, Mydriasis, Harnretention, Erektionsstörungen, Tachykardie, Obstipation

1.4.3 Antidepressiva – Klassifizierung, Wirkungen, Nebenwirkungen

	Arznei-stoff	Handels-name	Hauptwirkung	Anti-cholinerge NW	Stärke	Andere NW
Serotonin-Wiederauf-nahme-Hemmer	Fluoxetin	Fluctin®	Antriebssteigernd mit verzögertem Wirkungseintritt		Gering	Übelkeit u. Erbrechen besonders zu Beginn der Therapie, Schwitzen, GI-Störungen
	Fluvoxamin	Fevarin®	Antriebssteigernd, psychomotorisch aktivierend		Gering	Kopfschmerz, Schwindel Tremor
	Paroxetin	Tagonis®, Seroxat®	Antidepressiv, psychomotorisch aktivierend, antriebssteigernd	Mund-trockenheit	Gering	GI-Störungen, Schläfrigkeit, Kopfschmerz, Schwitzen, Schwindel, Blutungsneigung durch veränderte Thrombozytenfunktion
	Trazodon	Thombran®	Antidepressiv, sedierend	Schwitzen	Gering	Übelkeit, Erbrechen, GI-Störungen, EKG-Veränderungen, orthostatische Hypotonie, Schwindel

		Antriebshemmend	Mydriasis	Dosisabhängig	
Amitrip-tylin-Typ	Amitriptylin	Saroten®, Amineurin®, Novoprotect®		Mydriasis	Dosisabhängig	Feinschlägiger Tremor, Senkung der Krampfschwelle
	Doxepin	Aponal® Sinquan®	Angstdämpfend, sedierend	Harnretention	Dosisabhängig	
	Opipramol	Insidon®		Erektionsstörungen	Dosisabhängig	Orthostatische Hypotonie mit Reflextachykardie
	Trimipramin	Stangyl®			Dosisabhängig	
	Imipramin	Tofranil®	Überwiegend	Tachykardie	Dosisabhängig	Kopfschmerz
Imipramin-Typ	Dibenzepin	Noveril®	Stimmungsaufhellend		Gering	Schwindel, Übelkeit
	Clomipramin	Anafranil®		Obstipation	Dosisabhängig	
Desipra-min-Typ	Desipramin	Pertofran®	Antriebssteigernd, psychomotorisch aktivierend		Wenig	Libidoverlust
	Nortriptylin	Nortrilen®	Antriebssteigernd, angststeigernd		Dosisabhängig	Potenzstörungen

	Arzneistoff	Handelsname	Hauptwirkung	Anticholinerge NW	Stärke	Andere NW
Tetrazyklische Antidepressiva	Maprotilin	Ludiomil®, Aneural®	Überwiegend stimmungsaufhellend, sedierend, antriebshemmend		Wenig	Hyperprolaktinämie
	Mianserin	Mianeurin®, Tolvin®	Psychomotorisch- u. angstdämpfend, sedierend vor allem zu Beginn der Therapie	Mundtrockenheit Schwitzen Mydriasis	Ja	
MAO-Hemmer	Moclobemid	Aurorix®	Antidepressiv, antriebssteigernd	Harnretention Erektionsstörungen	Ja	Keine Interaktion mit tyraminhaltigen Nahrungsmitteln; Schlafstörungen, GI-Beschwerden, Sehstörungen, innere Erregung
	Tranylcypromin	Parnate®	Antidepressiv, stark antriebssteigernd, verzögert stimmungsaufhellend	Tachykardie Obstipation	Gering	Interaktionen mit tyraminhaltigen Nahrungsmitteln (BD-Anstieg, hypertone Krise); orthostatische Hypotonie mit Reflextachykardie, innere Unruhezustände mit verstärkter Suizidneigung, Libidoverlust, Erektions- u. Ejakulationsstörungen, Halluzinationen, Gewichtszunahme

Serotonin-präkursoren	Oxitriptan	Levothym®	Antriebssteigernd bei leichten Depressionen		Selten GI-Störungen, Blutdrucksenkung
Lithium		Hypno-rex®, Quilonum®	Prophylaxe und Therapie manisch-depressiver Erkrankungen, Glättung zyklischer Depressionen		Teratogen im 1. Trimenon; Tremor, Wasserretention, renaler Diabetes insipidus, Kopfschmerz, Schwindel, Sedierung, Geschmacks-, Sehstörungen, Hypothyreose, Potenzminderung, Libidoverlust
Pflanzliche Antidepressiva	Johanniskraut		Antidepressiv, bei leichten bis mittelschweren Depressionen und depressiver Verstimmung	Keine	Selten: GI-Störungen, Allergie, Hautausschläge

1.4.4 Benzodiazepine

Pharmakologische Eigenschaften von Benzodiazepinen

Wirkprofil	Indikationen	Nebenwirkungen
Sedativ, hypnotisch	Bei Schlafstörungen, Narkosevorbereitung	Hangover, verminderte Konzentration
Angstlösend	Bei Angst- und Spannungszuständen, Unruhe	Gleichgültigkeit, Realitätsflucht
Antikonvulsiv	Bei Epilepsie und zentral bedingten Krämpfen	
Muskelrelaxierend	Bei Muskelverspannungen, spastischer Parese	Muskelschwäche, Gangstörungen

Cave: Prinzipiell zeigen alle Benzodiazepine alle vier Wirkprofile; die jeweilige Ausprägung eines bestimmten Profiltyps ist in der Regel lediglich eine Frage der eingesetzten Dosis!

Benzodiazepine – Halbwertszeiten und deren Verlängerung im Alter

INN	Handelsname (Auswahl)	$t_{1/2}$ (h)	$t_{1/2}$ aktive Metaboliten	$t_{1/2}$ Tendenz	Verlängerung $t_{1/2}$ im Alter (in %)
Anwendung als Antiepileptikum:					
Clonazepam	Rivotril®	24			0
Anwendung als Muskelrelaxans:					
Tetrazepam	Musaril®	20	25–51		0
Anwendung vorwiegend als Tranquilizer oder Schlafmittel:					
Flurazepam	Dalmadorm®, Staurodorm® neu	Prodrug	75		+35–115
Nordazepam	Tranxilium® Tropfen	70			+90–195
Diazepam	Valium®	42	70		+125–200
Dikaliumclorazepat	Tranxilium®	Prodrug	70		+90–195

INN	Handelsname (Auswahl)	$t_{1/2}$ (h)	$t_{1/2}$ aktive Metaboliten	$t_{1/2}$ Tendenz	Verlängerung $t_{1/2}$ im Alter (in %)
Prazepam	Demetrin®	Prodrug	70		+90–195
Chlordiazepoxid	Librium®	10	60		+80–370
Clobazam	Frisium®	24	40		+60–180
Nitrazepam	Mogadan® Novanox®	26			+40
Flunitrazepam	Rohypnol®	15			k. A.
Bromazepam	Lexotanil® Normoc®	15			+75
Lorazepam	Tavor®	14			0
Temazepam	Remestan® Planum®	13			0
Alprazolam	Tafil®	12			+40
Lormetazepam	Ergocalm® Noctamid®	10			0
Oxazepam	Adumbran® Praxiten®	8			0
Brotizolam	Lendormin®	5			+80
Clotiazepam	Trecalmo®	4,5	17 (schwach aktiver Metabolit)		+20
Triazolam	Halcion®	3			0
Benzodiazepinrezeptoragonisten mit Nicht-Benzodiazepinstruktur:					
Zolpidem	Bikalm® Stilnox®	2			k.A.
Zopiclon	Ximovan®	6			Zunahme
Zaleplon	Sonata®	1			k.A.[1]

[1] Sonata®: Für ältere Patienten wird generell nur die geringere Dosis von 5 mg empfohlen.
k.A.: keine Angaben verfügbar
(Modifiziert nach: Bircher, J., Klinisch-pharmakologische Datensammlung, 2. Aufl., Wissenschaftliche Verlagsgesellschaft mbH, Stuttgart, 1999)

Cave:

▫ Bei kurzwirksamen Benzodiazepinen besteht eine besondere Neigung zu persönlichkeitsverändernden Tendenzen bei längerem Gebrauch!

▫ Ein Abhängigkeitspotential ist für alle Substanzen der obigen Tabelle vorhanden.

1.5 Parkinsonsche Krankheit

1.5.1 Krankheitsbild Morbus Parkinson

Pathogenese

Verminderung, Ausfall und Absterben von präsynaptischen dopaminergen Neuronen im ZNS. Es kommt zur Verminderung der Dopaminkonzentrationen, zu einer Dominanz von cholinergen und glutaminergen Transmittern und zur verminderten Stimulation postsynaptischer Dopaminrezeptoren.

Symptomatik

Akinese (Fehlen), Bradykinese (Verlangsamung) von Bewegungsabläufen, Rigor, grobschlägiger Ruhetremor, Störungen der Stand- und Gangstabilität, Gleichgewichtsstörungen, vegetative Störungen (Schweißsekretion ⇓, Orthostase), psychische Symptome (Depressionen, Demenz, Angst).

1.5.2 Therapieprinzipien der Parkinsonschen Krankheit – Vor- und Nachteile

Therapieprinzip	Markt-anteil	Wirkstoffe	Handels-präparate	Vorteile	Nachteile
L-Dopa + peripherer Decarboxylase-hemmer (Dopaminkonzentration an den zentralen Dopamin-Rezeptoren ⬆)	Ca. 50 %	Levodopa + Benserazid Levodopa + Carbidopa	Madopar® Nacom® Isicom® Striaton®	▪ Wirksamstes Therapieprinzip ▪ Gute Verträglichkeit ▪ Bester Effekt auf die Störung der Bewegungsabläufe	▪ Nachlassende Wirksamkeit ▪ Geringe Beeinflussung des Tremors ▪ Spätkomplikationen von L-Dopa: Dyskinesien, Dystonien, Wirkungsschwankungen
Dopamin-Agonisten (Stimulation zentraler Dopamin-D$_1$- und D$_2$-Rezeptoren) (s. 1.1.2)	Ca. 11 %	Pergolid, Lisurid, Carbergolin, Dihydroergocryptin, Ropinirol, Pramipexol, Bromocriptin	Parkotil® Dobergin® Cabaseril® Almirid® Requib® Sifrol® Pravidel®	▪ Verlängerte Wirkdauer ▪ Monotherapie im Frühstadium ▪ Zusatztherapie im Spätstadium, dann Einsparung von L-Dopa ▪ Wirksam bei Rigor + Akinese + Tremor	▪ Verträglichkeit schlechter als L-Dopa ▪ Wirksamkeitsverlust bei fortschreitender Krankheit ▪ Monotherapie nur bei 30–50% der Patienten wirksam

Therapieprinzip	Markt-anteil	Wirkstoffe	Handels-präparate	Vorteile	Nachteile
MAO-B-Hemmstoffe COMT-Hemmstoffe (Erhöhung der zentralen Dopaminkonzentration durch Hemmung des enzymatischen Abbaus von L-Dopamin)	Ca. 8%	Selegilin Entacapon Tolcapon	Movergan® Selegam® Deprenyl® Comtess® Tasmar®	MAO-Hemmer: ■ Verstärkt L-Dopa-Wirkung ■ Gute Verträglichkeit ■ Verzögert L-Dopa Gabe ~ 9 Monate COMT-Hemmer: ■ Gleichmäßigere L-Dopa-Wirkung	MAO-Hemmer: ■ Schwach wirksam ■ Monotherapie selten möglich COMT-Hemmer: ■ Lebertoxizität, starke Durchfälle ■ Können Dyskinesien verstärken
Anticholinergika (Hemmung des cholinergen Transmittersystems)	Ca. 16%	Metixen Biperiden Bornaprin Trihexylphenidyl	Tremarit® Akineton®, Biperiden® Sormodren® Parkopan®	■ Wirksam bei Tremor und Rigor	■ Anticholinerge Nebenwirkungen ■ Auslösung oder Verstärkung von Psychosen (bes. bei älteren Patienten)
Antiglutaminerge Substanzen (Hemmung des glutaminergen Transmittersystems)	Ca. 14%	Amantadin Budipin	PK-Merz® Tregor® Budipin®	■ Wirksam bei Dyskinesien und Tremor	■ Mittelmäßig wirksam bei Akinesien, Rigor, Tremor ■ Häufig rascher Wirkungsverlust ■ Unterschenkelödeme, Cutis marmorata

1.6 Bluthochdruck

1.6.1 Arterielle Hypertonie

(Nach den Leitlinien der Deutschen Hypertonie Gesellschaft und der Deutschen Liga zur Bekämpfung des hohen Blutdrucks e.V. Stand 1999.
http://www.uni-duesseldorf.de/AWMF/ll/ihypto01-htm)

Definition

Gelegenheitsmessung: reproduzierbar unbehandelte Blutdruckwerte (mindestens an drei verschiedenen Tagen) von 140 mmHg systolisch und/oder 90 mmHg diastolisch und höher.

Ambulante 24-Std-Blutdruckmessung: 135/85 mmHg oder höher als Tagesdurchschnittswert.

Ursachen

95 % aller primären oder essentiellen Hypertoniker weisen keinen konkreten funktionellen oder morphologisch-pathologischen Organbefund auf. Entstehung polygenetisch determiniert und durch Umweltfaktoren modifiziert.

Nicht beeinflussbare Risikofaktoren: Veranlagung, Alter, Geschlecht.

Beeinflussbare Risikofaktoren: Übergewicht, Bewegungsmangel, erhöhter Kochsalz-, Alkoholkonsum.

Sekundäre Hypertonie: renale, endokrine, kardiovaskuläre Grunderkrankungen mit sekundärer Blutdruckerhöhung. Wenn die Grunderkrankung geheilt wird, kann Normotonie erreicht werden; sekundär manifestierte Gefäßerkrankungen können aber auch die Hypertonie weiter erhalten.

Therapieziel und -grundsätze
- Zielblutdruck 140/90 mmHg, unabhängig vom Lebensalter, bei begleitendem Diabetes 130/80 mmHg.
- Erster Therapieschritt ist immer die nichtmedikamentöse Therapie → Modifikation des Lebensstils
- Medikamentöse BD-Senkung langsam über Wochen bis Monate.

Nichtmedikamentöse Hochdruckbehandlung

- Gewichtsnormalisierung und -reduktion (BD-Senkung pro kg Gewichtsverlust ca. 2 mm Hg)
- Ernährung: – kochsalzarm (< 6 g NaCl/Tag)
  – fettreduziert (besonders tierische Fette)
  – bevorzugt Gemüse, Salate, Fisch, pflanzliche Öle
- Reduktion des Alkoholkonsums (< 30 g/Tag)
- Sportliche Ausdauerbetätigung (regelmäßig): Radfahren, Joggen, Wandern; etc.
- Abbau von Dysstress (z. B. Wechselschichten vermeiden, Entspannungsübungen etc.)
- Verzicht auf Nicotinkonsum
- Indikationsüberprüfung für andere Medikamente (NSAR, Steroide, Ciclosporin, orale Kontrazeptiva)
- Nichtmedikamentöse Maßnahmen begleitend zur medikamenösen Behandlung durchführen!

1.6.2 Medikamentöse Behandlung der Hypertonie

Monotherapie

(zuerst Monotherapie, Dosis ausreizen!)

β-Blocker	Diuretikum	Calciumantagonist	ACE-Hemmer

Zweifachkombinationen

(wenn mittels Monotherapie 140/90 mmHg nicht erreichbar ist)

	Diuretikum	
plus	plus	plus
β-Blocker	Calciumantagonist*	ACE-Hemmer
	oder	
	Calciumantagonist*	
plus		plus
β-Blocker		ACE-Hemmer

* Unterscheidung zwischen Nifedipin- und Verapamil-/Diltiazemtyp notwendig

Dreifachkombinationen

(wenn keine der angegebenen Zweierkombinationen ausreicht)

	Diuretikum	
plus	plus	plus
β-Blocker	ACE-Hemmer	Vasodilatator
plus	plus	plus
Vasodilatator	Calciumantagonist	Antisympathotonikum

1.6.3   Modifikationen des Standardbehandlungsschemas

Patienten > 65 Jahre	Bevorzugter Einsatz von Calciumantagonisten und Diuretika
Koronare Herzkrankheit	Bevorzugter Einsatz von Calciumantagonisten und β-Blockern
Linksherzhypertrophie	Empfehlenswert: ACE-Hemmer, β-Blocker, Calciumantagonisten, zentrale Antisympathotonika
Niereninsuffizienz	Verzögerte Ausscheidung mancher Antihypertensiva beachten; Schleifendiuretika bei Serumkreatinin > 2 mg/dl einsetzen; kaliumsparende Diuretika können speziell in Kombination mit ACE-Hemmern zu Hyperkaliämie führen
Diabetes mellitus	Zurückhaltung mit nichtselektiven β-Blockern und Diuretika
Gicht/ Hyperurikämie	Zurückhaltung mit Diuretika
Schwangerschaft	β_1-selektive Rezeptorenblocker einsetzen, deren Unschädlichkeit für die fetale Entwicklung nachgewiesen ist
Obstruktive Ventilationsstörungen	β-Blocker sind kontraindiziert! Calciumantagonisten, ACE-Hemmer und postsynaptische α_1-Blocker bevorzugen

(Nach den Empfehlungen der Deutschen Liga zur Bekämpfung des hohen Blutdrucks e.V. 1999)

1.6.4 Calciumantagonisten

Klassifikation der selektiven Calciumkanalblocker

Typ	INN	Handelsname (Auswahl)
I Verapamil-Typ	Verapamil	Isoptin®
	Gallopamil	Procorum®
II Nifedipin-Typ	Nifedipin	Adalat®
	Nitrendipin	Bayotensin®
	Nimodipin	Nimotop®
	Nisoldipin	Baymycard®
	Nicardipin	Antagonil®
	Nilvadipin	Nivadil®
	Felodipin	Modip®
	Isradipin	Lomir®
III Diltiazem-Typ	Diltiazem	Dilzem®

Wirkungsprofile der selektiven Calciumkanalblocker

	Koronarer Widerstand	Peripherer Widerstand	Blutdruck	Herzfrequenz	AV–Überleitung	Kontraktilität
Verapamil-Typ Gefäßerweiternd, herzfrequenzverzögernd	⇓	⇓	⇓	⇓	⇓	⇓
Nifedipin-Typ Gefäßerweiternd	⇓	⇓	⇓	⇑	Kein Einfluss	Kein Einfluss
Diltiazem-Typ Gefäßerweiternd, herzfrequenzverzögernd	⇓	⇓	⇓	⇓	⇓	⇓

(Modifiziert nach: Mutschler, E., Arzneimittelwirkungen, 7. Aufl., Wissenschaftliche Verlagsgesellschaft mbH Stuttgart, 1996)

Indikationen	Nebenwirkungen	
Arterielle Hypertonie	**Herz-Kreislauf:**	Hypotonie
	Haut:	Flush, Exantheme
	GI-Trakt:	Übelkeit, Erbrechen
	ZNS:	Kopfschmerz, Schwindel, Müdigkeit, Schlafstörungen, Nervosität
Koronare Herzkrankheit		
	Sonstiges:	Muskelkrämpfe, Knöchelödeme
Herzrhythmusstörungen (nur Verapamil- und Diltiazem-Typ)	**Nifedipin-Typ:**	Reflektorische Tachykardie und paradoxe Angina pectoris
	Verapamil-Typ:	Bradykadie und Rhythmusstörungen

1.6.5 Angiotensin-II-Rezeptor-Antagonisten

(siehe 1.2.1)

1.7 Schmerz und Analgetika

1.7.1 Peripher wirkende Analgetika

	Wirkqualitäten			Hauptanwendungsgebiete	Nebenwirkungen									Kontraindikationen
	Analgetisch	Antipyretisch	Antiphlogistisch		Allergene Potenz	Ulzerogenität	Reizung der Magenschleimhaut	Methämoglobinbildung	Hemmung der Blutgerinnung	Zentrale Effekte	Leberschäden	Nierenschäden	Blutbildschäden	
Acetylsalicylsäure primär peripherer Angriff	++	++	+++	Leichte bis mittelschwere Schmerzen und fieberhafte Erkrankungen mit stärkerer entzündlicher Komponente	+++	+++	+++	–	++	++	–	+	–	Erhöhte Blutungsneigung, Magen-Darm-Ulzera, Niereninsuffizienz, Asthma, nicht bei Neugeborenen
Ibuprofen	++	++	+++	Leichte bis mittelschwere Schmerzen und fieberhafte Erkrankungen mit stärkerer entzündlicher Komponente	+	+	+	–	(+)		–	+	–	Ungeklärte Blutbildstörungen, Überempfindlichkeit gegen Ibuprofen, Magen-Darm-Ulzera, induzierbare Porphyrie, Kinder unter 6 Jahren

				Anwendung							nicht bekannt		Gegenanzeigen / Vorsicht
Paracetamol primär zentraler Angriff	+++	+++	(+)	Leichte bis starke Schmerzen, hohes Fieber, Entzündungen stehen nicht im Vordergrund	+	+	+	+	-	+++	+	+	Glucose-6-Phosphat-Dehydrogenase-Mangel, Überempfindlichkeit gegenüber Paracetamol, Vorsicht bei Leber- und Nierenfunktionsstörungen
Phenazon	++	++	++	Leichte bis mittelschwere Schmerzen, Fieber mit oder ohne Entzündungen Mittel der 2. Wahl	++	++	-	-	-	+	+	+	Pyrazolinon und Phenylbutazonallergie, vorgeschädigte Blutzellbildung, Glucose-6-Phosphat-Dehydrogenasemangel, akut-intermittierende Porphyrie
Propyphenazon	++	++	++	Leichte bis mittelschwere Schmerzen, Fieber mit oder ohne Entzündungen Mittel der 2. Wahl	++	++	-	-	-	+	+	++	Wie Phenazon

+++ stark   ++ mittelstark   + schwach   (*) nicht in therapeutischen Dosen

(Nach Hamacher, H., Bornkessel, D., Selbstmedikation, Deutscher Apotheker Verlag 1992)

1.7.2 Zentral wirkende Analgetika

INN	Handels-name	Äquivalenz zu Morphin	Analgetische Potenz	Analgetische Wirkdauer (h)	Dosierung
Buprenorphin*	Temgesic®	10–20		6–8	0,2–1 mg; alle 6–8 Std.
Hydromorphon*	Dilaudid®	10 7,5 mg p.o. = 60 mg Morphin, 200 mg Codein, 30 mg Oxycodon, 180 mg Pethidin		3–4	7,5 mg p.o, 3–7,5 mg rektal
Hydrocodon*	Dicodid®	5		4–8	Antitussivum mit analgetischer Komponente
Levomethadon* (Methadon* Racemat)	L-Polamidon®	3–4 20 mg Methadon p.o. = 200 mg Codein, 7,5 mg Hydromorphon, 15–30 mg Oxycodon		6–8	Ab 2,5 mg, alle 6–8 Std. ohne Obergrenze oder nach Bedarf durch den Patienten
Oxycodon retardiert*	Oxygesic®	2 3–5 mg p.o. = 200 mg Codein, 60 mg Morphin, 20 mg Methadon		12	2 × tägl. 10–40 mg
Morphinsalze*	Verschiedene	1 30–60 mg p.o. = 200 mg Codein, 30 mg Oxycodon, 20, mg Methadon, 180 mg Pethidin		3–5	10 mg; 2–3 × täglich

INN	Handels-name	Äquivalenz zu Morphin	Analgeti-sche Potenz	Analge-tische Wirk-dauer (h)	Dosierung
Morphin retardiert*	MST® 10, 30, 60, 100 Mun-dipharma	1		8–12	2 × täglich 1–2 Tablet-ten; MST 10 auch zur Do-sisanpassung
Piritramid*	Dipidolor®	2/3–1		6–8	15–30 mg i.m.; alle 6 Std.
Dihydro-codein	Paraco-din®	ca. 1/4 30–60 mg p.o. = 60 mg Codein, 600 mg ASS			
Pentazo-cin*	Fortral®	1/5 60 mg i.v. = 10 mg Morphin i.m., 50 mg Pethi-din i.m.		2–3	50 mg; alle 4 Std., p.o.-Gabe nicht opti-mal, besser i.v., i.m.
Tilidin-Naloxon	Valoron® N	1/5–1/10		3–4	50–100 mg; alle 4 Std.
Pethidin*	Dolantin®	1/8 75–100 mg i.m. = 130 mg Codein i.m., 12 mg Mor-phin i.m.		1,5–3	25–150 mg; Einzeldosis
Tramadol	Tramal®	1/8–1/12 100 mg i.v. = 2,5 g Metamizol i.v.		3–4	50–100 mg; alle 4 Std.
Flupirtin	Katado-lon®	1/10		3–5	100–200 mg, 3 × täglich

INN	Handels-name	Äquivalenz zu Morphin	Anal-geti-sche Potenz	Analge-tische Wirk-dauer (h)	Dosierung
Dextropro-poxyphen	Develin® retard	1/10 120 mg p.o. = 60 mg Codein, 600 mg ASS		8–12	1–2 Kps.; alle 8–12 Std.
Codein-salze	Codi-pront®, Codeinum phospho-ricum Compret-ten®	1/10 30 mg p.o. = 300–650 mg ASS, 650 mg Pa-racetamol		4 –6	30–100 mg; alle 4 Std.

* Betäubungsmittel!

1.7.3 WHO-Schema zur medikamentösen Schmerztherapie

Stadium	Beschwerden	Medikamentöse Behandlung	Beispiele
I ⇓	Schmerz ⇓	Nicht-Opioidanalgetika +/- Adjuvantien*	ASS, Ibuprofen, Diclofenac, Metamizol
II ⇓	Zunahme oder per-sistierende Schmer-zen ⇓	Schwaches Opioid +/- Nicht-Opioid-analgetikum +/- Adjuvantien*	Tramadol, Dihydrocodein, Tilidin
III	Weitere Zunahme oder stärker persis-tierende Schmerzen	Starkes Opioid +/- Nicht-Opioid-analgetikum +/- Adjuvantien*	Morphin, Buprenorphin

* Adjuvantien zur Begleittherapie von Tumorschmerzen: Laxantien, Antidepressiva, Anti-konvulsiva, Corticosteroide, Neuroleptika, Biphosphonate

1.7.4 Morphinhaltige transdermale Systeme (Durogesic® Pflaster)

Beratungshinweise

- Ersteinstellung auf Morphin mit Durogesic® unter Verwendung des 25 µg/Std.-Pflasters.
- Bei Dosen > 100 µg/h können mehrere, auch verschieden dosierte Wirkstoffpflaster aufgeklebt werden.
- Bei unzureichender Analgesie nächstgrößeres Pflaster aufkleben, d.h. Dosis um 25 µg/h erhöhen.
- In der Regel alle drei Tage neues Pflaster aufkleben; treten am 3. Tag wiederholt Schmerzspitzen auf, Pflaster schon nach 48 h wechseln und Dosis nicht erhöhen.
- Pflaster nicht zerschneiden; Wärme erhöht die Morphindiffusion durch die Haut (cave Sauna, Wärmelampen, hohes Fieber, Heizkissen, etc.)

Umstellung von oral appliziertem Morphin auf Durogesic® mittels folgender Umrechnungstabelle

Morphin oral mg/24 Std.	< 90	91–150	151–210	211–270	271–330	331–390	391–450	451–510	511–570	571–630
Durogesic® Pflaster (µg/Std.)	25	50	75	100	125	150	175	200	225	250
Morphin parenteral mg/24 Std.	< 22	23–37	38–52	53–67	68–82	83–97	98–112	113–127	128–142	143–157

1.7.5 Stadieneinteilung von malignen, soliden Tumoren (TNM-System)

Das TNM-System zur Beschreibung der anatomischen Ausbreitung von malignen Erkrankungen beruht auf der deskriptiven Beschreibung der drei TNM-Komponenten:

T: die Ausbreitung des Primärtumors (Tumor)

N: die Abwesenheit oder das Vorliegen sowie die eventuelle Ausbreitung von regionären Lymphknotenmetastasen (Noduli)

M: die Abwesenheit oder das Vorliegen von Fermetastasen (Metastasen).

Durch Hinzufügen von Ziffern zu diesen drei Grundbausteinen wird die Ausbreitung der Krebserkrankungen verdeutlicht. Zusätzlich zur prätherapeutischen TNM-Klassifikation wird in der Regel postoperativ nach pathologischer Untersuchung eine Erweiterung in das pTNM-System (pathologisches TNM) durchgeführt. Aus der TNM-Klassifizierung heraus ist das weitere therapeutische Vorgehen, das auch die Schmerzbehandlung miteinschließt, festzulegen.

T	Primärtumor
TX	Primärtumor nicht beurteilbar
T0	Kein Anhalt für Primärtumor
Tis	Carcinoma in situ
T1, T2, T3, T4	Zunehmende Größe und/oder lokale Ausdehnung
N	Regionäre Lymphknoten
NX	Regionäre Lymphknoten können nicht beurteilt werden
N0	Keine regionären Lymphknotenmetastasen
N1, N2, N3	Zunehmender Befall regionärer Lymphknoten
Hinweis:	Direkte Ausbreitung des Primärtumors in die Lymphknoten wird als Lymphknotenmetastase klassifiziert, Metastasen in anderen als den regionären Lymphknoten gelten als Fernmetastasen
M	Fernmetastase
MX	Vorliegen von Fernmetastasen nicht beurteilbar
M0	Keine Fernmetastasen
M1	Fernmetastasen, eventuell unter Spezifizierung des befallenen Organs

(Nach: Wittekind, C., Wagner, G., TNM, Springer Verlag, 1997)

1.7.6 Medikamentöse Therapie von Rückenschmerzen

Einteilung der Schmerzen nach der Schmerzdauer

Kürzer als eine Woche (hochakut)	Kürzer als 3 Monate (akut)	Länger als 3 Monate (chronisch)
Nichtsteroidale Antirheumatika (z. B. ASS, Ibuprofen, Diclofenac, Piroxicam, Indometacin) **Medikamente der ersten Wahl**	**Nicht-Opioidanalgetika** ohne antiphlogistische, aber mit muskelrelaxierenden Eigenschaften (Flupirtin) **Medikament der ersten Wahl**	**Antidepressiva** (z. B. Amitriptylin, Doxepin, Clomipramin)
Nicht-Opioidanalgetika ohne antiphlogistische, aber mit muskelrelaxierenden Eigenschaften (Flupirtin) **Medikament der ersten Wahl**	**Nichtsteroidale Antirheumatika** (z. B. ASS, Ibuprofen, Diclofenac, Piroxicam, Indometacin) **Medikamente der ersten Wahl**	**Opioide** (z. B. Tilidin/Naloxon, Tramadol, Dihydrocodein, Dextropropoxyphen)
Lokalanästhetika (z. B. Lidocain, Bupivacain)	**Opioide** (z. B. Tilidin/Naloxon, Tramadol, Dihydrocodein, Dextropropoxyphen)	**Nicht-Opioidanalgetika** ohne antiphlogistische, aber mit muskelrelaxierenden Eigenschaften (Flupirtin)
Benzodiazepine und andere **Muskelrelaxantien** (z. B. Diazepam, Tetrazepam, Chlormezanon)	**Lokalanästhetika** (z. B. Bupivacain)	**Nichtsteroidale Antirheumatika** (z. B. ASS, Ibuprofen, Diclofenac, Piroxicam, Indometacin)
Pyrazole (z. B. Metamizol, Propyphenazon, Phenazon)	**Sonstige Muskelrelaxantien** (z. B. Chlormezanon)	

(Nach: Differenzierte Schmerztherapie bei Rückenschmerzen. Konsensus-Konferenz, Dresden 1992; Fortschr. Med. 110, Suppl. 136, 1992)

Einteilung der Rückenschmerzen nach Schmerztyp

Schmerztyp	Medikamentöse Behandlung
Nozizeptorschmerz	
a) Entzündungskorreliert	Nichtsteroidale Antirheumatika (z.B. ASS, Ibuprofen, Diclofenac, Piroxicam, Indometacin)
	Corticosteroide (z.B. Prednisolon)
b) Tonusassoziiert	Nicht-Opioidanalgetika ohne antiphlogistische, aber mit muskelrelaxierenden Eigenschaften (Flupirtin)
	Muskelrelaxantien (z.B. Chlormezanon, Tetrazepam)
c) Osteogen	Calcitonin, Biphosphonate (z.B. Clodronsäure, Etidronsäure)
Übertragener Schmerz	Lokalanästhetika (z.B. Bupivacain)
Neuropathischer Schmerz	Antidepressiva (z.B. Doxepin, Clomipramin, Amitriptylin, Opioide)

(Nach: Differenzierte Schmerztherapie bei Rückenschmerzen. Konsensus-Konferenz, Dresden 1992; Fortschr. Med. 110, Suppl. 136, 1992)

1.7.7 Migräne

Behandlung des akuten Migräneanfalls mit Analgetika und Antiemetika

Metoclopramid	oder	Domperidon
+	+	+
ASS	oder	Paracetamol
oder		oder
Ibuprofen		Naproxen

Anmerkung: Für die Anfallsbehandlung eignen sich feste orale Darreichungsformen aufgrund der Gefahr des Erbrechens weniger; oral einzunehmende Lösungen, Brausetabletten oder parenterale Applikationen sollten bevorzugt werden.

Behandlung des akuten Migräneanfalls mit Sumatriptan

Metoclopramid + Sumatriptan p.o. 50 mg		
Wirkung gut NW stark	Wirkung gut, NW gering	Wirkung schlecht NW gering
Sumatriptan 25 mg	Sumatriptan 50 mg	Sumatriptan 100 mg
	oder	
	Bei Erbrechen Sumatriptan 25 mg rektal, Sumatriptan 6 mg s.c. (Autoinjector)	

(Nach den Empfehlungen der Deutschen Migräne- und Kopfschmerzgesellschaft)

Pharmakologische Eigenschaften verschiedener Triptane (s. 1.2.3)

Wirkweise: Serotoninagonisten; alle Triptane wirken prinzipiell gleich:
- Verengung der während der Migräne erweiterten Gefäße der Hirnhaut
- Inhibierung neurogener Inflammationen über 5-HT$_{1B}$-Rezeptoren
- Abschwächung der Erregbarkeit über 5-HT$_{1B/1D}$-Rezeptoren
- Vasokonstriktion über 5-HT$_{1B}$-Rezeptoren.

	Sumatriptan Imigran®	Zolmitriptan AscoTop®	Naratriptan Naramig®	Rizatriptan Maxalt®
$t_{1/2}$ (Std.)	2	2,5–3,5	6	2–3
t_{max} (Std.)	1,5	2–4	2–3	1–1,5
Bioverfügbar- keit (p.o.)	14%	40%	60–70%	40–50%
Ansprechen nach 2 Std.	Ca. 60%	Ca. 60%	Ca. 30%	Ca. 70%
Kopfschmerz- freiheit	Ca. 30%	Ca. 35–45%	Ca. 25–28%	Ca. 40%
Recurrence (Wiederauf- treten der Kopfschmer- zen)	< 40%	Ca. 30%	24%	> 40%
Darreichungs- formen	p.o. Tablette s.c. Autoinjektor rektal Supposi- torien nasal Spray	p.o. Tablette	p.o. Tablette	p.o. Tablette
Neben- wirkungen	Druck-, Wärme-, Schweregefühl, Brustschmer- zen, Atemnot, allgemeines Schwächegefühl	Schwindel, Benommen- heit, Schwä- che, Wärme- gefühl, Mund- trockenheit	Müdigkeit, Parästhesien, Engegefühl in der Brust	Wie Suma- triptan
Kontra- indikationen	Hypertonie, KHK, Angina pectoris, Schwanger- schaft, Stillzeit, < 18 und > 65 Jahre	Wie Suma- triptan	Wie Suma- triptan	Wie Suma- triptan

(Nach: Pfaffenrath V, 1998 Münch. med. Wschr. 625, 41)

Vorgehen bei Wiederauftreten von Kopfschmerzen nach Erstgabe von Triptanen mit initialer Wirksamkeit (Headache Recurrence)

- Erstgabe von Triptanen p.o. oder s.c. mit guter Wirkung, aber späteres Wiederaufflammen des Kopfschmerzes → entweder Zweitgabe des Triptans (p.o.) oder Gabe von ASS 500–1000 mg i.v.
- Erstgabe des Triptans p.o. oder s.c. zeigt keine Wirkung → keine weitere Gabe des Triptans sondern ASS 500–1000 mg i.v. **Keine weiteren Triptangaben!**
- Patientenhinweis: maximal zwei Triptangaben innerhalb von 24 Stunden!

(Nach den Empfehlungen der Deutschen Migräne- und Kopfschmerzgesellschaft)

Behandlungsmöglichkeiten des akuten Migräneanfalls

Wirkstoff/ Präparate	Dosis	Bemerkungen	Nebenwirkungen
Antiemetika			
Metoclopramid (MCP, Paspertin®, Gastrosil®)	10–20 mg p.o. 20 mg rektal 10 mg i.m.	Motilitätssteigerung im GI-Trakt, dadurch erhöhte Resorption von später verabreichten Wirkstoffen	Extrapyramidal-motorische Störungen (EPS), Blickkrämpfe, Unruhe; nicht bei Kindern < 14 Jahre
Domperidon (Motilium®)	20–30 mg p.o.	Wie Metoclopramid	Wie Metoclopramid, EPS geringer
Analgetika			
Acetylsalicylsäure (Aspirin®)	500–1000 mg p.o. als Brausetablette	Bei mittelstarken Schmerzen	Magenschmerzen, Ulcus, Blutungen, Asthma, allergische Reaktionen; nicht Schwangerschaftsmonate 1–3 und 6–9
Naproxen (Proxen®)	500–100 mg p.o.	Bei mittelstarken Schmerzen	Wie ASS
Paracetamol (ben-u-ron®)	500–1000 mg rektal	Bei mittelstarken Schmerzen	Leberschäden, Nierentoxizität

Wirkstoff/ Präparate	Dosis	Bemerkungen	Nebenwirkungen
Ibuprofen (Aktren®)	400 mg p.o.	Bei mittelstarken Schmerzen	Wie ASS, keine Blutungskomplikationen
Metamizol (Novalgin®)	1000 mg	Bei stärkeren Schmerzen	Sehr selten Kreislaufstörungen; nicht bei Überempfindlichkeit
Migränemittel			
Sumatriptan (Imigran®)	5–100 mg p.o. 6 mg s.c. mit Autoinjektor 25 mg Supp.	Bei starken Schmerzen, bei starker Übelkeit, Serotoninagonist	Druck-, Wärme-, Schwächegefühl, Hypertonie nicht bei < 12 und > 65 Jahren; nicht bei DHE oder Methysergid-Prophylaxe, nicht bei Ergotaminmissbrauch und in der Migräneaura
Zolmitriptan (AscoTop®)	2,5 mg p.o.	Wie Sumatriptan	Wie Sumatriptan
Naratriptan (Naramig®)	2,5 mg p.o.	Wie Sumatriptan	Wie Sumatriptan
Rizatriptan (Maxalt®)	5 mg oder 10 mg p.o.	Wie Sumatriptan	Wie Sumatriptan
Ergotamintartrat (ergo sanol®, Migrexa®)	2–4 mg p.o. oder 2 mg rektal	Bei starken Schmerzen	Übelkeit, Erbrechen, Hypertonie, Dauerkopfschmerzen nicht bei Kindern < 12 Jahren
Dihydroergotamin	1–2 mg i.m. oder s.c.	Bei starken Schmerzen	Wie Ergotamintartrat

(Empfehlungen der Deutschen Migräne- und Kopfschmerzgesellschaft, Stand 1998)

Medikamentöse Migräneprophylaxe

Mittel der 1. Wahl mit gesicherter Wirkung

Wirkstoff/ Präparate	Dosis	Bemerkungen/ Nebenwirkungen	Kontraindikationen
Metoprolol (Beloc®)	Initialdosis: 25–50 mg; Enddosis: Frauen: 150 mg Männer: 200 mg	Müdigkeit, Hypotonie, gelegentlich Schlafstörungen	Bradykardie, AV-Block, Herzinsuffizienz
Propranolol (Dociton®)	Initialdosis: 20 mg Enddosis: Frauen: 120 mg Männer: 160 mg	Müdigkeit, Hypotonie, gelegentlich Schlafstörungen	Bradykardie, AV-Block, Herzinsuffizienz, Asthma bronchiale
Flunarizin (Sibelium®)	Männer: 10 mg Frauen: bis 70 kg 5 mg > 70 kg 10 mg	Müdigkeit, Gewichtszunahme, gelegentlich GI-Beschwerden, Depressionen	Depressionen, Stillzeit

(Empfehlungen der Deutschen Migräne- und Kopfschmerzgesellschaft, Stand 1997)

Präparate mit weniger gut erwiesener Wirkung (mangels Studienanzahl)

Wirkstoff/ Präparate	Dosis	Bemerkungen/ Nebenwirkungen	Kontraindikationen
Cyclandelat (Natil®)	1200–1600 mg	Müdigkeit	Akuter Schlaganfall
Valproinsäure (Ergenyl®chrono)	500–600 mg	Müdigkeit, Schwindel, Haarausfall, Hautausschlag	Schwangerschaft, Leberfunktionsstörungen
Naproxen (Proxen®)	2 × 500 mg	Magenschmerzen	Ulkus, Blutungsneigung
ASS (Aspirin®)	300 mg	Magenschmerzen	Ulkus, Blutungsneigung, Asthma bronchiale
Pizotifen (Sandomigran®)	1–3 mg	Müdigkeit, Gewichtszunahme, Hunger	Glaukom, Prostatahyperplasie

Wirkstoff/ Präparate	Dosis	Bemerkungen/ Nebenwirkungen	Kontraindikationen
Lisurid (Cuvalit®)	3 × 0,025 mg	Müdigkeit, Gewichtszunahme, Hunger, Mundtrockenheit, Schwindel	Schwangerschaft, KHK, AVK
Magnesium	600 mg	Durchfall	Keine
Dihydroergotamin (DHE®)	1,5–6 mg	Übelkeit, Parästhesien, Kopfschmerz, Durchfall	Gravidität, Hypertonie, KHK, AVK

Migräne und Schwangerschaft

(s. auch 2.4.3)

Anfallsbehandlung	Bemerkungen
Paracetamol Supp. (1000 mg)	Nicht teratogen; Mittel der ersten Wahl
ASS (500–1000 mg)	Nicht teratogen, Blutungsneigung⇑, Ductus-botalli-Verschluss möglich, deswegen nicht im letzten Trimenon der Schwangerschaft
Ibuprofen (200–400 mg)	Möglich, aber vorsichtig! Nur verwenden, wenn keine Alternativen
Naproxen (500 mg)	
Metoclopramid	Metoclopramid (keine Hinweise auf Teratogenität, Missbildungen) Möglichst nicht im 1. Trimenon einsetzen
Nicht einsetzen:	Ergotamintartrat, Dihydroergotamintartat (absolute Kontraindikation!) Sumatriptan, Zolmitriptan, Naratriptan
Migräneprophylaxe	
Metoprolol Propranolol	Keine Hinweise auf Teratogenität; fötale, neonatale Komplikationen ungeklärt

Migräneprophylaxe in der Schwangerschaft: Beschränkung auf Metoprolol und Propranolol

(Deutsche Migräne- und Kopfschmerzgesellschaft, Pfaffenrath V., Rehm M., 1999)

1.8 Arzneimittel bei Schilddrüsenerkrankungen

1.8.1 Hormonelle Steuerung der Schilddrüsenfunktion

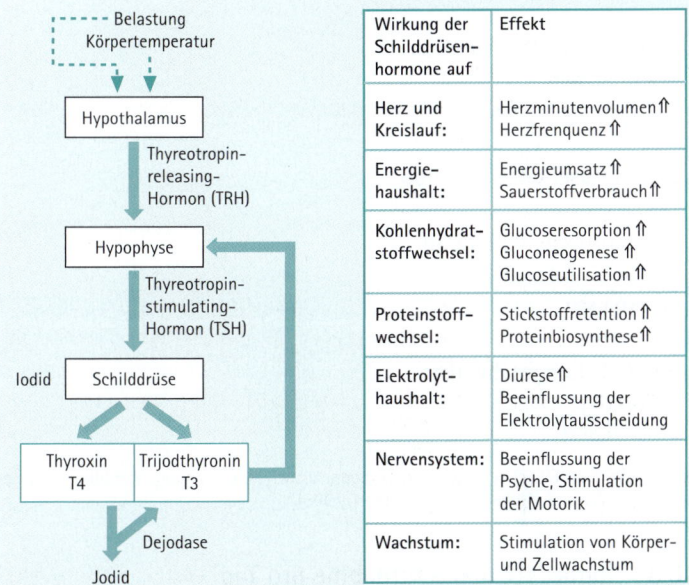

Wirkung der Schilddrüsenhormone auf	Effekt
Herz und Kreislauf:	Herzminutenvolumen ⇑ Herzfrequenz ⇑
Energiehaushalt:	Energieumsatz ⇑ Sauerstoffverbrauch ⇑
Kohlenhydratstoffwechsel:	Glucoseresorption ⇑ Gluconeogenese ⇑ Glucoseutilisation ⇑
Proteinstoffwechsel:	Stickstoffretention ⇑ Proteinbiosynthese ⇑
Elektrolythaushalt:	Diurese ⇑ Beeinflussung der Elektrolytausscheidung
Nervensystem:	Beeinflussung der Psyche, Stimulation der Motorik
Wachstum:	Stimulation von Körper- und Zellwachstum

(Modifiziert nach: Lüllmann, H., Mohr, K., Ziegler, A., Taschenatlas der Pharmakologie, G. Thieme Verlag, Stuttgart, New York, 1996)

1.8.2 Einteilung von Schilddrüsenerkrankungen nach Häufigkeit

1. Struma

▨ Diffus

▨ Knotig; „kalte" Knoten durch Zunahme von kollagenen Fasern, „heißer" Knoten durch Übergang zum TSH-unabhängigen, autonomen Iodumsatz.

Symptomatik des Strumas: In der Regel keine oder geringe Beschwerden, Halsverdickung („kosmetisches" Problem), lokales Druck- und Engegefühl im Hals („Kloß im Hals"), Schluckbeschwerden, enganliegende Kleidung am Hals wird als zu eng empfunden.

2. Schilddrüsenüberfunktion

- Autoimmun
- Autonome Formen.

3. Schilddrüsenunterfunktion

4. Schilddrüsenentzündung

- Akut bis subakut
- Chronisch.

5. Schilddrüsengeschwülste

- Gutartige
- Karzinome.

(Nach: Hehrmann R., Schilddrüsenerkrankungen: Ursachen, Erkennung, Verhütung und Behandlung, 2. Aufl., G. Fischer Verlag, Stuttgart, 1995)

1.8.3   Iodbedarf und –aufnahme pro Tag

Gemäß Deutscher Gesellschaft für Ernährung		Nach WHO	
Säuglinge	50–80 µg	Schwangere	230–250 µg
Kleinkinder	100–120 µg	Stillende	230–250 µg
Schulkinder	140–200 µg	Erwachsene	150–250 µg
Erwachsene	180–200 µg		

In Iodmangelgebieten sind weniger als 100 µg pro Tag verfügbar.

5 g Zusatz an iodiertem Speisesalz (20 mg/kg) bedeuten 100 µg Iodmehraufnahme pro Tag!

(Nach: Die Schilddrüse und ihre medikamentöse Beeinflussung, Schriftenreihe der Bayerischen Landesapothekerkammer, Heft 42, 1990)

Iodaufnahme in Endemie- und Nichtendemiegebieten

	Endemiegebiet	Nichtendemiegebiet
Zufuhr pro Tag	Ca. 0,06 mg/Tag	0,2 mg/Tag
Schilddrüsengewicht	Ca. 50–80 g	Ca. 20 g
Anteil des von der Schilddrüse aufgenommenen Iodes	Ca. 70%	30%

Versorgungslage in Deutschland

10% der Bevölkerung haben eine ausreichende Iodversorgung, 30% der Bevölkerung nehmen nur 50 bis 100 µg Iod pro Tag auf und 40% nur 25 bis 50 µg Iod. Nord-Süd-Gefälle: Bessere, aber nicht optimale Versorgung in den Küstengebieten im Vergleich zum Süden und den Mittelgebirgen.

1.8.4 Chronischer Iodmangel und Effekte auf die Schilddrüse

Chronischer Iodmangel verursacht	Iodprophylaxe bewirkt
Vermehrte Ausschüttung von TSH ⇒ Zellvergrößerungen Aktivierung lokaler Regulationsmechanismen (z.B. Freisetzung von Wachstumsfaktoren) ⇒ Schilddrüsenwachstum durch Zellvermehrung	Normalisierte TSH-Ausschüttung
Iodmangel-Struma (diffuse Vergrößerung) Degenerative Veränderungen der Schilddrüse (mit disseminierter und fokaler Autonomie, sogenannte „Gammelstruma") Aufwendige Diagnostik zum Ausschluss eines Malignoms	Signifikanten Rückgang der Struma-Inzidenz
Erhöhten Iod- und somit auch Radioiod-Uptake Erhöhte Strahlenbelastung der Schilddrüse nach Kernunfällen	Strahlenexposition bei Reaktorunfall ohne zusätzliche Maßnahmen 25–35% niedriger

(Nach: Die Schilddrüse und ihre medikamentöse Beeinflussung, Schriftenreihe der Bayerischen Landesapothekerkammer, Heft 42, 1990)

1.8.5 Anwendung von Iodid in verschiedenen Konzentrationen

Tagesdosis in µg	Tagesdosis in g	Anwendung/Effekte
50–100	0,00005–0,0001	Strumaprophylaxe (iodiertes Kochsalz)
100–500	0,0001–0,0005	Strumatherapie (Iodidtabletten)
1000–10 000	0,001–0,01	Beginn des blockierenden Effekts, zeitweise Erhöhung der Hyperthyreoseinzidenz
100 000–200 000	0,1–0,2	Sicher blockierender Effekt auf die Schilddrüse („Reaktoriodtabletten"), Induktion einer Hyperthyreose oder hypothyreoten Struma
4 000 000	4,0	Intermittierend über Monate (z.B. Iodid zur Asthmatherapie wird meist folgenlos vertragen) = akademischer Therapieansatz

(Nach: Bürgi et al., Schweiz. Med. Wschr. 112, 1982, 2)

1.8.6 Eigenschaften von L–Thyroxin und L–Triiodthyronin

	L–Thyroxin (T_4) (Euthyrox®, L–Thyroxin–Henning®)	L–Triiodthyronin (T_3) (Thybon®)
Produktion pro Tag	Ca. 80 µg	Ca. 30 µg
Hormonumsatz pro Tag	10%	50–70%
Wirkungseintritt nach p.o. Gabe	24–48 h	4–8 h
Wirkungsdauer	7–10 d	3–5 d
Halbwertszeit	6–8 d	1–2 d
Relative biologische Wirksamkeit	1	6–10
Äquivalentdosen	100 µg	40 µg
Gebundenes Hormon im Serum	5–12 µg/100 ml	0,1–0,2 µg/100 ml
Freies Hormon im Serum	2,5–5 ng/100 ml	0,2–0,4 ng/100 ml

1.8.7 Therapie mit Schilddrüsenhormonen

Indikationen

- Euthyreote Struma, Rezidivprophylaxe
- Hypothyreose, Substitution nach Entfernung der Schilddrüse
- Schilddrüsenentzündung
- Begleittherapie antithyreoidaler Behandlung
- Zusatzmedikation bei Thyreostatikabehandlung.

Nebenwirkungen

Besonders zu Beginn der Medikation Nervosität, Schlaflosigkeit, Tremor, Tachykardie, Gewichtsabnahme, Wärmeempfindlichkeit.

Dosierungshinweis

T_4-Dosen werden zu Therapiebeginn niedrig angesetzt, um eine rapide Stoffwechselsteigerung mit Herzbelastung zu vermeiden.

Kontraindikationen

Aufgrund der Kreislaufstimulation keine Anwendung bei:

- Herzinfarkt, auch Zustand nach Herzinfarkt
- Angina pectoris
- Herzinsuffizienz
- Tachykarden Störungen
- Myokarditis.

Wechselwirkungen

Antidiabetika: Diabetes mellitus kann verstärkt werden → Anpassung der Antidiabetikadosen.

Antikoagulantien: Verlängerung der Prothrombinzeit ist möglich, Quick-Werte überprüfen.

Colestyramin: Einnahme im Abstand von ca. 4 h.

Phenytoin, Furosemid, Salicylate, Clofibrat, Dicumarol: Wirkungsverstärkung von T_3/T_4 ist möglich.

1.9   Asthmatherapeutika

(Nach den Empfehlungen der Deutschen Atemwegsliga in der Deutschen Gesellschaft für Pneumologie, Stand 1998)

1.9.1   Asthma – Krankheit und therapeutische Möglichkeiten

Definition

Entzündliche Erkrankung der Atemwege, charakterisiert durch bronchiale Hyperreagibilität und variable Atemwegsobstruktion mit den Symptomen:

- Atemnot, häufig anfallsartig, auch nachts und am frühen Morgen
- Giemen
- Husten
- Glasig-zähes Sputum.

Therapieziele

- Suppression der Entzündung, Verminderung der bronchialen Überempfindlichkeit und Atemwegsobstruktion
- Damit Vermeidung der Asthmaanfälle und Wiederherstellung und Erhaltung der normalen oder bestmöglichen Lungenfunktion.

Meidung von Anfallsauslösern

- Aktives und passives Rauchen vermeiden
- Umweltallergene sowie Allergene und inhalative Noxen am Arbeitsplatz vermeiden
- Arzneimittel als Asthmainduktoren: β-Rezeptorenblocker in allen Darreichungsformen vermeiden; bei bekannter Überempfindlichkeit auch ASS und nichtsteroidale Antiphlogistika meiden.

Weitere Maßnahmen

- Physiotherapeutische Maßnahmen (z. B. Lippenbremse) können auf Stufe 3 und 4 zusätzliche Hilfe geben.
- Wahl eines geeigneten Urlaubsortes: Vermeidung von Allergenen, Schadstoffen etc.

- Die Wirksamkeit von Alternativmethoden (Ozonisierung, Bioresonanz, Höhlentherapie, Akupunktur, Homöopathie) ist nicht belegt. Bei Anwendung solcher Methoden darf die konventionelle Therapie nicht unterbrochen werden; keine Dosisreduktionen vornehmen!
- Allergisches Asthma: eventuell Immuntherapie sinnvoll
- Antibiotika nur bei deutlichen (!) Hinweisen auf bakterielle Infektion.

Therapeutische Möglichkeiten

Wirkstoffgruppe	Wirkstoffe	Handelsnamen (Beispiele)	Bemerkungen
Kurzwirkende inhalative β_2-Agonisten	Fenoterol Salbutamol Terbutalin	Berotec® Sultanol® Bricanyl®	Erweiterung der Bronchien bei Anfallsbehandlung, Stimulation der Ziliartätigkeit
Langwirkende inhalative β_2-Agonisten	Formoterol Salmeterol	Foradil®P Aeromax®	Auch prophylaktische Effekte durch Hemmung der Mediatorfreisetzung
Orale β_2-Agonisten	Bambuterol Clenbuterol Orciprenalin Salbutamol Terbutalin	Bambec® Spiropent® Alupent® Loftan® Bricanyl-Duriles®	Nur bei mittelschwerem und schwerem Asthma
Inhalative Glucocorticoide	Beclomethason Budesonid Flunisolid Fluticason	Sanasthmyl® Pulmicort® Inhacort® Flutide®	Verbesserung der entzündlichen Erscheinungen, mukoziliäre Clearance ⇑, Schleimbildung ⇓
Orale Glucocorticoide	Methylprednisolon Prednisolon Prednison	Urbason® Decortin®H Decortin®	In Kombination mit inhalativen Glucocorticoiden, um die systemische Belastung zu minimieren
Inhalative Anticholinergika	Ipatropiumbromid Oxitropiumbromid	Atrovent® Ventilat®	Schleimsekretion ⇓, Bronchospasmolyse; auch bei chronischer Bronchitis

Wirkstoffgruppe	Wirkstoffe	Handelsnamen (Beispiele)	Bemerkungen
Mastzellstabilisatoren	Cromoglicinsäure (DNCG) Nedocromil	Intal® Tilade®	Als Prophylaktika, Dosisreduktion anderer Antiasthmatika; gut, wenn noch keine lange Manifestation der Erkrankung besteht
Theophyllin		Euphyllin®	Bronchospasmolyse
Leukotrienantagonisten (s. 1.2.6)	Montelukast	Singulair®	Bronchospasmolyse
Antiallergika	Ketotifen	Zaditen®	

1.9.2 Stufenplan zur Asthmatherapie bei Personen ab 14 Jahren

Stufe 1	Intermittierendes Asthma
Merkmale	Symptome zweimal oder weniger pro Woche tagsüber und zweimal oder weniger im Monat während der Nacht; Peak flow > 80 %
Therapie	**Bedarfsmedikation*:** kurzwirksames β_2-Sympathomimetikum **Dauermedikation:** nicht notwendig
Stufe 2	Persistierendes mildes Asthma
Merkmale	Symptome leicht; weniger als einmal tagsüber und öfters als zweimal pro Monat während der Nacht; Peak flow ≥ 80 %
Therapie	**Bedarfsmedikation*:** kurzwirksames β_2-Sympathomimetikum **Dauermedikation:** regelmäßige Inhalation einer topisch wirksamen, antiinflammatorischen Substanz Tagesdosen für inhalative Glucocorticoide (niedrige Dosisstufen): Beclometasondipropionat ≤ 500 µg Flunisolid ≤ 500 µg Budesonid ≤ 400 µg Fluticason ≤ 250 µg **Alternativ:** DNCG, Nedocromil

Stufe 3	Persistierendes mittelschweres Asthma
Merkmale	Symptome mittelgradig; Anfälle täglich tagsüber und mehr als einmal pro Woche während der Nacht; Peak flow > 60 bis < 80%.
Therapie	**Bedarfsmedikation*:** kurzwirksames β_2-Sympathomimetikum **Dauermedikation:** regelmäßige Inhalation einer topisch wirksamen, antiinflammatorischen Substanz Tagesdosen für inhalative Glucocorticoide (mittlere Dosisstufen): Beclometasondipropionat ≤ 1000 µg Flunisolid ≤ 1000 µg Budesonid ≤ 800 µg Fluticason ≤ 500 µg **Alternativ:** langwirkende β_2-Sympathomimetika, Theophyllin

Stufe 4	Persistierendes schweres Asthma
Merkmale	Symptome schwer; Anfälle tagsüber ständig und häufig während der Nacht; Peak flow ≤ 60%.
Therapie	**Bedarfsmedikation*:** kurzwirksames β_2-Sympathomimetikum **Dauermedikation:** regelmäßige Inhalation einer topisch wirksamen, antiinflammatorischen Substanz plus orale Glucocorticoide (50 mg Prednisolonäquivalent/Tag, bis eine stabile Situation über mindestens 3 Tage erreicht ist, dann Dosisreduktion je nach klinischem Verlauf) Tagesdosen für inhalative Glucocorticoide (hohe Dosisstufen): Beclometasondipropionat ≤ 2000 µg Flunisolid ≤ 2000 µg Budesonid ≤ 1600 µg Fluticason ≤ 1000 µg

*   Bedarfsmedikation beobachten: Häufen sich die Benutzungen der kurzwirksamen β_2-Sympathomimetika zur mehrfach täglichen Anwendung, muss das Grundkonzept der Therapie überprüft und eventuell die Dauermedikation entsprechend geändert werden!

(Nach den Empfehlungen der Deutschen Atemwegsliga zum Asthmamanagment bei Erwachsenen und Kindern, Medizinische Klinik, 93, 1998, 639–50)

1.9.3   Stufenplan zur Asthmatherapie bei Kindern bis 14 Jahren

Stufe 1	Intermittierendes Asthma
Merkmale	Husten und Episoden von leichter Atemnot weniger als 6-mal pro Jahr; geringe Symptome, die das tägliche Leben oder den Schlaf nicht stören; Peak flow > 80 %
Therapie	**Bedarfsmedikation:** kurzwirkendes β_2-Sympathomimetikum (1 bis 2 Hübe), falls erforderlich auch vor körperlicher Belastung; alternativ Ipatropiumbromid (1 bis 2 Hübe)

Stufe 2	Persistierendes mildes Asthma
Merkmale	Symptome mehr als 6-mal pro Jahr und nicht mehr als einmal pro Woche, maximal zweimal pro Monat nachts. Teils chronische Symptome, auch Husten, keine Beeinträchtigung von Wachstum und Entwicklung, teils asymptomatisch zwischen den Episoden, kaum Beeinflussung der Lebensqualität. Peak flow > 80 %
Therapie	**Bedarfsmedikation:** kurzwirkendes β_2-Sympathomimetikum (1 bis 2 Hübe) maximal bis zu zweimal die Woche; alternativ Ipatropiumbromid (1 bis 2 Hübe) **Dauermedikation:** DNCG Tagesdosis 8–80 mg, verteilt auf 3 bis 4 Dosen; Nedocromil 2- bis 4-mal 2 Hübe; topische Steroide: Budesonid, Beclometasondipropionat, Flunisolid bis 400 µg, Fluticason bis 250 µg

Stufe 3	Persistierendes mittelschweres Asthma
Merkmale	▪ Verlauf mehr anfallsartig: deutliche Symptome mehr als einmal pro Woche tagsüber, mehr als zweimal pro Woche nachts ▪ Verlauf mehr chronisch: an vielen Tagen, häufig nachts, Beeinträchtigung des täglichen Lebens Peak flow 60 bis 80 %
Therapie	**Bedarfsmedikation:** kurzwirkendes β_2-Sympathomimetikum (1 bis 2 Hübe); alternativ Ipatropiumbromid (1 bis 2 Hübe) **Dauermedikation:** Inhalative Steroide (Tagesdosen Budesonid, Beclometasondipropionat, Flunisolid 400–1000 µg, Fluticason 250–500 µg) Zu Therapiebeginn und bei nicht ausreichender Einstellung, auch bei Nebenwirkungen durch topische Steroide, zusätzlich langwirksames β_2-Sympathomimetikum (bevorzugt inhalativ) oder Theophyllin retard

Stufe 4	Persistierendes schweres Asthma
Merkmale	Starke Symptome an den meisten Tagen und Nächten; deutliche Beeinträchtigung des täglichen Lebens; Peak flow < 60%
Therapie	**Bedarfsmedikation:** kurzwirkendes β_2-Sympathomimetikum (1 bis 2 Hübe); alternativ Ipatropiumbromid (1 bis 2 Hübe) **Dauermedikation:** Inhalative Steroide (Tagesdosen Budesonid, Beclometasondipropionat, Flunisolid 1000 bis 2000 µg, Fluticason 500 bis 1000 µg) Orale Steroide (1 bis 2 mg/kg KG/Tag für einige Tage, längerfristig 0,2 bis 0,5 mg/kg KG/Tag) Zusätzlich langwirksames β_2-Sympatomimetikum (bevorzugt inhalativ) oder Theophyllin retard

(Nach den Empfehlungen der Deutschen Atemwegsliga zum Asthmamanagment bei Erwachsenen und Kindern, Medizinische Klinik, 93, 1998, 639–50)

1.9.4 Analgetikainduziertes Asthma

Häufige Auslöser (Auswahl)

Salicylsäure-Derivate	ASS, Benorilat, Diflunisal, Salsalat, Sulfasalazin
Anthranilsäure-Derivate	Flufenaminsäure, Mefenaminsäure, Nifluminsäure
Pyrazol-Derivate	Azapropazon, Bumadizon, Metamizol, Mofebutazon, Nifenazon, Oxyphenbutazon, Phenylbutazon, Sulfinpyrazon
Heteroarylessigsäure-Derivate	Acemetacin, Diclofenac, Indometacin, Lonazolac, Proglumetacin, Tolmetin
Arylpropionsäure-Derivate	Carprofen, Fenbufen, Fenoprofen, Flurbiprofen, Ibuprofen, Ketoprofen, Naproxen, Tiaprofensäure

Analgetika, die bezüglich Asthmainduktion meistens besser toleriert werden (Auswahl)

Salicylsäure-Derivate	Cholinsalicylat, Natriumsalicylat, Salicylamid
Anilin-Derivate	Paracetamol
Zentral wirksame Analgetika	Dextropropoxyphen

(Nach: Asthma und Antiasthmatika: Schriftenreihe der bayerischen Apothekerkammer, Heft 48, 1993)

1.9.5 Anstrengungsinduziertes Asthma, Beratungshinweise

Definition

Bronchiale Obstruktion während oder nach körperlicher Belastung.

Nasenatmung

- Beim Sport so lange wie möglich durch die Nase atmen
- Falls nötig Sanierung der Nasenwege durch HNO-Behandlung.

Geeignete Sportarten bevorzugen

- Gut sind Disziplinen, die eine intervallartige Belastung verlangen (Schwimmen, Ballspiele)
- Aufwärmphase mit ein- bis zweiminütigen Belastungsintervallen durchführen.

„Lippenbremse" bei beginnenden Beschwerden

Durch Spitzen der Lippen und Verkleinerung der Mundöffnung bei der Ausatmung herbeigeführte Erhöhung des intrapulmonalen Drucks zur Verhinderung des Bronchialkollapses.

Langfristiges, regelmäßiges Training

Belastbarkeit ⇑, eventuell erfolgt eine Dämpfung der bronchialen Hyperreaktivität.

(Nach: Nolte, D., Schultze-Werninghaus, G., Asthma bronchiale, Urban-Schwarzenberg, München, Wien, Baltimore, 1990)

1.9.6 Glucocorticoide

Wirkstärken von Glucocorticoiden

INN	Relative Glucocor-ticoidwirkung	Relative Mineralo-corticoidwirkung	Cushing-Schwelle (mg/Tag)
Cortisol	1	1	30
Cortison	0,8	0,8	40
Prednison	4	0,6	7,5
Prednisolon	4	0,6	7,5
Prednyliden	4	0	10
Triamcinolon	5	0	6
Methylprednisolon	5	0	6
Fluocortolon	10	0	3
Paramethason	10	0	3
Dexamethason	30	0	1,5
Betamethason	30	0	1,0

Therapie mit Glucocorticoiden

Im Rahmen eines typischen zirkadianen Rhythmus der endogenen Cortisol-freisetzung entstehen Phasen, in denen die Empfindlichkeit des hypophysä-ren Steuerzentrums gegenüber exogen zugeführten Glucocorticoiden gerin-ger ist als zu anderen Tageszeiten. Um eine Verminderung der körpereigenen Cortisolproduktion, verbunden mit einer Nebennierenatrophie, zu verhin-dern, sollte die exogene Glucocorticoidzufuhr in den Morgenstunden zum Zeitpunkt der geringsten Empfindlichkeit erfolgen.

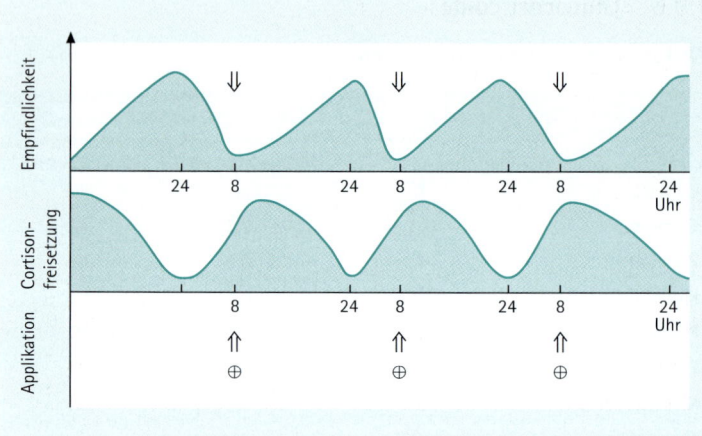

Hinweis: Hochdosierte Gabe von Glucocorticoiden erhöht die Gefahr subkapsulärer Katarakte (grauer Star). Oral behandelte Patienten unterliegen einem höheren Risiko als Patienten, die Glucocorticoide inhalativ applizieren. Das Kataraktrisiko ist zusätzlich abhängig von Dauer und Dosis der Glucocorticoidgabe.

(Zur topischen Anwendung von Glucocorticoiden s. 7.9.4)

1.9.7 Asthmatherapie mit Dosieraerosolen

Prinzipielle Beratungshinweise

- Glucocorticoide in der Regel vor der Mahlzeit inhalieren
- Nach der Inhalation von Glucocorticoiden Mund- und Rachenraum ausspülen, Zähne putzen
- Bei Kleinkindern, Säuglingen nach der Inhalation das Gesicht abwaschen
- Spacer reduzieren unerwünschte Erscheinungen und verteilen die Wirkstoffe besser in die Bronchien.

Treibgasgetriebene Dosieraerosole

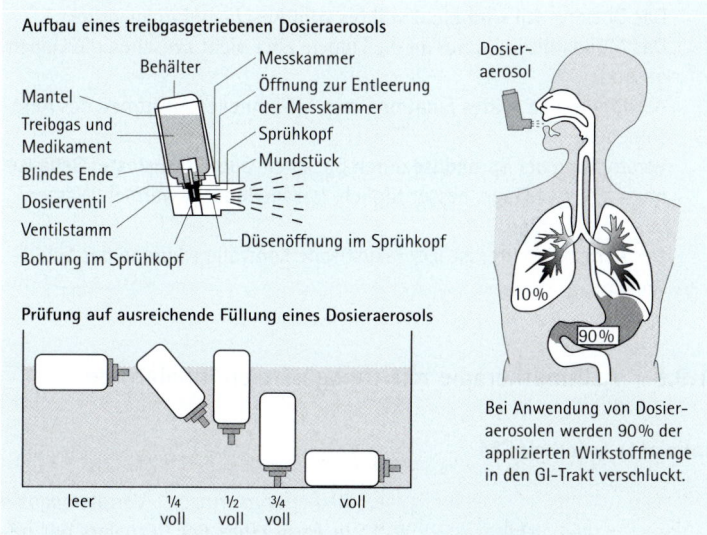

Aufbau eines treibgasgetriebenen Dosieraerosols

Behälter
Messkammer
Öffnung zur Entleerung der Messkammer
Mantel
Treibgas und Medikament
Sprühkopf
Blindes Ende
Mundstück
Dosierventil
Ventilstamm
Bohrung im Sprühkopf
Düsenöffnung im Sprühkopf

Dosieraerosol

10 %
90 %

Prüfung auf ausreichende Füllung eines Dosieraerosols

leer | ¼ voll | ½ voll | ¾ voll | voll

Bei Anwendung von Dosieraerosolen werden 90 % der applizierten Wirkstoffmenge in den GI-Trakt verschluckt.

Benutzerhinweise für treibgasgetriebene Dosieraerosole:

- Vor Benutzung den Aerosolbehälter kräftig schütteln
- Applikation erfolgt immer in Über-Kopf-Stellung des Aerosols
- Nicht in das Mundstück hineinatmen
- Während der Applikation das Mundstück mit den Lippen umschließen
- Applikation während einer tiefen Einatemphase
- Nach Einatmen des Aerosolnebels die Luft einige Sekunden anhalten und anschließend durch die Nase oder mit Lippenbremse langsam ausatmen
- Auf hygienische Aufbewahrung und Reinigung des Inhalationspräparates achten.

Fehlerquellen bei der Anwendung von treibgasgetriebenen Dosieraerosolen:

- Das Dosierventil wird nicht voll bis zum Anschlag durchgedrückt.
- Das Mundstück wird nur an die Lippen, aber nicht zwischen die Lippen gesetzt.
- Atemfehler: zu spätes Einatmen oder zu schnelles Ausatmen des Aerosolnebels.
- Verstopfung der Sprühdüse durch Speichel- oder Essensreste; Gehäuse muss alle zwei Tage, besser täglich, mit fließendem warmen Wasser gereinigt werden.
- Der Aerosolbehälter ist leer (akustische Kontrolle während des Schüttelns).

1.9.8 Asthmatherapie mit treibgasfreien Inhalatoren

Inhalator Ingelheim M

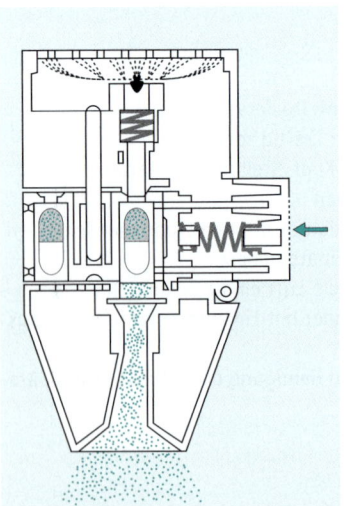

Bedienungsprinzip: Vorratsmagazin in Form eines 6er Revolvers mit genügend Kapseln befüllen. Die Kapselöffnung erfolgt durch Drücken des Knopfes.
Inhalationsvorgang: durch das Gerät einatmen, absetzen, Inhalation noch zweimal wiederholen.

Reinigung: Regelmäßige Reinigung von Mundstück und Kapselhalterung mit fließendem Wasser und sorgfältige Trocknung notwendig.

Präparate: Atrovent®, Berotec®

Spinhaler®

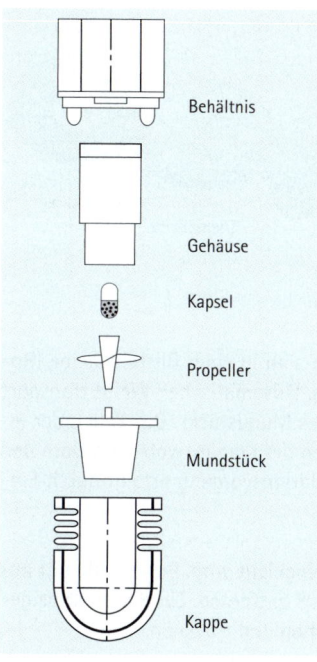

Behältnis

Gehäuse

Kapsel

Propeller

Mundstück

Kappe

Bedienungsprinzip: Spinhaler nach unten halten. Gehäuse abnehmen und Kapsel einsetzen. Das Durchstechen der Kapsel erfolgt durch Drücken der gesamten Gehäusehülse.
Inhalationsvorgang: durch den Spinhaler einatmen, absetzen, Inhalation noch zweimal wiederholen.

Reinigung: Regelmäßige Reinigung mit fließendem Wasser und sorgfältige Trocknung notwendig, mindestens jede Woche; Aufbewahrung im Originalbehälter.
Kapseln nie länger als einen Tag im Gerät aufbewahren.

Präparate: Intal®, Intal® comp.

Analoge Inhalersysteme:

Aerolizer	Foradil® P
Cromolator	Cromolind®
Cyclohaler	Cyclocaps®
Flui-Inhaler	FLUI-DNCG 50 Inhalationskapseln

Diskhaler® mit Rotadisk®

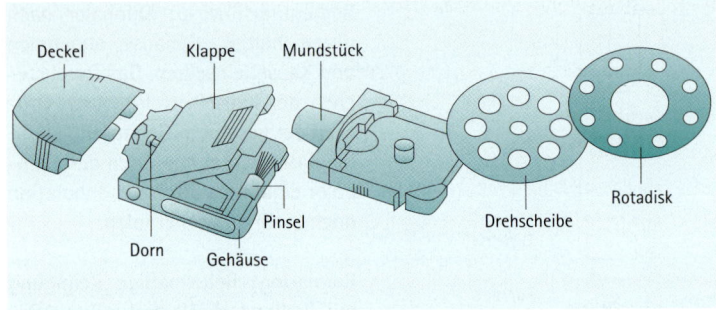

Deckel Klappe Mundstück Rotadisk Pinsel Dorn Gehäuse Drehscheibe

Bedienungsprinzip: Die Einzeldosierungen sind in einer Blisterscheibe (Rotadisk®) mit acht Dosierungen enthalten. Automatischer Weitertransport der Scheibe erfolgt durch Herausziehen des Mundstücks. Das Laden der jeweiligen Dosiereinheit erfolgt durch Öffnen der Klappe, wobei ein Dorn den jeweiligen Einzelblister ansticht. Der Inhalationsvorgang erfolgt durch Einatmen durch den Diskhaler®.

Reinigung: Immer wenn neue Rotadisk® eingelegt wird. Pulverreste gut aus dem Gehäuse und Innenteil des Diskhalers® entfernen. Ein Pinsel ist beigelegt. Mundrohr mit warmem Wasser waschen und trocknen.

Präparate: atemur®250, Flutide® Junior 50, Flutide®250, Sanasthmyl®, Sultanol®200/400, Relenza®

Diskus®

(Weiterentwicklung des Diskhalers)

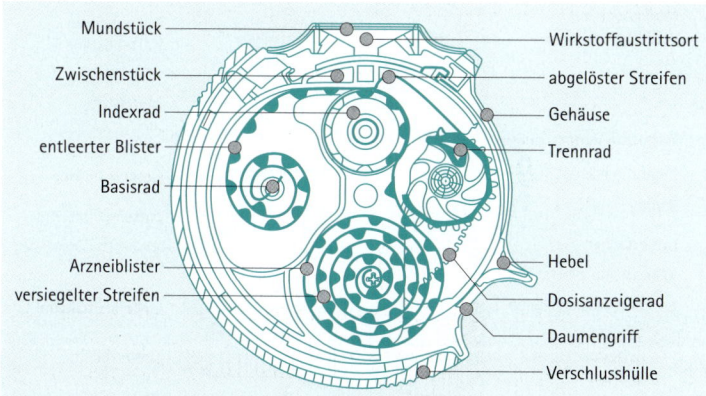

Labels (left, top to bottom): Mundstück, Zwischenstück, Indexrad, entleerter Blister, Basisrad, Arzneiblister, versiegelter Streifen

Labels (right, top to bottom): Wirkstoffaustrittsort, abgelöster Streifen, Gehäuse, Trennrad, Hebel, Dosisanzeigerad, Daumengriff, Verschlusshülle

Bedienungsprinzip: Doppelfolien-Blisterband mit 60 Einzeldosen. Der Patient hat einen seitlich gelegenen Schiebeknopf zu betätigen, der den Transportmechanismus in Gang setzt. Hierdurch wird das Band eine Einheit weiter transportiert. Der Blisterteil, der so vor das Mundstück transportiert wird, wird aufgespleißt, das Pulver gelangt in den Pulveraustrittsluftkanal. Der Inhalationsvorgang erfolgt durch Einatmen durch den Diskus®. Nicht inhaliertes Pulver wird mit dem Blister abtransportiert.
Für den Patienten: Öffnen des Verschlusses → Spannen bis zum Klick → Inhalieren → Schließen.
Nicht in den Diskus® hineinatmen!
Zählwerk vorhanden; keine Wiederbefüllung möglich. Doppelblisterfolie mit 60 Einzeldosen.

Reinigung: Nur das verschmutzte Mundstück mit einem feuchten Tuch abwischen.

Präparate: aeromax®D, Serevent®D, atemur®junior D, atemur®250 D, Flutide® Junior 50 D, Flutide®mite 100 D, Flutide® 250 D, Flutide® forte 500 D, Viani®forte 50+250 D, Viani mite 50/100 D, Viani®forte 50/500 Viani®

Turbohaler®

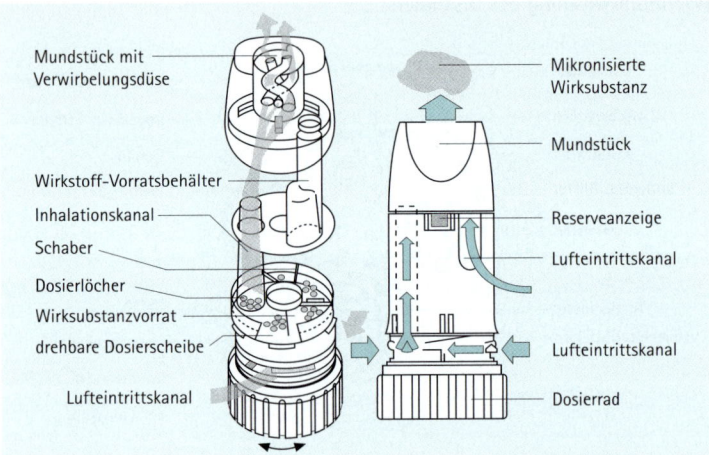

Mundstück mit Verwirbelungsdüse

Mikronisierte Wirksubstanz

Mundstück

Wirkstoff-Vorratsbehälter

Inhalationskanal

Schaber

Dosierlöcher

Wirksubstanzvorrat

drehbare Dosierscheibe

Lufteintrittskanal

Reserveanzeige

Lufteintrittskanal

Lufteintrittskanal

Dosierrad

Bedienungsprinzip: Der Turbohaler® enthält 200 Dosierungen, die aus dem Pulvervorrat im Gerät durch Drehen des Dosierrads aktiviert werden. Eine verbleibende Restmenge von maximal 20 Inhalationen wird durch eine entsprechende Reserveanzeige angezeigt. Der Inhalationsvorgang erfolgt durch Einatmen durch den Turbohaler. Die Funktionsfähigkeit des Gerätesystems ist auch bei hoher Luftfeuchtigkeit in der Umgebungsluft (Sauna, Tropen) gewährleistet. Bei der Inhalation senkrecht halten! Aufgrund der geringen pro Dosis applizierten Pulvermenge kann es vorkommen, dass die Inhalation vom Benutzer nicht bemerkt wird.

Reinigung: Nur Mundstück mit einem trockenen Tuch abwischen, Schutzkappe zum Feuchtigkeitsschutz benutzen!

Präparate: Aerodur®, Oxis®T, Pulmicort®T

Easyhaler®

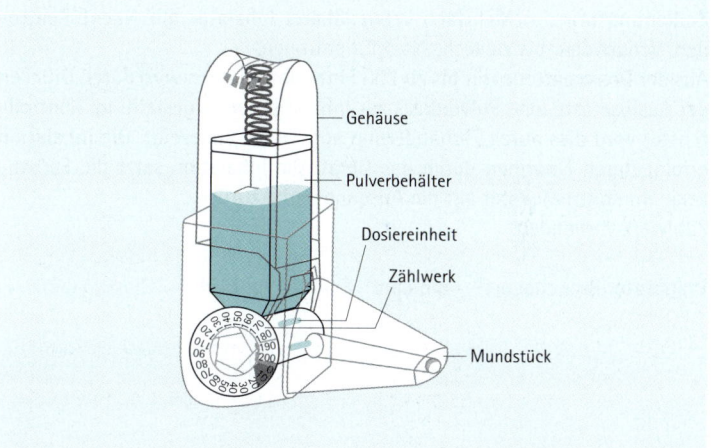

Gehäuse

Pulverbehälter

Dosiereinheit

Zählwerk

Mundstück

Bedienungsprinzip: Jeder Easyhaler® wird in einer Folienverpackung ver-
schweißt geliefert und durch den Patienten in eine Schutzbox eingesetzt.
Prinzip: Ein Schaufelrad wird durch Drücken in Bewegung gesetzt und dosiert aus dem Pulverreservoir jeweils eine Dosis in den Mundkanal.
Öffnen der Schutzbox → Easyhaler kräftig schütteln → Mundstück nach
unten halten und von oben kräftig zusammendrücken, bis ein Klick erfolgt
→ in die Ausgangsposition zurückgleiten lassen → inhalieren → Schutzkappe schließen.
Kein Wiederbefüllen möglich; Zählwerk vorhanden.

Reinigung: Nur mit einem trockenen Tuch, den Mundstückkanal mit Watte-
stäbchen reinigen. Kein Wasser!

Präparate: Beclomet®, Broncho®E, Salbu®E

Pulmojet®

Bedienungsprinzip: Mehrfach verwendbarer Inhalator mit Nachfüllpatronen. Verwendbar bis zu sechs Nachfüllpatronen.

Aus der Dosierpatrone mit bis zu 200 Einzeldosierungen wird durch Drücken der Auslösetaste eine Pulverdosis zur Inhalation bereitgestellt. Im Kontrollfenster wird dies durch Farbänderung auf „Grün" angezeigt. Die Inhalation erfolgt durch Einatmen durch das Gerät. Die Inhalation setzt die Farbanzeige im Kontrollfenster auf die Ausgangsfarbe zurück.

Zählwerk vorhanden.

Präparate: Bronchocort®, Pulmojet®, Salbutamol MDPI®

1.9.9 Beratung von Asthmapatienten

Ampelschema zur Beurteilung der Peak-flow-Werte

Die Peak-flow-Werte beziehen sich jeweils auf den individuellen Bestwert.

Rot — Peak-flow < 50 % Husten, Atemnot, Schwierigkeiten beim Gehen und Sprechen
⇒ Ärztliche Hilfe ist notwendig!

Gelb — Peak-flow 50–80 % Husten, verminderte Belastbarkeit, gestörter Schlaf
⇒ Maßnahmen zur Besserung ergreifen!

Grün — Peak-flow 80–100 % Normale Belastbarkeit, keine Symptome

„Pharmaceutical Care" bei Asthmapatienten

Der Asthmapatient ist ein typisches Beispiel eines Patienten, der auf intensive Betreuung angewiesen ist. Folgende Punkte fallen in den Zuständigkeitsbereich des Apothekers:

- Erklärungen zu den verordneten Medikamenten (welche Mittel helfen bei Asthmaanfall, welche sind nur vorbeugend, etc.)
- Handhabung der Inhalatoren und Inhalationshilfen
- Bedeutung und Handhabung der Peak-flow-Messung, des Asthmatagebuches und des Ampelschemas
- Dem Patienten die möglicherweise vorhandene Angst vor der Behandlung mit Cortison zu nehmen
- Probleme der Selbstmedikation ansprechen.

In vielen Apotheken ist dies selbstverständlich und wird schon immer praktiziert. Es gibt bereits Veröffentlichungen zur Pharmazeutischen Betreuung von Asthmatikern. In diesen Büchern sind alle wichtigen Informationen zu den oben erwähnten Punkten zusammengetragen. Darüber hinaus werden auch genaue Vorschläge zu den Arbeitsabläufen und zur Dokumentation gemacht. Ob diese Schemata in den einzelnen Apotheken sinnvoll sind muss jeder Apotheker selbst entscheiden.

1.10 Allergien und ihre Therapie

1.10.1 Typen der Überempfindlichkeitsreaktionen

Typ I – Überempfindlichkeit vom Soforttyp/anaphylaktische Reaktion

Antikörper	IgE
Mechanismus	Mastzellen binden über ihre Fc-Rezeptoren an IgE; diese Mastzellen sind somit IgE-sensibilisiert. Bei Kontakt mit einem Allergen (= Antigen) erfolgt eine sofortige Kreuzvernetzung von IgE und damit einhergehend die Freisetzung von Mediatoren aus den degranulierenden Mastzellen
Klinische Manifestation	Anaphylaktischer Schock, Quincke-Ödem, Urtikaria
Häufig ausgelöst durch	Acetylsalicylsäureanhydrid, Penicilline, Sulfonamide, Pyrazolderivate, Proteine

Typ II – Antikörperabhängige, zytotoxische Sofortreaktion

Antikörper	IgG, IgM
Mechanismus	Antikörper, die gegen Antigene gerichtet sind, welche auf körpereigenen Zelloberflächen oder im Gewebe lokalisiert sind, reagieren mit dem Komplementsystem und anderen Effektorzellen. Es kommt zur Stimulation zytotoxischer Aktivität von K-Zellen und zur Komplement vermittelten Zelllyse, wobei diese Zellen und das umliegende Gewebe geschädigt werden. Damit werden körpereigene Zellen zum Ziel der Immunantwort
Klinische Manifestation	Hämolytische Anämie, Thrombozytopenie, Agranulozytose, Transplantatabstoßungen, Myasthenia gravis, Transfusionsreaktionen
Häufig ausgelöst durch	Barbiturate, Methyldopa, Penicilline, Phenothiazine, Pyrazolderivate, Sulfonamide, Thiouracile

Typ III – Sofortreaktion durch Immunkomplexerkrankungen

Antikörper	IgG, IgM
Mechanismus	Durch Reaktionen von Antigenen mit Antikörpern entstehen Immunkomplexe. In der Regel werden diese Komplexe durch das retikuloendotheliale System aus dem Körper eliminiert. Die dauerhafte Ablagerung der Immunkomplexe hingegen, wie sie bei einer Typ-III-Reaktion vorliegt, führt zur lokalen Schädigung des betroffenen Gewebes durch eine Aktivierung des Komplementsystems und durch Effektorzellen; entsprechende Entzündungsreaktionen sind die Folge
Klinische Manifestation	Glomerulonephritis, Exantheme, Serumkrankheit-Syndrom, Autoimmunerkrankungen, persistierende Infektionen
Häufig ausgelöst durch	Barbiturate, Chininsalze, Goldverbindungen, Hydantoine, Penicillamin, Penicilline, Pyrazolderivate, Streptomycin

Typ IV – Spätreaktionen

Antikörper/Agens	Sensibilisierte Lymphozyten
Mechanismus	Nach Sekundärkontakt des Organismus mit dem Antigen setzen T-Lymphozyten, die gegen das entsprechende Antigen sensibilisiert sind, Lymphokine frei. Diese Mediatoren induzieren Entzündungsreaktionen und aktivieren Makrophagen, die daraufhin selbst wieder Mediatoren freisetzen
Klinische Manifestation	**Einteilung in vier Subtypen:** **Jones–Mote Überempfindlichkeit** Maximale Reaktionszeit 24 h, Induktion durch lösliche, intradermale Antigene (z. B. Ovalbumin); typisch: Hautschwellungen **Kontaktallergie** Maximale Reaktionszeit 48 bis 72 h, Induktion durch kleine Antigene (Haptene, z. B. Nickel, Acrylate, Chemikalien, bestimmte Pflanzstoffe), die die Haut durchdringen können und mit Proteinen konjugiert werden. Die Kontaktallergie ist eine typische epidermale Reaktion mit Ekzembildung **Tuberkulinreaktion** Maximale Reaktionszeit 48 bis 72 h, typische dermale Reaktion mit lokalen Verhärtungen, Schwellungen und manchmal Fiebersymptomen

Antikörper/Agens	Sensibilisierte Lymphozyten
Klinische Manifestation	**Granulomatöse Reaktion** Maximale Reaktionszeit mindestens 14 Tage, Hautverhärtungen; als Antigen wirken ein persistierendes Antigen oder Antigen/Antikörperkomplexe in Makrophagen oder nichtimmunogene Substanzen wie z. B. Talk
Häufig ausgelöst durch	Ampicillin, Gold, bestimmte Metallionen, Sulfonamide, Streptomycin

1.10.2 Beratungshinweise bei Allergien

Hausstaub- und Schimmelpilzallergien

Reinigung: Häufiges Reinigen und Staubwischen mit feuchten Tüchern, die oft ausgewaschen werden müssen. Zum Staubsaugen Geräte mit eingebautem Mikrofilter verwenden, um ein Verwirbeln von Allergenen in der Raumluft zu vermeiden. Reinigungsarbeiten von Nicht-Allergikern durchführen lassen.

Betten: Kissen und Decken täglich ausschütteln. Überzüge wöchentlich wechseln und bei mindestens 60 °C waschen. Zudecken alle 4 Wochen bei mindestens 60 °C waschen. Statt Feder- und Daunendecken synthetische und gut waschbare Materialien verwenden. Ältere Matrazen regelmäßig gegen neue austauschen. Neue Matrazen vor Gebrauch vorbeugend mit Acarosan® Schaum behandeln und die Behandlung alle 12 Monate wiederholen.

Fenster: Glatte Vorhänge an Stelle von Gardinen aus rauhem Material oder Samt verwenden; Rüschen vermeiden. Vorhänge vierteljährlich waschen. Regelmäßig und gründlich lüften, aber nur kurz, damit keine zusätzlichen Allergene (Pollen) in den Raum gelangen.

Wände: Textile Wandbehänge vermeiden, Textiltapeten regelmäßig feucht abwischen oder Staub saugen.

Fußböden: Glatte Böden (Fliesen, Linoleum, Parkett, Laminat) verwenden, wenn möglich auf Teppichboden verzichten. Allergene auf vorhandenen Teppichböden sind auch durch häufiges Staub saugen nur unvollständig entfernbar. Staubsauger mit Feinstaubfilter ausrüsten, Test auf Kontamination des Teppichs mit Acarex®, Behandlung von Teppichböden alle 6 bis 12 Monate mit Acarosan® Feuchtpulver.

Schränke: Offene Regale und Schränke mit Lamellentüren vermeiden; vorhandene Regalschränke regelmäßig mit einem mit Öl getränkten Tuch abreiben. Im Schlafzimmer nur solche Kleidung aufbewahren, die häufig benutzt wird. Unbenutzte Kleidung in luftdurchlässigen, aber pollenundurchlässigen Plastikhüllen außerhalb des Schlafzimmers aufbewahren.

Möbel: Zierdecken entfernen, Sessel aus Kunststoff, Holz, glattem Leder oder Metall verwenden. Milbenbelastete Polster regelmäßig mit Acarosan® Schaum behandeln

Kuscheltiere: Kindern nur waschbare Kuscheltiere mit synthetischen Füllmaterialien schenken. Regelmäßige Reinigung durch Waschen bei mindestens 60 °C (Abtötung der Milben) und intensives Nachwaschen (Ausschwemmen von Allergenen) notwendig. Ein mehrstündiger Aufenthalt der Kuscheltiere im Gefrierschrank vertreibt ebenfalls die Milben.

Raumklima: Optimal ist 18 bis 20 °C bei 40–50 % Luftfeuchte. Niedrige Luftfeuchte hemmt die Ausbreitung von Schimmel, deswegen Luftbefeuchter an Heizungen entfernen.

Zur Vorbeugung gegen Schimmelpilze mit stark allergisierender Potenz auf ausreichende Lüftung in Badezimmer, Keller und Dachgeschossen achten.

Pflanzen: Bei Schimmelpilzallergie Pflanzen – auch Schnittblumen – aus dem Schlafzimmer entfernen und nicht durch Trockenblumen oder Kunststoffblumen ersetzen (Pilzbefall). Nur großblättrige, abwaschbare Pflanzen im restlichen Bereich verwenden.

Tierhaarallergie

Wenn keine Entfernung des Tieres aus der Wohnung möglich ist, täglich Staub saugen. Das Tier keinesfalls ins Schlafzimmer lassen.

Heuschnupfen

Fenster während der Blütezeit geschlossen halten; mehrmals täglich kurz lüften. Beim Autofahren Lüftung abstellen und Fenster schließen, eventuell Lüftungsfilter einsetzen. Täglich die Wohnung Staub saugen. Abendliches Haarewaschen entfernt die Pollen und beugt einer Kontamination der Kopfkissen vor. Sportliche Betätigung im Freien reduzieren. Urlaub in die Zeit des stärksten Pollenflugs legen und Regionen mit geringer Pollenintensität aufsuchen (Gebirge, Meeresregionen).

1.10.3 Pollen- und Sporenflugkalender

	Januar	Februar	März	April	Mai
Ahorn			░	░	░
Alternariasporen				█	█
Ampfer				█	█
Aspergillussporen	█	█	█		
Beifuß					
Bingelkraut					
Binsengewächse					█
Birke			░	█	░
Brennnessel					█
Buche				█	█
Cladisporium					░
Doldengewächse					░
Edelkastanie					
Eiche					█
Erle	█	░	█	█	
Esche				█	
Fichte				█	█
Gänsefußgewächse					
Gräser					
Hahnenfußgewächse					
Hainbuche			░	█	░
Hasel	█	█	█	█	
Heidekrautgewächse					
Hemlocktanne					█
Holunder					░
Hopfen					
Kiefer				█	░
Korbblütler					█
Krähenbeere				█	█
Löwenzahn				█	█
Linde					
Pappel			█	█	
Penicilliumsporen	█	█	█		
Platane				█	█
Roggen					░
Rosengewächse					
Rosskastanie				█	░
Sauergräser					░
Tanne					█
Ulme		░	█	░	
Walnuss					█
Wegerich				█	░
Weide			█	█	░
Zypresse			█	█	
Hausstaubmilbe	░	░	░	░	░
Schimmelpilzsporen im Freien					█

Schwächere Belastungen

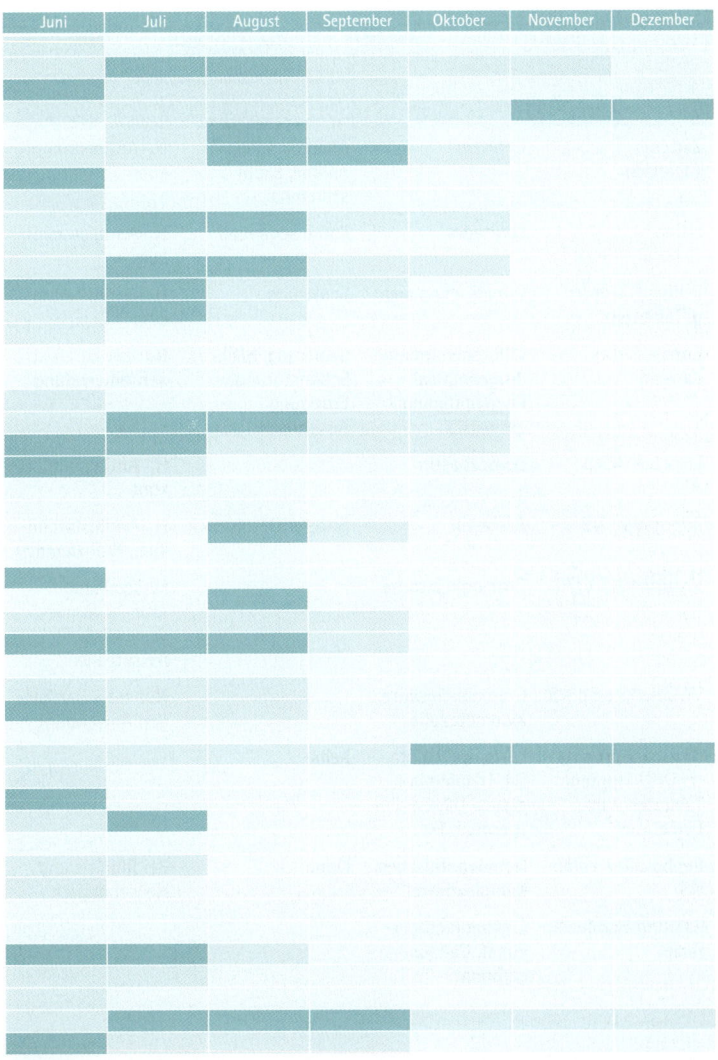

Juni	Juli	August	September	Oktober	November	Dezember

1.10.4 Nicht rezeptpflichtige Arzneimittel bei Allergien

Handelsname	Wirkstoffe	Wichtige Neben- wirkungen u. Kon- traindikationen (in Auswahl)	Bemerkungen
Zyrtec® Tabletten	Cetirizin	Abendliche Ein- nahme, kaum sedierend	H_1-Antihistamini- kum
Lisino®	Loratadin	Kaum sedierend	H_1-Antihistamini- kum
Fenistil® Tropfen u. Tabletten	Dimetindenmaleat	Sedierung	H_1-Antihistamini- kum
Contac® 700 Kapseln	Chlorphenaminhy- drogenmaleat, Phenylpropanol- amin-HCl	Sedierung, BD↑, Schlafstörungen, Errregung, Arrythmien	Nur zur kurzfristi- gen Anwendung
Livocab® NS u. AT	Levocabastin		H_1-Antihistamini- kum
Allergodil® NS	Azelastin	Bitterer Geschmack	H_1-Antihistamini- kum, PAF-Hemmer
Vividrin® NS u. AT	Cromoglicinsäure		Mastzellstabili- saor → vermin- derte Histamin- freisetzung
Vividrin® comp NS	Cromoglicinsäure, Xylometazolin		Nur zur kurzfristi- gen Anwendung
Heuschnupfenmit- tel DHU Tropfen/ Tabletten zum Einnehmen	Luffa operculata D4, Galphimia glauca D3, Cardio- spermum D3	Keine	
Euphorbium comp NS	Homöopathisches Komplexmittel	Keine	Bei Rhinitis und Heuschnupfen
Calcium-Sandoz® forte	Calciumlactoglu- conat, Calcium- carbonat		

1.11   Magen-Darm-Mittel

1.11.1   Pharmakotherapie des peptischen Ulcus

Wirstoffgruppe	Wirkstoffe	Wirkmechanismus/Bemerkungen		
Antazida	$NaHCO_3$	Neutralisation von Magensäure		
Resorbierbare Antazida	$CaCO_3$	Resorption von Natrium		
Wenig resorbierbare Antazida	$Al(OH)_3$ $Mg(OH)_2$ und andere	Die Kationen werden nach Zustrom des alkalischen Pankreassaftes ausgefällt und als im Darmmilieu weitgehend unlösliche Verbindungen ausgeschieden		
H_2-Antihistaminika		Kompetitiver Antagonismus am H_2-Rezeptor der Belegzellen der Magenschleimhaut; die Histamin-induzierte Säuresekretion wird unterbunden. Zusätzlich erfolgt eine Verringerung der acetylcholin- und gastrinvermittelten Säuresekretion.		
		Tagesdosis (mg)	$t_{1/2}$ (h)	Bioverfügbarkeit (%)
	Cimetidin (Cimet®, Tagamet®)	800	1–2	60–70
	Ranitidin (Sostril®, Zantic®)	300	2–3	40–50
	Nizatidin (Gastrax®, Nizax®)	30	1–2	Ca. 90
	Famotidin (Ganor®, Pepdul®)	40	2–4	40–50
	Roxatidinacetat (Roxit®)	150	3	Prodrug
Protonenpumpenhemmer	Lansoprazol (Agopton®, Lanzor®) Omeprazol (Antra®, Gastroloc®) Pantoprazol (Pantozol®, Rifun®)	Irreversible Hemmung der H^+/K^+-ATPase in den Belegzellen der Magenschleimhaut, in denen sich der aktive Metabolit in Abhängigkeit vom pH-Wert anreichert: Die Anreicherung ist um so stärker, je niedriger der pH-Wert ist		

Wirstoffgruppe	Wirkstoffe	Wirkmechanismus/Bemerkungen
Parasympatho-lytika mit hoher Affinität zum Muscarin$_1$-Rezeptor	Pirenzepin (Gastricur®, Gastrozepin®)	Anatgonist am M$_1$-Rezeptor; die acetyl-cholininduzierte Säure- und Pepsino-gensekretion wird unterbunden
Sucralfat	Sucralfat (Ulcogant®)	Die Moleküle des basischen Aluminium-Saccharose-Sulfats vernetzen sich unter den Bedingungen des sauren Magen-milieus zu einer pastösen Masse, die an der Ulkusoberfläche (schadhafte Schleimhautareale!) Komplexe mit Pro-teinen bildet und dort anhaftet → pro-tektiver Effekt gegen weitere Erosionen → die Abheilung wird begünstigt Hinweis: Wechselwirkung mit Tetracy-clinen
Prostaglandin-E-Derivate	Misoprostol (Cytotec®)	Steigerung der Schleimsekretion in der Schleimhaut und Verminderung der Säureabgabe
Bismut-verbindungen	Bismutnitratoxid (Angass®S, Ulkowis®), Wismutkomplexe (Ultin®, Telen®)	Bakterizide Wirkung gegenüber *Helicobacter pylori*

1.11.2 Eradikationstherapie zur Eliminierung von Helicobacter pylori

Therapie	Arzneistoffe	Dosis/Tag über 14 Tage
Standardtherapie-schema	Amoxicillin oder Clarithromycin + Omeprazol	3 × 750 mg 4 × 250 mg 2–3 × 40 mg
Tripeltherapie (bei Ver-sagen der Standardthe-rapie), hohes NW-Po-tential ca. 30% mit GI-Störungen)	Bismutsubsalicylat + Amoxicillin oder Tetracyclin + Metronidazol	4 × 300 mg 4 × 500 mg 3 × 400 mg

Therapie	Arzneistoffe	Dosis/Tag über 14 Tage
Italienische Tripeltherapie	Metronidazol	2 × 400 mg
	+	
	Clarithromycin	2 × 250 mg
	+	
	Protonenpumpenhemmer	2 × 1 Dosis
Französische Tripeltherapie	Amoxicillin	2 × 1000 mg
	+	
	Clarithromycin	2 × 500 mg
	+	
	Protonenpumpenhemmer	2 × 1 Dosis
Quadrupeltherapie (als Reserveschema)	Protonenpumpenhemmer	2 × 1 Dosis; Tag 1–10
	+	
	Metronidazol	3 × 400 mg; Tag 4–10
	+	
	Bismutsalz	4 × täglich; Tag 4–10
	+	
	Tetracyclin	3 × 400 mg; Tag 4–10

1.11.3 Chronische Obstipation im Alter

▪ Häufige Ursachen: Neurologische (Parkinson) oder endokrine (Hypothyreose) Erkrankungen
▪ Störungen des Beckenbodengefüges
▪ Medikamentös bedingt: Laxantienabusus, Antazida, tri- und tetrazyklische Antidepressiva, Calciumantagonisten, Opiate
▪ Bewegungsarmut, Bettlägerigkeit, gestörte Ernährungsgewohnheiten (zu wenig Flüssigkeit und Ballaststoffe).

Allgemeinmaßnahmen
▪ Aufklärung über die Ursachen
▪ Physiotherapie (Toilettentraining, Entspannungsübungen etc.)

Körperliche-geistige Aktivierung
▪ Mehr Bewegung → bessere Defäkation

Vier-Säulen-Therapie

Änderung der Ernährung
▪ Ausreichende Flüssigkeitszufuhr (ca. 2 l pro Tag)
▪ Ballaststoffreiche Ernährung (Vollkornbrot, Obst, Gemüse); Problem: Blähungen

Laxantien

1.11.4 Laxantien bei chronischer Obstipation

Arzneistoff	Handelsnamen	Wirkmechanismus
Macrogol	Movicol®	Wirkung durch hohe Wasserbindungskapazität; Wirkungseintritt nach 36 bis 72 Std.; keine Resorption und systemische Verfügbarkeit; keine bakterielle Verstoffwechselung → keine Blähungen. In der Regel kann bei längerem Gebrauch die Tagesdosis reduziert werden
Lactulose **Lactitol**	Bifiteral®, Lactofalk® Importal®	Osmotisches Wirkprinzip und bakterielle Verstoffwechselung zu kurzkettigen Fettsäuren, die die Darmperistaltik anregen; keine systemische Verfügbarkeit. Es können Blähungen auftreten; leichte Toleranzentwicklung bei längerer Einnahme → Dosiserhöhung erforderlich
Pflanzliche Quellstoffe	Linusit®, Metamucil®, Agiocur®, Normacol®	Z.B. Flohsamen, Indische Flohsamen, Indische Flohsamenschalen, Leinsamen, Weizenkleie, Bassorin, Pektine Wirkung durch hohes Wasserbindevermögen; keine systemische Verfügbarkeit; teilweise verstoffwechselbar → Blähungen Flohsamen: zusätzlich cholesterinsenkende Effekte Abgabehinweis: mit viel Wasser einnehmen um Verkleisterungen im Darm zu vermeiden
Anthraglykoside, Bisacodyl, Na-Picosulfat	Depuran®, Neda® Dulcolax®, Agaroletten® Dulcolax® NP, Laxoberal®	Hemmung der Wasserresorption aus dem Kolon und Induktion des Wassereinstroms ins Kolon (antiabsorptive und hydragoge Wirkung). Wirkungseintritt nach 6–10 Std. Bei längerem Gebrauch Verschiebung des Elektrolytgleichgewichtes (Symptome: Ödeme, Atemnot, Müdigkeit, verstärkte Darmträgheit). Ausgeprägte Gewohnheitsbildung mit Zwang zur Dosissteigerung (Abhängigkeitspotential)

1.11.5 Therapeutika bei entzündlichen Darmerkrankungen

Die beiden Krankheitsbilder der entzündlichen Darmerkrankungen

Morbus Crohn: Befall des gesamten Gastrointestinal-Traktes vom Ösophagus bis zum Anus möglich, wobei Dünndarm und Dickdarm bevorzugt sind. Die Entzündungen können diskontinuierlich vorliegen, das heißt zwischen pathologisch unverändertem Gewebe liegen befallene Segmente. Pathoanatomisch sind alle Schichten (Mucosa, Bindegewebe, Muskelschicht, auch Lymphknoten) des jeweiligen Darmabschnittes betroffen. Häufig treten Fisteln auf.

Neben intestinalen Symptomen, wie etwa Bauchschmerzen, Durchfall, Blutungen, treten häufig extraintestinale Beschwerden auf, die mit Fieber, Arthritis oder Anämie sowie mit Gewichtsabnahme einhergehen.

Colitis ulcerosa: Nur Befall des Kolons, wobei die Entzündung immer vom Rektum ausgeht. Anatomisch ist lediglich die Mucosa, also die luminale oberste Epithelschicht des Darms befallen. Typisches Leitsymptom ist Durchfall mit akutem Beginn und stark wäßrigem, blutigem Aussehen. Solche blutigen Durchfälle können diagnostisch als Unterscheidungsmerkmal zu Morbus Crohn verwendet werden. In der Regel kommt es nicht oder nur selten zu Untergewicht; Fistelbildung ist selten. Die Erkrankung ist chronisch über Zeiträume länger als 10 Jahre.

Anmerkung: Nicotin scheint einen prognostisch verhindernden Einfluss auf die Entstehung entzündlicher Darmerkrankungen zu haben. Aktive Raucher erkranken praktisch nicht an diesen Krankheiten. Therapeutische Versuche mit Nicotineinläufen erbrachten deutliche Besserungen der Symptomatik.

Medikamentöse Therapie der entzündlichen Darmerkrankungen

Morbus Crohn	
Akuter Schub	
Glucocorticoide	Prednison 40 mg/Tag
Sulfasalazin	Azulfidine®
Metronidazol	Clont®
Chronische Phase	
Immunsupressiva, z.B Azathioprin	Imurek®

Colitis ulcerosa

Akuter Schub

Glucocorticoide	Budesonid oder Prednison 40–60 mg/Tag; zur Verminderung der systemischen NW auch Colifoam®, ein rektal applizierbarer Prednison-Schaum
Sulfasalazin	Azulfidine®
Olsalazin	Dipentum®
Mesalazin	Salofalk®

Sulfasalazin, Olsalazin, Mesalazin werden durch die Darmflora metabolisch zu der eigentlichen Wirksubstanz 5-Aminosalicalysäure umgebaut, die die eigentlichen antiinflammatorischen Wirkungen über eine Beeinflussung des Prostaglandin- resp. Leukotrienstoffwechsels bewirkt

Chronische Phase

Sulfasalazin	Azulfidine®
Olsalazin	Dipentum®
Mesalazin	Salofalk®

1.11.6 Therapie der Diarrhoe

Ursachen der akuten Diarrhoe

Sekretorische Diarrhoe	Meist als Begleiterscheinung bakterieller Infektionen durch Toxine bedingt, die eine verstärkte Elektrolytsekretion in das Darmlumen hinein bewirken. Die sekretorische Diarrhoe bleibt auch beim Fasten des Patienten bestehen
Osmotische Diarrhoe	Schlechte Resorption bestimmter oral zugeführter Elektrolyte, die osmotisch Wasser binden und somit zu einer Verflüssigung des Darminhaltes führen (z. B. Bittersalz, Glaubersalz). Bei Wegfall der exogenen Elektrolyte (z. B. Fasten) verschwindet die Diarrhoe automatisch
Diarrhoe durch Störungen des Ionentransportsystems	Meist als Folge einer bakteriellen Infektion durch direkte Schädigung der Epithelzellen im GI-Trakt
Diarrhoe durch gesteigerte Motilität des Darms	Z.B. häufig bei Schilddrüsenüberfunktion vorkommend

Diarrhoe durch gesteigerte Durchlässigkeit der Darmschleimhaut	Z. B. häufig bei Colitis ulcerosa vorkommend
Diarrhoe durch Fett- und Gallenstoffwechselstörungen	Z. B. bei stark erhöhter Fettaufnahme, bei gestörter Gallatrückresorption im Colon, etc.

Therapie der Diarrhoe

Therapieprinzipien:	immer ursächliche Behandlung versuchen! immer Flüssigkeits- und Elektrolytersatz (siehe auch **9.2.3**)
Adsorbentien	Aktivkohle (Kohle-Compretten®) mineralische Stoffe (Kaopectate®)
Adstringentien	Gerbstoffe (Tannalbin®, Tannacomp®)
Bakterielle Lyophilisate	Saccharomyces-Stämme (Perenterol®)
Opioide ohne zentrale Wirkungen	Ruhigstellung des Darms durch Verminderung der Motilität. Nicht anwenden bei infektionsbedingten Diarrhoen mit blutigem Stuhl und Fieber, da hierbei die Gefahr einer vermehrten Toxinproduktion der Erreger im Darm besteht. Loperamid (Imodium®) – Initialdosis 4 mg, dann pro weichen Stuhlgang eine weitere Dosis von 2 mg bis zur maximalen Tagesdosis von 12 mg. Ohne ärztliche Verschreibung für Erwachsene und Kinder bei maximalen Tagesdosen von 12 mg und in Packungsgrößen bis maximal 24 mg
Antibiotika	Nur in Ausnahmefällen bei bestimmten bakteriellen Infektionen (Shigellosen, Yersinosen). Antibiotikagabe bei Salmonellosen kann unter Umständen zu einer verlängerten (!) Erregerausscheidung führen und stellt deswegen nicht die Therapie der ersten Wahl dar

1.11.7 Mittel zur Beeinflussung der GI-Motilität (Prokinetika)

Einsatzgebiete von Prokinetika

- Zur beschleunigten Magenentleerung bei funktionellen Entleerungsstörungen
- Bei Brechreiz, Erbrechen unterschiedlicher Genese, Völlegefühl, Aufstoßen etc.
- Bei diabetischer Gastroparese
- Bei Magenentleerungsstörungen während des akuten Migräneanfalls.

Metoclopramid Gastronerton®, Gastrosil®, MCP ratiopharm®, Paspertin®	D_2-Antagonist und Angriff am 5-HT-Rezeptor (siehe auch 1.2.1 und 1.2.2)	Zentrale NW, wie Schwindel, Depressionen, extrapyramidal-motorische Störungen. **KI:** Säuglinge, Kleinkinder
Bromoprid Cascapride®, Viaben®	Wie Metoclopramid	Wie Metoclopramid
Cisaprid Alimix®, Propulsin®	5-HT$_4$-Rezeptor-Agonist (siehe auch 1.2.3)	NW selten (leichte GI-Störungen, starke Arrhytmien)
Domperidon Motilium®	Antagonist an peripheren Dopaminrezeptoren (siehe auch 1.2.2)	NW selten (Durchfälle), sehr geringe zentrale Effekte Schwindel, extrapyramidal-motorische Störungen

1.11.8 Antazida

Einsatzgebiete von Antazida

- Sodbrennen
- Akute Magenfunktionsstörungen (Alkoholabusus, psychische Erregungszustände etc.)
- peptische Ulzera

Hinweise zur Anwendung von Antazida

- Unkritischer Einsatz von Antazida ist zu vermeiden; Abklärungen der Ursachen und Ausschluss anderer Erkrankungen beachten!
- Nicht bei dialysepflichtigen Patienten anwenden
- Nicht im ersten Trimenon der Schwangerschaft anwenden

- Bei Hypertonikern auf den durch Antazida häufig verursachten erhöhten Natrium-Intake achten (Blutdruckanstieg möglich)
- Auf Interaktionen mit vielen anderen Medikamenten hinweisen (siehe auch Kapitel 2.1)
- Einnahme von Antazida nach der Mahlzeit.

Handelspräparat	Wirksame Inhaltsstoffe	Bemerkungen
Gaviscon®	Alginsäure, Al-Hydroxid	Alginsäure mit bioadhäsiver Schutzwirkung auf Magenschleimhaut
Gelusil®	Al-Mg-Silikate	Vergleichbare Wirkung wie Mg-Al-Hydroxid-Kombinationen
Maalox®, Maaloxan®	Al-Hydroxid, Mg-Hydroxid	Vergleichbare Wirkung wie Mg-Al-Silikate. Al mit protrahiertem, Mg mit schnellem Wirkungseintritt
Phosphalugel®	Al-Phosphat	
Rennie®	Ca-Carbonat, Mg-Carbonat	Ca-Carbonat: hohe Säureneutralisation, schneller Wirkungseintritt, unklar aber die Möglichkeit der Induktion verstärkter Magensaftsekretion
Riopan®	Al-Mg-Hydroxid-Sulfat	Vergleichbare Wirkung wie Mg-Al-Silikate. Al mit protrahiertem, Mg mit schnellem Wirkungseintritt
Solugastril®	Al-Hydroxid, Ca-Carbonat	Siehe Rennie®
Talcid®	Al-Mg-Hydroxid-Carbonat (Hydrotalcit)	Zusätzliche zytoprotektive Wirkungen (?)

1.12 Antibiotika und Chemotherapeutika

1.12.1 Antibiotika – Klassifizierung, Wirkungen und Nebenwirkungen

Nebenwirkungen der gelisteten Antibiotika siehe auch Tab. 1.12.2

Substanz (-klasse)	Wirkart	Wirkungsmechanismus	Handelspräparate (Beispiele)	Bemerkungen
Penicilline	Bakterizid; Wirkung nur auf proliferierende Keime	Hemmung der Zellwandbiosynthese durch Interaktion mit der D-Alanin-Transpeptidase; hierdurch wird die Quervernetzung von Glycansträngen zum Mureinsacculus verhindert. Zusätzlich Hemmung weiterer Enzymsysteme wie Carboxy- und Endopeptidase, die am Zellwandaufbau beteiligt sind	Penicillin-Heyl®	Benzylpenicilline (Penicillin G),
			Isocillin®, Baycillin®	Oralpenicilline (Phenoxymethylpenicillin, Propicillin)
			Stapenor®, Staphylex®	Penicillinasestabile Penicilline (Oxacillin, Dicloxacillin, Flucloxacillin)
			Amoxi-Wolff®, Binotal® Baypen®, Pipril®	Penicilline mit erweitertem Wirkspektrum (Ampicillin, Amoxicillin, Azlocillin, Carbenicillin u. a.)
			Optocillin®	Depotformen durch Salzbildung mit Procain, Benzathin oder Clemizol
			Augmentan®, Betabactyl®, Tazobac®	Kombination mit β-Lactamase-Inhibitoren (Clavulansäure, Sulbactam, Tazobactam)

Cephalo-sporine	Wie Penicilline	Wie Penicilline	Gramaxin®, Refosporin®	**NW:** allergische Reaktionen Ohne Lactamasestabilität (Cephazolin, Cefazedon)
			Zinacef®, Spizef®	Mit Lactamasestabilität (Cefuroxim, Cefotiam)
			Mefoxitin®, Apatef®	Mit Lactamasestabilität + Wirkung gegen Anaerobier (Cefoxitin, Cefotetan)
			Claforan, Rocephin®	Breitspektrumcephalosporine oral, ohne Lactamasestabilität (Cefotaxim, Ceftriaxon)
			Oracef®, Panoral®, Cefabiocin®	Breitspektrumcephalosporine oral, ohne Lactamasestabilität (Cefalexin, Cefaclor)
Carba-peneme	Wie Penicilline	Wie Penicilline	Zienam® (Kombination)	**NW:** allergische Reaktionen, Nephrotoxizität Wirkung gegen die meisten grampositiven und -negativen Keime, sowie gegen Anaerobier Cilastatin, Imipenem

Substanz (-klasse)	Wirkart	Wirkungsmechanismus	Handelspräparate (Beispiele)	Bemerkungen
Mono-bactame	Wie Penicilline	Wie Penicilline	Azactam®	**NW:** allergische Reaktionen Stabil gegen β-Lactamasen. Wirkung gegen gramnegative und grampositive Keime und Anaerobier

Aztreonam |
| Tetracycline | Bakterio-statisch | Verhinderung der bakteriellen Proteinbiosynthese durch Hemmung der Anheftung der Aminoacyl-tRNA an die Akzeptorstellen der Ribosomen → Verhinderung der Peptid-verlängerung | Supramycin®, Terramycin®, Doxitard®, Klinomycin® | **NW:** GI-Störungen Hohe Resistenzraten; keine Gabe in der Schwangerschaft und an Kinder < 8 Jahre, da Einlagerung in Knochen und Zähne Interaktion mit mehrwertigen Metallionen (Resorption ⇓⇓)

Tetracyclin, Oxytetracyclin, Doxycyclin, Minocyclin |
| Amino-glykoside | Bakterizid | Verhinderung der bakteriellen Proteinbiosynthese durch irreversible Bindung an die 30 S-Untereinheiten der Ribosomen → Initiations- und Elongationsphase werden unterbunden | Streptomycin-Heyl® Bykomycin®, Humatin® Kanamytrex®, Refobacin®, Biklin® Stanilo® | **NW:** allergische Reaktionen, Oto-, Nephrotoxizität Streptomycin-Gruppe (Streptomycin) Neomycin-Gruppe (Neomycin, Paromycin) Kanamycin-Gentamycin-Gruppe (Kanamycin, Gentamycin, Amikacin, Tobramycin) Spectinomycin |

Makrolide	Bakterio-statisch	Verhinderung der bakteriellen Proteinbiosynthese durch Hemmung der Translokation während der Elongations-phase	Erythrocin® Wilprafen® Rovamycin® Rulid® Cyllind®, Klacid® Zithromax®	NW: GI-Störungen Erythromycin Josamycin Spiramycin Roxithromycin Clarithromycin Azitromycin
Gyrase-hemmer	Bakterizid	Interaktion mit der bakteriel-len DNA-Gyrase, wodurch die notwendige Verdrillung der DNA unterbleibt NW: GI-Störungen, allergi-sche Reaktionen, Knorpel-schäden, zentrale Störungen	Nogram®, Cino-bactin®, Deplaston Barazan®, Peflacin® Enoxor® Quinodis®, Tarivid®, Ciprobay® Tavanic®, Zagam®, Vaxar® Trovan®, alle ande-ren in klinischer Prü-fung bzw. Zulassung beantragt	Interaktionen mit Ca^{+2}/Al^{+3}: Resorption ⇓ 1. Generation: schmales Wirkspektrum (Nalidixinsäure, Cinoxacin, Pipemid-säure) 2. Generation (Norfloxacin, Pefloxacin): oral, Indikation im Wesentlichen einge-schränkt auf Harnwegsinfekte 3. Generation (Enoxacin, Fleroxacin, Oflo-xacin, Ciprofloxacin) systemisch, breite Indikationen 4. Generation (Levofloxacin, Sparfloxacin, Grepafloxacin) verbesserte Aktivität gegen grampositi-tive und „atypische Erreger" 5. Generation (Trovafloxacin, Gratifloxa-cin, Moxifloxacin, Clinafloxacin) verbesserte Wirksamkeit gegen gram-positive und „atypische" Keime sowie gegen Anaerobier

Substanz (-klasse)	Wirkart	Wirkungsmechanismus	Handelspräparate (Beispiele)	Bemerkungen
Polymyxine	Bakterizid	Einlagerung in die Zytoplasmamembran mit nachfolgender Funktionsstörung der Membran	Polymyxin B Pfizer®, Diarönt®	**NW:** Nephro-/Neurotoxizität Minimale enterale Resorption. Wirksam gegen gramnegative Keime (*Pseudomonas*, Enterobakterien) Polymyxin B, Colistin
Lokal anwendbare Polypeptide	Bakterizid	**Bacitracin:** Hemmung der Zellwandsynthese **Tyrothricin:** Schädigung der Plasmamembran	Nebacetin®, Angiomycin® (jeweils Kombinationen) Tyrosirinal®	Nur lokale Applikation wegen hoher systemischer Toxizität
Sulfonamide	Bakteriostatisch	Antagonisten zur p-Aminobenzoesäure mit nachfolgender Hemmung der Folsäurebiosynthese	Sulfadiazin-Heyl®, Kombipräparate mit Trimethoprim Longum®	**NW:** GI-Störungen Mittellang wirkende Sulfonamide (Sulfadiazin, Sulfamethoxazol) Lang wirkende Sulfonamide (Sulfalen)
Diaminobenzylpyridine	Bakteriostatisch	Verhinderung der Folsäuresynthese durch Hemmung der Dihydrofolatreduktase	Tromono®, Sterinor®	Meist in Kombination mit Sulfamethoxazol (Synergismus) Trimethoprim, Tetroxoprim

				NW: Knochenmarkschädigungen (nur noch Reserveantibiotikum)
Chlor- amphenicol	Bakterio- statisch	Verhinderung der bakteriellen Proteinbiosynthese durch Hemmung der Peptidyltrans- ferase; Peptidverknüpfungen werden so unterbunden	Berlicetin®, Paraxin®	
Nitro- imidazole	Bakterizid	Reduktion der Nitrogruppen zu den entsprechenden Ami- nen, die die bakterielle DNA zerstören und die Neusyn- these verhindern		NW: GI-Störungen, metallischer Ge- schmack, Kopfschmerzen, Schwindel, Leukopenie Keine gleichzeitige Einnahme von Alko- hol! Behandlungsdauer maximal 10 Tage (mu- tagenes Risiko)
			Arilin®, Clont®, Flagyl®	Metronidazol
			Esclama®, Simplo- tan®	Nimorazol, Tinidazol
Fusidinsäure	Bakterio- statisch	Hemmung der Proteinbiosyn- these in der Translokations- phase	Fucidine®	NW: GI-Störungen Reservemittel bei Staphylokokkeninfek- tionen
Lincosamide	Bakterio- statisch	Wie Chloramphenicol	Albiotic®, Sobelin®	NW: GI-Störungen, Colitis, Leukopenie Reservemittel bei Staphylokokken-/Anae- robierinfekten (gute Knochengängigkeit) Lincomycin, Clindamycin

Substanz (-klasse)	Wirkart	Wirkungsmechanismus	Handelspräparate (Beispiele)	Bemerkungen
Glykopeptide	Bakterizid	Verhinderung der Mureinsäureresynthese durch Hemmung und Verlängerung und Vernetzung der Glycanketten	Vancomycin CP Lilly® Targocid®	**NW:** Ototoxizität Keine orale Resorption; bei schweren Staphylokokken-/Enterokokkeninfekten Vancomycin Teicoplanin
Fosfomycin	Bakteriostatisch	Hemmung der Zellwandbiosynthese durch Unterbindung der Synthese von N-Acetylmuraminsäure	Fosfomycin®	**NW:** GI-Störungen, Kopfschmerz Breites Wirkungsspektrum, Reserveantibiotikum. Nur parenterale Gabe möglich
Mupirocin	Bakteriostatisch	Hemmung der Proteinbiosynthese	Turixin®	Lokaltherapie von Hautinfekten mit Staphylo- und Streptokokken; systemisch nicht wirksam, da rasche Hydrolyse des Wirkstoffes
Nitrofurantoin	Bakterizid		Furadantin RP®	Bei Harnwegsinfekten

1.12.2 Nebenwirkungsprofile von Antibiotika

Antibiotikum	GI-Störungen	Allergien	Neurotoxizität	Nierenschädigungen	Leberschädigungen	Blutschädigungen	Sonstige Nebenwirkungen
Penicilline	++ T, B	++	++ T	(+) A	-	-	Hyperkaliämie in hohen Dosen bei K+-Salzen
Cephalosporine	++ T, B	+	((+)) T	(+) T	(+) T	+ A	Psychische Störungen (+) T; Alkoholunverträglichkeit
Erythromycine	+ T	(+)	-	-	++ T	-	Ototoxizität
Makrolide	+ T	(+)	-	-	++ T	-	Ototoxizität
Gyrasehemmer	+ T	+	(+) T	+ T	-	+ A	Metabolische Azidose (+) T
Chloramphenicol	+ T	(+)	(+) T	-	-	+ T, A	Toxische Kumulation bei Neugeborenen
Tetracycline	++ T, B	+	-	(+) T	+ T	(+) T	Zahnschäden bei Kindern
Aminoglykoside	+ T, B	++	?	+ T	-	-	Ototoxizität + T; Gleichgewichtsstörungen + T; Seh- und Riechstörungen (+) T
Nitrofurantoin	++ T	+	(+) T	-	(+) T	(+) A, H	Pleuropulmonale Reaktion
Sulfonamide	+ T	+	((+)) T	+ A, T	+ A, T	+ A, H	

+++: sehr häufig; ++: häufig; +: gelegentlich; (+): selten; ((+)): sehr selten; T: direkt toxisch; A: allergisch; H: hyperergisch;
B: durch Störung des biologischen Gleichgewichtes

(Modifiziert nach Estler, C. K., Pharmakologie und Toxikologie, 4. Auflage, Schattauer, Stuttgart, New York, 1995)

1.12.3 Antibakterielle Wirksamkeit von oralen Cephalo- sporinen gegenüber Lactamasebildnern

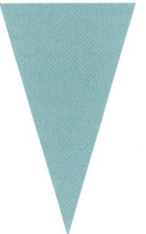
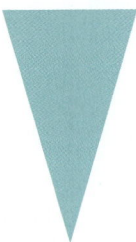

Cefadroxil
Cefaclor
Cefprozil
Cepfodoxim-Proxetil
Cefuroxim-Axetil
Loracarbef
Cefixim
Cefdinir
Cefetamet-Pivoxil
Ceftibuten

(Nach: Strehl, E., Oralcephalosporine in der antibakteriellen Therapie, PZ-Prisma 1 (1994))

1.12.4 Pharmakokinetik oraler Antibiotika

	Oralpenicillin Amoxicillin	Älteres Oralcephalo- sporin Cefaclor	Neues Oralcephalo- sporin Cefixim	Makrolid Clarithromycin	Cotrimoxazol	Tetracyclin Doxycyclin	Chinolon Cipro- floxacin
Proteinbindung (Durchschnitt, %)	20	25	65	70	45	95	30
Serumhalbwerts- zeit (Durchschnitt, h)	1,2	0,8	3,4	3,5	11	15	4
Verteilungsvolumen (l/kg KG)	0,3	0,5	0,2	2,8	1,5	1,4	3–4
Renale Eliminations- quote (%)	55	65	20	30	40	40	31 p.o.
Biliäre Eliminations- quote (%)	Keine An- gabe	4	6	55	Keine An- gabe	30	< 1

(Nach: Strehl E, Oralcephalosporine in der antibakteriellen Therapie, PZ-Prisma 1 (1994))

1.13 Cholesterin senkende Medikamente

1.13.1 Cholesterol-Synthese-Enzym-Hemmer (CSE-Hemmer, HMG-CoA-Reduktase-Hemmer)

Prinzip

Hemmung der 3-Hydroxy-3-methylglutaryl-Coenzym-A-Reduktase, eines Schlüsselenzyms zur Biosynthese von körpereigenem Cholesterol; hierdurch sekretiert die Leber weniger LDL-assoziiertes Cholesterol. Sekundär werden im Sinne eines Feed-back-Mechanismus vermehrt LDL-Rezeptoren in der Leber ausgebildet, um wiederum LDL-Cholesterol aus dem Plamsa in die Leber aufzunehmen. Der LDL-Plasmaspiegel wird gesenkt.

Indikation

Primäre Hypercholesterinämie.

Kontraindikationen

Lebererkrankungen, Überempfindlichkeit, Schwangerschaft, Stillzeit, Kinder.

Nebenwirkungen

Selten; leichte NW im GI-Trakt; nach Therapieabbruch reversibler Anstieg der Serum-Transaminasen bzw. der Kreatinkinase.

Wechselwirkungen

Bei Kombination mit Fibraten, Immunsuppressiva, Erythromycin und anderen Cytochrom P450-metabolisierten Wirkstoffen besteht die Gefahr von Myopathien bzw. Rhabdomylose mit nachfolgendem Nierenversagen.

CSE-Hemmer im Vergleich

	Lovastatin	Simvastatin	Pravastatin	Fluvastatin	Atorvastatin	Cerivastatin
Handelspräparate	Mevinacor®	Denan®, Zocor®	Liprevil®, Mevalotin®, Pravasin®	Cranoc®, Locol®	Sortis®	Lipobay®
Dosis	20 mg/d	10 mg/d	10–20 mg/d	40 mg/d	10 mg/d	0,1 mg/d
Resorption	p.o. ca. 30%, hoher First-pass-Effekt	p.o. 60–85%	p.o. ca. 35%	p.o. ca. 100%, hoher First-pass-Effekt	Keine Angaben	p.o. ca. 100%
Bioverfügbarkeit	< 5%	< 5%	Ca. 17%	Ca. 20%	Ca. 12%	Ca. 60%
t_{max}	2–3 Std.	Keine Angaben	1,5–2 Std.	Keine Angaben	2–4 Std.	Dosisabhängig, 1–6 Std.
LDL-Cholesterin-Senkung (%)*						
20 mg	24–30	34–40	21–31	17	46	
40 mg	31–39	38–43	26–34	23–24	51	

* Bei primärer Hypercholesterinämie aus verschiedenen Studien

(Nach: Manns, D., Pharm. in unserer Zeit, 3 (1999), 147ff; Ecker-Schlipf B, Medizinische Monatszeitschrift für Pharmazeuten, 6 (1999), 166ff)

1.14 Diabetes mellitus und seine Therapie

1.14.1 Diät bei Diabetes mellitus

Prinzipien

- Die Menge an schnell resorbierbaren Kohlenhydraten in der Nahrung wird begrenzt. Es erfolgt ein entsprechender Mehreinsatz von oligo- und polysaccharidhaltigen Nahrungsbestandteilen.
- Die Nahrungsaufnahme wird auf mehrere (5 bis 8) Mahlzeiten über den Tag verteilt.
- Die Kohlenhydrataufnahme wird berechnet; es erfolgt Austausch nach Broteinheiten (1 BE = 12 g Kohlenhydrate).
- Erhöhte Zufuhr von Ballaststoffen (empfohlen 30 g/Tag).

1.14.2 Medikamentöse Diabetestherapie

Arzneistoff	Medikamente	Wirkungsmechanismen
Guar	Glucotard®	Verzögerte intestinale Glucoseresorption durch die nicht resorbierbaren Ballaststoffe
Acarbose Miglitol	Glucobay® Diastabol®	Verzögerung der Kohlenhydratresorption aus dem GI-Trakt durch Hemmung der intestinalen α-Glucosidase; häufige Nebenwirkung Acarbose: Flatulenz (20%), Diarrhöe (4%), etwas geringer ausgeprägt bei Miglitol
Biguanide		Optimierung der Glucoseutilisation in der Peripherie; kein Einfluss auf die Insulinsekretion
Metformin	Glucophage®, Mediabet®, Mescorit®	Mittel der Wahl bei übergewichtigen Typ-II-Diabetikern zusätzlich anorektischer Effekt

Arzneistoff	Medikamente	Wirkungsmechanismen
Sulfonylharn-stoffe Glibenclamid Glibornurid Glimepirid	Euglucon® Glutril® Amaryl®	Insulinfreisetzung aus B-Zellen; Voraus-setzung für die Wirksamkeit ist somit eine zumindestens rudimentäre Insulinsyn-these (deswegen wirkungslos bei Typ-I-Diabetikern) Häufiges Auftreten von protrahierten Hypoglykämien Die Wirkung läßt oft nach mehrjähriger Anwendung nach
Insulinsensitizer Pioglitazon Rosiglitazon	Actos® Avandia®	Verstärkung der Insulinwirkung; Vermin-derung der endogenen Gluconeogenese und Verbesserung der Glucoseaufnahme in die peripheren Geweben → Senkung des Blutzuckers Troglitazon in Deutschland wegen schwe-rer Nebenwirkungen (Leberzellnekrosen) nicht zugelassen, wohl aber in USA, Japan
Repaglinide	NovoNorm®	Gesteigerte Insulinsekretion (ähnlich Sul-fonylharnstoffe), jedoch schneller anflu-tend und nur kurze Stimulation der β-Zel-len → bedarfsgerechte Einnahme zu den Mahlzeiten. Hypoglykämien selten, da kurze $t_{1/2}$
Insuline		Siehe ausführliche Beschreibungen (s. 1.14.5)

1.14.3 Nebenwirkungen der Diabetestherapie

Nebenwirkung	Diät allein	Acarbose	Insulin	Sulfonyl-harnstoffe	Biguanide
Hyperinsulinämie	–	–	+++	++	–
Hypoglykämie	–	–	+++	(+)	–
Leukopenie	–	–	–	+	–
Agranulozytose	–	–	–	(+)	–
Thrombopenie	–	–	–	+	(+)
Antikörperbildung	–	–	(+)	–	–
GI-Beschwerden	–	++	–	(+)	++
Leberschäden	–	–	–	–	–
Teratogene Effekte	–	?	–	(+)	?
Refraktionsände-rungen	–	?	+	(+)	(+)
Sonstiges	Evtl. Arzt-wechsel		Insulin-ödeme	Bei einigen Zubereitungen bakterio-statische Effekte	Gefahr der Lactazidose bei falscher Indikations-stellung

– nicht bekannt, nicht bewiesen	(+) sehr selten	++ häufig
? fraglich	+ gelegentlich	+++ meistens

(Nach: Medikamentöse Diabetes-Therapie, Schriftenreihe der Bayerischen Landesapotheker-kammer, Heft 47, 1993)

1.14.4 Diabetische Polyneuropathie

Definition

Diese degenerative Erkrankung entsteht als Folge eines fortgeschrittenen Diabetes mellitus mit progressiven Nervenschädigungen (z.B. Atropie) und Verlust von Nervenfasern.

Die Folge dieser pathologischen Veränderungen ist bei der peripheren Neuropathie der Untergang des entsprechenden Gewebes. Dieser Bereich wird nachfolgend Ausgangspunkt für Ulzerationen, Durchblutungsstörungen sowie Gelenk- und Knochendeformationen. Besonders prädestiniert hierfür ist der Fußbereich; im fortgeschrittenen Stadium ist oft nur noch die Amputation die letzte Möglichkeit. Eine frühzeitige Aufklärung des Patienten – auch seitens des Apothekers – kann durch erhöhte Sensitivität des Patienten helfen, die Spätfolgen zu mindern.

Häufigkeit der diabetischen Polyneuropathie

Dauer eines Typ-II-Diabetes (Jahre)	Häufigkeit diabetischer Polyneuropathie (%)
2	Ca. 22
5	Ca. 28
10	Ca. 36
15	Ca. 50
25	Ca. 60

(Nach: Young, M.J., et al., Diabetologia, 36, (1993), 150)

Symptomatik der diabetischen Polyneuropathie

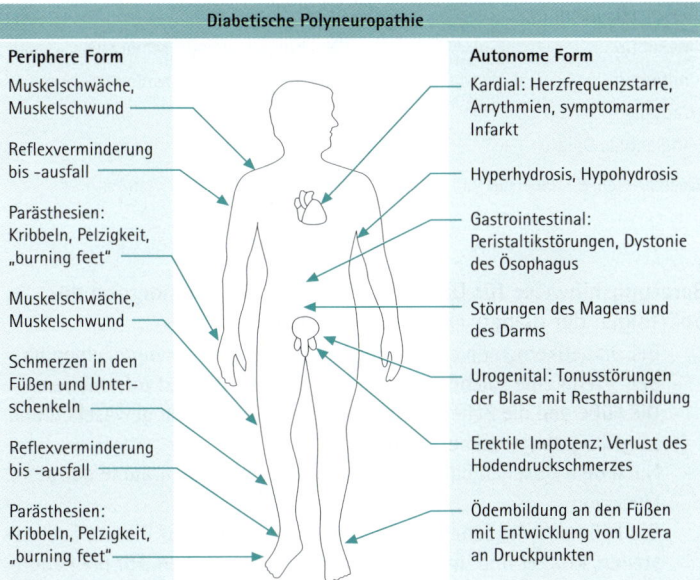

Diabetische Polyneuropathie

Periphere Form

Muskelschwäche, Muskelschwund

Reflexverminderung bis -ausfall

Parästhesien: Kribbeln, Pelzigkeit, „burning feet"

Muskelschwäche, Muskelschwund

Schmerzen in den Füßen und Unterschenkeln

Reflexverminderung bis -ausfall

Parästhesien: Kribbeln, Pelzigkeit, „burning feet"

Autonome Form

Kardial: Herzfrequenzstarre, Arrythmien, symptomarmer Infarkt

Hyperhydrosis, Hypohydrosis

Gastrointestinal: Peristaltikstörungen, Dystonie des Ösophagus

Störungen des Magens und des Darms

Urogenital: Tonusstörungen der Blase mit Restharnbildung

Erektile Impotenz; Verlust des Hodendruckschmerzes

Ödembildung an den Füßen mit Entwicklung von Ulzera an Druckpunkten

(Nach: Brauwers, Bretzel, Die Polyneuropathie als zentrale Komplikation des diabetischen Begleitsyndroms Universitätsverlag Jena GmbH, 1992)

Medikamentöse Behandlung der diabetischen Polyneuropathie

Arzneistoff	Indikationen
Behandlung der Neuropathie	
Thioctsäure (α-Liponsäure)	Periphere diabetische Polyneuropathie
Vitamin-B-Komplex	Distal-symmetrische Polyneuropathie bei Vitamin-B-Mangelzuständen
Linolensäure	Experimentelles Stadium
Aldose-Reduktasehemmer	Experimentelles Stadium

Arzneistoff	Indikationen
Schmerzbehandlung	
Mexiletin	Nächtlich quälende Schmerzen
Imipramin	Nächtlich quälende Schmerzen
Capsaicin-Pflaster	Quälender Schmerz
Analgetika, Opiate	Nur in Einzelfällen

(Nach Rietsch, H., Hanefeldt, M., Arzneimitteltherapie, 2, 47, 1994)

Beratungshinweise für Diabetespatienten zur Verminderung der Spätfolgen der diabetischen Polyneuropathie

▪ Bei Diabetikern kann eine geringfügige Infektion schwere Folgen haben. Wenn eine solche Infektion am Fuß auftritt, Arzt informieren.

▪ Die Füße und die Zehenzwischenräume sollen täglich gewaschen und sorgfältig abgetrocknet werden.

▪ Nach dem Duschen oder Schwimmen Zehenzwischenräume gut austrocknen.

▪ Die Füße und die Zehenzwischenräume jeden Tag auf Blasen, Schnittstellen, Kratzer und infizierte Stellen hin untersuchen. Für die Fußunterseite einen Spiegel benutzen.

▪ Wenn der Patient nachts unter kalten Füßen leidet, sollten Socken getragen werden. Wegen der Verbrennungs- und Reizungsgefahr keine Wärmflaschen verwenden.

▪ Die Füße keinen extremen Temperaturen aussetzten. Die Temperatur des Badewassers ist mit der Hand vorzuprüfen. Im Sommer nicht auf heißem Boden oder Beton barfuß laufen.

▪ Jeden Tag die Schuhe auf Fremdkörper (Steine, Nägel, zerrissenes Futter) hin untersuchen, die eine Gefahr für die Füße darstellen und beim Gehen nicht gespürt werden.

▪ Jeden Tag frische Socken anziehen. Keine Strümpfe mit Naht und Stopfstellen tragen. Schuhe, die auf die Zehen drücken oder spitz zulaufen, meiden.

▪ Niemals Schuhe ohne Socken tragen.

▪ Keine Sandalen mit Riemchen zwischen den Zehen tragen.

- Zur Entfernung von Hornhaut oder Hühneraugen keine chemischen Mittel verwenden.
- Das Rauchen ist aufzugeben.
- Gemäßigten Sport treiben (erhöhte Glucosetoleranz und Glucoseaufnahme in periphere Zellen, verbesserte Durchblutung).

(Modifiziert nach: Malone, M. et al., Amputationsprophylaxe durch Schulung von Diabetikern, GASTRO: Verdauungs- und Stoffwechselkrankheiten 10, (1992), 10

1.14.5 Insuline

Insulinarten

Alt-(Normal-) Insuline: Altinsuline sind Lösungen auf Basis tierischen oder menschlichen Insulins und sind durch einen raschen Wirkungseintritt gekennzeichnet. Etwa 4 bis 6 Applikationen mit Altinsulinen sind zur optimalen Therapie pro Tag notwendig. Altinsulin kann als einzige Insulinart i.v. injiziert werden und kann somit auch zur Therapie des diabetischen Komas dienen.

Verzögerungsinsuline: Verzögerungsinsuline mit Depoteffekten reduzieren die Anzahl notwendiger Injektionen auf ein bis zwei Applikationen pro Tag. Die verwendeten galenischen Prinzipien zur Retardierung lassen sich in folgende Gruppen einteilen:
- **NPH-Insuline** (Neutrales Protamin Hagedorn) sind salzartige Verbindungen zwischen dem stark basischen Protein Protamin und Insulin im Verhältnis 1 : 6. Die Freisetzung von Insulin aus diesem Komplex erfolgt nach allmählicher enzymatischer Spaltung des Protamins im Gewebe. NPH-Insuline sind Suspensionsformulierungen. Auf gutes Schütteln vor der Anwendung ist zu achten.
- **Insulin-Zink-Suspensionen** enthalten einen entsprechenden Komplex in amorpher und/oder kristalliner Form suspendiert. Die Schwerlöslichkeit nimmt mit steigendem pH-Wert zu. Die Löslichkeit wird zusätzlich durch den Überschuss an Zinkionen sowie durch die Art des verwendeten Insulins geprägt.

Kombinationsinsuline: Kombinationsinsuline bieten die Möglichkeit einer genaueren Anpassung an die benötigten Insulinmengen. Während der Anteil an Depotinsulinen in solchen Präparaten den Insulinbedarf während der Nüchternphasen abdecken kann, reguliert die jeweilige Menge an Altinsulin den Bedarf bei Nahrungsaufnahme.

Pumpeninsuline: Pumpeninsuline sind in der Regel Altinsuline, die allerdings als Stabilisator zum Schutz gegen thermische und mechanische Schäden des Wirkstoffes Polyethylenpolypropylenglycol enthalten.

Insulinkonzentrationen

Die in Deutschland übliche Konzentration für Insuline ist 40 IE/ml. Die entsprechenden Packungsgrößen enthalten 10 ml, also 400 IE (U-40-Insuline).

Im Gegensatz hierzu sind Insuline für Injektionssysteme (Pens und Pumpen) höher konzentriert und enthalten 100 IE/ml (U-100-Insuline).

Schweiz: nur U-100-Insuline, sowohl für Pens als auch für Durchstechflaschen (keine U-40-Insuline).

Abgabehinweise für Insuline

- Die auf der Verpackung angegebene Haltbarkeitsfrist ist zu beachten.
- Die Haltbarkeit von Insulinen nach Anbruch beträgt je nach Präparat zwischen 4 bis 6 Wochen.
- Die Aufbewahrung sollte im Kühlschrank erfolgen; Lagerung bei Raumtemperatur ist allerdings möglich.
- Stabilität der Insuline ist in der Regel für kürzere Zeiträume (2 bis 4 Wochen) auch bei höherer Temperatur (25 bis 30 °C) gegeben.
- Insuline sind grundsätzlich sensitiv gegen Licht und somit vor direkter Sonnen- und UV-Einstrahlung zu schützen.
- Insuline niemals unter Frostbedingungen aufbewahren.
- Ausgeflockte Insuline niemals applizieren.
- Aufschütteln des Sediments bei Suspensionszubereitungen durch Rollen der Flaschen.
- Pens mit Patrone niemals im Kühlschrank aufbewahren.
- Insulin in Pumpen ist bis zu zwei Wochen stabil.

Insulinzubereitungen – Übersicht

Die in den folgenden Tabellen verwendeten Abkürzungen bedeuten: **BH** Gentechnisches Humaninsulin, **S** Schwein, **R** Rind, **MHB** Methyl-4-hydroxybenzoat, **C** Gelchromatographie, **IAC** Ionenaustauschchromatographie, **GPC** Gelpermeationschromatograpie, * Optipen®, ** Penfill®, NovoPen®, NovoPen® PenMate®, *** HumaPen® / BerliPen® 1,2 für 1,5 ml Patronen, 301, 302 für 3 ml Patronen, # NovoLet®

Alt-(Normal-)Insuline

Insulin-zubereitung	U-40 Durch-stechflasche	U-100 Pen (Patrone)	U-100 Fertigspritze	Herkunft	Reinigung	pH-Wert	Konservie-rung (mg/ml)	Spritz-Ess-Abstand (min)	Wirkungsein-tritt nach (min)	Wirkdauer (Std.)
Insulin S Berlin Chemie	Ja			Schwein	IAC	3,0–3,5	MHB 1,0	30	Inner-halb 30	5–7
Insulin S.N.C Berlin-Chemie	Ja			Schwein	IAC	7,0–7,8	m-Kresol 2,7	15–30	Ca. 15	5–7
Berlinsulin® H Normal	Ja	Ja +		BH	IEC, RPC SEC	7,0–7,8	m-Kresol 2,5	10–15	10–15	6–8
Insuman® Rapid	Ja	Ja *		BH	HPLC	7,0	m-Kresol 2,7	15–20	30	5–8
Insulin Velasulin® Human	Ja	Ja **		BH	IAC, HPLC	7,0–7,8	m-Kresol 3	15–30	30	ca. 8
Insulin Actrapid® HM	Ja	Ja **	Ja #	BH	IAC, HPLC	7,0–7,8	m-Kresol 3	15–30	30	ca. 8
Huminsulin® Normal	Ja	Ja		BH	IAC	7,2	m-Kresol 2,5	10–15	10–15	6–8
Insulin Velasulin® MC	Ja			Schwein	C, HPLC	7,3	m-Kresol 3,0	15–30	30	ca. 8

Intermediär wirksame Insuline (NPH-Insuline, Insulin–Zink-Suspensionen)

Insulin-zubereitung	U-40 Durch-stechflasche	U-100 Pen	U-100 Fertigspritze	Herkunft	Reinigung	pH-Wert	Normal-insulin (%)	Depot-träger (mg/ml)	Konservie-rung (mg/ml)	Spritz-Ess-Abstand (min)	Wirkungsein-tritt nach (min)	Wirkdauer (Std.)
Insuman® Basal	Ja	Ja*		BH	HPLC	7,0	-	Protamin-sulfat 0,132	Phenol 0,6 m-Kresol 1,5	45–60	60	11–20
Insuman® Comb 15	Ja	Ja*		BH	HPLC	7,0	15	Protamin-sulfat 0,112	Phenol 0,6 m-Kresol 1,5	30–45	30–45	11–20
Insuman® Comb 25	Ja	Ja*		BH	HPLC	7,0	25	Protamin-sulfat 0,099	Phenol 0,6 m-Kresol 1,5	30–45	30	12–18
Insuman® Comb 50	Ja	Ja*		BH	HPLC	7,0	50	Protamin-sulfat 0,066	Phenol 0,6 m-Kresol 1,5	20–30	30	10–16
Huminsu-lin® Basal	Ja	Ja***		BH	IAC	7,2	-	Protamin-sulfat 0,144	Phenol 0,65 m-Kresol 1,6	30–45	30–60	18–20
Huminsu-lin® Profil II	Ja	Ja***		BH	IAC	7,2	20	Protamin-sulfat 0,115	Phenol 0,65 m-Kresol 1,6	30–45	30	Bis 16
Huminsu-lin® Profil III	Ja	Ja***		BH	IAC	7,2	30	Protamin-sulfat 0,101	Phenol 0,65 m-Kresol 1,6	30–45	30	Bis 15

Produkt					pH						
Insulin Actraphane® HM 10/90	Ja	Ja **	Ja #	BH	IAC, HPLC	6,9–7,5	10	Protaminsulfat 0,32	m-Kresol 1,5 Phenol 0,65	30–45	30	Ca. 24
Insulin Actraphane® HM 20/80	Ja	Ja **	Ja #	BH	IAC, HPLC	6,9–7,5	20	Protaminsulfat 0,28	m-Kresol 1,5 Phenol 0,65	30–45	30	Ca. 24
Insulin Actraphane® HM 30/70	Ja	Ja **	Ja #	BH	IAC, HPLC	6,9–7,5	30	Protaminsulfat 0,25	m-Kresol 1,5 Phenol 0,65	30–45	30	Ca. 24
Insulin Actraphane® HM 40/60	Ja	Ja **	Ja #	BH	IAC, HPLC	6,9–7,5	40	Protaminsulfat 0,21	m-Kresol 1,5 Phenol 0,65	30–45	30	Ca. 24
Insulin Actraphane® HM 50/50	Ja	Ja **	Ja #	BH	IAC, HPLC	6,9–7,5	50	Protaminsulfat 0,18	m-Kresol 1,5 Phenol 0,65	30–45	30	Ca. 24
Insulin Mixtard® 30/70 Human	Ja			BH			30	Protaminsulfat 0,10	m-Kresol 1,5 Phenol 0,65	30–45	30	Ca. 24
Insulin Mixtard® 30/70 MC	Ja			Schwein	IAC, HPLC	7,3	30	Protaminsulfat 0,10	m-Kresol 1,5 Phenol 0,6	30	30	Ca. 24

Insulin-zubereitung	U-40 Durchstechflasche	U-100 Pen	U-100 Fertigspritze	Herkunft	Reinigung	pH-Wert	Normal-insulin (%)	Depot-träger (mg/ml)	Konservierung (mg/ml)	Spritz-Ess-Abstand (min)	Wirkungsein-tritt nach (min)	Wirkdauer (Std.)
B-Insulin S. Berlin-Chemie (Lsg.)	Ja			Schwein	IAC	2,5–3,5	–	Aminoquin-urid HCl 0,16	MHB 1,0	45	45	16
B-Insulin S. C. Berlin-Chemie (Lsg.)	Ja			Schwein	IAC	3,05	–	Aminoquin-urid HCl 0,167	MHB 1,0	45	45	16
L-Insulin S.N.C. Berlin-Chemie (Susp.)	Ja			Schwein	IAC	2,5–3,5	–	Zinkchlorid 0,192	MHB 1,2	60–90	60–90	> 18
Berlinsu-lin® H Basal	Ja	Ja +		BH	IAC, RPC, SEC	6,9–7,5	0	Protamin-sulfat 0,14	m-Kresol 1,6 Phenol 0,65	30–45	30–60	18–20
Berlinsu-lin® H 10/90	Ja	Ja +		BH	IAC, RPC, SEC	6,9–7,5	10	Protamin-sulfat 0,13	m-Kresol 1,6 Phenol 0,65	30–45	30–60	12–18

Präparat			Herkunft	Methode	pH		Zusatz	Konservierung			Wirkdauer
Berlinsulin® H 20/80	Ja	Ja +	BH	IAC, RPC, SEC	6,9–7,5	20	Protamin-sulfat 0,28	m-Kresol 1,6 Phenol 0,65	30–45	30–60	14–16
Berlinsulin® H 30/70	Ja	Ja +	BH	IAC, RPC, SEC	6,9–7,5	30	Protamin-sulfat 0,10	m-Kresol 1,6 Phenol 0,65	30–45	30–60	14–15
Berlinsulin® H 40/60	Ja	Ja +	BH	IAC, RPC, SEC	6,9–7,5	40	Protamin-sulfat 0,08	m-Kresol 1,6 Phenol 0,65	30–45	30	14–15
Berlinsulin® H 50/50	Ja	Ja +	BH	IAC, RPC, SEC	6,9–7,5	50	Protamin-sulfat 0,07	m-Kresol 1,6 Phenol 0,65	30–45	15–30	13–14
Insulin Novo® Semilente MC	Ja		Schwein	IAC	7,0		Zn-acetat 0,26	MHB 1,0	45	90	Ca. 16
Insulin Novo® Lente MC	Ja		S30 % + R 70 %	IAC	7,0		Zn-acetat 0,09 + Zn-chlorid 11 µg	MHB 1,0	45	150	24
Insulin Protaphan® HM	Ja	Ja # **	BH	IAC, HPLC	6,9–7,5	-	Protamin-sulfat 0,35	m-Kresol 1,5 Phenol 0,65	30–45	90	Ca. 24

Insulin-zubereitung	U-40 Durch-stechflasche	U-100 Pen	U-100 Fertigspritze	Herkunft	Reinigung	pH-Wert	Normal-insulin (%)	Depot-träger (mg/ml)	Konservie-rung (mg/ml)	Spritz-Ess-Abstand (min)	Wirkungsein-tritt nach (min)	Wirkdauer (Std.)
Insulin Insulatard® Human	Ja			BH	IAC, HPLC	6,9–7,5	–	Protamin-sulfat 0,14	m-Kresol 1,5 Phenol 0,65	30–45	90	Ca. 24
Insulin Monotard® HM	Ja			BH	IAC, HPLC	6,9–7,5	–	Zn-chlorid 0,11 Zn-acetat 0,09	MHB 1,0	45	150	Ca. 24
Insulin Ul-tratard® HM				BH	IAC, HPLC	6,9–7,5	–	Zn-chlorid 0,16	MHB 1,0	–	240	Ca. 28
Insulin In-sulatard® MC				Schwein	IAC, HPLC	7,3	–	Protamin-sulfat 0,14	m-Kresol 1,5 Phenol 0,6	30–45	90	Ca. 24

Schnellwirkende, partialsynthetisch abgeänderte Insuline ohne Spritz–Ess–Abstand

Insulin-zubereitung	U-40 Durchstechflasche	U-100 Pen	U-100 Fertigspritze	Herkunft	Reinigung	pH-Wert	% gelöstes Insulinderivat	Depotträger (mg/ml)	Konservierung (mg/ml)	Spritz-Ess-Abstand (min)	Wirkungseintritt nach (min)	Wirkdauer (Std.)
Humalog® (Insulin lispro)	Ja	Ja ***		BH	IAC, GPC	7,0–7,8	100	–	m-Kresol 3,15	Keiner	Sofort	2–4
Humalog® Mix25 (Insulin lispro)	Ja	Ja ***		BH	IAC, GPC	7,0–7,8	25	Protamin-sulfat 0,28	m-Kresol 1,76 Phenol 0,80	Keiner	Sofort	bis 8
Humalog® Mix50 (Insulin lispro)	Ja	Ja ***		BH	IAC, GPC	7,0–7,8	50	Protamin-sulfat 0,19	m-Kresol 2,20 Phenol 1,0	Keiner	Sofort	bis 7 ???
NovoRapid® (Insulin aspart)	Ja 100 I.E.!	Ja **	Ja #	BH	HPLC	7,4	100	–	m-Kresol 1,72 Phenol 1,5	Keiner	10–20	3–5

Insulin lispro (Humalog®), Insulin aspart (NovoRapid®)

Humaninsulin-Analoga über rekombinante DNA hergestellt aus *E. coli* (Insulin lispro) und *Saccharomyces cerevisiae* (Insulin aspart) mit veränderter Aminosäuresequenz. Umkehrung der Aminosäurefolge B28/29 Prolin-Lysin zu Lysin-Prolin in der B-Kette bei Insulin lispro bzw. Ersatz von Prolin durch Asparaginsäure bei Insulin aspart. Diese Veränderungen vermindern die bei herkömmlichem Insulin starke Assoziation von mehreren Insulinmolekülen zu Hexameren. Daher liegen nach Injektion im Unterhautfettgewebe lediglich monomere Insulineinheiten vor, die sofort in das Kapillarsystem resorbiert werden.

Vorteile der Humaninsulinanaloga sind:
- Äquivalente blutzuckersenkende Wirkungen von Normalinsulin und den Insulinderivaten
- Rascherer Wirkungseintritt
- Kein Spritz-Ess-Abstand, Anwendung direkt vor bzw. zur Mahlzeit
- Kürzere Wirkzeiten
- Niedrigere postprandiale Blutzuckeranstiege
- Keine Zwischenmahlzeiten notwendig.

Serumspiegel nach subcutaner Injektion von 10 I.E. Normalinsulin bzw. 10 I.E. Insulin lispro

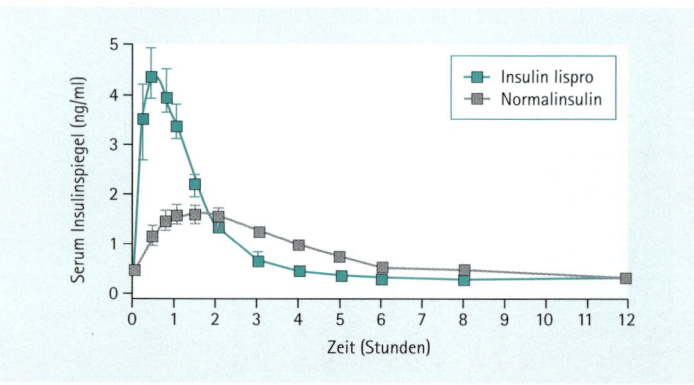

1.14.6 Insulin-Injektionsgeräte (Pens)

Parameter	OptiPen® 1E, 2E	Novopen® 3 NovoPen® 3 PenMate®	BerliPen® 301/302 (301: 1,5 ml; 302: 3 ml)	HumaPen®	OptiPen® Pro1, Pro2
Halbautomatische Auslösung	Nein	Novopen®: nein NovoPen® mit separat beziehbarem PenMate®-Einsatz zum Einschieben: ja	Ja	Nein	Nein
Material	Metall	Kunststoffkorpus mit Metallhülse	Kunststoff	Kunststoff	Kunststoff
Ergonomisch gestaltetes Design (Griffigkeit bei Polyneuropathie!)	Nein	Nein	Ja (noppenbeschichtete Funktionsteile)	Ja (Griffnase, Anti-Rutsch-Beschichtung)	Ja (ergonomisch handlich)
Verschlusssystem	Schraubverschluss	Schraubverschluss	Steckverschluss	Bajonettverschluss	Schraubverschluss
Dosisanzeige	Digitale LED-Anzeige (Batterie)	Schwarz auf weißem Hintergrund	Weiß auf blauem/rotem Hintergrund	Schwarz auf weißem Hintergrund	Digitalanzeige mit Lupeneffekt
Dosisvorwahl	Pen1: Einerschritte Pen2: Zweierschritte	Einerschritte	301: Einerschritte 302: Zweierschritte	Einerschritte	Einer- oder Zweierschritte
Dosiskorrektur nach Falscheinstellung möglich	Nein	Möglich, aber kompliziert	Nein	Möglich	Möglich

Parameter	OptiPen® 1E, 2E	Novopen® 3 NovoPen® 3 PenMate®	BerliPen® 301/302 (301: 1,5 ml; 302: 3 ml)	HumaPen®	OptiPen® Pro1, Pro2
Spezifizierte Dosiergenauigkeit	Nach ISO-DIN 11608	?	Nach ISO TC84/WG3	Nach ISO TC84/WG3	Nach ISO-DIN 11608
Prüfen des Insulinflusses vor Injektion	Ja	Ja	Ja	Unbedingt	Ja
Gewindestange (verantwortlich für Dosierung über mindestens 2 Jahre)	Metall	Kunststoff	Kunststoff	Kunststoff	Metall
Rückführung der Kolbenstange vor Einführung einer Neupatrone	Zurückschrauben	Zurückschrauben	Zurückschrauben	Zurückschieben	Entriegeln → zurückfallen → verriegeln
Garantierte Verwendbarkeit	2 Jahre (cave Batterie)	5 Jahre	3 Jahre	2 Jahre	2 Jahre
Entsorgung des Altgerätes (wenn nicht Rückgabe an Hersteller)	Recyclingkonzept, Sondermüll (Lithium-Batterie)	Recyclingkonzept (Patient sammelt, kostenfreie Abholung)	Restmüll	Restmüll	Recyclingkonzept, Sondermüll (Lithium-Batterie)

Injektionsnadeln	Gewindenadeln (2-gängiges Gewinde → weniger Schrauben)	Gewindenadeln	Gewindenadeln	Gewindenadeln	Gewindenadeln (2-gängiges Gewinde → weniger Schrauben)
	Nadeln für OptiPen, Penfine Nadeln, BD-Microfine+ für OptiPen, Omnican H-Nadeln, H-fine für OptiPen, H-mini für OptiPen cave: spezielle Gewindesteigung	Novofine 6, 8, 12 (empfohlen)	BerliFine® 12, 8 mm	BD-Microfine+ (empfohlen) Novofine (möglich)	Nadeln für OptiPen, Penfine Nadeln, BD-Microfine+ für OptiPen, Omnican H-Nadeln cave: spezielle Gewindesteigung
Hotline-Telefonnummer	069/3 05 26 06 069/3 05 80 738	0800/111 5728	030/6707 3333	0130/822 225	069/305 26 06 069/305 80 738
Farbige Unterscheidung durch unterschiedliche Farbversionen	Ja	Ja	Ja	Nein	Ja

1

1.15 Verhütung und Empfängnis

1.15.1 Orale Kontrazeptiva – Dosierungsschemata

Zyklusabhängigkeit der physiologischen Hormonkonzentrationen und der Basaltemperatur

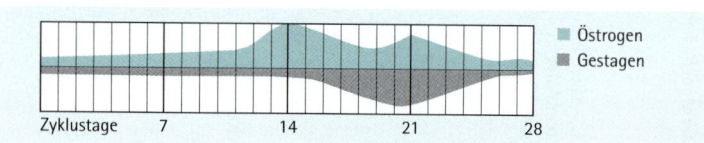

■ Östrogen
■ Gestagen

Minipille

Nur Gestagen, keine Beeinflussung der Ovulation und Nidation, nur Erhöhung der Viskosität des Zervixschleims

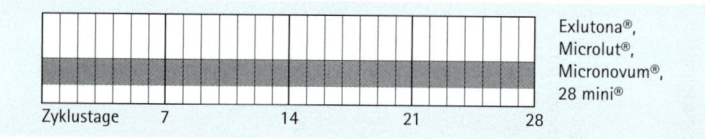

Exlutona®, Microlut®, Micronovum®, 28 mini®

Einphasen-Präparate

Estrogene und Gestagene sind über den gesamten Einnahmezeitraum kombiniert → Ovulationshemmung, Nidationshemmung, Viskositätserhöhung des Zervixschleims

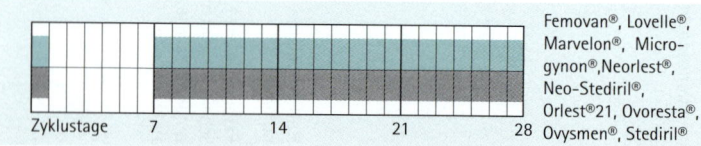

Femovan®, Lovelle®, Marvelon®, Microgynon®,Neorlest®, Neo-Stediril®, Orlest®21, Ovoresta®, Ovysmen®, Stediril®

Zweiphasen-Präparate

Estrogene und Gestagengaben ahmen die physiologischen Freisetzungsprofile nach. Die entsprechenden Hormone werden z.T. zeitlich versetzt appliziert.

Sequenz-Präparat: überwiegend Ovulationshemmung

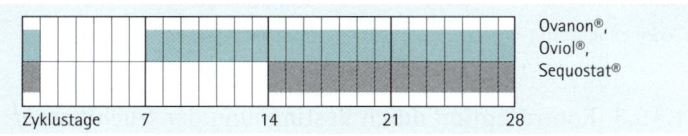

Ovanon®,
Oviol®,
Sequostat®

Zweiphasen-Präparat: Ovulationshemmer, Nidationshemmer, Viskosität Zervixschleim⇑

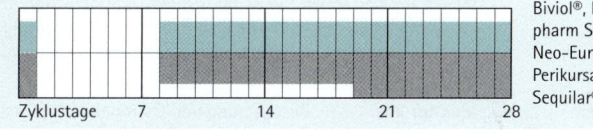

Biviol®, Lyn Ratiopharm Sequenz,
Neo-Eunomin®,
Perikursal®21,
Sequilar®21

Dreiphasen-Präparat

Verstärkte Nachahmung des physiologsichen Zyklus, Ovulationshemmer, Nidationshemmer, Viskosität Zervixschleim⇑

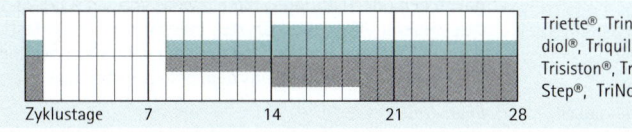

Triette®, Trinordiol®, Triquilar®,
Trisiston®, Tri-Step®, TriNovum®

Postkoitale Kontrazeption

5 mg Ethinylestradiol täglich post cohabitationem oder Tetragynon®

1.15.2 Sicherheit gängiger Verhütungsmethoden

Verhütungsmethode	Pearl-Index	Verhütungsmethode	Pearl-Index
Pille	0,1–0,9	Ladycomp®/Babycomp®	0,6
Mini-Pille	0,4–2,5	Persona®	6,5
Spirale	1–3	Kondom	2–5
Intrauterinpessar	0,9–3	Scheidendiaphragma	2–5
Hormonimplantat	0	Scheidenzäpfchen	9–25

1.15.3 Kontrazeption durch Bestimmung der fruchtbaren/ unfruchtbaren Tage

System Persona®		
Prinzip	Befruchtung und Empfängnis ist nur nach erfolgtem Eisprung möglich (etwa Tag 16 des Zyklus), der durch einen steilen Anstieg (etwa Tag 11 bis 15) der Östrogen- und der LH-Titer eingeleitet wird. Die Eizelle bleibt nach Eisprung etwa 24 Stunden befruchtungsfähig, die Spermien sind ca. 2 bis 3 Tage vital	
Messsystem	Monitor im Taschenformat	Bestimmung von Östrogen und LH mit Teststreifen aus dem Harn → photometrische Vermessung der Farbintensität auf dem Teststreifen → Auswertung durch das Gerät → grünes Licht: nichtfruchtbare Tage, rotes Licht: fruchtbare Tage
Messparameter (Urinanalyse)	Östrogen LH	
Messhäufigkeit	Persona® fordert im ersten Zyklus 16 Tests an (gelbes Licht), davon den ersten an Tag 6, dann jeweils von Tag 9 bis 23. In den weiteren Anwendungszyklen müssen nur noch 8 Tests durchgeführt werden (immer Tag 6 und dann nach den individuell ermittelten Daten aus dem ersten Testzyklus)	
Zuverlässigkeit	Pearl-Index ca. 6,5	
Nicht verwendbar	■ Bei Frauen unter Hormonbehandlung (Pille, Hormontherapie in den Wechseljahren, fruchtbarkeitsfördernde Pharmaka) ■ Unter Tetracyclintherapie ■ In der Stillzeit	

Umstellung	Bei vorheriger Pillenverwendung mindestens 2 Zyklen pausieren, bevor Persona® als einziges Verhütungsmittel verwendet wird

Lady-Comp®	
	Baby-Comp®: Analogsystem, aber für die Auswahl fruchtbarer Tage vorgesehen
Prinzip	Temperaturmethode: Die Körpertemperatur steigt zum Zeitpunkt des Eisprungs um 0,2 bis 0,4 °C an. Ausgehend von dieser Temperaturveränderung sind die fruchtbaren Tage feststellbar.
Messsystem	Bestimmung der Aufwachtemperatur (+/- 3 Stunden Verschiebung zur letzten Messung) durch buccalen Messfühler während einer Messphase von 30 Sekunden; ist der Sensor falsch platziert oder ergeben sich Unstimmigkeiten im Temperaturverlauf fordert der Rechner Wiederholung. Unnormale Werte, wie etwa Fieber, Alkoholkonsum werden als solche gekennzeichnet und gehen nicht in die Berechnung ein. Grüne Anzeige: unfruchtbar, rote Anzeige: fruchtbar
Messhäufigkeit	Täglich
Zuverlässigkeit	Pearl-Index: 0,7 (Herstellerangabe)

Cyclotest®2 Plus	
	Temperaturmethode zur Bestimmung fruchtbarer und unfruchtbarer Tage (bei Kinderwunsch zusätzliche LH-Bestimmung an den Tagen um die Ovulation zu Ermittlung der maximalen Konzeptionswahrscheinlichkeit durch Cyclotest® Teststäbchen).
Prinzip	Bestimmung der Aufwachtemperatur durch buccale Messung. Der Messsensor überträgt die Daten direkt in die Auswerteeinheit, wo die Auswertung und Speicherung erfolgt.
Messhäufigkeit	Lediglich zwischen 6. Tag bis zum Eisprung
Zuverlässigkeit	Pearl-Index: 0,5 bis 1 (Herstellerangabe)

1.15.4 Reproduktionsstörungen

Unerfüllter Kinderwunsch auf Grund von Fertilitätsproblemen liegt bei ca. 20 % aller Paare vor. Die tatsächlichen physiologischen Störungen liegen etwa zu gleichen Teilen bei Männern und Frauen begründet. Aus diesem

Grund ist bei ausbleibender Schwangerschaft immer auch der Partner in die Untersuchung einzubeziehen.

1.15.5 Assistierte Reproduktion – In-vitro-Fertilisation

Einsatzgebiet

Unerfüllter Kinderwunsch, wenn andere reproduktionsmedizinische Methoden nicht zum Erfolg führen.

Prinzip

Durch ovarielle Hyperstimulation wird die gleichzeitige Reifung mehrerer Eizellen induziert, die zur Zeit des Eisprungs mittels ambulant durchgeführter Punktion entnommen werden. Es erfolgt In-vitro-Befruchtung mit Spermien. Nach erfolgter Reifung zu 4- bis 8-zelligen Embryonen werden diese in den mütterlichen Uterus implantiert.

Problematik

Hyperstimulation: Um eine möglichst große Zahl reifer Eizellen (3 bis 15) zu gewinnen, ist eine ovarielle Hyperstimulation nötig, da In-vitro-Fertilisation bei Verwendung einer einzelnen Eizelle, wie sie im physiologischen Zyklus ausgebildet wird, zu ungenügenden Schwangerschaftsraten führt und nicht sinnvoll ist.

FSH-Gabe: Ovarielle Hyperstimulation erfolgt von Tag 1 bis 10 des Zyklus mittels hochdosiertem follikelstimulierendem Hormon FSH (Fertinorm®, Gonal-F®, Humegon®, Menogon®, Pergonal®, Puregon®) durch tägliche s.c.-Gabe. Gentechnologisch hergestellte Präparate (Gonal-F®) sind in der Regel effektiver als FSH, das auf klassischem Weg isoliert wird.
Beratungshinweis: Die Applikation kann nach Einweisung durch die Patientin selbst erfolgen; täglicher Arztbesuch ist nicht notwendig.

LH-Ausschüttung: Als Reaktion auf die Applikation der sehr hohen FSH-Dosen kann es in der Stimulationsphase zu einer – unerwünschten – Ausschüttung von luteinisierendem Hormon LH kommen. LH wird im Normalzyklus unmittelbar vor dem Eisprung ausgeschüttet und bewirkt das Platzen des Follikels und die Freisetzung des reifen Eis. Vorzeitige LH-Ausschüttung während einer FSH-Hyperstimulation würde aber zur vorzeitigen Freisetzung eines unreifen Eis führen, was nicht befruchtbar ist. Um eine solche unkontrollierte LH-Ausschüttung zu vermeiden, muss die Ausschüttung des übergeordneten Steuerhormons Gonadoliberin (LHRH, LH-Releasing-Hormon) aus dem Hypothalamus unterbunden werden.

Wirkstoff zur LHRH-Abschaltung*	Handelsname	Wirkmechanismus	Zeitpunkt der Applikation im IVF-Programm
Triptorelin	Decapeptyl® Gyn	LHRH-Rezeptor-Agonist:	1 × Retarddosis 2 Wochen vor FSH-Stimulationsbeginn
Leuprorelin Buserelin	Enantone®-Gyn Suprecur®	Initial Stimulation der Gonadotropinsekretion → Down-Regulation → Unterbindung der Gonadotropinausschüttung	
Cetrorelix	Cetrotide®	Antagonist am LHRH-Rezeptor; sofortige Unterbindung der Gonadotropinausschüttung	Täglich 0,25 mg s.c. Tag 5 bis 9 oder 1 × 3 mg Tag 7

* siehe 1.2.7

Östrogenplasmatiter: Ab einem gewissen Zeitpunkt der Stimulation nehmen die reifenden Follikel eine eigenständige Östrogensynthese auf. Die Östrogenplasmatiter (E_2) können ab Tag 7 dramatisch ansteigen, da im Gegensatz zum physiologischen Zyklus nicht ein, sondern eine Vielzahl von Follikeln reifen und selbstständig E_2 sezernieren. Überwachung der E_2-Plasmatiter ist aus Sicherheitsgründen notwendig, um Überstimulation rechtzeitig erkennen zu können.

Beratungshinweise:

- Tägliche Blutentnahme zur E_2-Kontrolle ist heute nicht mehr zeitgemäß, alle 3 Tage ist ausreichend
- Erkennen von Überstimulationseffekten durch die Patientin: Blähbauch, Gefühl des „Schwabbelns" im Unter- und Mittelbauch durch

freies Wasser in der Bauchhöhle als Zeichen des beginnenden Ascites, Zunahme des Bauchumfangs, geschwollene Eierstöcke

- Kritische Laborwerte: Hb > 16 g%, Blutdruck < 90/60 mmHg, Hämatokrit > 45 %, Puls > 120/min
- Unterstützende Behandlung bei erfolgter Überstimulation: eiweißreiche Ernährung (250 g Magerquark pro Tag), eventuell unter ärztlicher Aufsicht Humanalbumingabe 20 g/24 h, keine körperliche Betätigung, Thromboseprophylaxe (Kompressionsstrümpfe).

Ovulationsauslösung: Haben die Follikel ausreichende Größe und Reifungsgrade erreicht (ca. Tag 10 bis 11 der FSH-Stimulation), erfolgt die gesteuerte Ovulationsauslösung. Da kein kommerzielles LH zur Verfügung steht, wird ein ähnlich wirkendes Gonadotropin (Choriongonadotropin = HCG, Choragon®, Predalon®, Pregnesin®) in einer Einmaldosis appliziert. HCG bewirkt Platzen des Follikels, Freisetzung der reifen Eizelle und Ausbildung des Gelbkörpers aus dem Follikelrest.

Hinweis: Die HCG-Einmaldosis hat exakt 36 Stunden vor der Eizellentnahme zu erfolgen; geringfügige Zeitabweichungen dürfen nicht vorkommen!

Entnahme der Eizelle: 36 Stunden nach Ovulationsauslösung operative Entnahme der Eizelle (ultraschallgesteuerte Punktion, selten Laparoskopie). Ambulanter Eingriff unter Narkose; stationäre Behandlungen in diesem Zusammenhang bei Normalpatientinnen sind nicht mehr zeitgemäß.

Befruchtung: Die entnommenen Eizellen werden in Vollmedien inkubiert und mit Spermien zusammengebracht; es erfolgt im Normalfall Befruchtung. Liegt ein Spermiendefekt vor, kann das Spermium auch mechanisch in die Eizelle injiziert werden (Intracytoplasmatische Spermieninjektion ICSI, keine Kassenleistung). Liegt eine Oligo- oder Azoospermie des Mannes vor (verminderte Spermienzahl), kann durch Konzentrierung ausreichend Spermienmaterial gewonnen werden. In Fällen der männlichen Unfruchtbarkeit durch Hodenkrebs oder vorangegangene Sterilisation können durch Hodenpunktion Spermien gewonnen werden, die zur ICSI-Befruchtung verwendet werden können.

Implantation: Die befruchteten Eizellen wachsen über das Vorkernstadium zu Embryonen an, die nach ca. 48 Stunden uterin implantiert werden (ambulant). In Deutschland ist die maximale Implantation von 3 Embryonen erlaubt, um unkontrollierbare Vielfachschwangerschaften zu vermeiden. Holland, Italien und die USA erlauben Implantation >3 Embryonen. Überschüssige befruchtete Eizellen können tiefgefroren (kryokonserviert) werden und stehen für weitere Schwangerschaftsversuche zur Verfügung (cave: Embryonenschutzgesetz).

Hormonnachbehandlung: Für die nächsten zwei Wochen Behandlung der Schwangeren mit Progesteron vaginal und β-HCG s.c. (Choragon®) als schwangerschaftserhaltende Hormone.
Beratungshinweis: In dieser Phase häufig starke Belastung der Frauen durch ödematöse Wassereinlagerung in den Bauchraum.

Erfolgschancen: Bei Implantation von 3 Embryonen ca. 20% Schwangerschaftsquote bei optimalen Vorausetzungen (junge Frauen, keine immunologischen Probleme, Uterusaufbau optimal); drastische Verminderung der Chancen mit steigendem Alter der Frauen; geringe Chancen ab 38 Jahren.

Hormonelles Behandlungsschema im Rahmen der In-vitro-Fertilisation

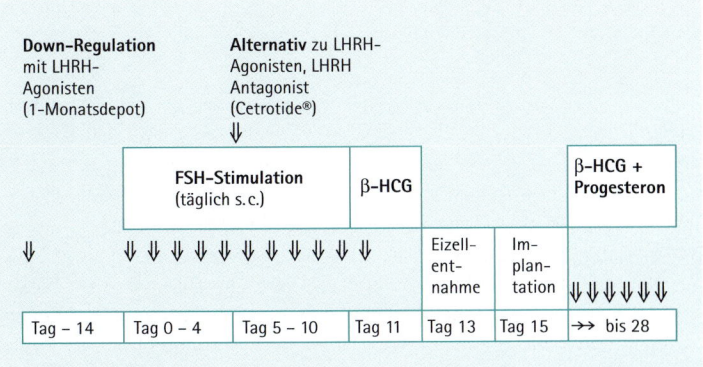

- Die Down-Regulation der endogenen Gonadotropinausschüttung kann wahlweise vor der Stimualtionsbehandlung mit einem LHRH-Agonisten oder ab Tag 5 der FSH-Stimulation mit einem LHRH-Antagonisten durchgeführt werden.
- Dauer und Intensität der FSH-Stimulation sind nicht starr fixiert, sondern richten sich nach dem Reifegrad der Follikel; bei ungenügender Ausreifung kann bis zu 15 Tage FSH-stimuliert werden.

1.16 Lifestyle-Medikamente

1.16.1 Charakterisierung der Lifestyle-Medikamente

Mit der Einführung der Medikamente Viagra® gegen erektile Dysfunktion und Xenical® gegen chronische Fettleibigkeit wurde eine neue Klasse von Arzneimitteln – die Lifestyle Medikamente – kreiert. Darunter können verschreibungspflichtige, aber auch rezeptfreie Arzneimittel verstanden werden, die nicht notwendigerweise zur Heilung von Erkrankungen dienen, sondern zu einer Verbesserung der täglichen psychischen Situation, der sexuellen Leistungsfähigkeit, des Immunstatus, des energetischen Zustandes, der äußerlichen körperlichen Erscheinung etc.

Lifestyle-Medikamente stellen die staatlichen Gesundheitssysteme vor größte finanzielle Probleme, die derzeit in den meisten Ländern durch Ausgrenzung aus der Erstattungspflicht gelöst werden. Die Problematik dieses Vorgehens ist am Beispiel von Viagra® offensichtlich: Auf der einen Seite stellt die erektile Dysfunktion eine für die betroffenen Patienten ernste Erkrankung dar, zum anderen ist es durchaus gerechtfertigt, dass die Finanzierung der Verbesserung der sexuellen Leistungsfähigkeit nicht Angelegenheit des staatlichen Gesundheitswesens sein kann.

In der Apotheke vollzieht sich parallel hierzu ein Umdenken: Der Apotheker gibt nicht mehr nur Arzneien an Kranke ab, sondern wird in zunehmenden Maße als Berater des Gesunden fungieren, um dessen Bedürfnisse zum „well-being", zur Lebensverlängerung, zum besseren Aussehen und zur verbesserten Lebensqualität zu befriedigen. In der folgenden Tabelle finden Sie eine Reihe typischer Lifestyle-Medikamente.

1.16.2 Neue Lifestyle-Medikamente

Indikation	Wirkstoff	Handelsname	Wirkmechanismus	Nebenwirkungen	Kommentar
Adipositas	Orlistat	Xenical® Rp	Selektiver Inhibitor der pankreatischen Lipasen, d.h. ca. 25–35% der Nahrungsfette werden unverdaut mit dem Stuhl ausgeschieden	Hauptsächlich Durchfälle durch unverdautes Fett; die Resorption der Vitamine A und E kann verringert sein	Zugelassen zur Therapie der Adipositas für Patienten mit einem Body Mass Index > 30 kg/m^2 und bei Risikopatienten ab einem BMI > 28 kg/m^2
	Sibutramin	Reductil® Rp	Selektiver, oral verabreichbarer Serotonin- u. Noradrenalin-Aufnahme-Inhibitor, Induktion eines Sättigungsgefühls und Erhöhung von Thermogenese und damit auch des Grundumsatzes	Kopfschmerzen, Mundtrockenheit, Schlafstörungen, leichte Blutdruckerhöhung, Tachykardie u.a. Kontraindikationen: Einnahme von MAO-Hemmern, Antidepressiva, Neuroleptika, Prostatahyperplasie u.a.	Cave: viele Wechselwirkungen z.B. Erythromycin und Ketoconazol hemmen den Abbau von Sibutramin
Androgene Alopezie	Finasterid	Propecia® Rp	Hemmung der 5α-Reduktase, d.h. die Umwandlung von Testosteron in Dihydrotestosteron wird verhindert	Frauen im gebärfähigen Alter sollten den Wirkstoff, d.h. die zerbrochenen Tabletten, nicht berühren, es besteht Gefahr der Feminisierung männlicher Feten	Die klinische Wirksamkeit tritt erst nach ca. 3 Monaten ein; nur bei Dauergebrauch wird der Haarausfall verhindert

Androgene Alopezie	Minoxidil	Regaine® Rp, zur äußerlichen Anwendung	Vasodilatator, direkter Angriff an vaskulären glatten Muskelzellen, Kaliumkanäle werden geöffnet, dadurch Hyperpolarisation der Zellmembran	Rötung der Kopfhaut, Juckreiz, schuppende Haut	In Europa und den USA verschiedene Handelspräparate, in Deutschland nur als Lonolox® Tabletten gegen Hypertonie
Erektile Dysfunktion *	Sildenafil	Viagra® Rp	Phosphodiesterase-V-Hemmer, der Abbau von cGMP im Schwellkörper wird gehemmt	Flush, GI-Störungen Kontraindikationen: Einnahme von organischen Nitraten, Glyceroltrinitrat oder anderen NO-Donoren, da Gefahr von lebensbedrohlichem Blutdruckabfall	
	Alprostadil (Prostaglandin E$_1$)	Caverject® Rp Viridal® Rp	Erhöht cAMP-Spiegel	Schmerzen an der Einstichstelle	SKAT-Therapie: Schwellkörperautoinjektionstherapie
		MUSE® Rp	Erhöht cAMP-Spiegel		MUSE = Medicated Urethral Systems for Erection, d.h. Wirksubstanz wird als Pellet in die Harnröhre eingebracht

Indikation	Wirkstoff	Handelsname	Wirkmechanismus	Nebenwirkungen	Kommentar
Raucherentwöhnungsmittel	Bupropion	Zyban® Rp	Genauer Wirkmechanismus unbekannt, wahrscheinlich Eingriff in den Dopamin- u. Noradrenalinstoffwechsel im Gehirn	Schlafstörungen, Mundtrockenheit, trockene Haut	
Verlangsamung von Alterungsprozessen	Dehydroepiandrosteron (DHEA)		Körpereignes Steroid aus der Nebenierenrinde, sowohl Wirkung als androgenes NNR-Hormon, als auch Vorstufe der Steroidhormone Estradiol und Testosteron, im ZNS als GABA-Antagonist, Hemmung der Glucose-6-Phospat-Dehydrogenase	Umfassende Studien fehlen, sowohl Estradiol- als auch Testosteronnebenwirkungen sind möglich	In den USA erhältlich
Schlafstörungen, Jet Lag	Melatonin		Epiphysenhormon, Calmodulin-Antagonist im Zytoplasma	Verschlechterung der geistigen Leistungsfähigkeit	In den USA erhältlich

Bei erektiler Dysfunktion immer auch an eine medikamentös bedingte Ursache denken! Typische Auslöser sind Allopurinol, Antiandrogene, Antidepressiva (auch Lithiumsalze), Antihypertonika, Appetitzügler, β-Blocker, Clofibrat, H_2-Antihistaminika, Metoclopramid, Neuroleptika, Östrogene, Thiazid-Diuretika.

2 Wechselwirkungen und Nebenwirkungen von Arzneimitteln

2

2.1   Arzneimittelwechselwirkungen – Übersicht

+ : Vereinzelte Wechselwirkung
1⇓ : Abschwächung der Wirkung von Arzneimittel 1
1⇑ : Verstärkung der Wirkung von Arzneimittel 1
2⇓ : Abschwächung der Wirkung von Arzneimittel 2
2⇑ : Verstärkung der Wirkung von Arzneimittel 2
? : Wechselwirkung fraglich, Vorsicht geboten
T : Toxische Wechselwirkung

Zusatz von ! oder !! oder !!! gibt einen Hinweis auf den Schweregrad einer Wechselwirkung

Arznei-mittel 1	Arzneimittel 2	WW	Arzneimittel 2	WW
ACE-Hemmer	Allopurinol	+!!	Lithiumsalze	+!!
	Antazida	1⇓	Mercaptopurine	+!!
	Blutzucker senkende Mittel	+!!	Methyldopa	1,2⇑!
	Cyclosporin	+	Probenecid	1⇑!
	Digitaloide	2⇑!	Procainamid	?
	Etacrynsäure	+!!	Salicylate	1⇓
	Furosemid	+!!	**Spironolacton**	T
	Indometacin	1⇓	Thiazide	1⇑!
Acetazol-amid	Lithiumsalze	2⇓!		
Alkohol	Anticholinergika	?	Ketoconazol	+!
	Antikoagulantien	?	Lithiumsalze	1⇑
	Barbiturate	1,2⇑!!	MAO-Hemmer	+!!
	Benzodiazepine	1,2⇑	Methotrexat	?
	β-Blocker	?	**Metronidazol**	T!
	Blutzucker senkende Mittel	T	Methyldopa	?
	Cephalosporine	+!	Miconazol	+!
	Chloralhydrat	1,2⇑	Pethidin	1⇑
	Cimetidin	1⇑	Phenothiazine	1,2⇑!!
	Dextropropoxyphen	1⇑	Phenylbutazon	1⇑
	Disulfiram	T!!	Phenytoin	?
	Glutethimid	1,2⇑	Reserpin	?
	Griseofulvin	+!	Salicylate	?
	Guanethidin und Analoga	2⇑	Tetracycline	+!!,
	Haloperidol	?	ZNS dämpfende	1,2⇑,
	Isoniazid	1⇑	Mittel	!!

Arznei-mittel 1	Arzneimittel 2	WW	Arzneimittel 2	WW
Allopuri-nol	ACE-Hemmer	+!!	Penicilline	+!
	Antikoagulantien	+!!	Phenytoin	+!!
	Blutzucker senkende Mittel	?	Probenecid	?
	Cyclophosphamid	T!!	Theophyllin	?
	Mercaptopurine	2⇑!!	Thiazide	+
Aluminium-haltige Mittel	Chenodesoxycholsäure	1⇓	Ofloxacin	2⇓
	Ciprofloxacin	1⇓	Tetracyclin	1,2⇓
	Natriumfluorid	1,2⇓		
Amino-glykoside	Antikoagulantien	2⇑!	Indometacin	?
	Cephalosporine	T!!	Ketoconazol	?
	Cyclosporin	T	Methotrexat	2⇓
	Digitaloide	?	Miconazol	?
	Etacrynsäure	T!!	Penicilline	?!!
	Furosemid	T!!		
Anabole Steroide	Antikoagulantien	2⇑!!	Cyclosporin	2⇑!!
	Blutzucker senkende Mittel	2⇑		
Antazida	ACE-Hemmer	1⇓	Ketoconazol	?
	Antikoagulantien	+	Kontrazeptiva, orale	?
	Benzodiazepine	?	Levodopa	2⇑!
	β-Blocker	?	Lithiumsalze	2⇓
	Chinidin	+!!	Miconazol	?
	Cimetidin	2⇓	Phenothiazine	2⇓
	Corticosteroide	2⇓	Phenytoin	+!!
	Digitaloide	2⇓	Rifampicin	?
	Eisen	2⇓!	Salicylate	+!!
	Isoniazid	2⇓!	Tetracycline	2⇓!!
Anticholi-nergika	Alkohol	?	Levodopa	2⇑!
	Digitaloide	?	Phenothiazine	+!!
	Haloperidol	2⇓!		
Antiko-agulantien	Allopurinol	+!!	Blutzucker senkende Mittel	1, 2⇑
	Alkohol	?		
	Aminoglykoside	1⇑!	Carbamazepin	1⇓
	Anabole Steroide	2⇑!!	Cephalosporin	+!!
	Antazida	+	Chinidin	1⇑!
	Anabole Steroide	2⇑!!	Chloralhydrat	+!!
	Barbiturate	1⇓!!	Chloramphenicol	1⇑
	β-Blocker	?	Cholestyramin	1⇓!!

Arznei- mittel 1	Arzneimittel 2	WW	Arzneimittel 2	WW
Antiko- agulantien	Cimetidin	1⇑!!	Kontrazeptiva, orale	1⇓⇑
	Clofibrat	1⇑!!	Mercaptopurine	+
	Corticosteroide	1⇓⇑	Metronidazol	1⇑!!
	Cotrimoxazol	+!!	Miconazol	1⇑!!
	Cyclophosphamid	+!!	Penicilline	+
	Cyclosporin	+	Phenylbutazon	1⇑!!
	Dextropropoxyphen	+!!	Phenytoin	1⇑!!,
	Disulfiram	1⇑		2⇓!!
	Erythromycin	+!!	Rifampicin	1⇓!!
	Etacrynsäure	+!!	Salicylate	1⇑!!
	Gluthetimid	1⇓!!	Spironolacton	1⇓
	Griseofulvin	1⇓!!	Sulfonamid	+!!
	Haloperidol	+!!	Sulfinpyrazon	1⇑!!
	Indometacin	+!!	Tetracycline	+!!
	Isoniazid	+!!	Thyroxin	1⇑!!
	Ketoconazol	1⇑!!		
Barbitu- rate	Alkohol	1,2⇑!!	Gluthetimid	?
	Antikoagulantien	2⇓!!	Griseofulvin	2⇓!!
	Benzodiazepine	?	Kontrazeptiva, orale	2⇓!!
	β-Blocker	2⇓	MAO-Hemmer	+!!
	Carbamazepin	2⇓	Metronidazol	+!!
	Chinidin	2⇓	Pethidin	+!!
	Chloralhydrat	1,2⇑	Phenothiazine	?
	Chloramphenicol	2⇓!!	Phenylbutazon	2⇓
	Cimetidin	?	Phenytoin	?
	Corticosteroide	2⇓!!	Rifampicin	1⇓
	Cotrimoxazol	?	Sulfonamide	?
	Cyclophosphamid	?	Tetracycline	2⇓
	Cyclosporin	2⇓!!	Theophyllin	2⇓
	Dextropropoxyphen	?	Thyroxin	+!
	Digitaloide	?	ZNS dämpfende	1,2⇑
	Folsäure	?	Mittel	!!
Benserazid	Antihypertonika	+	Sympathomimetika	+!!!
	MAO-Hemmer	T!!		
Benzodi- azepine	Alkohol	2⇑	Chloralhydrat	?!
	Antazida	?	Cimetidin	1⇑
	Barbiturate	?	Dextropropoxyphen	?
	Blutzucker senkende Mittel	+	Digitaloide	+!!
	Carbamazepin	+	Disulfiram	1⇑

Arznei-mittel 1	Arzneimittel 2	WW	Arzneimittel 2	WW
Benzodi-azepine	Isoniazid	1⇑	Phenothiazine	?
	Kontrazeptiva, orale	?	Phenytoin	?
	Levodopa	+!!	Rifampicin	1⇓
	Lithiumsalze	+!!	ZNS dämpfende	
	MAO-Hemmer	?	Mittel	?
β-Blocker	Alkohol	?	Cimetidin	1⇑
	Antazida	?	Clonidin	?!
	Antikoagulantien	?	Digitaloide	?
	Barbiturate	1⇓	Ergotalkaloide	+!!
	Blutzucker senkende Mittel	2⇑!!	Guanethidin und	2⇑!
	Calciumantagonisten	+!!	Analoga	
	Chinidin	1,2⇑!	Indometacin	1⇓
	Cholestyramin	?		
Blut-zucker senkende Mittel	ACE-Hemmer	+!!	Isoniazid	1⇑⇓
	Alkohol	T	Kontrazeptiva, orale	?
	Allopurinol	?	Lithiumsalze	+
	Anabole Steroide	1⇑!	MAO-Hemmer	1⇑
	Antikoagulantien	1,2⇑	Phenothiazine	1⇓!
	Benzodiazepine	+	Phenylbutazon	1⇑!!
	β-Blocker	1⇑!!	Phenytoin	+!!
	Chloramphenicol	1⇑!!	Probenecid	?
	Cimetidin	?	Rifampicin	?!!
	Clofibrat	1⇑	Salicylate	1⇑!
	Corticosteroide	1⇓	Sulphinpyrazon	?
	Cotrimoxazol	1⇑!!	Sulfonamide	1⇑!!
	Cyclophosphamid	+!!	Tetracycline	+!!
	Ethacrynsäure	1⇓!	Thiazide	1⇓!
	Furosemid	+!	Thyroxin	?
	Guanethidin und Analoga	1⇑!		
Calcium-antagoni-sten	β-Blocker	+!!	Digitaloide	2⇑!
	Carbamazepin	2⇑	Lithiumsalze	+!!
	Chinidin	2⇑⇓	Phenytoin	+!!
	Cimetidin	?	Rifampicin	1⇓
	Clonidin	1,2⇑	Theophyllin	+!!
	Cyclosporin	2⇑!!		
Carbama-zepin	Antikoagulantien	2⇓	Calciumantagonisten	1⇑
	Barbiturate	1⇓	Cimetidin	+!!
	Benzodiazepine	+	Corticosteroide	2⇓

Arznei-mittel 1	Arzneimittel 2	WW	Arzneimittel 2	WW
Carbama-zepin	Cyclosporin	2⇓!!	**Lithiumsalze**	T!!
	Dextropropoxyphen	1⇑	MAO-Hemmer	?
	Erythromycin	1⇑!!	Phenytoin	1,2⇑⇓
	Haloperidol	2⇓	Tetracycline	+!!
	Isoniazid	+!!	Theophyllin	2⇓
	Kontrazeptiva, orale	?		
Cephalo-sporine	Alkohol	+!	Cyclosporin	+
	Aminoglykoside	T!!	**Furosemid**	T!!
	Antikoagulantien	+!!	Kontrazeptiva, orale	+!!
	Cholestyramin	?	Probenecid	1⇑
Chenodes-oxychol-säure	Aluminiumhaltige Verbin-dungen	2⇓		
Chinidin	Antazida	+!!	Digitaloide	2⇑!!
	Antikoagulantien	2⇑!!	Metoclopramid	1⇑
	Barbiturate	1⇓	Phenytoin	1⇓
	β-Blocker	1,2⇑!	Rifampicin	1⇓!!
	Calciumantagonisten	1⇑⇓	Salicylate	?
	Cimetidin	1⇑		
Chloram-phenicol	Antikoagulantien	2⇑	Eisen	2⇓!
	Barbiturate	1⇓!!	Kontrazeptiva, orale	+!!
	Blutzucker senkende Mittel	2⇑!!	Penicilline	+
	Cyclophosphamid	?!	Phenytoin	2⇑!!
	Folsäure	2⇓!	Rifampicin	+!!
Cholesty-ramin	Antikoagulantien	2⇓!!	Eisen	+
	β-Blocker	?	Methotrexat	2⇓
	Cephalosporine	?	Thiazide	2⇓
	Digitaloide	2⇓	Thyroxin	2⇓!!
Cimetidin	Alkohol	2⇑	Carbamazepin	+!!
	Antazida	1⇓	Chinidin	2⇑
	Antikoagulantien	2⇑!!	Cyclophosphamid	?
	Barbiturate	?	Cyclosporin	+!!
	Benzodiazepine	2⇑	Ketoconazol	2⇓
	β-Blocker	2⇑	Metoclopramid	?
	Blutzucker senkende Mittel	?	Metronidazol	2⇑
	Calciumantagonisten	?	Miconazol	2⇓

Arzneimittel 1	Arzneimittel 2	WW	Arzneimittel 2	WW
Cimetidin	Phenothiazine Phenytoin Procainamid	2⇓ 2⇑!! 2⇑	Tetracycline Theophyllin	? 2⇑!!
Ciprofloxazin	Aluminiumhaltige Verbindungen	2⇓		
Clofibrat	Antikoagulantien Blutzucker senkende Mittel Furosemid	2⇑!! 2⇑! ?	Kontrazeptiva, orale Probenecid	1⇓ 1⇑
Clonidin	β-Blocker Calciumantagonisten Etacrynsäure Furosemid Guanethidin und Analoga Indometacin Kontrazeptiva, orale	?! 1,2⇑ 1⇑! 1⇑ 1,2⇑! ? ?	Levodopa Methyldopa Phenothiazine Phenylbutazon Procainamid Reserpin Thiazide	+! 1,2⇑! +!! ? ? 1,2⇑! 1⇑!
Corticosteroide	Antazida Antikoagulantien Barbiturate Blutzucker senkende Mittel Carbamazepin Cyclophosphamid Cyclosporin **Etacrynsäure** **Furosemid** Indometacin Ketoconazol	1⇓ 2⇑⇓ 1⇓!! 2⇓ 1⇓ ? 2⇑!! T T ? ?	Kontrazeptiva, orale Methotrexat Miconazol Phenylbutazon Rifampicin Salicylate Sympathomimetika, indirekte Theophyllin **Thiazide**	1⇑ +!! ? ? 1⇓!! ? +!! 2⇑ T
Cotrimoxazol	Antikoagulantien Barbiturate Blutzucker senkende Mittel Cyclophosphamid **Cyclosporin** Folsäure	+!! ? 2⇑!! ? 2⇓!!, T!! 2⇓	Kontrazeptiva, orale Lithiumsalze Mercaptopurine Methotrexat Phenytoin Rifampicin	+!! +!! ? +!! 2⇑ ?
CSE-Hemmer	Antikoagulantien **Erythromycin**	2⇑ T	**Immunsuppressiva**	T

Arznei- mittel 1	Arzneimittel 2	WW	Arzneimittel 2	WW
Cyclo- phospha- mid	**Allopurinol** Antikoagulantien Barbiturate Blutzucker senkende Stoffe Chloramphenicol Cimetidin	T!! +!! ? +!! ?! ?	Corticosteroide Cotrimoxazol Guanethidin und Analoga Metronidazol Pethidin Sulfonamide	? ? ? ? ? ?
Cyclospo- rin	ACE-Hemmer **Aminoglykoside** Anabole Steroide Antikoagulantien Barbiturate Calciumantagonisten Carbamazepin Cephalosporin Cimetidin Corticosteroide Cotrimoxazol Digitaloide Erythromycin	+ T 1⇑!! + 1⇓!! 1⇑!! 1⇓!! 1⇓!! +!! 1⇑!! 1⇓!! 2⇑!! 1⇑!!	Furosemid Impfstoffe Indometacin Ketoconazol Kontrazeptiva, orale Miconazol Penicilline Phenytoin Rifampicin Sulphinpyrazon Sulfonamide Tetracycline Thiazide	+ 2⇓! ? 1⇑!! +!! 1⇑!! +!! 1⇓!! 1⇓!! ? 1⇓!! + +
Dextropro- poxyphen	Alkohol Antikoagulantien Barbiturate Benzodiazepine Carbamazepin Chloralhydrat Glutethimid	2⇑ +!! ? ? 1⇑ ?! ?	MAO-Hemmer Pethidin Phenothiazine Phenytoin ZNS dämpfende Mittel	+ ? ? +!! ?
Digitaloide	ACE-Hemmer Aminoglykoside Antazida Anticholinergika Barbiturate Benzodiazepine β-Blocker Calciumantagonisten Chinidin Cholestyramin Cyclosporin Erythromycin Etacrynsäure	1⇑! ? 1⇓ ? ? +!! ? 1⇑! 1⇑!! 1⇓ 1⇑!! + ?	Furosemid Indometacin Methyldopa Metoclopramid Phenylbutazon Phenytoin Reserpin Rifampicin Spironolacton Sympathomimetika, direkte Tetracycline Thiazide	? +!! +!! 1⇓ 1⇓ 1⇓ ? 1⇓!! ? ? ? ?

Arznei-mittel 1	Arzneimittel 2	WW	Arzneimittel 2	WW
Disulfiram	**Alkohol**	T!!	**Isoniazid**	T!
	Antikoagulantien	2⇑	**Metronidazol**	T
	Barbiturate	1⇓	Phenytoin	2⇑!!
Eisen	Antazida	1⇓!	Cholestyramin	+
	Chloramphenicol	1⇓!	Tetracycline	1,2⇓, !!
Ergotalka-loide	β-Blocker	+!!	Sympathomimetika, direkte	+!!
	Erythromycin	+!!	Tetracycline	+!!
Erythro-mycin	Antikoagulantien	+!!	Digitaloide	+
	Benzodiazepine	2⇑	Ergotalkaloide	+!!
	Carbamazepin	2⇑!!	Kontrazeptiva, orale	+!!
	CSE-Hemmer	T	Penicilline	?
	Cyclosporin	2⇑!!	Theophyllin	1,2⇑,⇓
Etacryn-säure	ACE-Hemmer	+!!	Digitaloide	?
	Aminoglykoside	T!!	Penicilline	?
	Antikoagulantien	+!!	Reserpin	2⇑
	Clonidin	2⇑!	Theopylline	1⇑, 2⇓
	Corticosteroide	T		
Folsäure	Barbiturate	?	Phenytoin	2⇓
	Chloramphenicol	1⇓!	Sulfonamide	1⇓!
	Cotrimoxazol	1⇓!		
Furosemid	ACE-Hemmer	+!!	Guanethidin und Analoga	2⇑!
	Aminoglykoside	T!!	Indometacin	1,2⇓
	Blutzucker senkende Stoffe	+!	Lithiumsalze	+!!
	Cephalosporine	T!!	Methyldopa	2⇑!
	Chloralhydrat	T	Phenytoin	1⇓
	Clofibrat	?	Reserpin	2⇑!
	Clonidin	2⇑	Theophyllin	?
	Corticosteroide	T	Thiazide	1,2⇑!
	Cyclosporin	+		
	Digitaloide	?		
Glutethi-mid	Alkohol	1,2⇑	Dextropropoxyphen	?
	Antikoagulantien	2⇓!!	Pethidin	?!
	Barbiturate	1,2⇑	Phenothiazine	?!
	Chloralhydrat	?!	ZNS dämpfende Mittel	1,2⇑

Arznei-mittel 1	Arzneimittel 2	WW	Arzneimittel 2	WW
Griseoful-vin	Alkohol Antikoagulantien	+! 2⇓!!	Barbiturate Kontrazeptiva, orale	1⇓!! +!!
Guanethi-din und Analoga	Alkohol β-Blocker Blutzucker senkende Stoffe Clonidin Cyclophosphamid Etacrynsäure Furosemid Haloperidol Indometacin Kontrazeptiva, orale	1⇑ 1⇑! 2⇑! 1,2⇑! ? 1⇑! 1⇑! 1⇓!! ? 1⇓!	Levodopa MAO-Hemmer Methyldopa Phenothiazine Phenylbutazon Procainamid Reserpin Sympathomimetika, direkte Sympathomimetika, indirekte Thiazide	+! ? ? 1⇓!! 1⇓!! ? ? 2⇑!! 1⇓!! 1⇑!
Haloperi-dol	Alkohol Anticholinergika Antikoagulantien Carbamazepin Guanethidin und Analoga	? 1⇓! +!! 1⇓ 2⇓!!	Indometacin Levodopa Lithiumsalze Methyldopa Rifampicin	+!! 2⇓!! +!! +!! 1⇓
Ibuprofen	ASS Antihypertonika Antikoagulantien Digoxin Diuretika	2⇓ 2⇓ +!! 2⇑ 2⇓	**Diuretika, kalium-sparende** **Glucocorticoide** Lithium Phenytoin	T T 2⇑ 2⇑
Indometa-cin	ACE-Hemmer Aminoglykoside Antikoagulantien β-Blocker Clonidin Corticosteroide Cyclosporin Digitaloide Furosemid Guanethidin und Analoga	2⇓ ? +!! 2⇓ ? ? ? +!! 1,2⇓ ?	Haloperidol Lithiumsalze Methyldopa Phenylbutazon Probenecid Reserpin Salicylate Sympathomimetika, indirekte Thiazide	+!! 2⇑!! ? + 1⇑ ? ? +!! 2⇓
Isoniazid	Alkohol Antazida Antikoagulantien Benzodiazepine Blutzucker senkende Mittel	2⇑ 1⇓! +!! 2⇑ 2⇑⇓!	Carbamazepin **Disulfiram** Ketoconazol Levodopa Miconazol	+!! T! ? +! ?

Arznei-mittel 1	Arzneimittel 2	WW	Arzneimittel 2	WW
Isoniazid	Pethidin	+!	Rifampicin	?
	Phenytoin	2⇑!!	Theophyllin	?
Ketocona-zol	Alkohol	+!	Cyclosporin	2⇑!!
	Aminoglykoside	?	Isoniazid	?
	Antazida	?	Pecthidin	+
	Antikoagulantien	2⇑!!	Phenytoin	+!!
	Cimetidin	1⇓	Rifampicin	1⇓!!
	Corticosteroide	?		
Kontra-zeptiva, orale	Antazida	?	Erythromycin	+!!
	Antikoagulantien	2⇓!	Griseofulvin	+!!
	Barbiturate	1⇓!!	Guanethidin und	2⇓
	Benzodiazepine	?	Analoga	
	Blutzucker senkende Mittel	?	Lincomycine	1⇓
	Carbamazepin	?	Methyldopa	2⇓
	Cephalosporine	+!!	Penicilline	+!!
	Chloramphenicol	+!!	Phenytoin	1⇓!!
	Clofibrat	2⇓	Rifampicin	1⇓!!
	Clonidin	?	Sulfonamide	+!!
	Corticosteroide	2⇑	Tetracycline	+!!
	Cotrimoxazol	+!!	Theophyllin	2⇑
	Cyclosporin	+!!		
Levodopa	Antazida	1⇑!	MAO-Hemmer	T!!
	Anticholinergika	+!	Methyldopa	?
	Benzodiazepine	+!!	Phenothiazine	1⇓!!
	Clonidin	+!	Phenylbutazon	+
	Guanethidin und Analoga	+!	Phenytoin	1⇓
	Haloperidol	1⇓!!	Reserpin	1⇓!
Lincomy-cine	Kontrazeptiva, orale	2⇓	Neuromuskuläre	2⇑
	Makrolidantibiotika	1,2⇓!	Blocker	
Lithium-salze	ACE-Hemmer	+!!	Indometacin	1⇑!!
	Acetazolamid	1⇓!	Methyldopa	+!!
	Alkohol	2⇑	Phenothiazine	2⇑
	Antazida	1⇓	Phenylbutazon	+!!
	Benzodiazepine	+!!	Phenytoin	+!!
	Blutzucker senkende Mittel	+	Reserpin	?
	Calciumantagonisten	+!!	Spironolacton	?
	Carbamazepin	T!!	Sulfonamide	+!!
	Cotrimoxazol	+!!	Tetracycline	+!!

Arznei-mittel 1	Arzneimittel 2	WW	Arzneimittel 2	WW
Lithium-salze	Etacrynsäure	?	Theophyllin	1⇓
	Furosemid	+!!	Thiazide	1⇑!!
	Haloperidol	+!!		
Makrolid-antibiotika (Azithro-mycin, Clarithro-mycin, Erythro-mycin, Jo-samycin, Roxithro-mycin, Spiramy-cin)	Antikoagulantien	+!!	Ergotalkaloide	+!!
	Benzodiazepine	2⇑	Kontrazeptiva, orale	+!!
	Carbamazepin	2⇑!!	Lincomycine	1,2⇓!
	CSE-Hemmer	T	Penicilline	?
	Cyclosporin	2⇑!!	Theophyllin	1,2⇑, ⇓
	Digitaloide	+		
MAO-Hemmer	Alkohol	+!!	**Pethidin**	T!!
	Barbiturate	+!!	Phenothiazine	+!!
	Benserazid	T!!	Reserpin	?!
	Benzodiazepine	+	Sulfonamide	+
	Blutzucker senkende Mittel	2⇑	Sympathomimetika, direkte	2⇑!
	Carbamazepin	?		
	Chloralhydrat	+!!	**Sympathomimetika, indirekte**	T!!
	Cotrimoxazol	+		
	Dextropropoxyphen	+	**Tyramin in der Nah-rung**	T!!
	Guanethidin und Analoga	?		
	Levodopa	T!!	ZNS-dämpfende Mit-tel	?
	Methyldopa	?		
Mercapto-purine	ACE-Hemmer	+!!	Cotrimoxazol	?
	Allopurinol	1⇑!!	Impfstoffe	?
	Antikoagulantien	+	Sulfonamide	?
Methadon	Alkohol	⇑	Antiphlogistika	⇑
	Amphetamine	⇑	Benzodiazepine	⇑
	Antiarrhythmika	⇑	Cocain	⇑, 2⇑
	Antihypertonika (Clonidin, Prazosin, Reserpin)	⇑	H_1, /H_2-Antihistami-nika	⇑
	Antikoagulantien (Cuma-rine)	⇑	Kontrazeptiva	⇑
	Antimykotika, systemische	⇑	Phenothiazine	⇑

Arznei-mittel 1	Arzneimittel 2	WW	Arzneimittel 2	WW
Methadon	Serotonin-Reuptakehemmer	⇑	Zytostatika	⇑
Metho-trexat	Alkohol Aminoglykoside Cholestyramin Corticosteroide Cotrimoxazol	? 1⇓ 1⇓ +!! +!!	Impfstoffe Phenylbutazon Probenecid Salicylate Sulfonamide	? +11 +!! 1⇑!! +!!
Methyl-dopa	ACE-Hemmer Alkohol β-Blocker Blutzucker senkende Mittel Clonidin Digitaloide Etacrynsäure Furosemid Guanethidin und Analoga Indometacin Kontrazeptiva, orale	1,2⇑! ? 1⇑! +!! 1,2⇑! +!! 1⇑! 1⇑! ? ? 2⇓	Levodopa Lithiumsalze MAO-Hemmer Phenothiazine Phenylbutazon Procainamid Sympathomimetika, direkte Sympathomimetika, indirekte Thiazide	? +!! ? ? ? ? 2⇑! ? 1⇑!
Metoclo-pramid	Chinidin Cimetidin	2⇑ ?	Digitaloide	2⇓
Metroni-dazol	**Alkohol** Antikoagulantien Barbiturate Cimetidin	T! 2⇑!! +!! 1⇑	Cyclophosphamid **Disulfiram** Phenytoin	? T 2⇑!
Miconazol	Alkohol Aminoglykoside Antazida Antikoagulantien Cimetidin Corticosteroide	+! ? ? 2⇑!! 1⇓ ?	Cyclosporin Isoniazid Pethidin Phenytoin Rifampicin	2⇑!! ? + +!! 1⇓!!
Naratrip-tan	Ergotalkaloide MAO-Hemmer	? ?	Serotonin-Reuptake-Hemmer	?
Natrium-fluorid	Aluminiumhaltige Verbin-dungen	1,2⇓		
Ofloxazin	Aluminiumhaltige Verbin-dungen	1⇓		

Arznei-mittel 1	Arzneimittel 2	WW	Arzneimittel 2	WW
Penicilline	Allopurinol	+!	Erythromycin	?
	Aminoglykoside	?!!	Kontrazeptiva, orale	+
	Antikoagulantien	+	Probenecid	1⇑!
	β-Blocker	?	Sulphinpyrazon	1⇑
	Chloramphenicol	+	Tetracycline	?!!
	Cyclosporin	+!!		
Pethidin	Alkohol	2⇑	Ketoconazol	+
	Barbiturate	+!	MAO-Hemmer	T!!
	Chloralhydrat	?!	Miconazol	+
	Cyclophosphamid	?	Phenothiazine	?
	Dextropropoxyphen	?	Phenytoin	1⇓
	Glutethimid	?!	ZNS dämpfende Mit-tel	1,2⇑
	Isoniazid	+!		
Pheno-thiazine	Alkohol	1,2⇑!!	Guanethidin und Analoga	2⇓!!
	Antazida	2⇓	Levodopa	2⇓!!
	Anticholinergika	+!!	Lithiumsalze	1⇓
	Barbiturate	?	MAO-Hemmer	+!!
	Benzodiazepine	?	Methyldopa	?
	β-Blocker	?	Pethidin	?
	Blutzucker senkende Mittel	2⇓!!	Phenytoin	+!!
	Chloralhydrat	?	Reserpin	?
	Cimetidin	1⇓	Sympathomimetika, direkte	+!!
	Clonidin	+!!	Thiazide	?
	Dextropropoxyphen	?	ZNS dämpfende Mittel	2
	Glutethimid	?!		
Phenyl-butazon	Alkohol	2⇑	Levodopa	+
	Antikoagulantien	2⇑!!	Lithiumsalze	+!!
	Barbiturate	1⇓	Methotrexat	+!!
	Blutzucker senkende Mittel	2⇑!!	Methyldopa	?
	Clonidin	?	Phenytoin	2⇑!!
	Corticosteroide	?	Reserpin	?
	Digitaloide	2⇓	Salicylate	?
	Guanethidin und Analoga	2⇓	Sulphinpyrazon	1⇑!!
	Indometacin	+	Thiazide	2⇓
Phenytoin	Alkohol	?	Antikoagulantien	1,2⇓ ⇑!!
	Allopurinol	+!!		
	Antazida	+!!	Barbiturate	?
			Benzodiazepine	?

Arznei-mittel 1	Arzneimittel 2	WW	Arzneimittel 2	WW
Phenytoin	Blutzucker senkende Mittel	+!!	Isoniazid	1⇑!!
	Calciumantagonisten	+!!	Ketoconazol	+!!
	Carbamazepin	1,2⇑⇓	Kontrazeptiva, orale	2⇓!!
	Chinidin	2⇓	Levodopa	2⇓
	Chloramphenicol	1⇑!!	Lithiumsalze	+!!
	Cimetidin	1⇑!!	Metronidazol	1⇑!
	Corticosteroide	2⇓!!, 1⇑	Miconazol	+!!
			Pethidin	2⇓
	Cotrimoxazol	2⇑!!	Phenothiazine	+!!
	Cyclosporin	2⇓!!	Phenylbutazon	1⇑!!
	Dextropropoxyphen	+!!	Rifampicin	1⇓
	Digitaloide	2⇓	Sulfonamide	1⇑!!
	Disulfiram	1⇑!!	Tetracycline	+!!
	Folsäure	1⇓	Theophyllin	1,2⇓
	Furosemid	2⇓	Thyroxin	+
Probene-cid	ACE-Hemmer	2⇑!	Indometacin	2⇑
	Allopurinol	?	Methotrexat	2⇑
	Blutzucker senkende Mittel	?	Penicilline	2⇑!
	Cephalosporine	2⇑	Rifampicin	?
	Clofibrat	2⇑	Salicylate	1,2⇓!!
Procain-amid	ACE-Hemmer	?	Guanethidin und Analoga	?
	β-Blocker	?		
	Cimetidin	1⇑	Methyldopa	?
	Clonidin	?	Reserpin	?
Reserpin	Alkohol	?	MAO-Hemmer	?
	Betablocker	?	Phenothiazine	?
	Clonidin	1,2⇑!	Phenylbutazon	?
	Digitaloide	?	Procainamid	?
	Etacrynsäure	1⇑!	Sympathomimetika, direkte und indirekte	?
	Furosemid	1⇑!		
	Guanethidin und Analoga	?	Thiazide	1⇑!
	Indomethacin	?	ZNS dämpfende Mittel	?
	Levodopa	2⇓		
	Lithiumsalze	?		
Rizatrip-tan	Ergotalkaloide	?	Serotonin-Reuptake-Hemmer	?
	MAO-Hemmer	?		
Rifampicin	Antazida	?	Barbiturate	2⇓
	Antikoagulantien	2⇓!!	Benzodiazepine	2⇓

Arznei-mittel 1	Arzneimittel 2	WW	Arzneimittel 2	WW
Rifampicin	β-Blocker	?	Haloperidol	2⇓
	Blutzucker senkende Mittel	?!!	Isoniazid	?
	Calciumantagonisten	2⇓	Ketoconazol	2⇓!!
	Chloramphenicol	+!!	Kontrazeptiva, orale	2⇓!!
	Chinidin	2⇓!!	Miconazol	2⇓!!
	Corticosteroide	2⇓!!	Phenytoin	1⇓
	Cotrimoxazol	?	Probenecid	?
	Cyclosporin	2⇓!!	Sulfonamide	?
	Digitaloide	2⇓!!	Theophyllin	2⇓!!
Salicylate	ACE-Hemmer	2⇓	Corticosteroide	?
	Alkohol	?	Indometacin	?
	Anatazida	+!!	Methotrexat	2⇑!!
	Antikoagulantien	2⇑!!	Phenylbutazon	?
	Blutzucker senkende Mittel	2⇑!	Probenecid	1,2⇓!!
	Chinidin	?	Sulphinpyrazon	1,2⇓!!
Spirono-lacton	ACE-Hemmer	T	Digitaloide	?
	Antikoagulantien	2⇓	Lithiumsalze	?
Sulfon-amide	Antikoagulantien	+!!	Kontrazeptiva, orale	+!!
	Barbiturate	?	Lithiumsalze	+!!
	Blutzucker senkende Mittel	2⇑!!	MAO-Hemmer	*
	Cyclophosphamid	?	Mercaptopurine	?
	Cyclosporin	2⇓!!, T	Phenytoin	2⇑!!
	Folsäure	2⇓	Rifampicin	?
Sulfin-pyrazon	Antikoagulantien	2⇑!!	Penicilline	2⇑
	β-Blocker	2⇓	Phenylbutazon	2⇑!!
	Blutzucker senkende Mittel	?	Salicylate	1,2⇓!!
	Cyclosporin	?	Theophyllin	?
Suma-triptan	Ergotalkaloide	?	Serotonin-Reuptake-Hemmer	?
	MAO-Hemmer	?		
Sympa-thomime-tika, di-rekte	β-Blocker	1⇑!!	MAO-Hemmer	1⇑!
	Digitaloide	?	Methyldopa	1⇑!
	Ergotalkaloide	+!!	Reserpin	?
	Guanethidin und Analoga	1⇑!!		

Arznei-mittel 1	Arzneimittel 2	WW	Arzneimittel 2	WW
Sympa-thomime-tika, indi-rekte	β-Blocker	?	Methyldopa	?
	Guanethidin und Analoga	2⇓!!	Phenothiazine	+!!
	Indometacin	+!!	Reserpin	?
	MAO-Hemmer	T!!		
Tetracy-cline	Alkohol	+!!	Cyclosporin	+
	Aluminiumhaltige Mittel	1,2⇓	Digitaloide	?
	Antazida	1,2⇓!!	Eisen	1,2⇓!!
	Antikoagulantien	+!!	Ergotalkaloide	+!!
	Barbiturate	1⇓	Kontrazeptiva, orale	+!!
	Blutzucker senkende Mittel	+!!	Lithiumsalze	+!!
	Carbamazepin	+!!	Penicilline	?!!
	Cimetidin	?	Phenytoin	+!!
	Corticosteroide	+!!		
Theophyl-lin	Allopurinol	?	Furosemid	?
	Barbiturate	1⇓	Isoniazid	?
	β-Blocker	?	Kontrazeptiva, orale	1⇑
	Calciumantagonisten	+!!	Lithiumsalze	2⇓
	Carbamazepin	1⇓	Phenytoin	1,2⇓
	Cimetidin	1⇑!!	Rifampicin	1⇓!!
	Corticosteroide	1⇑	Sulphinpyrazon	?
	Erythromycin	1,2⇓⇑		
Thiazide	ACE-Hemmer	2⇑!	Furosemid	1,2⇑!
	Allopurinol	+	Guanethidin und	
	β-Blocker	2⇑!	Analoga	2⇑!
	Blutzucker senkende Mittel	2⇓!	Indometacin	1⇓
	Cholestyramin	1⇓	Lithiumsalze	2⇑!!
	Clonidin	2⇑!	Methyldopa	2⇑!
	Chinidin	2⇑!	Phenothiazine	?
	Corticosteroide	T	Phenylbutazon	1⇓
	Cyclosporin	+	Reserpin	2⇑!
	Digitaloide	?!!		
Thyroxin	Antikoagulantien	2⇑!!	Dicumarol	1⇑
	Barbiturate	+!	Furosemid	1⇑
	Clofibrat	1⇑	Phenytoin	+
	Cholestyramin	1⇓!!	Salicylate	1⇑

Arznei- mittel 1	Arzneimittel 2	WW	Arzneimittel 2	WW
ZNS dämp- fende Mit- tel	Alkohol Antikoagulantien Barbiturate Benzodiazepine Chloralhydrat Dextropropoxyphen	1,2⇑!! ? 1,2⇑!! 1,2⇑! 1,2⇑ ?	Glutethimid MAO-Hemmer Pethidin Phenothiazine Reserpin	1,2⇑ ? 1,2⇑ 1⇑ ?
Zolmitrip- tan	Ergotalkaloide MAO-Hemmer	? ?	Serotonin-Reuptake- Hemmer	?

2.2 Spezielle Wechselwirkungen

2.2.1 Orale Antikoagulantien

Wechselwirkungen, die zur Wirkungsverstärkung (Blutungsgefahr,
Absenkung des Quick-Wertes) des Antikoagulans führen

Allopurinol	Erythromycin	Nalidixinsäure
Anabole Steroide	Fenyramidol	Phenothiazine
Antiarrhythmika (Amiodaron, Chinidin)	Fibrate	Plasminogen-Aktivatoren
Antidepressiva, tri- cyclische	Glucagon	Propafenon
Antiphlogistika, nicht- steroidale	H_2-Blocker	Sulfinpyrazon
Chinaalkaloide (Chinin, Chinidin)	Hypnotika (Chloralhydrat)	Sulfonamide
Chloramphenicol	Imidazolderivate	Sulfonylharnstoffe
Dextrothyroxin	Laxantien	Tetracycline
Disulfiram	MAO-Hemmer	Trimethoprim-Sulf- methoxazol
Diuretika (Etacrynsäure)	Mutterkornalkaloide	Valproinsäure

Zusätzliche verstärkende Faktoren: Alkoholabusus, Fieber, Herzinsuffizienz
mit Leberstauung, Hyperthyreose, hohes Alter, Malabsorption, Radiotherapie

Wechselwirkungen, die zur Wirkungsabschwächung (verminderter Thromboseschutz, Erhöhung des Quick-Wertes) des Antikoagulans führen

Adsorbentien	Glutethimid	Neuroleptika
Barbiturate	Griseofulvin	Phenytoin
Carbamazepin	Haloperidol	Rifampicin
Colestyramin	Laxantien	Thiouracil
Diuretika	Mercaptopurin	Thyreostatika
Glucocorticoide	Multivitaminkombinationen	Vitamin K

Zusätzliche abschwächende Faktoren: Übergewicht, Hypothyreose, Myxödem, Vitamin-K-haltige Nahrungsmittel (> 100 µg Vitamin K/100 g)

(Modifiziert nach: Droste C, von Planta M Memorix, Verlag Chemie Weinheim, 3. Auflage, 1993)

2.2.2 Methadon

Vorsicht bei der gleichzeitigen Verordnung folgender Substanzen zusammen mit Methadon. Bei Personen, die bekanntermaßen in einem Methadonsubstitutionsprogramm aufgenommen sind, können diese Substanzgruppen auch missbräuchlich zur Wirkungsverstärkung benutzt werden.

Interaktionen, die zur Wirkungsverstärkung von Methadon führen

Substanz(gruppe)	Bemerkungen, Beispiele, Handelspräparate
Alkohol	
Amphetamine, Appetitzügler	
Antiarrhythmika	Hemmung der metabolischen Methadonausscheidung → Wirkungsverstärkung
Antihistaminika	Promethazin (Atosil®, Eusedon®) u.a.
Antihypertonika	Prazosin (duraminipress®, Eurex®, Minipress®), Urapidil (Ebrantil®), Reserpin (Briserin®, Modenol®), Clonidin (Catapresan®, Mirfat®)
Antimykotika, systemische	Hemmung der metabolischen Methadonausscheidung → Wirkungsverstärkung
Antiphlogistika	Verdrängung von Methadon aus der Proteinbindung → erhöhte Plasmaspiegel; Phenylbutazon (Ambene®, Butazolidin®)
Benzodiazepine	Adumbran®, Librium®, Tavor®, Tranxilium® (s. auch 1.2.4)
Cocain	
Antikoagulantien vom 4-Hydroxycumarintyp	Verdrängung von Methadon aus der Proteinbindung → erhöhte Plasmaspiegel; Phenprocoumon (Marcumar®), Warfarin (Coumadin®)
H_1/H_2-Blocker	Hemmung der metabolischen Methadonausscheidung → Wirkungsverstärkung (Altramed®, Tagamet®, Sostril®, Zantic® u.a. (s. auch 1.11.1))
Kontrazeptiva	Hemmung der metabolischen Methadonausscheidung → Wirkungsverstärkung
Phenothiazine	Chlorpromazin (Propaphenin®), Chlorprotixen (Truxal®), Protipendyl (Dominal® forte) u.a. (s. auch 1.4.2 und 1.4.3)
Serotonin-Wiederaufnahmehemmer	Fluvoxamin (Fevarin®)
Zytostatika	Hemmung der metabolischen Methadonausscheidung → Wirkungsverstärkung

2.3 Allgemeine Nebenwirkungen

2.3.1 Systemische Nebenwirkungen topischer Arzneistoffe

Arzneistoffe mit therapeutisch relevanten systemischen
Nebenwirkungen nach topischer Applikation

Substanz	Bevorzugte Resorption durch	Bemerkungen
Antihistaminika	Haut	Resorption nach großflächiger Anwendung ⇒ Magen-, Darm- und Miktionsstörungen
Campher	Schleimhäute, weniger Haut	Bei Säuglingen und Kleinkindern nicht im Nasenbereich anwenden ⇒ Gefahr des Glottisödems
Chloramphenicol	Schleimhaut	Gefahr der Hörschäden nach Resorption aus Ohrentropfen
Corticosteroide	Haut	Resorption besonders unter Okklusivbedingungen; Gefahr von Ödembildung (Cushing-Syndrom) und Hemmung der Nebennierenrindenfunktion bei großflächiger, lang dauernder Anwendung (Richtlinie: nicht mehr als 50 g einer 0,05 % Zubereitung pro Woche)
Dimethylsulfoxid (DMSO)	Haut	Verwendung oft als Penetrationsenhancer; erstes Zeichen von systemischer Verfügbarkeit ist eine typische Geschmacksempfindung
Fluoruracil	Schleimhäute, geschädigte Haut	
γ-Hexachlorcyclohexan	Haut	Resorption gering; unproblematisch bei Einhaltung der Gebrauchsanleitung
Gentamycin	Schleimhaut, geschädigte Haut	Gefahr der Ototoxizität nach kutaner Applikation
Idoxuridin	Haut	Systemische Nebenwirkungen nach großflächiger Anwendung möglich

Substanz	Bevorzugte Resorption durch	Bemerkungen
Iod	Haut	Störung der Schilddrüsendiagnostik möglich
Mafenid	Haut	Gefahr der metabolischen Azidose
Menthol	Schleimhaut, weniger Haut	Bei Säuglingen und Kleinkindern nicht im Nasenbereich anwenden ⇒ Gefahr des Glottisödems
8-Methoxypsoralen	Haut	
Neomycin	Schleimhaut, Wunden	Gefahr der Ototoxizität nach kutaner Applikation oder bei Verwendung in Ohrentropfen
Nicotinsäureester	Haut	Ester sind systemisch toxischer als die freie Säure
Resorcin	Haut	Hohe Resorptionsraten möglich, Gefahr der resorptiven Vergiftung (s. auch 7.7.2)
Salicylsäure	Haut	Schwere Intoxikationen, besonders bei Kindern sind nach großflächiger Anwendung bekannt; nur Zubereitungen mit nicht mehr als 5% Gehalt großflächig applizieren
Schwefel	Haut	Bei großflächiger Anwendung, speziell bei Kindern Gefahr von Kopfschmerz, Reizung der Atemwege etc. (s. auch 7.7.2)
Selendisulfid	Geschädigte Haut	Schwere Intoxikationen möglich; nicht auf entzündeten, nässenden Wunden anwenden
Sulfonamide	Wunden	Gefahr systemischer Nebenwirkungen wie auch nach systemischer Sulfonamidgabe beschrieben
Teer	Haut	Symptome einer Phenolvergiftung möglich
Terpentinöl	Haut	Gefahr von ZNS-Störungen und Erbrechen

2.3.2 Topische Nebenwirkungen oral applizierter Arzneimittel

Nichtallergische Nebenwirkungen von systemisch applizierten Arzneimitteln auf die Haut

Ablagerungen in der Haut	
Irreversible Ablagerung in der Haut (Chrysiasis), auch Pruritus, Dermatitiden, Photosensibilisierung	Goldverbindungen
Reversible Hautverfärbungen (Pseudoikterus)	Carotinoide, Mepacrin
Reversible Hautverfärbungen, besonders am Zahnfleisch	Bismutverbindungen
Toxische Hautreaktionen, Melanosen, auch Photosensibilisierung	Phenothiazine, besonders Chlorpromazin
Ausscheidung des Wirkstoffes durch die Haut	
Acne toxica	Halogene, Cyanocobalamin (Vitamin B_{12}), Isoniazid
Bromo- bzw. Iododerma tuberosum (toxisch bedingte Dermatose); cave: wird leicht mit Furunkeln oder Karbunkeln verwechselt	Brom- und Jodsalze in höheren Dosen
Direkte Wirkungen auf die Haut	
Corticoidschäden (Atrophie, Teleangiektasie, Striae, Follikulitis, Dermatitis)	Glucocorticoide
Gynäkomastie	Östrogene, Digitaloide, Spironolacton
Übermäßige Behaarung (Hypertrichosis)	Androgene, Corticoide, Corticotropin, Minoxidil
Hyperpigmentierung, besonders Chloasma (scharf begrenzte gelbbraune Flecken im Gesicht)	Östrogene (auch in kontrazeptiven Präparaten), Corticoide, Corticotropin
Lipodystrophie	Corticoide, Insuline
Alopezie	Antikoagulantien, Chloroquin, Zytostatika, Kontrazeptiva

Maligne Veränderungen (Basaliome, Carcinome)	Zytostatika, Immunsuppressiva
Phototoxische Reaktionen	Tetracycline, Antirheumatika, Johanniskrauthaltige Zubereitungen in Überdosen

Dermale Reaktionen bedingt durch Schädigung anderer Organe	
Pellagra durch Vitamin B-Antagonismus	Isoniazid
Blutungen, Nekrosen	Antikoagulantien
Acne medicamentosa	Androgene, Corticoide
Ikterus	Phenothiazine, Steroidhormone
Dekubitalulcera durch Lagerungsfehler bei Bewusstlosen oder nach Narkose	Indirekt durch Hypnotika
Sonstige nichtallergische Reaktionen durch Therapie	
Gingivitis hyperplastica	Antiepileptika, besonders Phenytoin
Infektionen	Corticoide, Zytostatika, Immunsuppressiva
Verbrennungen	Wärmflaschen, Strahlenbehandlung

(Nach: Fülgraf, G., Palm, D., Pharmakotherapie – Klinische Pharmakologie, Urban & Fischer, München, 1997)

2.3.3 Psychische Nebenwirkungen von Arzneimitteln

Arzneistoff	Nebenwirkungen
Aciclovir (hochdosiert)	Halluzinationen, Verwirrtheit, Depression, Angst, Schlaflosigkeit
Amphetamine	Erregbarkeit, Halluzinationen, Schlaflosigkeit
Antihistaminika (überdosiert)	Halluzinationen
Atropin, Anticholinergika	Verwirrtheit, Delir, Halluzinationen
Bromocriptin	Manie, Wahnvorstellungen, Halluzinationen, Angst, Depressionen (teilweise auch längere Zeit nach Absetzen des Präparates)
Captopril	Angst, Halluzinationen, Schlaflosigkeit (v.a. bei Depressiven)
Flunarizin	Depressionen
Glucocorticoide (hochdosiert)	Depressionen, Halluzinationen, Manie, Verwirrtheit (auch bei inhalativer Gabe)
Herzglykoside	Optische Halluzinationen (Gelbsehen), Depressionen, Alpträume
H_2-Antagonisten (Ranitidin, Cimetidin, Famotidin u.a.) bei hoher Dosierung, renaler Dysfunktion	Depressionen, Halluzinationen, bizarres Verhalten, Desorientiertheit
Kontrazeptiva, orale	Depressionen (häufig!)
Lidocain und andere **Lokalanästhetika**	Psychosen, Agitiertheit, Verwirrtheit, Panik, Depressionen
Penicillin–G–Procain	siehe Lidocain, Lokalanästhetika
Propranolol (oral, ophtalmologisch)	Depressionen, Verwirrtheit, Alpträume, paranoide Syndrome etc.
Schilddrüsenhormone	Manie, Depressionen, Halluzinationen
Theophyllin	Hyperaktivität, Manie, Entzugssyndrome

(Modifiziert nach: Hollweg, M., Krupinski M, Steinwachs A, Medizinische Monatszeitschrift für Pharmazeuten 2 (1997), 36–42)

2.4 Spezielle Nebenwirkungen

2.4.1 Arzneimittel und Photosensibilisierung

Lichtabsorption	
Hauttemperatur↑, Radikal- und Peroxidbildung	Radikal- und/oder Haptenbildung
⇓	⇓
Direkte Schädigung von zellulären Strukturen	Hapten bindet an Trägerproteine und bildet Photoallergene
	⇓
	Sensibilisierung von T-Lymphozyten
⇓	⇓

	Phototoxische Reaktion	Photoallergie
Lokalisation	Scharf begrenzt auf belichtete Zonen (z. B. Sonnenbrand)	Unscharfe Begrenzung
Eintritt	Schnell: 5 bis 18 Stunden nach Erstexposition	5 bis 10 Tage nach Erstexposition, 1 Tag nach Reexposition
Häufigkeit	Häufig, fast obligat auftretend	Selten
Dosisabhängigkeit	Ja	Nein
Chronische Lichtüberempfindlichkeit	Nein	Ja
Vorbeugung durch Sonnenschutz	Sinnvoll	Wirkungslos
Phototoxische Arzneimittel	Amiodaron, Tetracycline, Chinolone, Dacarbazin, trizyklische Antidepressiva, Thiazide, Phenothiazin, Sulfonamide, Griseofulvin, Captopril, Ethinylestradiol, Johanniskraut	

(Nach Münch. Med. Wschr. 1992, 134 und ABDA Fachbroschüre Reisefibel, 1997)

2.4.2 Arzneimittel und Verkehrstüchtigkeit

Bei der Abgabe von Arzneimitteln aus folgenden Wirkstoffgruppen sollte auf eine erhöhte Verminderung der Verkehrstüchtigkeit geachtet werden:

- Alkoholhaltige Arzneimittel bei Alkoholmengen > 3 g pro oraler Einzeldosis (Sedation)
- Analgetika, stark wirksame (Sedation)
- Antidepressiva, trizyklische (Beeinflussung des Sehvermögens)
- Antitussiva, stark wirksame (Sedation)
- Antidepressiva (Sedation, psychomotorisches Fehlverhalten)
- Antidiabetika (Hyper-/Hypoglykämie bei falscher Dosierung)
- Antiemetika in Form von H_1-Antihistaminika (Sedation)
- Antiepileptika (Sedation)
- Antihypertensiva (Sedation, orthostatische Hypotension)
- Appetitzügler (Enthemmung, Aggressivität)
- H_1-Antihistaminika (Sedation)
- Hypnotika (Sedation)
- Lokalanästhetika nach operativer, zahnärztlicher oder großflächiger Anwendung
- Narkotika (Sedation)
- Neuroleptika (Sedation, psychische Störungen)
- Ophtalmika (Beeinflussung des Sehvermögens)
- Parasympathomimetika (Beeinflussung des Sehvermögens)
- Parasympatholytika (Beeinflussung des Sehvermögens)
- Sedativa
- Spasmolytika, insbesondere periphere Parasympatholytika (Motorikstörungen)
- Stimulantien (Enthemmung, Aggressivität)
- Tranquillantien (Sedation)
- Zentral erregende Wirkstoffe (Enthemmung, Aggressivität)

2.4.3 Arzneimittel während der Schwangerschaft

Wirkstoffe und Wirkstoffgruppen, bei deren Gabe während der
Schwangerschaft keine negativen Einflüsse auf die fetale
Entwicklung beschrieben sind

Wirkstoffe	Bemerkungen, Beispiele	Eigene Präparate (eintragen)
Antazida (ausgenommen natriumhaltige)	Pufferwirkung von Milch ausnutzen	
Calciumpräparate		
Cephalosporine		
Eisenpräparate	Nur bei nachgewiesenem Eisenmangel; nicht prophylaktisch	
Enzympräparate		
Erythromycin		
Folsäure	Häufig in Kombination mit Vitamin B_{12}	
Insulin		
Lactulose	Bifiteral®, Lactulose Neda®	
Laxativ wirkende Quellstoffe	Auf ausreichende Flüssigkeitszufuhr achten	
Lincosamide		
Magnesiumpräparate		
Metoprolol	Beloc®, Lopresor®	
Metyldopa		
Paracetamol	ben-u-ron®	
Penicilline		
Propranolol	Dociton®, Indobloc®	
Röntgenkontrastmittel, bariumhaltige		
Schilddrüsenhormone		

Wirkstoffe	Bemerkungen, Beispiele	Eigene Präparate (eintragen)
Sucralfat	Ulcogant®, duracralfat®, Sucrabest®	
β_1-Antagonisten (selektive β-Blocker)		
β_2-Sympathomimetika		
Venenmittel mit Aescin oder Flavonoiden	Auf eventuelle zusätzliche Kombinationspartner achten	
Vitamin-B-Komplex	Vitamin B_6 als Antiemetikum	

(Modifiziert nach Mutschler E., Arzneimittelwirkungen, Wissenschaftliche Verlagsgesellschaft mbH, Stuttgart, 1997)

2.4.4 Arzneimittel während der Stillzeit

Wirkstoffe und Wirkstoffgruppen, bei deren Gabe während der Stillzeit keine negativen Einflüsse auf die Säuglingsentwicklung beschrieben sind

Acetylsalicylsäure (gelegentliche Anwendung, im therapeutischen Bereich)

Antazida

Antihistaminika

Benzodiazepine (niedrige Dosierung)

Bisacodyl

Calciumpräparate

Chephalosporine (außer Latamoxef, Ceftazidim)

Cimetidin (bei klinischer Überwachung)

Clonidin

Codein

Corticosteroide (niedrige Dosierung)

Dextropropoxyphen

Eisen

Flufenaminsäure

Folsäure

Heparin

Ibuprofen

Ketoprofen

Magnesiumpräparate

MAO-Hemmer

Metoprolol

Methyldopa

Nitrofurantoin

Paracetamol (niedrige Dosierung)

Penicilline

Pentazocin

Pethidin

Phenothiazine (niedrige Dosierung)

Propranolol

Ranitidin (bei klinischer Überwachung)

Salicylate (niedrige Dosierung)

Vitamin-B-Komplex

Vitamin C

Streng kontraindizierte Arzneistoffe in der Stillzeit

Anthrachinone

Bromocriptin

Chloramphenicol

Cumarine

Ergotalkaloide

Gold

Gyrasehemmer

Iod

Metronidazol

Radionuklide

Streptomycin

Sulfonamide

Tetracyclin

Thiouracil

Zytostatika

3 Infektionskrankheiten und Impfungen

3

3.1 Infektionskrankheiten und ihre Therapie

3.1.1 A I D S (acquired immunodeficiency syndrome, erworbenes Immunmangelsyndrom)

Erreger

Human immunodeficieny virus (HIV) mit serologischen Typen HIV 1 (überwiegend in unseren Breiten), HIV 2 (überwiegend Afrika, dort auch HIV 0), jeweils mit verschiedenen Subtypen. Doppelinfektionen möglich. Starke Mutationstendenz innerhalb des Körpers.

Übertragung

Direkte parenterale Übertragung infizierter Körperflüssigkeiten.

Die Zeit bis zur **Serokonversion** wird mit 2–12 Wochen angegeben. Der Manifestationsgrad für das Vollbild AIDS liegt bei 35–50%, der für ARC (AIDS-related-complex) bei ca. 25%. Etwa 50–60% der Infizierten sind (noch) asymptomatische Carrier.

Krankheitsbild

Etwa 3–12 Wochen nach erfolgter Infektion Fieber, Gelenk- und Kopfschmerzen, Exantheme, Tonsillitis, Polylymphadenopathie. Es schließt sich eine lange Latenzzeit (Monate bis Jahre) an, die beschwerdefrei bleibt. Nachfolgend kommt es zum Lymphadenopathiesyndrom, das begleitet ist von Durchfällen, Haut- und Schleimhauterkrankungen, Fieber, Appetitlosigkeit und starkem Gewichtsverlust.

Die nachfolgende Phase des manifesten Krankheitsbildes AIDS ist gekennzeichnet durch opportunistische Infektionen der Haut, Schleimhaut und inneren Organe durch Pilze, Bakterien, Viren und Protozoen, die im ungeschwächten Organismus keine Infekte hervorrufen würden. Hierzu zählen Candida-Ösophagitis, Kryptokokkose mit ZNS- oder Lungenbefall, Kokzidioidomykose der Lungen, Aspergillose mit ZNS-Befall, Mykobakteriose und Virusinfekte durch Zytomegalie-, Herpes-, Papovaviren sowie diverse Protozoen- und Helmintheninfektionen. Gewichtsverlust, Fieber, Diarrhoe,

Nachtschweiß, Schwäche, Müdigkeit, Kaposi-Sarkome und/oder ZNS-Lymphome beschleunigen den körperlichen Verfall.

Schutzmaßnahmen

Minimierung eines Infektionsrisikos im medizinischen Bereich durch Schutz vor direktem Kontakt mit Körpersekreten und Blut (Handschuhe, Kittel, Brille, Mundschutz), durch Schutz vor Verletzungen und Nadelstichen, durch Desinfektion von Instrumenten (95–100 °C für 10 min, chemische Desinfektion), Haut und Händen. Das Virus ist außerhalb von Organismen relativ instabil.

Nach **erfolgter Infektion** Verletzungen ausbluten lassen, waschen, desinfizieren, Testung auf HIV-Antikörper mit Kontrollen nach 3, 6 und 12 Monaten, Asservierung des Donorserums, Meldung an Gesundheitsamt und Versicherung.

HIV-Antikörper-Tests

Kostenlose Untersuchung über die Gesundheitsämter. Abrechnung auf Krankenscheinüberweisung, wenn ein begründeter Verdacht auf erfolgte Infektion vorliegt. Bei Schwangeren erfolgen Routineuntersuchungen und Kassenabrechnung im Rahmen der Mutterschaftsvorsorge.

Bei positivem Testergebnis besteht keine namentliche Meldepflicht, die entsprechenden Laborberichte sind allerdings anonymisiert an das Robert-Koch-Institut weiterzuleiten.

Bescheinigungen zur Vorlage bei Behörden, Arbeitgeber, etc. sind für den Antragsteller kostenpflichtig.

Risikogruppen

Personen mit häufig wechselnden sexuellen Beziehungen, Drogenabhängige, Hämophile, Empfänger von Bluttransfusionen, Partner von AIDS-Patienten.

Therapie

Virustatikakombinationen: Hemmstoffe der reversen Transkriptase + Proteaseinhibitoren, die zur Bildung unreifer Viruspartikel führen.

Prinzip der HIV-Therapie

- Hochdosiert (früher: hit early and hard – heute eher differenzierte Behandlung je nach Viruslast und CD4-Zellzahl)
- Mindestens Dreierkombination
- Höchstmaß an Compliance seitens des Patienten erforderlich, ansonsten schnellste Resistenzbildung!
- Therapieziel: Viruslast < 50 ml

Transkripta-sehemmer	Handelsname/ Zubereitungsform	HIV-Protea-sehemmer	Handels-name®	Einnahme
Lamivudin	Epivir® Lsg. p.o.	Indinavir	Crixivan®	Nüchtern
Zalcitabin	HIVID® Roche Fita.	Nelvinavir	Viracept®	Zur Mahlzeit
Zidovudin	Retrovir® Inj.	Ritonavir	Norvir®	Zur Mahlzeit
Didanosin	Videx® Tab.	Saquinavir	Invirase®	Zur Mahlzeit
Stavudin	Zerit® Kps. zur Bereitung einer Lsg.			

Problematik der Proteasehemmer

- Orale Bioverfügbarkeit stark schwankend
- Unterschiedliche Pharmakokinetik
- Starke Wechselwirkungen mit allen Stoffen, die den Cytochrom-P450-Stoffwechsel beeinflussen. Nicht zusammen mit Ergotamin, Benzodiazepinen, Terfenadin, Astemizol. Nelvinavir und Ritonavir nicht zusammen mit oralen Kontrazeptiva. Die gleichzeitige Gabe von zwei Proteasehemmern erhöht deren Plasmakonzentrationen (erwünscht).
- Starke Nebenwirkungen: Durchfall (Nelfinavir, Saquinavir), Übelkeit, Erbrechen, Parästhesien (Ritonavir), Nierensteine (Indinavir, da schlecht wasserlöslich, auf hohen Flüssigkeitsdurchsatz achten!).

Zusatzbehandlung: Symptomatisch, z.B. α-Interferon als Immunomodulator bei Kaposi-Sarkom; Cotrimoxazol zur *Pneumocystis-carinii*-Prophylaxe.

3.1.2 Akute Bronchitis

Erreger

Myxoviren, RS-Viren und Mykoplasmen bei Bronchitis im Rahmen herkömmlicher viraler Infekte, Pilze als Erreger der Soorbronchitis, Bronchitis als Begleitsymptome anderer Erkrankungen (Brucellose, Keuchhusten, Masern), Bronchitis durch physikalische Reiznoxen (Staub, SO_2, andere Reizgase).

Krankheitsbild

Virale Bronchitis mit Hustenreiz, Schmerzen beim Husten, zähem Auswurf, der bei bakterieller Superinfektion (meist *Hämophilus influenzae*, Pneumokokken, Staphylokokken) gelb-grüne, eitrige Färbung annimmt; als Allgemeinsymptome können Fieber, Kopf- und Gliederschmerzen auftreten.

Therapie

Expektorantien: (nicht in Kombination mit Hustenblockern!)

Sekretolytika, die durch Erhöhung der Sekretmenge die Bildung von reichlich niedrigviskosem, aber gut abhustbarem Schleim induzieren; z. B. ätherische Öle, Ätherisch-Öl-Drogen und ihre Zubereitungen in Form von Einreibungen, Inhalationen, oralen Darreichungsformen; reflektorisch wirkende, saponinhaltige Sekretolytika (Primelblüten, Primelwurzel, Efeublätter etc.).

Sekretomotorika, die durch Stimulation des Flimmerepitels die Entfernung zähen Schleimes erleichtern (ätherische Öle).

Mucolytika, die den Bronchialschleim verflüssigen und so besser abhustbar machen.

Präparate:	pflanzlich:	Bronchicum®
		Prospan®
		Transpulmin® Balsam
		Pinimethol®
	Acetylcystein:	ACC akut®, Fluimucil®, Siran®
	Carbocystein:	Mucopront®, Transbronchin®

Merke: Einsatz ätherischer Öle sinnvoll und gut wirksam, da teilweise Abatmung über die Lunge und damit im Bronchialbereich lokal hohe Konzentrationen erreicht werden.

Antitussiva: nur bei quälendem Husten, der die Nachtruhe substanziell beeinflusst.

Präparate:	Clobutinol:	Silomat®, Stas-Hustenstiller
	Pipazetat:	Transpulmin®Hustensaft N
	Dihydrocodein (rp.):	Paracodin®

Beratungshinweise
- Reichliche Flüssigkeitszufuhr.
- Schwitzpackungen und Umschläge.
- Antibiotika bei hartnäckiger Bronchitis mit bakterieller Superinfektion.
- Bei anhaltender Bronchitis besteht immer die Gefahr des sich verstärkenden Reizhustens durch bronchiale Hyperreaktivität des Epithels; kurzfristiger Einsatz von inhalativen Corticoidsprays bringt hier sehr schnell Abhilfe.
- Bronchitis infolge Inhalation von Reizgasen, z. B. durch schlecht ziehende Kamine oder Kaminöfen ausgelöst, kann insbesondere bei Kleinkindern durchaus ernstzunehmende Symptome auslösen, die – sofern die Gasquelle als solches nicht erkannt wird – als endogene Bronchitis behandelt werden. Im akuten Fall Gabe inhalativer Steroide (Auxiloson®).

3.1.3   Chronische Bronchitis

Definition (WHO)

In zwei aufeinanderfolgenden Jahren besteht über mindestens 3 Monate pro Jahr Husten in Kombination mit Auswurf.

Erreger

Rezidivierende bronchopulmonale Infekte, Zigarettenrauchen, Luftverschmutzung, endogene Pathogenese durch ImmunglobulinA-Magel, Mangel an α_1-Proteaseinhibitoren, genetische Faktoren.

Krankheitsbild

Entwicklung in drei Stufen

- 1. Phase: Chronische, nichtobstruktive Bronchitis (einfache chronische Bronchitis mit Husten und Auswurf, mit ausgeprägtem morgendlichem Abhusten von Sputum)
- 2. Phase: Chronisch obstruktive Bronchitis mit Belastungsdyspnoe und verminderter Leistungsfähigkeit
- 3. Phase: Folgeschäden (respiratorische Insuffizienz, Lungenemphysem, pulmonale Hypertonie etc.).

Die Symptome verstärken sich erfahrungsgemäß im Winterhalbjahr!

Therapie

- Infektionsquellen mittels Antibiotikatherapie beseitigen
- Breitbandantibiotika
- Externe Noxen vermeiden (Zigarettenrauch, Reizgase)
- Sekretolytika bei schlecht abhustbarem Schleim
- Hohe Flüssigkeitszufuhr
- Atemgymnastik
- Medikamentöse Stufentherapie (inhalative β_2-Sympatomimetika bei Bedarf → zusätzlich Theophyllin ret. → orale Glucocorticoide).

3.1.4   Diphtherie (Halsbräune)

Erreger

Corynebacterium diphtheriae.

Übertragung

Tröpfcheninfektion.

Krankheitsbild

Ausgangspunkt sind auf Schleimhäuten lokalisierte Infektionen mit lokaler Toxinbildung und -resorption.

Inkubationszeit: 3 bis 5 Tage. Es kommt nach einer unspezifischen Prodromalphase zu Rachendiphtherie; nachfolgend Fieber, entzündliche Gewebsveränderungen im Rachen mit Schwellungen und einem typischen süßlichen Mundgeruch. Bei gutartigem Verlauf oder nach Serumtherapie erfolgt nach etwa einer Woche Abklingen der Symptome.

Kommt es zum Krankheitsbild der generalisierten primär-toxischen Diphtherie, steht die Toxinämie im Vordergrund des klinischen Bildes mit Kreislaufverschlechterung, starken Rachenring- und Lymphknotenschwellungen, Haut- und Schleimhautblutungen; die Prognose ist sehr ernst.

Komplikationen

Befall des Larynx und der Trachea: schwere Atembehinderungen, Erstickungssymptome.

Befall der Stimmbänder: bellender Husten, Atemnot, Verlegung der Atemwege (Krupp). Organschäden durch Parenchymdegradation, Myokarditis, periphere Nervenschäden.

Immunisierung

Prophylaktisch aktive Immunisierung mit inaktiviertem, an Aluminiumhydroxid gebundenen Diphtherietoxoid. Passive Immunisierung bei Infektionen von Ungeimpften mit Antitoxin vom Pferd. Die passive Immunisierung kann sowohl zur passiven Prophylaxe (etwa 8 bis 10 Tage anhaltend) oder zur passiven Therapie verwendet werden (s. auch 3.3 und 3.4).

Therapie

Antibiotika (Penicilline, Erythromycin), begleitend zur Antitoxin-Gabe zum frühest möglichen Zeitpunkt

Mögliche Impfreaktionen: aktive Immunisierung: Rötungen an der Impfstelle, kurz anhaltendes Fieber.
Passive Immunisierung: Schockgefahr beachten; eine Serumkrankheit kann noch nach 6 bis 14 Tagen auftreten.

Immunität: antitoxische Immunität.

Impfempfehlung: Die Impfung ist öffentlich empfohlen.

3.1.5 EHEC-Infektionen

Erreger

Enterohämorrhagische *Escherichia-coli*-Stämme (EHEC).

Übertragung

Infizierte tierische Lebensmittel, besonders Rindfleisch und nicht pasteurisierte Milch; Infektiosität von Schweinefleisch ist nicht gesichert. Schafe, Ziegen, Geflügel sind unbedeutende Infektiositätsreservoirs.

Infektion von Fleisch erfolgt in der Regel während des Schlachtprozesses durch Kontakt mit Darminhalt.

EHEC-Stämme sind ausgesprochen überlebensfähig und stabil (5 Stunden bei pH 2,5; hohe Salztoleranz, Überlebensfähigkeit auch bei niederen Temperaturen), deswegen Vorsicht bei Gemüsedüngung mit Rinderkot und -stroh.

Die infektiöse Dosis ist ausgesprochen niedrig: etwa 10–100 Keime reichen zur Manifestation einer klinischen Infektion aus!

Krankheitsbild

Nach einer Inkubationszeit von etwa vier Tagen tritt in der Regel stark wässriger, oft auch blutiger Durchfall und leichtes Fieber auf. Begleiterscheinung bei Kindern ist häufiges Erbrechen.

Komplikationen

Intestinale Komplikationen: hämorrhagische Kolitis mit stark blutigen Diarrhöen.

Extraintestinale Komplikationen: etwa 5–10 Tage nach EHEC-Durchfall hämolytisch-urämisches Syndrom (häufig bei Kindern) mit hämolytischer Anämie, Thrombozytopenie und akutem Nierenversagen; Letalität 5–10 %. Ähnlicher Verlauf und Symptome auch bei der Komplikation der thrombotisch-thrombozytopenischen Purpura, die aber zusätzlich mit hohem Fieber und neurologischen Schäden einhergeht.

Risikogruppen

Kinder < 10 Jahre, Senioren, abwehrgeschwächte Personen.

Prophylaxe

Kein Verzehr von rohem oder ungegartem Fleisch, Rohmilch, Rohkäse. Garzeit von Fleisch mindestens 10 min bei 70°C. Tiefgefrorenes Fleisch im Kühlschrank oder schnell in der Mikrowelle auftauen, nicht bei Raumtemperatur, um die Vermehrung von EHEC-Keimen auf ein Mindestmaß zu beschränken. Allgemeine Lebensmittelhygiene beachten.

Therapie

Nur Begleittherapie des hämolytisch-urämischen Syndroms (Flüssigkeits-, Elektrolytzufuhr, eventuell Erythrozytenkonzentrat, Dialyse). Eiweißreiche Ernährung mit vielen essentiellen Fettsäuren.

Antibiotikatherapie umstritten, da in vielen Fällen eine Verschlimmerung des Krankheitsbildes auftritt (Toxinfreisetzung).

3.1.6 FSME (Frühsommer-Meningoenzephalitis, central european encephalitis CEE, tick borne encephalitis TBE)

Erreger

FSME-Virus, ein Flavivirus.

Übertragung

Die Infektion des Wirts erfolgt durch Biss infizierter Schildzecken. Die Mehrzahl aller Infektionen erfolgen im Zeitraum von April bis November mit Schwerpunkt im Juli. Etwa jede 50.- 500. Zecke gilt als infiziert. Als Risikogruppen gelten Waldarbeiter, Forstleute und andere sich oft in Waldgebieten aufhaltende Personenkreise. Der Zeckenbiss wird initial nur selten bemerkt, da der Speichel der Zecken lokalanästhetisch wirkt.

Krankheitsbild

Die Inkubationszeit nach erfolgter Infektion durch Zeckenbiss beträgt etwa 2–28, durchschnittlich 7–21 Tage. Die **1. Erkrankungsphase**, die 2–4 Tage andauert, ist geprägt durch uncharakteristische Symptome, wie katarrhalische und GI-Erscheinungen, Kreuz- und Gliederschmerzen sowie leichte Temperaturerhöhung auf ca. 38 °C.

Dieser Phase folgt ein beschwerdefreies Intervall von etwa 1–20 Tagen.

In der folgenden **2. Erkrankungsphase** tritt der Befall des ZNS in Form von Meningitis, Meningoenzephalitis, Meningoenzephalomyelitis und Meningoradikuloneuritis auf.

Die **meningitische Verlaufsform** ist gekennzeichnet durch starke Kopfschmerzen, Nackensteife, hohes Fieber, Lichtscheu. Die Meningitis weist eine gute Prognose auf und heilt meistens aus.

Die **meningoenzephalitische Verlaufsform** mit schlechter Prognose (Letalität bis 5 %, Restschäden bis 25 %) weist neben den meningitischen Symptomen zusätzlich Hyperkinese, Bewusstseinstrübung, Unruhe, Sprachstörungen, zerebrale Anfälle, Ataxie, Hörsturz und andere Symptome auf.

Bei der **meningoenzephalomyelitischen Verlaufsform** (Letalität bis 14 %, Restschäden bis 73 %) treten zusätzlich noch Muskelschwäche, Paresen der Extremitäten, Polyneuropathien und Mastdarm-Blasen-Lähmungen auf.

Es ist zu beachten, daß das Risiko an FSME nach Zeckenbiss zu erkranken, ungleich geringer ist, als das Risiko durch den Biss an Lyme-Boreliose (siehe 3.1.13) zu erkranken!

Prophylaxe

Schutz gegen Zeckenbiss mittels dicht abschließender Kleidung, festem Schuhwerk, Kopfbedeckung. Applikation von wirksamen Repellenzien, möglichst kein Verlassen von Waldwegen.

Immunisierung

Aktivimpfung mit gereinigtem, inaktiviertem FSME-Virus (1–3, 9–12 Monate nach Grundimmunisierung, Auffrischung alle 3 Jahre). Passive Immunisierung als postexpositionelle Therapie mit Hyperimmunglobulin (homologem Serum) spätestens 4 Tage nach einem Zeckenbiss. Passive Immunprophylaxe für Kurzaufenthalte in Endemiegebieten bietet etwa 4 Wochen Schutz.

Mögliche Impfreaktionen: mäßige lokale Reaktionen.

Immunität: lebenslängliche Immunität nach Infektion.

Impfempfehlung: Impfung lediglich für Endemiegebiete öffentlich empfohlen.

Therapie

Eine kausale Therapie existiert nicht. Symptomatische Behandlung, strenge Bettruhe bis zur Entfieberung, dann 1–2 Wochen überwiegend Bettruhe und Schonung zur Vermeidung von Komplikationen.

3.1.7 Gürtelrose (Gesichtsrose, Kopfrose, Herpes zoster)

Erreger

Varicella–Zoster-Virus, ein Herpesvirus.

Krankheitsbild

Die Krankheit tritt als endogenes Rezidiv einer in früheren Jahren durchgemachten Windpockeninfektion auf. Der Ausbruch der Krankheit erfolgt meistens im fortgeschrittenen Lebensalter, meistens nach dem 40. Lebensjahr. Da das Virus im Bereich spezieller Nerven lokalisiert ist, treten auch die Symptome nach Ausbruch der Krankheit streng lokalisiert auf. Die Krankheit beginnt mit Fieber und Schmerzen (Neuralgien) im Bereich der jeweiligen befallenen Nerven (deshalb auch die volkssprachliche Differenzierung in Kopf- und Gürtelrose). Als weitere Symptome kann es zu Lähmungen in den befallenen Bereichen und Exanthemen kommen, wie sie ähnlich auch bei Windpocken- oder *Herpes-simplex*-Infekten zu beobachten sind. Die Dauer der Erkrankung kann mehrere Wochen betragen.

Komplikationen

Im Falle eines Zoster ophthalmicus können Narben auf der Hornhaut zurückbleiben.

Therapie

Die Standardtherapie erfolgt mit Aciclovir in topischen Darreichungsformen, auch als Augensalbe oder mittels oraler Gabe.

In besonders schweren Fällen kann Zoster-Immunoglobulin verabreicht werden.

3.1.8   Harnwegsinfektionen

Erreger

Meistens *E. coli*, Klebsiellen, *Proteus sp.*, Enterokokken.

Vorkommen

Überwiegend Frauen aufgrund der kurzen Harnröhre in unmittelbarer Nähe der kontaminierten Analregion. Häufig vorkommend im Säuglingsalter, bei sexueller Aktivität („Flitterwochen-Cystitis"), in der Schwangerschaft und der nachgeburtlichen Phase.

Krankheitsbilder

Zystitis: schmerzhafte Entzündung der Harnblase mit erschwertem Wasserlassen, häufiger Harndrang.

Akute Pyelonephritis: bakterielle, akute Nierenentzündung mit Fieber, dysurischen Beschwerden und (Klopf)Schmerzen im Nierenlager (typische Fehldiagnose: Ischias).

Chronische Pyelonephritis: Nierenentzündung bei Vorliegen prädisponierender Faktoren, die den Harnabfluss stören und sekundäre bakterielle Infektionen nach sich ziehen. Brechreiz, dumpfe Rückenschmerzen, Abgeschlagenheit.

Therapie

Symptomatische Maßnahmen: Bettruhe bei akuter Entzündung, Wärmeanwendung, reichliche Flüssigkeitszufuhr, häufige Blasenentleerung, keine nephrotoxischen Analgetika.

Antibiotikabehandlung: Antibiogramm wünschenswert; ansonsten Amoxicillin 3 × 0,5–1 g/Tag. Bei unkomplizierter Cystitis junger Frauen Kurzzeitbehandlung für 2 Tage, bei akuter Nierenentzündung 1 Woche.

3.1.9   Virale Hepatitiden

Allgemeine Symptomatik der Hepatitiden A bis G

Prodromalstadium 2–7 Tage mit grippalen Symptomen (Fieber, Abgeschlagenheit), GI-Beschwerden (Appetitlosigkeit, Übelkeit, Druckschmerz im rechten Oberbauch).

Hepatische Manifestationsphase 4–8 Wochen: Anikterischer Verlauf (60 %); ikterischer Verlauf (40 %) mit Dunkelfärbung des Urins und Entfärbung des Stuhls, Ikterus, Juckreiz, Lebervergrößerung.

	Hepatitis A (HA)	Hepatitis B (HB)	Hepatitis C (HC)
Inkubationszeit	15–50 Tage (durchschnittlich 18–30 Tage)	1–6 Monate	2–10 Wochen
Krankheitsbild	Krankheit etwa 4–8 Wochen, längere Verlaufsformen bis zu 18 Monaten sind beschrieben. Die Infektion heilt aus und hinterläßt keine chronische Hepatitis. HA hat keinen Einfluß auf Schwangerschaftsverlauf und Kindesentwicklung	Chronischer Verlauf 5–10%, Neugeborene und Kinder bis 100%. Etwa 25% der Infekte gehen in eine Leberzirrhose über. Letalitätsrate durch Leberzirrhose und Leberkarzinom > 2%. Die übliche Infektion ist selbstlimitierend, die auch subklinisch oder asymptomatisch verlaufen kann, aber auch im fulminanten Verlauf schnell letal sein kann. Etwa 10–15% der Infizierten erleben keine Heilung und werden zu Virusträgern (asymptomatische oder chronische Hepatitis)	Anikterischer Verlauf bis zu 75%, Leberzirrhose bis 20%. Chronische Hepatitis C verläuft bei 50–60% der Infizierten symptomlos, bei etwa 30% mit geringen Symptomen. HC beeinflusst die Schwangerschaft und die Kindesentwicklung nicht
Übertragung	Überwiegend fäkal-orale Infektion durch direkten Kontakt mit Ausscheidungen Erkrankter oder kontaminierter Lebensmittel oder Trinkwasser; sehr selten parenteral oder sexuell	Parenteral und perkutan durch Kontakt mit Blut, Blutprodukten, Körpersekreten (Sexualkontakt). Nicht-perkutane Übertragung durch engen körperlichen Kontakt. HB-Virus in nahezu allen Körpersekreten nachweisbar. Perinatale Übertragung der Mutter auf das Kind	Parenterale und perkutane Infektion durch Kontakt mit infiziertem Material, Blut oder Blutprodukten stellen die normalen Infektionswege dar. Sexuelle und perinatale Übertragungen möglich, aber selten

Risiko-gebiete/-gruppen	Mittelmeerländer, Asien, Afrika, Mittel- und Südamerika. Risikofaktoren: mangelhafte persönliche Hygiene, Intimkontakte, schlechte sanitäre Verhältnisse. Gemeinsame Benutzung von Zahnbürsten, Zigaretten und Küssen sollen nicht zu Infektionen führen. Häufige Infektionsmöglichkeiten sind Hotels in Endemiegebieten mit schlechten sanitären Anlagen, kontaminiertes Trinkwasser, Früchte, Gemüse, schlecht gekochte Muscheln und andere Lebensmittel	Afrika, Südostasien	Hämophile, Dialysepatienten, Homosexuelle, Drogenabhängige
Therapie	Kausal nicht möglich. Primär symptomatische Behandlung der Hepatotoxizität. Bettruhe einhalten. Spezielle Hepatitis-Diäten, wie früher üblich, sind nicht angebracht. Kein Alkohol. Krankenhausaufenthalt in der Regel nicht notwendig. Bei Heimpflege allgemeinhygienische Maßnahmen: ■ Passive Immunisierung des Pflegepersonals ■ Vermeiden von direktem Kontakt (Einmalhandschuhe) ■ Gründliche Händedesinfektion	Kausal nicht möglich. Primär symptomatische Behandlung der Hepatotoxizität. Behandlungsversuche mit Interferon und Virustatika (Adenin-Arabinosid). Strikte Einhaltung der hygienischen Vorsichtsmaßnahmen (s. Hepatitis A) Impfung des gesamten Pflegepersonals	Kausale Therapie nicht möglich. Therapie mit Interferon-α bewirkt klinische Besserung, wobei es nach Absetzen des Präparates bei etwa 20% der Patienten zum Relaps kommt. Gentechnisch hergestelltes Interferon alfacon-1 (Inferax®) mit abgeänderter Aminosäuresequenz mit besseren Erfolgen als mit klassischem IF-α.

	Hepatitis A (HA)	Hepatitis B (HB)	Hepatitis C (HC)
Therapie	■ Schutzkittel und Mundschutz bei Umgang mit kontaminierter Wäsche, Thermometern etc. ■ Desinfektion von Thermometern, Stethoskopen, Essutensilien ■ Entsorgung von Bett- und Leibwäsche als infektiöse Wäsche		
Immunisierung	Passive Immunisierung mittels Immunoglobulinen kann den Ausbruch der Krankheit verhindern, wenn rechtzeitig und hochdosiert nach Infektion therapiert wird (direkt nach Exposition, frühe Inkubationsphase) Aktive Immunisierung mit inaktiviertem HA-Enterovirus-Impfstoff (Havrix®) erfolgt mittels zweimaliger Impfung im Abstand von 6 Monaten. Impfschutz etwa 10 Jahre Kombiimpfstoff Hepatitis A, B: Twinrix® Mögliche Impfreaktionen: Vorübergehende Schmerzhaftigkeit und Juckreiz an der Impfstelle (s. 3.3)	Passive Immunisierung mit Hyperglobulin (0,06 ml/kg). Prophylaktischer Schutz bis zu 3 Monaten. Nach Exposition, Verhütung oder Abschwächung der Infektion, wenn Gabe möglichst innerhalb von 6 Stunden. Immunisierung von Neugeborenen infizierter Mütter direkt nach der Geburt, 3. u. 5. Monat Aktive Immunisierung i.m., Wiederholungsimpfung nach 1 und 6, bzw. 1, 2 und 12 Monaten Passiv-aktive Immunisierung zum sofortigen und dauerhaften Schutz hat die reine passive Immunisierung nahezu verdrängt. Indiziert bei Kontakt mit Infizierten, infektiösem Material, Neugeborenen von HBV-positiven Müttern Kombiimpfstoff Hepatitis A, B: Twinrix®	Nicht verfügbar

	Hepatitis D (HD)	Hepatitis E (HE)	Hepatitis G (HG)
Inkubationszeit	30–180 Tage	15–60 Tage	Unbekannt
Krankheitsbild	Das replikationsdefekte Hepatitis-Delta-RNA-Virus benötigt zur Vermehrung die gleichzeitige Anwesenheit des Hepatitis-B-Virus. HD beeinflusst die Schwangerschaft und die Kindesentwicklung nicht	Die Erkrankung ist in der Regel selbstlimitierend und bleibt ohne Folgeschäden (Heilungsrate 90%). HE beeinflusst die Schwangerschaft sehr stark (15–30% letale Verläufe). Betroffen sind vor allem Schwangere im 3. Trimenon	meistens asymptomatisch
Übertragung	Parenteral, perkutan oder durch engen körperlichen Kontakt	Fäkal-oral, vor allem durch kontaminiertes Trinkwasser	Parenteral und sexuell (Drogenabhängige!)
Risikogebiete	Süditalien, Balkan, einige Länder Afrikas, der Norden Südamerikas	Entwicklungsländer; Epidemien in Indien, Pakistan, Nepal, Burma, Algerien, Somalia, Sudan, Mexiko. In Mitteleuropa nur Einzelfälle nach Aufenthalt in Endemiegebieten	Weltweit
Therapie	Kausal nicht möglich. Antivirale Therapieversuche weitgehend erfolglos	Kausal nicht möglich	Kausal nicht möglich
Immunisierung	Immunprophylaxe gegen Hepatitis B (s. 3.3) vermittelt Schutz gegen HD-Infektionen. Präexpositionell aktive Immunisierung gegen HBV-Infektionen. Postexpositionell passiv-aktiv Immunisierung mit HB-Globulin und HB-Vakzine	Nicht verfügbar	Nicht verfügbar

3

3.1.10 Herpes simplex

Erreger

Herpes-Virus Typ-I und Typ-II.

Übertragung

Herpesviren sind hoch kontagiös. Übertragung durch direkten Kontakt. Die Viren penetrieren durch die Haut und vermehren sich in den Epithelien.

Krankheitsbild

Primärinfektionen mit Typ-I-Viren erfolgen meist im Kindesalter ohne dass klinische Symptome auftreten. Latente, sich nicht vermehrende Viren verbleiben in den Wurzelganglien und können nach Reaktivierung zur akuten Gingivostomatitis mit Bläschen an den Lippen und Schleimhäuten führen. Diese zeigen deutliche Erosionen mit heftigem Schmerzempfinden. Begleitsymptome: Fieber, lokale Lymphadenopathie, Abgeschlagenheit.

Typ-I-Infektionen beschränken sich meist auf das Gesicht. Typ-I-Infektionen, die als Herpes-Nagel-Fingergeschwüre auftreten, kommen meist nur bei Krankenschwestern und Ärzten vor, die Fingerkontakt zu Herpes-infizierten Patienten haben.

Typ-II-Infektionen kommen meist bei jungen Erwachsenen nach Sexualkontakt mit infektiösen Partnern vor; stark ausgeprägte Genitalsymptome beherrschen das klinische Bild.

Rezidive

Häufig vorkommend und typischerweise immer an der gleichen Stelle auftretend.

Komplikationen

Chronifizierung, Herpesenzephalitis (!), Zervix-Karzinom.

Therapie

Aciclovir (Zovirax®) mehrmals täglich bei ersten Anzeichen eines Rezidivs. Melissenextrakt (Lomaherpan®) mit virustatischen Effekten bei ersten Anzeichen von Lippenherpes.

Schwere Attacken: Aciclovir p.o. (200 mg, 5-mal tgl. über 5 Tage).

3.1.11   Keuchhusten (Pertussis)

Erreger

Bordetella pertussis.

Übertragung

Tröpfcheninfektion. Hohes Kontagionsrisiko (deswegen sind oft ganze Kindergärten befallen). Höchstes Ansteckungspotential im Stadium catarrhale mit Abklingen ab der 6. Krankheitswoche.

Krankheitsbild

Ursächlich liegt eine bakterielle Schleimhautbesiedlung im Nasen-Rachen-Raum und in den oberen Luftwegen mit Toxinbildung der Erreger vor.

Nach 7–14 Tagen Inkubationszeit erfolgt Eintritt in ein **Stadium catarrhale** (1–2 Wochen) mit uncharakteristischen katarrhalischen Symptomen; Typisch ist hierbei der meist nächtliche Husten, der in Krampfhusten übergeht. Im nachfolgenden **Stadium convulsivum** (3–6 Wochen) kommt es zur Intensivierung der krampfartigen, schweren Hustenanfälle und starker Schleimsekretion. Säuglinge entwickeln anstelle des Hustenanfalls dys- oder apnoische Symptome, die lebensgefährlich sein können. Im **Stadium decrementi** (2–6 Wochen) abnehmende Hustenneigung. Gesamtdauer der Erkrankung: ca. 3 Monate.

Komplikationen

Bronchopneumonie, Enzephalopathie.

Immunisierung

Aktiver Impfschutz mit Pertussiskombinationsimpfstoffen (DPT) möglich. Der Impfschutz beträgt etwa 2–3 Jahre, eine spätere Auffrischung ist nicht mehr notwendig.

Mögliche Impfreaktionen: lokale Reaktionen, regionale Lymphknotenschwellungen, Fieberreaktionen; sehr selten zerebrale Komplikationen.

Immunität: postinfektiöse anhaltende Immunität, die nach Jahrzehnten abnehmen kann.

Impfempfehlung: Die Impfung ist öffentlich empfohlen.

Therapie

Symptomatische Behandlung des Stadium convulsivum. Antibiotische Therapie vorwiegend zur Verhütung von Komplikationen. Frühzeitige Behandlung nur bei Säuglingen und Kleinkindern, die durch Pneumonie und Enzephalopathie am meisten gefährdet sind (Amoxicillin, Bacampicillin, Erythromycin, Azidocillin, Tetracyclin; in schweren Fällen Pertussis-Hyperimmunglobulin). Bei Schulkindern keine antibiotische Therapie notwendig.

3.1.12 Legionella-Pneunomie (Legionärskrankheit)

Erreger

Legionella pneumophila Serovar I.

Infektionsquellen

In der Regel Anlagen der öffentlichen Wasserversorgung, wie etwa Duschen, Duschköpfe und Schwimmbäder. Legionellen können sich gut in warmem (37–49 °C), stehendem Wasser vermehren, insbesondere, wenn die Installationsmaterialien aus Kunststoff oder Gummi gefertigt sind. Edelstahl, Glas oder Kupfermaterialien hemmen die Auflagerung der Legionellen. Vorkommen auch in Blumenbefeuchtern, Gewächshäusern.

Krankheitsverlauf

Abhängig von der individuellen Prädisposition: entweder Ausbildung einer mild verlaufenden Erkrankung (Pontiac-Fieber) oder der schwerwiegenden Legionella-Pneumonie.

Pontiac-Fieber: Inkubationszeit 1–2 Tage, Kopfschmerz, Fieber; Symptome ähnlich wie beim grippalen Infekt. Die Infektion klingt von selbst ab.

Pneumotische Form: Inkubationszeit 2–10 Tage. Influenza-ähnliche Symptome, dann hohes Fieber (40 bis 41 °C), Husten, Atemnot; oft blutige Diarrhoe und neurologische Ausfallerscheinungen (Orientierungslosigkeit, Erregung, Ataxien); Schock, Nierenversagen, Gelbsucht, Polyneuropathien. Letalität bei fehlender Therapie bis 20 %.

Prophylaxe

Erhitzen des Entnahmewassers auf etwa 60 °C; wenn dies nicht möglich, vor der Wasserentnahme, z. B. vor dem Duschen, längere Zeit kühles Wasser aus dem Duschkopf entnehmen und das Duschbad mit kaltem Wasser beenden.

Therapie

Erythromycin (0,5–1 g i.v., später 0,5 g oral alle sechs Stunden). Alternativ Doxycyclin (10 mg p.o. 2-mal täglich) oder Clarithromycin, Azithromycin. β-Lactam-Antibotika sind unwirksam.

3.1.13 Lyme-Borreliose (Zeckenpolyneuritis)

Erreger

Borrelia burgdorferi (Borrelien, Treponemataceae).

Übertragung

Hauptübertragungsweg ist der Biss durch mit Borrelien infizierte Schildzecke (Gemeiner Holzbock). Der Durchseuchungsgrad der Zecken liegt in Mitteleuropa bei ca. 15 %, kann jedoch lokal bis zu 30 % betragen. Im Gegensatz zur Frühsommer-Meningoenzephalitis, die regional begrenzt ist, stellt die Lyme-Borreliose ein flächendeckendes Problem in Deutschland dar. Etwa jeder 50. Zeckenbiss führt zu einer Infektion. Zur Infektion eines Menschen ist allerdings nach Biss eine Mindestkontaktzeit von 24 Stunden zwischen Wirt und Zecke notwendig; rechtzeitige Entfernung des Parasiten reduziert somit das Infektionsrisiko.

Zeckenbefall überwiegend April bis September, prinzipiell aber auch in anderen Monaten bei Außentemperaturen > 10 °C.

Die Erreger werden auch in bestimmten hämatophagen Mücken und Fliegen gefunden; der Nachweis einer diesbezüglichen Übertragung auf den Menschen ist bisher nicht geführt worden.

Krankheitsbild

Die Krankheit kann in sehr unspezifischen Formen auftreten. Im **Stadium I** (Inkubationszeit Tage bis Wochen) kommt es oft zu einem scharf umgrenzten Erythem das sich zentrifugal großflächig ausbreitet (Erythema chronicum migrans, „Wanderröte"), begleitet von unspezifischen Krankheitssymptomen (Kopfschmerzen, leichtes Fieber), die als banaler Infekt fehlgedeutet werden können. In der Regel Abklingen der Symptome auch ohne Behandlung.

Im **Stadium II** (Inkubationszeit Wochen bis Monate) überwiegen neurologische Symptome (Meningopolyneuritis mit fast unerträglichen Schmerzen, oft im Bereich der Bandscheiben – cave: Fehldiagnose Bandscheibenvorfall! –, Enzephalitis, Myelitis), kardiale Symptome (Karditis mit Erregungsleitungsstörungen bei ca. 10 % der Patienten) und ophthalmologische Symptome (Konjunktivitis).

Im **Stadium III**, das noch nach Jahren auftreten kann, überwiegen Arthritiden (typisch: „Wurstfinger, -zehen"), neurologische Effekte und Hauterkrankungen. Typisches Kennzeichen ist eine Akrodermatitis mit Hautatrophie.

Zwischen den einzelnen Stadien können symptomfreie Intervalle liegen; nicht alle Stadien müssen durchschritten werden. Spontanremissionen sind in jedem Stadium möglich. Eine diaplazentare Borrelienübertragung wird diskutiert mit der Folge von Abort oder Totgeburt.

Immunisierung

Es existiert keine Möglichkeit zur aktiven oder passiven Immunisierung.

Therapie

Stadium I: bei frühzeitiger Diagnose (meistens erkennbar anhand der Hauterkrankungen im Bereich der ehemaligen Bissstelle) Doxycyclin (2-mal 100 mg/Tag, 2–5 mg/kg KG), Amoxicillin (3 × 500 mg/Tag, 50 mg/kg KG) für ca. 2 Wochen.

Unkompliziertes Stadium II: Doxycyclin (2-mal 100 mg/Tag), Amoxicillin (3 × 500 mg/Tag) für ca. 4–6 Wochen.

Stadium II mit Organmanifestationen und Stadium III: Ceftriaxon (1-mal 2g/Tag, 50 mg/kg KG), Cefotaxim (3-mal 2 g/Tag, 100 mg/kg KG), Benzylpenicillin 4-mal 5 Mio. U, 500 000 U/kg KG) für 2–4 Wochen.

Begleittherapien: Physiotherapie, nichtsteroidale Antirheumatika, Analgetika.

3.1.14 Masern (Morbilli)

Erreger

Masernvirus, ein Paramyxovirus.

Übertragung

Tröpfcheninfektion, auch über Entfernungen hinweg; selten transkonjunktivale Übertragung. Hohes Kontagiositätspotential. Die Krankheit tritt oft endemisch auf und gilt als typische Kinderkrankheit, da kaum ein Kind vor dem Virus verschont bleibt. Der Manifestationsindex liegt bei 98%.

Krankheitsbild

Inkubationszeit 10–14 Tage bis zum Auftreten des Erststadiums mit einer Dauer von etwa 2 Tagen (katarrhalische Erscheinungen, Konjunktivitis, Lichtscheu, Fieber). Danach kurzzeitiger Fieberrückgang und nach ca. 14 Tagen Ausbruch des typischen Ausschlags (kleine, rote Flecken, später größer und dunkler werdend; Beginn hinter den Ohren, absteigend über den Rumpf bis zu den Extremitäten). Hierzu kommen Fieber bis 40°C, Husten, Heiserkeit durch Entzündung der Luftröhre, der Bronchien und des Kehlkopfs. Abklingen der Symptome nach 3–5 Tagen und Übergang in die Rekonvaleszenz. Mit dem Verschwinden des Ausschlages fällt in der Regel das Fieber; ist dem nicht so, sollte dies ein Hinweis auf Komplikationen sein.

Komplikationen

Oft Sekundärinfektionen durch eine Schwächung des Immunsystems: Pseudokrupp, Otitis media, Bronchopneumonie, Kreislaufschwäche, Enzephalitis, Blinddarmentzündung.

Cave: Wenn der Ausschlag verblasst und das Fieber ansteigt, ist dies ein deutlicher Hinweis auf Komplikationen!

Immunisierung (s. auch 3.3 und 3.4)

Aktive Immunisierung mit Lebendimpfstoff aus Schwarz- und Moratenstammvirus, der sehr licht- und wärmeempfindlich ist. **Kühlkette muss gewährleistet sein!** Bei Unterbrechung der Kühlkette ist der Impfstoff binnen 8 Stunden zu verbrauchen. Eine Wiedereinbringung in die Kühlung ist unstatthaft! Erstimpfung im 2. Lebensjahr, Zweitimpfung im 6. Lebensjahr. Immunisierung ist noch bis 48 Stunden nach Infektion möglich.

Passive Immunisierung mit Humanimmunglobulin innerhalb der Inkubationszeit kann die Symptome der späteren Krankheit abschwächen oder verhindern.

Mögliche Impfreaktionen: kurzzeitiges Fieber, Hautausschlag.

Immunität: postinfektiöse lebenslange Immunität.

Impfempfehlung: Die Impfung ist öffentlich empfohlen.

Therapie

Symptomatisch (Fiebersenkung, Zimmer abdunkeln, da Bindehautentzündung mit Lichtscheu, reichlich Flüssigkeitszufuhr, Schonung und Bettruhe).

3.1.15 Mumps (Bauernwetzel, Wochentölpel, Parotis epidemica, Ziegenpeter)

Erreger

Mumpsvirus (syn. Parotitisvirus), ein Paramyxovirus.

Übertragung

Tröpfcheninfektion. Manifestationsindex ca. 60–70%. Hohe Kontagiosität; die Krankheit kann endemisch in Schulen, Krankenhäusern etc. vorkommen.

Krankheitsbild

Nach einer Inkubationszeit von 14–21 Tagen kommt es zu einer kurzen Prodromalphase; Danach Fieberanstieg mit nachfolgender Schwellung der linken, später meist der rechten Ohrspeicheldrüse. Andere Speicheldrüsen können ebenfalls anschwellen. Fieber bis 40°C, ca. 5 Tage anhaltend.

Komplikationen

Meningoenzephalitis, Hodenentzündung, Pankreatitis.
Cave: Bei männlichen Patienten immer Hinzuziehen eines Arztes, um eine mögliche Hodenentzündung, die oft zu lebenslanger Sterilität führt, zu erkennen!

Immunisierung (s. auch 3.3 und 3.4)

Aktivimpfung mit abgeschwächten Lebendviren. Die Erstimpfung erfolgt im 2. Lebensjahr, Zweitimpfung im 6. Lebensjahr. Impfschutz lebenslang.
Passive Immunisierung mit Mumpsantikörpern zur nicht gesicherten Verhütung von Orchitis, Parotitis, Meningitis.

Mögliche Impfreaktionen: praktisch keine Impfreaktionen auftretend.

Immunität: postinfektiöse, lebenslange Immunität.

Impfempfehlung: Die Impfung ist öffentlich empfohlen.

Therapie

Symptomatisch (Fiebersenkung, Halswickel, flüssige bis breiige Kost, reichlich Flüssigkeitszufuhr)

3.1.16 Ohrenentzündung, Entzündung des äußeren Gehörgangs (Otitis externa)

Erreger/Ursache

Mikrobiell bedingte Entzündung (Otitis externa) durch überwiegend gramnegative Bakterien, Mykose des Gehörgangs, viralen Infekt in Form des auf das Ohr beschränkten Zoster oticus, seborrhoisches Ekzem, endogenes Ekzem, Furunkel, selten auch Malignom.

Krankheitsbild

Schmerzen mit Gefühl des verstopften Ohres und verringertem Hörvermögen. Der Gehörgang ist verschwollen und kann leicht superinfiziert werden. Bei Ausweitung einer Infektion auf größere Areale des Gehörgangs kann sich Fieber entwickeln, wobei die regionalen Lymphknoten schmerzhaft geschwollen sind.

In der chronisch entzündlichen Phase ist der Gehörgang weit, die auskleidende Haut pergamentartig ausgedünnt; starker Juckreiz, der zur Manipulation im äußeren Gehörgang mit Gefahr der Superinfektion veranlasst.

Die Otitis externa verläuft in vielen Fällen schubförmig mit Rezidiven.

Therapie

Bei ausreichend weitem Gehörgang antibiotische oder antimykotische Gehörgangseinlagen oder entsprechende Ohrentropfen.

Alkoholstreifen (aufspiralisierte Verbandsmullstreifen mit Ethanol 70 % imprägnieren und in den Gehörgang schieben) wirken sehr gut austrocknend, desinfizierend und abschwellend. Auch durch den Patienten selbst einlegbar.

Systemische Antibiotikagabe bei Ausbreitung der Infektion notwenig.

Beratungshinweise

Otitis externa kann durch externe Faktoren begünstigt werden, z.B. durch Aufweichung der Haut durch langes Schwimmen und Tauchen, durch Ohrenputzen mit untauglichen Gegenständen (metallene Ohrreiniger, Zündhölzer u. ä.).

Zu beachten sind folgende Punkte:

- Beim Baden Kopf über Wasser halten, nicht tauchen.
- Weiche Watterstäbchen zur Ohrhygiene verwenden.
- Bei rezidivierenden Erscheinungen auch an Allergien (Waschmittel, Shampoos) denken!
- Diabetes unterstützt die Manifestation einer Otitis!

3.1.17 Mittelohrentzündung (Otitis media acuta)

Erreger

Meist Streptokokken bei Erwachsenen, Pneumokokken bei Kindern, *Hämophilus influenzae*, Staphylokokken, auch coliforme Bakterien.

In vielen Fällen erfolgt die bakterielle Entzündung in der Folge eines allgemeinen viralen Infektes.

Die Erreger gelangen infolge einer Trommelfellperforation oder durch Eindringen von Badewasser oder Schmutz, auch durch unsachgemäße Ohrhygiene in den Mittelohrbereich, also hinter das Trommelfell.

Krankheitsbild

Stechender oder klopfender, tiefsitzender heftiger Schmerz. Erfolgt durch Eiterbildung eine Perforation des Trommelfells mit Druckentlastung lässt der Schmerz sofort nach. Im Gehörgang tritt anfangs seröses, später eitriges Sekret auf.

Die Otitis media heilt in aller Regel ohne Folgeschäden ab.

Therapie

Systemische Antibiotikagabe, hochdosiert über ca. 5 Tage hinweg.

Zusatztherapie: abschwellende Nasentropfen zur besseren Belüftung des HNO-Raumes.

Keine lokale Anwendung von Ohrentropfen aller Art sowie Verschluss des Gehörgangs mit Watte.

Otitis bei Kindern: s. 9.2.7.

3.1.18 Papageienkrankheit (Psittakose, Ornithose)

Der Verdacht einer Erkrankung oder manifestierte Erkrankungen sind unbedingt meldepflichtig! Epidemiegefahr!

Erreger

Chlamydia psittaci.

Übertragung

Ausschließlich von infizierten Vögeln auf den Menschen, wobei die Inhalation der Erreger aus dem eingetrockneten Kot im Vordergrund steht. Infektionsquelle kann aber auch Federstaub sein. Häufige Überträger sind Papageien und Wellensittiche.

Krankheitsbild

Inkubationszeit etwa 1–2 Wochen. Die Erreger reichern sich im Bronchialbereich an und führen dort zu einer sich zentrifugal ausbreitenden Pneumonie mit Schleimabsonderung, Nekrosen und Fibrinablagerungen in den Alveolen. Die Krankheit kann plötzlich, aber auch schleichend einsetzen, wobei meistens entweder eine grippeartige oder eine pneumonische Ausprägung das Krankheitsbild bestimmen kann. Die fieberhaften Allgemeinsymptome im ersterem Fall können leicht mit einem grippalen Infekt verwechselt werden. Die pneumonische Form der Psittakose kann unterschiedliche Schweregrade einnehmen (Schüttelfrost, Fieber, Nasenbluten, atypische Pneumonie) und klingt meist nach Zustandekommen einer Immunitätslage ab; Rezidive sind möglich, dann grippeähnliche Symptome, Anschwellung der Lymphknoten und der Milz. Eventuell Auftreten eines rötelnähnlichen Ausschlages.

Komplikationen

Bakterielle Superinfektion, Entzündungen des Herzbeutels, enzephalische Verlaufsformen.

Therapie

Doxycyclin oder Makrolidantibiotika über drei Wochen. Infektionsquelle aufspüren und sanieren!

3.1.19 Pfeiffersches Drüsenfieber

Erreger

Eppstein-Barr-Virus.

Übertragung

Durch direkten körperlichen Kontakt.

Krankheitsbild

Inkubationszeit etwa 1–2 Wochen. Dann grippeähnliche Symptome, Anschwellung der Lymphknoten und der Milz. Eventuell Auftreten eines rötelnähnlichen Ausschlages.

Komplikationen

Milzschwellung bis hin zur Milzruptur.

Therapie

Symptomatisch (Fiebersenkung, kein Ampicillin, da dies oft das Entstehen des Ausschlags begünstigt); flüssige bis breiige Kost, da oft Schluckbeschwerden.

3.1.20 Röteln (German measles, Rubeola)

Erreger

Rötelnvirus (syn. Rubellavirus), ein Togavirus.

Übertragung

Tröpfcheninfektion. Hoher Manifestationsindex, aber geringere Kontagiosität als z. B. Masern. Die Ansteckungsfähigkeit beginnt schon 2–4 Tage **vor** Ausbruch der Krankheit.

Krankheitsbild

Nach 12–21 Tagen Inkubationszeit setzt eine kurze, etwa 2-tägige Prodromalphase ein, gefolgt von Schwellungen der Lymphknoten ohne größere Beeinträchtigung des Allgemeinbefindens; Fieber für etwa 2 Tage, selten < 38,5 °C. Nach 2 Tagen Entwicklung eines rosaroten, kleinfleckigen Exanthems, das meist hinter den Ohren beginnt und sich dann über Gesicht und den Rest des Körpers ausbreitet. Rückgang der Krankheit nach ca. 3 Tagen.

Komplikationen

Rötelnembryopathie, im Falle einer Rötelnvirämie während des 1. Trimenons der Schwangerschaft mit Infektion des Fetus. Die Fruchtschädigungen sind um so schwerer, je früher der Infekt einsetzt. Etwa 10–20 % der infizierten Säuglinge sterben im 1. Lebensjahr. **Alle gebärfähigen Frauen sollten immun gegen Röteln sein.**

Ohne zusätzliche Impfungen sind dies natürlicherweise nur ca. 80 %. Vorpubertäre Impfungen können diese Zahl drastisch erhöhen.

Therapie

Nicht notwendig, eventuell symptomatische Fiebersenkung.

Immunisierung: Aktive Impfung mit abgeschwächten Rötelnviren wird als Erstimpfung im 2. Lebensjahr, später ab dem 6. Lebensjahr durchgeführt. Sofern diese Impfungen nicht durchgeführt wurden und ungenügende Antikörpertiter vorhanden sind, sollten alle Mädchen und nicht schwangere Frauen geimpft werden. Impfschutz wahrscheinlich lebenslang.

Passive Immunisierung mit Röteln-Antikörpern zur postexpositionellen Rötelnprophylaxe bei Menschen, die berufsbedingt gefährdet sind (Kindergärtnerinnen, Pflegepersonal) oder bei Schwangeren; Impfschutz etwa 4 Wochen (s. auch 3.3).

Mögliche Impfreaktionen: leichtes Fieber, mäßiger Hautausschlag, selten Gelenkbeschwerden und Lymphknotenschwellungen.

Immunität: postinfektiöse anhaltende Immunität.

Impfempfehlung: Die Impfung ist öffentlich empfohlen.

3.1.21 Salmonellosen

Erreger

Verschiedene Salmonella-Arten.

Typhöse Krankheitsbilder werden durch *S. typhi, S. paratyphi A,B,C* oder *S. sendai* hervorgerufen. Andere *Salmonella*-Arten bewirken akute GI-Erkrankungen (Salmonellenenteritis).

Übertragung

Typhöse Salmonellen werden in der Regel über kontaminiertes Trinkwasser übertragen; da die Infektionsdosis für entsprechende Erreger sehr niedrig ist (ca. 10^3), kann es auch durch Ausscheider zu Kontaktinfektionen kommen.

Die Infektionsdosis für Enteritissalmonellen liegt wesentlich höher (ca. 10^6). Da sich die Erreger in Trinkwasser nur schlecht vermehren können, fällt dieses als Übertragungsmedium nahezu aus. Gastroenteritiden werden zum größten Teil durch Nahrungsmittel übertragen, wobei immer eine minimale Infektionsdosis, also eine entsprechende Bakterienmenge, überschritten sein muss. Bevorzugte Nahrungsmittel sind Speisen, die in rohem oder nicht erhitztem Zustand genossen werden, speziell entsprechende Fleisch-, Ei- und Milchprodukte. Hierbei kann eine primäre Infektion der Nahrungsmittel durch infizierte Tiere oder, häufiger durch eine sekundäre Kontamination durch Exkremente vorkommen. Es ist zu beachten, daß alle Haustiere Salmonellenträger sein können.

Krankheitsbild Typhus/Paratyphus

Septikämische Erkrankung mit Bakterien im Blut nach einer Inkubationszeit von ca. 14 Tagen. Nach einer mehrtägigen Prodromalphase starke Fieberentwicklung. Intestinale Symptome erst ab dem Ende der 2. Krankheitswoche. Relativ seltene, schwere Erkrankung mit toxischem, typhösem Bild.

Krankheitsbild Gastroenteritis

Fieberhafte Enteritis nach einer Inkubationszeit von 5–72 Stunden mit Leibschmerzen, Fieber, Erbrechen, Durchfall. Häufiger vorkommende, unterschiedlich schwer verlaufende Diarrhoe; in der Regel selbstabheilend. Gefährlich bei Senioren und resistenzgeschwächten Patienten (z. B. Diabetiker), da die Möglichkeit akuter Sepsis besteht.

Prophylaxe

Expositionsprophylaxe durch Wärmeinaktivierung der Erreger in Nahrungsmitteln/Trinkwasser. Ausschluss oder Sanierung kontaminierten Personals in der Lebensmittelverarbeitung. Die einwandfrei saubere, hygienische Zubereitung/Aufbewahrung von Lebensmitteln stellt das wirksamste Prophylaktikum dar. Cave: Keimausscheidung im Mittel drei bis sechs Wochen, bei Säuglingen auch über Monate.

Immunisierung

Aktive Immunisierung gegen Typhus mittels Lebendimpfstoff zur oralen Applikation.

Immunität: Antikörperbildung erfolgt nach Infektionen, eine postinfektiöse Immunität ist aber nicht gewährleistet.

Therapie

Bei Typhus/Paratyphus Cotrimoxazol, Ampicillin. Tetracycline, Cephalosporine und Aminoglykoside sind unwirksam. Salmonellenenteritis kann bei leichten Erkrankungen symptomatisch behandelt werden. Falls Antibiotikatherapie notwendig erscheint, sollten schwer resorbierbare Mittel (Neomycin) Verwendung finden.

Typhus-/Paratyphus-Salmonellen-Ausscheider beherbergen Keime meist in der Gallenblase, allerdings auch im Darm und den Harnwegen; eine spontane Sanierung ist kaum zu erwarten: Antibiotikagabe bis zur Sanierung ist notwendig.

Bei Enteritissalmonellen-Ausscheidern erfolgt die postenteritische Ausscheidung aus dem Darm lediglich temporär. Bei komplikationslosem Verlauf keine antibakterielle Therapie, lediglich Ausgleich des Flüssigkeits- und Elektrolytverlustes. Bei gefährdeten Patienten Cotrimoxazol, Ampicillin (3–4 g/Tag bei Erwachsenen, 100 mg/KG bei Kindern), Ofloxacin (2-mal täglich 0,4 g) oder Ciprofloxacin (2-mal täglich 0,5 g).

Meldepflicht

Verdacht, Erkrankung, Tod an Salmonellosen, auch Ausscheidung von Erregern, sind nach dem Bundesseuchengesetz meldepflichtig.

3.1.22 Scharlach (Scarlatina)

Erreger

Streptococcus aureus der Unterart der β-hämolysierenden Streptokokken der Gruppe A.

Übertragung

Tröpfcheninfektion, selten Schmierinfektion bei Wundscharlach.

Krankheitsbild

Initial tritt eine Scharlachangina auf (feuerroter Rachen, geröteter Gaumen mit eitrigen Belägen, Entzündung des Nasen-Rasenraums), oft begleitet von Kopfschmerz, Fieber, Erbrechen. Zunge anfangs weißlich belegt, vom Ende des 2. Tages an stößt sich der Belag von der Seite her ab (Himbeerzunge). Ab 2. Krankheitstag entwickelt sich ein feinfleckiges Exanthem das auf Druck verschwindet, über den Körperstamm und die Extremitäten, nicht aber auf dem Gesicht. 4.-6. Tag: Exanthemverminderung mit nachfolgender Entfieberung nach etwa 8 Tagen.

Für die Pathogenese sind die Toxine verantwortlich (Hämolysine, Strepto-kinase, Streptodornase, Hyaluronidase, erythrogenes Toxin), die stark er-höhte Gefäßpermeabilität bewirken. Durch die resultierende Hyperämie bil-det sich das typische Scharlachexanthem.

Komplikationen

Otitis media, Myokarditis, Glomerulonephritis.

Immunität

Anhaltende antitoxische Immunität. Frühzeitige Penicillintherapie führt oft zum Ausbleiben der Antikörperbildung; daher Reinfektion nicht ungewöhn-lich.

Therapie

Penicilline, Cephalosporine, symptomatische Therapie (Fiebersenkung, Mit-tel gegen Halsschmerzen).

Cave: Geschwisterkinder keinesfalls ohne Rücksprache mit dem Arzt in Kindergarten oder Schule schicken (eventuell Antibiotikaprophylaxe).

3.1.23 Tollwut (Hundswut, Hydrophobie, Lyssa, Rabies, Wasserscheu)

Erreger

Tollwutvirus (syn. Rabiesvirus), ein Rhabdovirus.

Übertragung

Durch den Biss von tollwütigen Tieren über frischen, virushaltigen Speichel via Hautverletzungen oder durch intakte Schleimhaut des Empfängers. Pe-netration des Virus durch intakte Haut ist nicht möglich. Der Manifestati-onsindex ist niedrig und liegt bei Biss durch Hund und Fuchs bei ca. 10 %.

Krankheitsbild

Das Virus löst nach einer langen Inkubationszeit (20–60 Tage) im ZNS eine Enzephalitis mit Degeneration von Nerven aus. Nach einer initialen Phase der Überempfindlichkeit und Erregtheit mit Fieberanstieg kommt es zu Krämpfen der Muskulatur in der Halsregion mit Erstickungsgefühl, Atemnot, starkem Speichelfluss. Der Erkrankte ist bei starkem Durstgefühl unfähig zu trinken. Typische hydrophobe Krämpfe beim Gedanken an Wasseraufnahme. Der Tod erfolgt nach 3–4 Tagen nach einem paralytischen Endstadium.

Auch beim Tier verläuft die Krankheit ähnlich, mit dem zu Beginn auftretenden typischen erregten oder aggressiven Wutstadium mit Orientierungslosigkeit und Bisswut.

Prophylaxe

Sanierung der Infektionsquellen durch Impfung von Haustieren, perorale Impfungen von Füchsen mittels entsprechender Köder oder (früher) Reduktion von Raubwild. Ist ein Biss erfolgt, muss umgehend chirurgische Wundversorgung mit Desinfektion der Wunde mit Invertseifen (1–2%), anderen Desinfizienzien oder – falls nichts anderes vorhanden – mit Seife vorgenommen werden.

Immunisierung

Aktive Immunisierung mit abgetöteten Tollwutviren kann prä- oder postexpositionell durchgeführt werden. Im letzteren Fall kann zusätzlich eine passive Immunisierung mit Immunglobulin erfolgen. Aktiver Impfschutz etwa 3–5 Jahre anhaltend (s. auch 3.3).

Mögliche Impfreaktionen: Reaktionen an der Impfstelle, selten neurologische Störungen.

Therapie

Es existiert keine spezifische Therapie nach Ausbruch der Krankheit. Die lange Inkubationszeit bietet allerdings die Möglichkeit der zwischenzeitlichen aktiven Immunisierung.

3.1.24 Toxoplasmose

Erreger

Toxoplasma gondi, ein intrazellulär wachsendes Protozoon, das einen Entwicklungszyklus unter Miteinbeziehung zweier Wirte benötigt. Als Zwischenwirt fungieren Mäuse, Schweine, Schafe, Rinder und Menschen, wobei sich bei diesen Arten die infektiösen Zysten in der Muskulatur und den Organen ausbilden. Der Endwirt ist immer die Katze, die die infektiösen Oozysten im Kot ausscheidet.

Übertragung

Übergang der Erreger auf den Menschen erfolgt entweder durch den Verzehr von rohem Fleisch infizierter Tiere (z.B. Mett, Schweinefleisch ist zu etwa 25% mit Zysten infiziert!), häufiger jedoch durch Kontakt des Menschen mit oozystenhaltigem Katzenkot oder durch Verzehr von mit Katzenkot beschmutztem, ungewaschenem Gemüse oder Salat.

Ein hohes Infektionsrisiko besteht auch für den Fetus während der Schwangerschaft durch transplazentare Infektion. Das Risiko einer schweren fetalen Schädigung nimmt mit fortschreitender Schwangerschaft deutlich ab.

Krankheitsbild

Die Inkubationsperiode ist schwankend und kann wenige Tage bis mehrere Wochen betragen.

Infektion von Kindern und Erwachsenen: Bei Infizierten mit intaktem Immunsystem verläuft die Infektion in der Regel symptomlos. Bei immunsupprimierten Personen, auch bei AIDS-Patienten, kommt es zu dramatischen Krankheitsbildern mit Hirntoxoplasmose, die teilweise zu septischer Streuung in die Peripherie führen (Herz, Lunge, Milz).

Bei transplazentarer Infektion: In der Frühschwangerschaft schwerer Krankheitsverlauf mit Ikterus, Herzbeutelentzündung, Pneumonie, Leberschäden, Abort, Totgeburt.

In der späteren Schwangerschaft leichtere Krankheitsverläufe mit späteren postenzephalitischen Schädigungen mit kognitiven Defekten.

Prophylaxe

Katzenkontakt vermeiden, kein Genuß von rohem oder halbrohem Fleisch, Toxoplasmosesanierung der Hauskatze.

Therapie

Bis zur 20. Schwangerschaftswoche Spiramycin; nach der 20. Schwangerschaftswoche und beim Kind, Erwachsenen: Pyrimethamin in Kombination mit Sulfadiazin; Clindamycin.

3.1.25 Tuberkulose

Erreger

Mycobacterium tuberculosis und *Mycobacterium bovis.*

Übertragung

Meistens Tröpfcheninfektion von Mensch zu Mensch; Patienten sind in der Regel ca. 2 Wochen nach Chemotherapiebeginn nicht mehr ansteckend, müssen aber solange isoliert werden.

Perorale Infektionen von infizierten Tieren kommen heute nur noch selten vor. Bedeutsam sind hierbei Milchprodukte von an tuberkulöser Mastitis erkrankten Tieren.

Die Abtötung der Bakterien kann sicher durch Erhitzen (20 min, 60 °C oder 5 min, 80 °C) erfolgen.

Krankheitsbild

Die Erreger sind primär nicht toxisch und scheiden keine Toxine aus. Es kommt nach einer Inkubationszeit von mehreren Wochen zu reaktiven Gewebeveränderungen (Nekrose, Einschmelzungen) im Wirtsgewebe durch entsprechende Immunitätsreaktionen im Sinne einer allergischen Reaktion gegenüber dem Erreger. Prinzipiell können alle Organe befallen werden. Im Vordergrund steht die Lungentuberkulose (ca. 90 %), aber auch Urogenitaltuberkulose, Tuberkulose der Haut und Schleimhaut, der Augen, Gelenke, des Darms und des Bauchfells sind bekannt. Die klinischen Verlaufsformen können sehr unterschiedlich sein. Immer handelt es sich jedoch um chronische, schubweise ablaufende und oft rezidivierende Krankheiten. Der Manifestationsindex ist gering. Eine geschlossene Tuberkulose kann jederzeit in die offene Form mit starker Ausscheidung der Erreger übergehen. Oft atypische Verläufe bei AIDS-Patienten! Tuberkulose ist in Europa leicht zunehmend.

Immunisierung

Aktive Immunisierung mit BCG-Impfstoff, der in ihrer Infektiosität abgeschwächte Tuberkelbakterien enthält. Impfschutz etwa 10 Jahre anhaltend (s. auch 3.9).

Mögliche Impfreaktionen: einige Wochen nach der Impfung Bildung von roten Knötchen. Komplikationen: Impfulkus, Lymphadenitis, Osteomyelitis.

Impfempfehlung: Die Impfung ist nicht mehr öffentlich empfohlen.

Therapie

Langzeittherapie mit Tuberkulostatika-Kombinationen (Isoniazid, Ethambutol, Pyrazinamid, Rifampicin, Streptomycin als Basisstoffe; p-Aminosalicylsäure, Protionamid als Reservestoffe).

3.1.26 Windpocken (Varicellen)

Erreger

Varicella-Zoster-Virus, ein Herpesvirus.

Übertragung

Meistens durch Tröpfcheninfektion. Die Kontagiosität ist sehr hoch. Die Krankheit hinterlässt eine anhaltende postinfektiöse Immunität, weswegen die Windpocken eine typische Kinderkrankheit sind.

Krankheitsbild

Nach einer Inkubtionszeit von etwa 2–3 Wochen tritt nach einer etwa eintägigen Fieberphase in Schüben das typische papulöse Windpockenexanthem auf. Dies ist anfangs durch linsengroße, rote Flecken gekennzeichnet, die nach und nach in Papeln oder eingedellte Bläschen, später in Pusteln übergehen. Die juckenden Bläschen erscheinen über den ganzen Körper verteilt, auch am Kopf und im Haarbereich (Juckreiz!). Begleitend hierzu können Lymphadenopathien auftreten. Die Pusteln überziehen sich nach 1–2 Tagen mit einer bräunlichen Kruste. Nach etwa einer Woche klingen die Symptome langsam ab. Befallen werden meistens Kinder.

Komplikationen

Tritt die Infektion im ersten Trimenon einer Schwangerschaft auf, besteht die Gefahr einer Embryopathie.

Immunisierung

Durch Zosterimmunglobuline möglich, aber nur bei besonderen Risikopatienten (z. B. unter Immunsuppression) sinnvoll. Aktive Immunisierung mit Varicella-Rit® (Varicellen-Lebend-Impfstoff) für spezielle Risikopatienten ist möglich (s. auch 3.3).

Therapie

Aufgrund der Gutartigkeit der Infektion in der Regel nicht notwendig. Symptomatische Behandlung des Exanthems durch Juckreiz stillende Pulver oder andere Maßnahmen, um eine durch ständiges Kratzen mögliche Narbenbildung zu verhindern.

Externa: Thesit® Gel, Fenistil® Gel, Anästhesulf® Lotio, Ingelan® Puder; systemisch eventuell auch Antihistaminika.

3.2 Infektionsabwehr durch Immunisierung – Übersicht

Übersicht über die verschiedenen Immunisierungsarten

Art der Immunisierung	Target des Antikörpers	Herstellung des Impfstoffes	Anwendung	Dauer der Schutzwirkung
Aktiv	Exotoxine (meist Proteine, gute Immunogene)	Formalininaktivierung von Toxinen zur Bildung untoxischer, aber noch immunaktiver Toxoide (Anatoxine)	Botulismus, Diphtherie, Gasbrand, Scharlach, Tetanus etc.	Langanhaltend und fundiert
Aktiv	Bakterien (AK gerichtet gegen Proteine, Polysaccharide, Lipide, die oft schlechte Immunogene sind)	Suspensionen abgetöteter Bakterien	Cholera, typhöse Salmonellosen	Weniger fundiert und befristet anhaltend
Aktiv	Viren (Proteinhülle als gutes Immunogen). AK nur virustatisch	Totimpfstoffe = inaktivierte Virussuspensionen Lebendimpfstoffe = vermehrungsfähige, in der Virulenz abgeschwächte Virenstämme	Gelbfieber, Polio, Pocken, Tollwut etc. Masern, Mumps, Röteln, Polio	Langanhaltend und fundiert
Passiv über Antikörper	(Exo)-Toxine	Isolierung der AK aus immunisierten Tieren	Verfügbar für exotoxininduzierte Infektionen	Kurz
Passiv über Antikörper	Bakterien	Isolierung der AK aus immunisierten Tieren	Heute kaum noch gebräuchlich; Ersatz durch Chemotherapie	Wenig fundiert

Art der Immunisierung	Target des Antikörpers	Herstellung des Impfstoffes	Anwendung	Dauer der Schutzwirkung
Passiv über Immunglobuline	Verschiedene Bakterien, Viren etc.	Plasmafraktionierung zur Gewinnung unspezifischer (polyvalenter) IG-Präparate	Prophylaxe von Infektionen	Kurz
Passiv über Immunglobuline	Verschiedene Bakterien, Viren etc.	Anreicherung bestimmter Plasmafraktionen zur Gewinnung von spezifischen IG-Präparaten (Hyperimmunglobuline) gegen spezielle Erreger	FSME, Hepatitis B, Masern, Pertussis, Röteln, Tollwut	Kurz

AK = Antikörper,   IG = Immunglobulin

Aktive Immunisierung

Man bedient sich zweier Schlüsselelemente des erworbenen Immunsystems, nämlich der Spezifität und des Gedächtnisses. Hierzu wird dem Wirtsorganismus das in seiner Toxizität abgeschwächte Antigen verabreicht. Der Wirt bildet aktiv dagegen gerichtete Antikörper (AK). Diese Reaktion benötigt bis zum Abschluss etwa 1–2 Wochen Zeit, weswegen die aktive Immunisierung als Prophylaxe, nicht aber als Sofortmaßnahme verstanden werden darf. Im Falle einer zweiten Konfrontation mit dem gleichen Antigen stimuliert dieses B-Gedächtniszellen, die wiederum eine verstärkte sekundäre Immunantwort gegenüber dem Antigen auslösen.

Passive Immunisierung

Applikation vorgebildeter Antikörper (Immunglobuline) in Form von Serumfraktionen auf den zu schützenden Organismus. Eine Neutralisation entsprechender Antigene erfolgt sofort. Die Wirkdauer der passiven Immunisierung ist kurz und beträgt nur etwa maximal 4 Wochen.

3.3 Impfempfehlungen für Erwachsene

Nach den Empfehlungen der Ständigen Impfkommission des Robert-Koch-Instituts – Bundesinstitut für Infektionskrankheiten und übertragbare Krankheiten (STIKO), Stand 1998

Impfungen und Präparate (aktiv Impfstoffe, passiv Immunoglobuline IG)	Indikation bzw. Reiseziel (Auszüge)/Personenkreis	Anwendung (Beipackzettel beachten)
Cholera Cholera-Impfstoff Behring keine IG-Prophylaxe	Auf Verlangen des Ziel- oder Transitlandes nur noch im Ausnahmefall; keine WHO-Empfehlung mehr!	Grundimmunisierung durch 2-mal s.c. Gabe (0,5 ml und 1 ml nach 1–4 Wochen; Kinder (1–10 Jahre): halbe Dosis; Schutz nur etwa 6 Monate!
Diphtherie Diphtherie-Adsorbat-Impfstoff Kombination Tetanus-Diphterie Td-Impfstoff, Td-pur; Kombination Tetanus-Diphterie-Polio (inaktiviert) Revaxis®	Indikationsimpfung für: ■ Medizinisches Personal mit engem Kontakt zu Erkrankten ■ Beschäftigte mit umfangreichem Publikumsverkehr ■ Aussiedler, Flüchtlinge, Asylbewerber aus Diphtheriegebieten in Gemeinschaftsunterkünften sowie für das Personal dieser Einrichtungen Reiseimpfung und Breitenimpfung bei Reisen in Diphtherierisikoländer oder bei Epidemien	Impfung sollte in der Regel in Kombination zusammen mit Tetanusimpfung durchgeführt werden 2 Impfungen im Abstand von 4 bis 8 Wochen und 3. Impfung 6 bis 12 Monate nach der 2. Impfung Reiseantritt frühestens nach der 2. Impfung Auffrischimpfung alle 10 Jahre Entsprechend den öffentlichen Empfehlungen
FSME Encepur®, FSME-Immun®, FSME-Bulin®, Encegam®-IG (je 0,2 ml/kg KG)	Indikationsimpfung für Personen in Risikogebieten (s. 3.5.1) und gefährdete Personen (z. B. Forstarbeiter), sowie Reiseimpfungen für Aufenthalt in Risikogebieten (s. 3.5.1). Saisonalität beachten!	Nach Angaben der Hersteller

Gelbfieber	Reiseimpfung, sofern Impfung vom Ziel-/Transit-land verlangt (s. 3.5.1, tropisches Afrika, Südame-rika) WHO-Empfehlungen beachten (http://www.who.org)	Einmalige Impfung; Auffrischung in 10-jährigem Abstand Impfung nur durch autorisierte Stellen
Hepatitis A (HA) Havrix® 1440, VAQTA®, VAQTA® K Twinrix® Kombi (+ HB) Beriglobin® IG (ca. 3 Monate Schutzwirkung), Gammabulin® A IG	Indikationsimpfung für: ■ HA-gefährdetes Personal medizinischer Ein-richtungen ■ HA-gefährdetes Personal in Laboratorien (z. B. Stuhluntersuchungen) ■ Personal in Kindertagesstätten und -heimen, psychiatrischen Anstalten ■ Kanalisations- und Klärwerksarbeiter ■ Homosexuelle Männer ■ Substitutionspflichtige Hämophile ■ Kontaktpersonen zu HA-Erkrankten ■ Bei chronischer Lebererkrankung ohne HA-An-tikörper Reiseimpfung in Regionen mit hoher HA-Prävalenz (s. 3.5.1)	Gundimmunisierung und Anwendung je nach Präparat

3

Impfungen und Präparate (aktiv Impfstoffe, passiv Immunoglobuline [IG])	Indikation bzw. Reiseziel (Auszüge)/Personenkreis	Anwendung (Beipackzettel beachten)
Hepatits B (HB) Gen H-B-Vax®, Engerix B®, Twinrix® Kombi (+ HA) Hepatect® IG, Hepatitis-B-IG	**Präexpositionell:** ■ HB-gefährdetes medizinisches und zahnmedizinisches Personal; Personal in psychiatrischen Einrichtungen; andere Personen mit Infektionsrisiko durch Blutkontakte (Ersthelfer, Polizisten, Gefängnispersonal, Sozialdienste) Dialysepatienten, Patienten mit häufiger Übertragung von Blut, Blutbestandteilen, vor ausgedehnten Operationen ■ Bei chronischen Lebererkrankungen, die HBsAg-negativ sind ■ Gefährdete Personen mit Kontakt zu HBsAg-Trägern in Familien und Gemeinschaften ■ Patienten und Personal in psychiatrischen Anstalten oder vergleichbaren Fürsorgeeinrichtungen für Zerebralgeschädigte oder Verhaltensgestörte ■ Besondere Risikogruppen (Prostituierte, Homosexuelle, Drogenabhängige, länger einsitzende Strafgefangene) ■ Reisende in Regionen mit hoher HB-Prävalenz (s. 3.5.1) bei längerem Aufenthalt oder engem Kontakt zur einheimischen Bevölkerung	Anwendung nach Vorschrift der Hersteller; im Allgemeinen nach serologischer Vortestung Auffrischimpfung je nach durch die Grundimmunisierung erreichtem Antikörpertiter (Kontrolle 1–2 Monate nach der 3. Dosis): anti-HBs < 10IE/l: erneute Impfung einer Dosis und Kontrolle anti-HBs 10–100 IE/l: regelmäßige Kontrolle alle 3 bis 6 Monate anti-HBs > 100 IE/l Auffrischung (eine Dosis) nach 10 Jahren

Postexpositionell:

- Medizinisches Personal bei Verletzungen mit erregerhaltigen Gegenständen (z. B. Spritzen)
- Neugeborene HBsAg-positiver Mütter (nach den Mutterschaftsrichtlinien ist nach der 32. Schwangerschaftswoche HB-Test notwendig)

Influenza
Begrivac®
Influvac®
Influsplit® SSW
Mutagrip®

- Indikationsimpfungen bei Personen über 60 Jahren
- Kinder, Jugendliche, Erwachsene mit erhöhtem Risiko infolge eines Grundleidens (chronische Lungen-, Herz-Kreislauf-, Stoffwechselkrankheiten, Diabetes, Immundefizienz, etc.).
- Bei erhöhter Gefährdung (medizinisches Personal, Personen in Einrichtungen mit hohem Publikumsverkehr)
- Im Epidemiefall

Jährliche Impfung, vorzugsweise im September bis November mit aktuellem, WHO-empfohlenem Impfstoff

Masern
Masern-Impfstoff
Masern-Virus-Impfstoff
Sandoglobin® IG

Alle ungeimpften Personen in Einrichtungen der Pädiatrie, Kindertagesstätten, Kinderheimen u.ä.

Einmalige Impfung, vorzugsweise mit MMR-Impfstoff (MMR Triplovax, M-M-RVax)

3

Impfungen und Präparate (aktiv Impfstoffe, passiv Immunoglobuline IG)	Indikation bzw. Reiseziel (Auszüge)/Personenkreis	Anwendung (Beipackzettel beachten)
Menigokokkeninfektionen Mencevax® ACWY Menigokokkenimpfstoff A+C	▪ Gefährdete Personen, z. B. Entwicklungshelfer vor Aufenthalten im Meningitisgürtel Afrikas oder anderen Gebieten mit Meningitis-Risiko gemäß den Empfehlungen der WHO (http://www.who.org) ▪ Auf Empfehlung der Gesundheitsbehörden	Nach Angaben des Herstellers
Mumps Mumpsvax®	Alle ungeimpften Personen in Einrichtungen der Pädiatrie, Kindertagesstätten, Kinderheimen u.ä.	Einmalige Impfung, vorzugsweise mit MMR-Impfstoff (MMR Triplovax, M-M-RVax)
Pneumokokkeninfektionen Pneumopur® Pneumovax®	▪ Indikationsimpfungen bei Personen über 60 Jahren ▪ Kinder, Jugendliche, Erwachsene mit erhöhtem Risiko infolge eines Grundleidens (chronische Lungen-, Herz-Kreislauf-, Stoffwechselkrankheiten, Diabetes, Immundefizienz, etc.)	Nach Angaben der Hersteller Auffrischung frühestens 6 Jahre nach Erstimpfung; Kinder < 10 Jahre frühestens 3 Jahre nach Erstimpfung

Poliomyelitis Oral-Virelon®, Polio Sabin-S® (p.o) → nicht mehr üblich wegen Infektionsrisiko IPV-Virelon® IPV Merieux® (i.m. oder s.c.) Kombi Tetanus–Diphterie–Polio (inaktiviert) Revaxis®	Allgemeine Impfung: Alle Personen bei fehlender oder unvollständiger Grundimmunisierung Indikationsimpfungen: ■ Medizinisches Personal und Personen bei Kontakt mit Erkrankten ■ Laborpersonal bei Poliorisiko ■ Reisende in Regionen mit Infektionsrisiko (s. 3.5.1); WHO-Meldungen beachten (http://www.who.org) ■ Aussiedler, Flüchtlinge, Asylbewerber aus Gebieten mit Polio-Risiko in Gemeinschaftsunterkünften sowie Personal dieser Einrichtungen	Allgemeine Impfung: 3 dokumentierte OPV-Impfungen sind für eine vollständige Immunisierung ausreichend. Ungeimpfte Personen erhalten IPV. Ausstehende Impfungen der Grundimmunisierung werden mit IPV, nicht mit OPV, nachgeholt. Routinemäßige Auffrischung nach dem 18. Lebensjahr ist nicht empfohlen. Indikationsimpfungen mit IPV bei nicht vollständiger Dokumentation oder wenn die Grundimmunisierung bzw. die letzte Auffrischung länger als 10 Jahre zurückliegt
Röteln Rubellovac®, Ervevax®, Röteln-Impfstoff HDC®, Röteln-Vaccinol®, Röteln-IG, Sandoglobin® IG	■ Beschäftigte im Gesundheitsdienst, insbesondere der Geburtshilfe, der Säuglings- und Kinderpflege ■ Seronegative Frauen mit Kinderwunsch	Einmalige Impfung, bevorzugt mit MMR-Impfstoff Einmalige Impfung mit Röteln-Impfstoff mit nachfolgender Kontrolle des Impferfolgs Konzeptionsverhütung ist für 3 Monate nach der Impfung zu empfehlen!

3

Impfungen und Präparate (aktiv Impfstoffe, passiv Immunoglobuline IG)	Indikation bzw. Reiseziel (Auszüge)/Personenkreis					Anwendung (Beipackzettel beachten)
Tetanus Tetanol®, Tetamun® SSW, Tetavax® Kombi Td: Td-pur, Td-Rix, Td-Vaccinol® Kombi Tetanus-Diphterie-Polio (inaktiviert) Revaxis® Tetagam® IG, Tetanobulin® IG	Alle Personen 10 Jahre nach der letzten Tetanusimpfung zur Auffrischung.					
	Postexpositionelles Vorgehen	Saubere, geringfügige Wunden		Alle anderen Wunden, auch Verbrennungen, Nekrosen, septische Aborte etc.		
	Bisherige Anzahl der Impfungen	Td oder DT	Tetanus-IG (250 bis 500 IE)	Td oder DT	Tetanus-IG (250 bis 500 IE)	
	Unbekannt	ja	nein	ja	ja	
	0 bis 1	ja	nein	ja	ja	
	2	ja	nein	ja	nein (ja, wenn Verletzung älter als 24 Std.)	
	3 oder mehr	nein	nein	nein	nein	
Tollwut Rabipur® aus Hühner-Fibroblasten Rabivac® aus humanen, diploiden Zellen Berirab® IG nur zusammen mit aktiver Immunisierung!	**Präexpositionell:** ▪ Tierärzte, Jagd- und Forstpersonal, bei Umgang mit Wildtieren, und ähnliche Risikogruppen ▪ Laborpersonal mit Tollwutrisiko ▪ Reisende in Gefährdungsgebiete (z. B. Gefahr streunender Hunde) **Postexpositionell:** (Tiere oder Impfstoffköder) ▪ Berühren, Füttern von Tieren, Belecken der intakten Haut, Berühren von Impfködern bei intakter Haut: keine Impfung notwendig					Nach Angaben des Herstellers, i.m. an Tag 0, 7, 21. Bei weiter bestehendem Risiko Auffrischungsimpfungen! Auffrischungsimpfung bei Laborpersonal ab Antikörpertiter < 0,5 IE/ml Serum

Berirab® IG nur zusammen mit aktiver Immunisierung!

- Knabbern an der Haut, oberflächliche, nicht blutende Kratzer durch Tier oder Belecken nicht intakter Haut oder Kontakt mit der Impfflüssigkeit eines beschädigten Impfköders mit nicht intakter Haut: Impfung notwendig
- Bissverletzungen, Kratzwunden, Kontamination von Schleimhäuten mit Speichel durch Tiere oder Impfflüssigkeit eines beschädigten Impfködersː Impfung und einmalig simultan passive Immunisierung mit Tollwut-IG (20 IE/kg KG)

Tuberkulose
BCG-Vaccine Behring

Die Impfung mit dem derzeit verfügbaren Impfstoff ist nicht empfohlen

BCG-Impfung (streng intracutan)

Typhus
Typhoral® L, Thyphus Stada®

Bei Reisen in Endemiegebiete (s. 3.5.1)

Nach Angaben des Herstellers

Varizellen
Varilrix®
Varicellon® IG
Varitect® IG

Seronegative Risikogruppen:
- Kinder mit Leukämie, soliden malignen Tumoren, schwerer Neurodermitis oder vor geplanter Immunsuppression sowie deren Geschwister, Eltern
- Personal im Gesundheitsdienst, in Kinderbetreuungseinrichtungen
- Frauen mit Kinderwunsch

Einmalige Injektion
Bei Exposition passive Prophylaxe mit Varizella–Zoster–Immunglobulin (0,5 ml/kg KG)
Lagerungshinweise der Hersteller beachten!

3

3.4 Impfempfehlungen für Säuglinge, Kinder und Jugendliche

(Quelle: Ständige Impfkommission des Robert-Koch-Instituts – Bundesinstitut für Infektionskrankheiten und übertragbare Krankheiten (STIKO), Stand 1998)

Impfstoff oder Antigenkombination	Lebensmonat						Lebensjahr	
	Geburt	2	3	4	5	12 bis 15	5 bis 6	11 bis 16
DTaP *			1.	2.	3.	4.		
HiB			1.		2.	3.		
IPV **			1.		2.	3.		A
HB		1.			2.	3.		G
MMR ***						1.	2.	G
DT/Td ****							A	A

* Abstände zwischen 1. und 2. sowie 2. und 3. Impfung mindestens 4 Wochen, zwischen 3. und 4. Impfung mindestens 6 Monate
** Bei Verwendung von IPV-Virelon® nur zweimalige Impfung
*** Die zweite MMR-Impfung kann bereits 4 Wochen nach der ersten MMR-Impfung erfolgen
**** Ab Beginn des 6. Lebensjahres wird zur Auffrischung ein Impfstoff mit reduziertem Diphterietoxoid-Gehalt (d) eingesetzt
A Auffrischungsimpfung
G Grundimmunisierung für Ungeimpfte bzw. zur Komplettierung des Impfschutzes

Cave: Die Kombinationsimpfung für Hepatitis A und B wird nicht öffentlich empfohlen und gilt als nicht sinnvoll (Grund: HB-Impfung soll zum frühest möglichen Zeitpunkt (9. Lebenswoche) erfolgen, HA jedoch frühestens im 2. Lebensjahr; somit würde bei einer Kombination der HB-Schutz im ersten Jahr fehlen!)

Epidemiologisches Bulletin 2(1999) (Robert-Koch-Institut)

3.5 Impfempfehlungen – internationale Länderbestimmungen

Es ist zu beachten, dass vorgeschriebene Impfungen in bestimmten Ländern zum Teil nicht obligatorisch sind, wenn bestimmte Situationen eintreten. Für Durchreisende durch Endemiegebiete können andere Impfempfehlungen gelten. Malariaprophylaxe kann in bestimmten Staaten regional begrenzt oder nur zu bestimmten Jahreszeiten notwendig sein.

Die Impfungen für Tetanus, Diphterie und Poliomyelits sind generell für alle Länder und alle Reisende empfehlenswert. Stand: 1998.

+	Impfung nur gebietsweise, für Risikogruppen oder bei längerdauerndem Aufenthalt
o	Impfung bzw. medikamentöse Prophylaxe für alle Reisende empfohlen
•	Impfung für alle Reisenden vorgeschrieben
□	Impfung vorgeschrieben für Reisende aus Infektionsgebieten, für alle Reisenden angeraten, insbesondere bei Reisen in gefährdete Areale
■	Impfung vorgeschrieben für Reisende aus Infektionsregionen
∇	Impfung für spezielle Risikogruppen (Rucksacktouristen, Entwicklungshelfer, enger Kontakt mit einheimischer Bevölkerung, etc.)

3.5.1 Übersicht über die Impfempfehlungen für einzelne Länder

Reiseland	FSME	Malaria	Cholera	Gelbfieber	Typhus	Hepatitis B	Hepatitis A	Tollwut
Afghanistan		+	+	■	o	∇	o	+
Ägypten		+		■	o	∇	o	+
Albanien	+			■	o	∇	o	+
Algerien		+		■	o	∇	o	+
Andorra								+
Angola		o	o	□	o	∇	o	+

Reiseland	FSME	Malaria	Cholera	Gelbfieber	Typhus	Hepatitis B	Hepatitis A	Tollwut
Antigua/Barbuda				■	o	∇	o	
Äquatorialguinea		o	o	□	o	∇	o	+
Argentinien		+	+		o	∇	o	+
Aserbaidschan		+			o	∇	o	+
Äthiopien		o	+	□	o	∇	o	+
Australien				■	o	+	o	
Azoren				■	+	∇	o	
Bahamas				■	o	∇	o	
Bahrein					o	∇	o	
Bangladesch		o	o	■	o	∇	o	+
Barbados				■	o	∇	o	
Belgien								
Belize		o		■	o	∇	o	+
Benin		o	+	●	o	∇	o	+
Bermudas					o	∇	o	
Bhutan		o		■	o	∇	o	+
Bolivien		+	+	□	o	∇	o	+
Bosnien-Herzegowina	+				o	∇	o	+
Botswana		+		o	∇	o	o	+
Brasilien		+	+	□	o	∇	o	+
Brunei				■	o	∇	o	+
Bulgarien	+				o	∇	o	+
Burkina Faso		o	+	●	o	∇	o	+
Burma		o	o	■	o	∇	o	+
Burundi		o	+	□	o	∇	o	+
Cayman Inseln					o	∇	o	

Reiseland	FSME	Malaria	Cholera	Gelbfieber	Typhus	Hepatitis B	Hepatitis A	Tollwut
Chile			+		o	▽	o	+
China		o	+	■	o	▽	o	+
Cook-Inseln					o	▽	o	
Costa Rica		+	+		o	▽	o	+
Dänemark								
Djibuti		o	+	■	o	▽	o	+
Dominik. Republik		+			o	▽	o	
Ecuador		o	+	□	o	▽	o	+
Elfenbeinküste		o	+	●	o	▽	o	+
El Salvador		+	+	■	o	▽	o	+
Estland	+						o	+
Fidji				■	o	▽	o	
Finnland								
Frankreich, Korsika							o	+
Franz. Guyana		o		●	o	▽	o	+
Franz. Polynesien				■	o	▽	o	
Gabun		o	■	●	o	▽	o	
Gambia		o		□	o	▽	o	+
Georgien		o		●	o	▽	o	+
Ghana		o		●	o	▽	o	+
Gibraltar							o	
Grenada				■	o	▽	o	
Griechenland				■		▽	o	
Großbritannien								
Guadeloupe				■	o	▽	o	
Guam					o	▽	o	

Reiseland	FSME	Malaria	Cholera	Gelbfieber	Typhus	Hepatitis B	Hepatitis A	Tollwut
Guatemala		o	+	■	o	∇	o	+
Guinea		o	+	□	o	∇	o	+
Guinea-Bissau		o		□	o	∇	o	+
Guyana		o		□	o	∇	o	+
Haiti		o		■	o	∇	o	+
Honduras		o	+	■	o	∇	o	+
Hongkong		+			o	∇	o	
Indien		o	+	■	o	∇	o	+
Indonesien		o	+	□	o	∇	o	+
Irak		+	+	■	o	∇	o	+
Iran		+	+	■	o	∇	o	+
Irland								
Island								
Israel						∇	o	+
Italien						∇	o	
Jamaika				■	o	∇	o	
Japan						∇		
Jemen		o	+	■	o	∇	o	+
Jordanien				■	o	∇	o	+
Jugoslawien	+				o	∇	o	+
Kambodscha		o		■	o	∇	o	+
Kamerun		o		●	o	∇	o	+
Kanada								
Kap-Verde-Inseln		+		■	o	∇	o	
Kasachstan					o	∇	o	
Katar				■	o	∇	o	+

Reiseland	FSME	Malaria	Cholera	Gelbfieber	Typhus	Hepatitis B	Hepatitis A	Tollwut
Kenia		o		□	o	∇	o	+
Kirgisien					o	∇	o	+
Kolumbien		o	+	o	o	∇	o	+
Komoren		o			o	∇	o	
Kongo		o		●	o	∇	o	+
Korea					o	∇	o	+
Korsika						+	o	+
Kroatien	+				o	∇	o	+
Kuba					o	∇	o	
Kuwait					o	∇	o	
Laos		o	+	■	o	∇	o	+
Lesotho				■	o	∇	o	+
Lettland	+						o	+
Libanon				■	o	∇	o	+
Liberia		o	+	●	o	∇	o	+
Libyen		+		■	o	∇	o	+
Lichtenstein	+							
Littauen	+						o	+
Luxemburg								
Macao					o	∇	o	+
Madagaskar		o		■	o	∇	o	+
Madeira				■	+	∇	o	
Malawi		o	+	■	o	∇	o	+
Malaysia		o		■	o	∇	o	+
Malediven				■	o	∇	o	
Mali		o	+	●	o	∇	o	+

3

Reiseland	FSME	Malaria	Cholera	Gelbfieber	Typhus	Hepatitis B	Hepatitis A	Tollwut
Malta				■		∇	o	
Marokko		+			o	∇	o	+
Martinique				■	o	∇	o	
Mauritius		+		■	o	∇	o	
Mexiko		+	+	■	o	∇	o	+
Moldavien					o	∇	o	+
Monaco								o
Mongol. Republik					o	∇	o	+
Montserrat					o	∇	o	+
Mozambique		o	+		o	∇	o	+
Namibia		o		■	o	∇	o	+
Nepal		o	+	■	o	∇	o	+
Neukaledonien				■	o	∇	o	
Neuseeland								
Nicaragua		+	+	■	o	∇	o	+
Niederlande								
Niger		o	+	●	o	∇	o	+
Nigeria		o	+	□	o	∇	o	+
Niue				■	o	∇	o	+
Norwegen								
Oman		o		■	o	∇	o	+
Österreich	+							+
Pakistan		o		■	o	∇	o	+
Panama		o	+	+	o	∇	o	+
Papua-Neuguinea		o		■	o	∇	o	
Paraguay		o		■	o	∇	o	

Reiseland	FSME	Malaria	Cholera	Gelbfieber	Typhus	Hepatitis B	Hepatitis A	Tollwut
Peru		+	+	□	o	▽	o	+
Philippinen		o	+	■	o	▽	o	+
Polen	+					▽	o	
Portugal				■	+	▽	o	
Puerto Rico					o	▽	o	
Réunion				■	o	▽		
Ruanda		o	+	•	o	▽	o	+
Rumänien	+				o	▽	o	+
Russland	+		▽		+	▽	o	+
Solomon-Inseln		o		■	o	▽	o	
Sambia		o	+		o	▽	o	+
Samoa				■	o	▽	o	
Sao Tome, Principe		o		•	o	▽	o	+
Saudi-Arabien		o		■	o	▽	o	+
Schweden	+							
Schweiz	+							+
Senegal		o		□	o	▽	o	+
Seychellen			•	□	o	▽	o	
Sierra Leone		o		▽	o	▽	o	+
Simbabwe		o	+	■	o	▽	o	+
Singapur				■	o	▽	o	+
Slowakei	+					■	o	+
Slowenien	+				+	▽	o	+
Somalia		o	■	□	o	▽	o	+
Spanien							+	
Sri Lanka		+		■	o	▽	o	+

Reiseland	FSME	Malaria	Cholera	Gelbfieber	Typhus	Hepatitis B	Hepatitis A	Tollwut
St. Helena				■	o	∇	o	
St. Lucia				■	o	∇	o	
St. Vincent, Grenadinen				■	o	∇	o	
Sudan		o	+	□	o	∇	o	+
Südafrika		o	∇	■	o	∇	o	+
Surinam		o		■	o	∇	o	+
Swasiland		o		■	o	∇	o	+
Syrien		+		■	o	∇	o	+
Taiwan					o	∇	o	
Tansania		o	∇	□	o	∇	o	+
Thailand		o		■	o	∇	o	+
Togo		o	+	●	o	∇	o	+
Tonga-Inseln				■	o	∇	o	
Trinidad, Tobago				□	o	∇	o	
Tschad		o	o		o	∇	o	+
Tschechien	+						o	+
Tunesien		+	+		o	∇	o	+
Türkei		+		■	o	∇	o	+
Turkmenien		+			o	∇	o	+
Tuvalu				■	o	∇	o	
Uganda		o		■	o	∇	o	+
Ukraine					+	∇	o	+
Ungarn	+				o	∇	o	+
Uruguay					o	∇	o	+
USA					+	+	+	+
Usbekistan		+			o	∇	o	+

Reiseland	FSME	Malaria	Cholera	Gelbfieber	Typhus	Hepatitis B	Hepatitis A	Tollwut
Vanuatu		o			o	∇	o	
Venezuela		o	+	+	o	∇	o	+
Vereinigte Arab. Emirate			+		o	∇	o	+
Vietnam		o	+	■	o	∇	o	+
Weißrussland					+	∇	o	+
Zaire		o	+	•	o	∇	o	+
Zentralafrik. Republik		o		•	o	∇	o	+
Zypern						■	o	

3.6 Umgang mit Impfstoffen

Beim Umgang mit Impfstoffen ist Folgendes zu beachten:

Aufbewahrung	Impfstoffe niemals einfrieren! Immer kühl bei +2 bis +8 C aufbewahren → **Patientenhinweis!** (Kontrollthermometer im Kühlschrank!)
Kühlkette	**Notwendig für Lebendimpfstoffe** (vermehrungsfähige Erreger) → **Patientenhinweis!** Meistens nicht notwendig für Totimpfstoffe (nicht vermehrungsfähige Erreger)
Mischen von Impfstoffen	**Nicht zulässig**
Haltbarkeit nach Anbruch	**Geöffnete Ampullen sofort verwenden** Mehrfachampullen mit Durchstechkappe am gleichen Tag verwenden; nicht über Nacht aufbewahren

3.6.1 Übersicht über wichtige Impfstoffe

Impfstoff	Handelsnamen(®)	Vakzintyp	Kühlkette	Bemerkungen
BCG (Tuberkulose)	BCG-Vaccine	Lebend	Nein	Nach Rekonstitution
Diphtherie D/DT/DPT	Td-Impfstoff, Td-pur	Toxoid	Nein	
FSME	Encepur, FSME-Immun	Tot	Nein	
Hepatitis A	Havrix 1440, VAQTA, VAQTA K	Tot	Nein	
	Cave: Havrix Kinder	Tot	Nein	
Hepatitis B	Gen H-B-Vax, Engerix	Einzelantigen	Nein	
Hepatitis A + B	Twinrix	Tot + Einzelantigen	Nein	
HIB (Haemophilus influenzae Typ B)	PedvaxHIB liquid,	Einzelantigen	Ja	Kombinationen
	HIB Merieux, HibTiter	Einzelantigen	Nein	
Influenza A/B	Begrivac, Influvac, Influsplit SSW	Antigenfraktionen	Nein	
Masern	Masern-Impfstoff, Masern-Virus-Impfstoff	Lebend	Ja	
Masern-Mumps	M-MVax	Lebend	Ja	
Masern-Mumps-Röteln (MMR)	MMR Triplovax, M-M-RVax	Lebend	Ja	
Mumps	Mumpsvax	Lebend	Ja	
Pertussis (Ganzkeim)		Tot	Nein	
Pertussis (azellulär)	Pac Merieux, Pa-Vaccinol	Einzelantigen	Nein	

Impfstoff	Handelsnamen(®)	Vakzintyp	Kühlkette	Bemerkungen
Pneumokokken	Pneumopur	Einzel-antigen	Ja	
	Pneumovax	Einzel-antigen	Ja	
Polio (SABIN) oral	Oral-Virelon, Polio Sabin-S	Lebend	Ja	
Polio (SALK)	IPV-Virelon, IPV Merieux	Tot	Nein	Kann tiefge-froren werden
Röteln	Rubellovac, Ervevax, Röteln-Impfstoff HDC, Röteln-Vaccinol	Lebend	Ja	
Tetanus	Tetanol, Tetamun SSW, Tetavax	Toxoid	Nein	
Td	Td-pur, Td-Rix, Td-Vaccinol	Toxoid	Nein	T mind. 20 I.E. d mind 2 I.E.
Tollwut	Rabipur, Rabivac	Tot	Nein	
Typhus	Typhoral L, Thyphus Stada	Lebend	Ja	Nur jeweils 1 Kapsel ent-nehmen, Pa-ckung in Kühl-schrank
Varizellen	Varilrix	Lebend	Ja	
Varizellen-Im-munglobuline	Varicellan, Varitect		Nein	

3

4 Reisemedizin

4

4.1 Reiseapotheke

Vor Reiseantritt sind folgende Punkte zu beachten:

- Reiseapotheke an die individuellen Bedürfnisse und Reiseaktivitäten anpassen!
- Verfügbarkeit von Medikamenten im Reiseland beachten
- **Basisversorgung** = Minimalbedarf (z. B. kleine Familie im mitteleuropäischen Ausland)
- **Erweiterte Versorgung** bei längeren Aufenthalten oder für Länder mit verminderter medizinischer Versorgung (z. B. Südeuropa)
- **Komplettausstattung** für längere Aufenthalte ohne ausreichende medizinische Versorgung (auch See-, Trekkingreisen).
- Impfschutz überprüfen (s. Kapitel 3).

4.1.1 Ausstattung der Reiseapotheke

Medikamente nach Indikationsgebieten	Basis-apotheke	Erweiterte Reiseapotheke (+ Basisapotheke)	Komplette Reiseapotheke (+ erweiterte Apotheke)
Erkrankungen der Atmungsorgane			
Lösende Hustenmittel	Acetylcystein 600 mg		
Hustenblocker	Silomat®		Codipront® mono (Rp)
Herz-/Kreislaufschwäche			
	Effortil®, Korodin®		
GI-Störungen			
Reizmagen		Kamillenteebeutel	
Sodbrennen		Gaviscon®, Talcid®	
Durchfall, leicht	Kohle-Compretten®		
Durchfall, schwer	Imodium® akut	Oralpädon-C 240	

Medikamente nach Indikationsgebieten	Basis-apotheke	Erweiterte Reiseapotheke (+ Basisapotheke)	Komplette Reiseapotheke (+ erweiterte Apotheke)
Verstopfung	Dulcolax®		
Erbrechen		Gastrosil	
Blasen-/Nierenerkrankungen			
Entzündungen		Arctuvan®	Amoxicillin® (Rp)
Koliken		Spasmo Cibalgin®	
Schmerzen			
Mittlere Schmerzen	Aspirin®, ben-u-ron®, Aktren®		
Schmerzhafte Krämpfe			Novalgin® (Rp)
Schlafstörungen			
	Ohropax®	Betadorm®, Baldriparan®	
Allergien			
Leichte Formen (Ausschlag, Heuschnupfen)	Systral® Creme, Allergodil® Spray	Soventol®-Hydrocortison Creme	Teldane® 60 mg Tbl.
schwere Formen			Urbason® 8 mg Tbl. (Rp)
Hauterkrankungen			
Sonnenbrand, Juckreiz, Insektenstiche, Mallorcaakne	Systral® Creme	Soventol®-Hydrocortison Creme	
Verbrennungen, eitrige Hauterkrankungen		Betaisodona® Salbe	
Hautpilz		Canesten®	
Herpes		Zovirax®	

Medikamente nach Indikationsgebieten	Basisapotheke	Erweiterte Reiseapotheke (+ Basisapotheke)	Komplette Reiseapotheke (+ erweiterte Apotheke)
Bindehautentzündung/trockene Augen			
	Lacrimal® O.K.	Berberil®	
Grippale Infekte			
		Grippostad®	
Halsschmerzen	Lemocin®		
Schnupfen	Nasivin®		
Reisekrankheit			
	Superpep®		
Verletzungen			
	Hansaplast® Wundschnellverband, Leukoplast®, ES-Kompressen steril, Idealbinde®, Betaisodona® Lsg.	Leukostrip® Klammerpflaster, Verbandmull, Einweghandschuhe, Rettungsdecke	Einmalspritzen 1 ml und 5 ml + Kanüle, Betaisodona® Salbe
Sportverletzungen			
		Elastische Binden, Leukotape, Compeed® Pflaster, Mobilat®, Elmetacin® Spray, Kältespray Chlorethyl Henning®, Kältepack oder Cold-Hot-Pack®	Lederfingerling
Sonstiges			
	Erfrischungstücher, Desinfektionstücher Multivitamin- und Multimineralpräparate, Kondome, Sonnenschutz, Repellent	Fieberthermometer	Mikropur®, Sagrotan® Spray

4.1.2 Reiseapotheke für Säuglinge und Kleinkinder

Ausstattung der entsprechenden Reiseapotheke (s. 4.1.1) plus zusätzlich:

Basisapotheke plus	Erweiterte Reiseapotheke plus	Komplette Reiseapotheke plus
	Babix® Trp.	Fenistil® Trp.
Paracetamol Supp.	Mucosolvan® Saft	Olynth® salin Dosierspray
Microklist®	Oralpädon® 240 Pulver	

4.1.3 Verbandkasten für Kraftfahrzeuge nach DIN 13164

Inhalt	Mindest-menge	Inhalt	Mindest-menge
Heftpflaster, 2,5 cm × 5 m	1	Fixierbinde, 8 × 4 cm	3
Wundschnellverband, 10 × 6 cm	8	Fixierbinde, 6 × 4 cm	2
Verbandpäckchen, groß	1	Dreiecktuch	2
Verbandpäckchen, mittel	3	Schere	1
Verbandtuch, 60 × 80 cm	1	Einmal-handschuhe	4
Verbandtuch, 40 × 60 cm	2	Erste-Hilfe-Broschüre	1
Kompresse, 10 × 10 cm	6	Inhaltsverzeichnis	1
Rettungsdecke, 210 × 160 cm	1		

4.2 Höhenkrankheit bei Aufenthalt in Höhen oberhalb 2500 m

4.2.1 Entstehungsmechanismen der Höhenkrankheit

Mit steigender Höhe verminderter O_2-Partialdruck der Luft

$\Downarrow$

Geringere O_2-Sättigung des Blutes
(4000 Höhenmeter: 80 %, 8000 m 50 % O_2-Sättigung)

$\Downarrow$

Arterielle Hypoxämie (Kopfschmerz, Atemnot, Husten, Erbrechen, Schwindel, Thrombosegefahr)

$\Downarrow$

Hyperventilation $\Rightarrow$ verstärkte CO_2-Abatmung $\Rightarrow$ respiratorische Alkalose
(Einsetzen der Symptome mit einer etwa sechsstündigen Latenzphase: Kopfschmerz, Schwindel, Erbrechen, Müdigkeit)

Komplikationen: Höhenlungenödem, Höhenhirnödem, Netzhautblutungen.

Cave: Durch verstärkte Wasserabatmung (reduzierte Wasserdampfsättigung der umgebenden Luft und Hyperventilation) besteht die Gefahr der Dehydrierung $\Rightarrow$ Hämokonzentration mit Hämatokritwerten bis 70 % $\Rightarrow$ Thrombengefahr!

4.2.2 Behandlung und Prophylaxe

Prophylaxe und Behandlung	ASS	Analgetikum, Verminderung der erhöhten Thrombozytenaggregation, die durch den geringen Luftdruck verursacht werden kann
	Acetazolamid	Bei raschem Aufstieg über 4000 m; Carboanhydratasehemmung gegen respiratorische Alkalose; 2–3 × 250 mg/d; Beginn 1–2 Tage vor dem Aufstieg
	Dexamethason	Bei Unverträglichkeit von Acetazolamid; 4 mg alle 8 Stunden, Beginn am Aufstiegstag; maximal 2–3 Tage
	Nifedipin	Bei raschem Aufstieg; 20 mg ret. alle 8 Stunden; Beginn am Aufstiegstag

■ Ausreichende Akklimatisation ab 2500 m
■ Hoher Flüssigkeitskonsum (Urinausscheidung mindestens 1 l
pro Tag)
■ Niemals bei ersten Zeichen von Höhenkrankheit weitersteigen!
■ Bei Verschlechterung sofortiger Abstieg!
■ Niemals einen Höhenkranken alleine lassen, da bei Entwick-
lung eines Hirnödems Apathie, Bewusstseinstrübung und Fehl-
einschätzungen auftreten!
■ UV-Schutz mit maximalem Lichtschutzfaktor zusätzlich zur
Gletscherbrille!

4.3 Malaria und FSME

4.3.1 Malariarisiko für Touristen weltweit

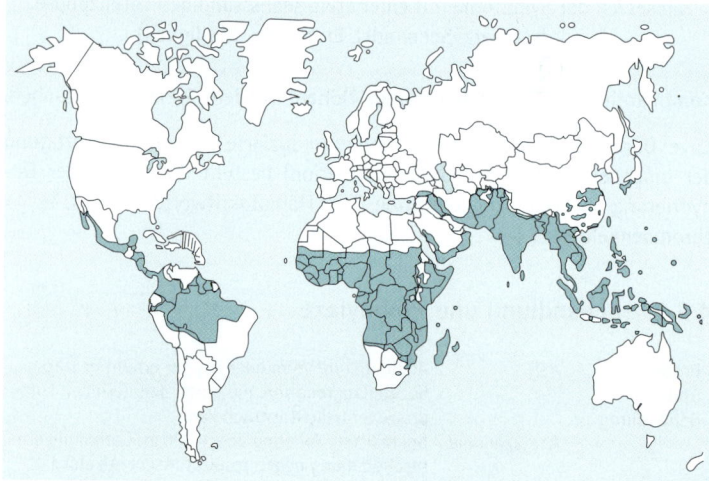

4.3.2 Malariarisiko für Touristen in der Türkei

- Resistenzen gegen Malariamittel nicht bekannt
- Empfohlene Prophylaxe: in Risikogebieten Chloroquin

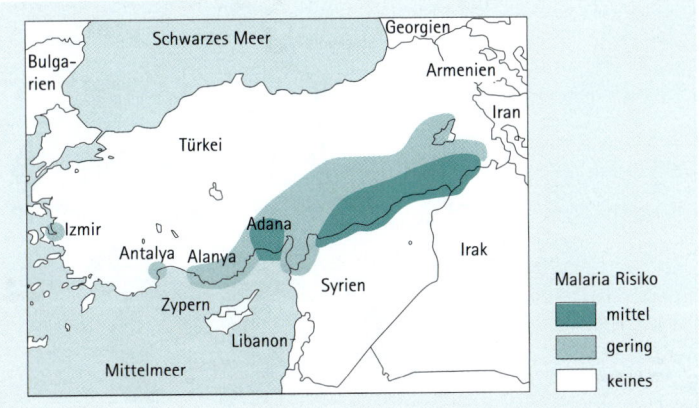

4.3.3 FSME-Naturherde in Mittel- und Nordeuropa

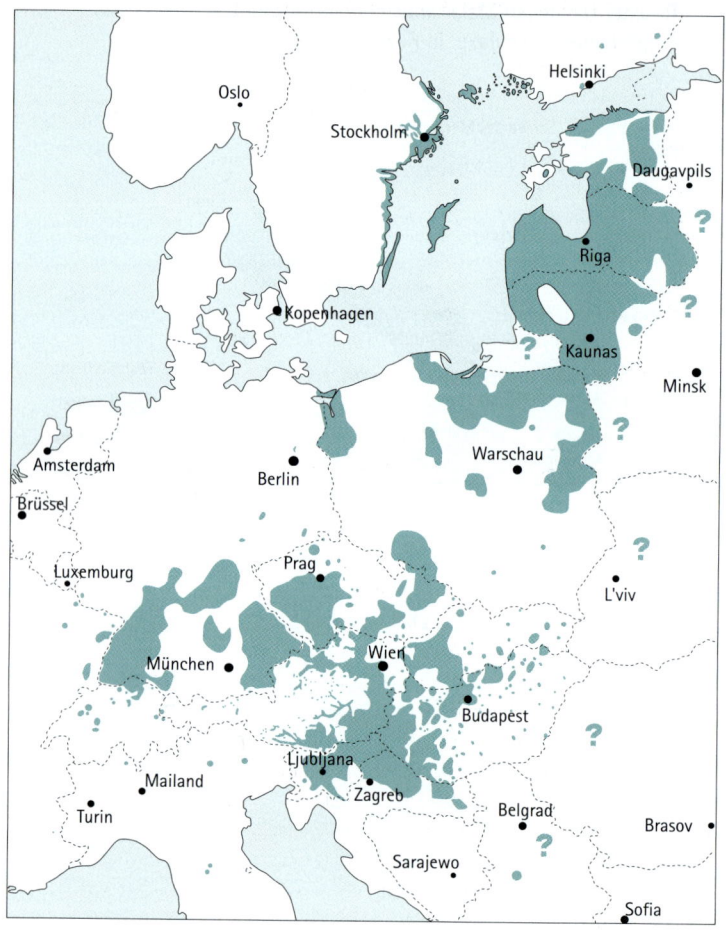

4.4 Zeitverschiebung auf Langstreckenflügen und Arzneimitteleinnahme

Hier sollte der beratende Apotheker zuerst kritisch hinterfragen, ob eine Fernreise überhaupt empfohlen werden kann. Die Belastung ist schon für den Gesunden erheblich und jede chronische oder akute Krankheit erhöht das Risiko weiter.

Folgende Faktoren können sich negativ auf die Gesundheit auswirken:
- Klimaumstellung
- Ungewohntes Essen
- Notwendige Malariaprophylaxe
- Mangelnde medizinische Versorgung im Reiseland
- Zeitverschiebung
- Lange Flugreise.

Die Empfehlung für oder gegen eine Reise sollte mit dem Arzt abgesprochen werden und ist sehr vom Einzelfall abhängig. Reiseland, Art der Grunderkrankung und die Compliance und das Wissen des Patienten spielen eine Rolle.

Frauen, die orale Kontrazeptiva einnehmen, können die Einnahme entweder wie zu Hause fortsetzen, d.h. bei einer Reise in den Westen der USA würde die Pille statt morgens abends eingenommen werden (zwischen der letzten Pilleneinnahme vor dem Abflug und der ersten Einnahme am Zielort dürfen jedoch nicht mehr als 36 Stunden vergehen). Oder es erfolgt eine Umstellung mit einer zusätzlichen Einnahme auf Ortszeit morgens. Verwenderinnen der Minipille (niedrig dosierte Gestagenpräparate, z.B. Microlut® oder 28 mini) sollten eine Umstellung auf ein höher dosiertes Präparat erwägen, denn die Minipille ist nur dann sicher konzeptionsverhütend, wenn der Einnahmezeitpunkt genau eingehalten wird.

Diabetiker sollten engmaschig die Blutzuckerwerte kontrollieren und bei Bedarf Altinsulin spritzen, bis im Reiseland das gewohnte Schema der Insulingabe wieder angewendet werden kann.

Patienten mit Bluthochdruck oder Anitkoagulantientherapie (Marcumar®) zählen wie die Diabetiker zu den oben erwähnten Risikogruppen und sollten die Reise nur antreten, wenn Blutdruck und Quickwert gut eingestellt sind und eine Kontrolle auch im Reiseland möglich ist. Bei Flügen nach Westen ist es oft sinnvoll, den verlängerten Tag durch eine zusätzliche Einnahme auszugleichen.

Benötigte Medikamente sollten immer im Handgepäck transportiert werden, um die Gefahr des Verlustes zu minimieren.

4.5 Thromboseprophylaxe auf Langstreckenflügen

Das lange Sitzen im Flugzeug kann die Thrombosegefahr erhöhen; neben den oben besprochenen Punkten sind folgende Maßnahmen sinnvoll:

- Viel trinken, aber keinen Alkohol
- Kompressionsstrümpfe tragen
- Im Flugzeug Platz am Gang wählen und möglichst oft aufstehen oder isometrische Übungen im Sitzen machen
- Nach Rücksprache mit dem Arzt evtl. die Einnahme von ASS erwägen.

5 Parasiten

5

5.1 Läuse

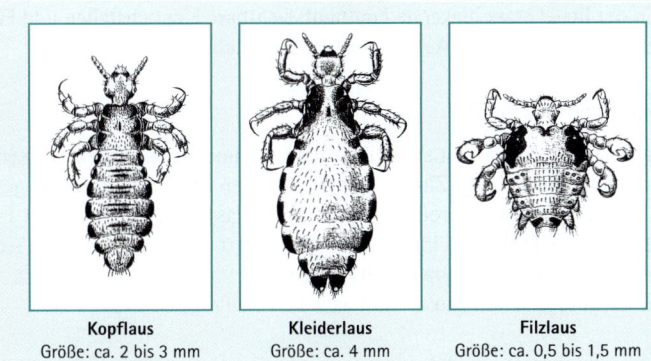

Kopflaus	**Kleiderlaus**	**Filzlaus**
Größe: ca. 2 bis 3 mm	Größe: ca. 4 mm	Größe: ca. 0,5 bis 1,5 mm

(Aus: Zuska, J., Haus- und Vorratsschädlinge, Verlag W. Dausien, 1991)

5.1.1 Kopflaus

Der direkte Körperkontakt und die dabei herrschende gleichmäßig hohe Temperatur begünstigen die optimale Entwicklung und Vermehrung der Parasiten. Ein Entwicklungszyklus dauert mindestens 17 Tage, wobei ein Weibchen etwa 50–150 Eier legt, die als Nissen bezeichnet werden. Diese werden mit einem speziellen Sekret, das weder durch Wasser noch durch Schweiß abgewaschen werden kann, an den Haaren festgeklebt. Es ist im Rahmen der Beratungstätigkeit hervorzuheben, dass einfaches Haarewaschen keine geeignete Methode zur Entfernung der Nissen darstellt. Nach etwa 4–14 Tagen schlüpfen die Larven aus, die sofort mit Blutsaugen beginnen. Nach der dritten Häutung sind die Tiere erwachsen und fortpflanzungsreif. Die Entwicklung der Larven verläuft bei 28 °C am schnellsten; gegen höhere Temperaturen reagieren die Insekten sehr empfindlich, ab 45 °C gehen die Nissen ein. Eine Stunde bei 60–65 °C vernichtet sicher alle Läuse und Nissen in verlaustem Material.

Zur Beachtung: Läuse kommen in allen Bevölkerungsschichten vor.

Symptome nach Befall

Zeichen für einen Läusebefall mit Kopfläusen (*Pediculus humanus capitis*) sind in der Regel stark juckende Kopfhaut, sichtbare Einstichstellen und Ekzeme, die sekundär durch Aufkratzen von Stichstellen entstehen.

Maßnahmen bei Befall

Auskämmen der Nissen mit speziellen Nissenkämmen (z.B. Russka® Nissenkamm) mit engmaschigen Zinken. Das Auskämmen ist allerdings bei langem Haar weniger erfolgsversprechend. Vorheriges Waschen des Haares mit Essigwasser (2 Esslöffel Essig in 1 l Wasser) erleichtert das Auskämmen, da sich hierbei die Haarschäfte etwas kontrahieren.

Zur Bekämpfung von Läusen gibt es wirksame Präparate.

Handelspräparate gegen Läuse

Präparat	Wirkstoffe	Einwirkzeit
Jacutin® Gel	Lindan, Isopropanol	3 Tage
Quellada® H Shampoo	Lindan	5 Minuten
Quellada® P Shampoo	Pyrethrumextrakt	
Jacutin® N Spraylösung	Allethrin I, Piperonylbutoxid	30 Minuten
Goldgeist® forte Lösung	Pyrethrumextrakt, Piperonylbutoxid, Diethylenglycol, Chlorkresol	30 Minuten
Infectopedicul® Lösung	Permethrin	30 Minuten

Die Anwendungen sollten zur Erreichung einer sicheren Wirkung nach einigen Tagen wiederholt werden.

Hinweise

Pyrethrumhaltige Zubereitungen sind am wenigsten toxisch und darum auch zur Applikation in der Schwangerschaft geeignet. Lindanhaltige Präparate dürfen nicht in der Schwangerschaft und Stillzeit angewendet werden. Lindanhaltige Präparate nicht auf mit Kosmetika behandelte Körperstellen auftragen, da hierbei Resorptionsgefahr besteht!

Weitere Maßnahmen zur Umgebungsbehandlung

Kleider, Mützen, Bettwäsche und Inletts gründlich waschen. Matratzen und Polstermöbel absaugen und mit Insektenspray behandeln.

Möglich ist auch das Aushungern von Läusen; hierzu wird verlauste Kleidung oder Bettwäsche in Plastiktüten verpackt und vier Wochen lang bei möglichst hoher Temperatur gelagert. Läuse können nur wenige Tage hungern und können somit effektiv vernichtet werden.

Da Läuse auch kälteempfindlich sind, können empfindliche Gegenstände, z. B. Kuscheltiere, auch durch Tiefkühlen entwest werden.

5.1.2 Kleiderlaus

Die Nissen der Kleiderlaus (*Pediculus vestimentorum*) werden an der Innenseite der Kleidung abgelegt. Die Übertragung erfolgt überwiegend von den Kleidern auf den Menschen. Die Verbreitung der Kleiderlaus, die in früheren Zeiten ein gefürchteter Überträger von Infektionskrankheiten war, ist geringer als die der Kopflaus. Die Symptome bei Befall des Menschen gleichen denen bei Befall mit der Kopflaus.

Maßnahmen

Als Maßnahmen zur Entwesung befallener Gegenstände gilt das gründliche Waschen oder Behandlung mit trockener Hitze für eine Stunde (60 °C).

5.1.3 Filzlaus

Symptome nach Befall

Als typisches Indiz für Befall mit Filzläusen (*Phthirius pubis*) gilt starkes Jucken im Intimbereich und gleichzeitiges Auftreten von Nissen im Schambereich. Die Übertragung erfolgt fast ausschließlich von Mensch zu Mensch durch Geschlechtsverkehr. Das Insekt befällt die Kopfhaut nicht und ist ohne einen warmblütigen Organismus nicht länger als 12 Stunden überlebensfähig.

Maßnahmen nach Befall

Behandlung mit Jacutin® Gel (Lindan), gründliches Waschen der Wäsche und Kleidung.

5.2 Flöhe

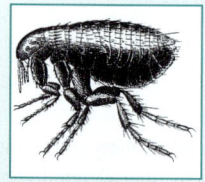 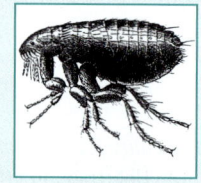 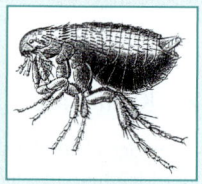

Menschenfloh
Größe: ca. 2 bis 3,5 mm

Katzenfloh
Größe: 2 bis 4 mm

Hundefloh
Größe: ca. 2 bis 4 mm

(Aus: Zuska, J., Haus- und Vorratsschädlinge, Verlag W. Dausien, 1991)

5.2.1 Menschenfloh

Der Menschenfloh (*Pulex irritans*) bevorzugt als Wohnort menschliche Behausungen, wobei das Weibchen mehrere hundert Eier an Stellen ablegt, an denen sich kleine Schmutzteilchen organischer Natur ansammeln (Fugen, unter Teppichen, in Betten etc.). Die dort ausschlüpfenden Larven verspinnen sich nach der Entwicklung in einen Kokon, wo sie sich verpuppen. Sie verlassen den Kokon auf äußere Reize, z.B. Erschütterungen, hin. Ein Entwicklungszyklus kann in etwa 5 Wochen abgeschlossen sein, kann aber bei niederen Temperaturen auch bis zu 8 Monate dauern.

Symptome nach Befall

Juckende Einstiche, die in Form von sogenannten „Flohstraßen" (punktförmige, aneinandergereihte Einstiche) ein recht typisches Bild bei Flohbefall abgeben.

Maßnahmen bei Befall

Kleider und Bettwäsche gründlichst waschen, Fußböden sauber halten, gründlich staubsaugen, Ritzen, Fugen und Spalten abdichten, Einwachsen von Fußböden, Insektenspray. Eventuell können Brutherde lokalisiert und chemisch vernichtet werden (Kaliseife, Lysol, Insektizide). Als Prophylaktikum gegen Flohstiche kann die Innenseite von Kleidungsstücken mit Repellenzien behandelt werden. Es empfielt sich, im Wald geschlossene Kleidung zu tragen.

Im Falle eines Falles: Der **Kammerjäger** ist im Telefonbuch immer unter der Rubrik **„Schädlingsbekämpfung"** zu finden.

5.2.2 Katzenfloh und Hundefloh

Während der Katzenfloh (*Ctenocephalides felis*) getreu seinem Namen vornehmlich Katzen plagt und nur relativ selten den Menschen befällt, schmarotzt der Hundefloh (*Ctenocephalides canis*) auf den treuen Vierbeinern und auch gern auf Menschen. Vorbeugend sollten die Tiere mit entsprechenden Halsbändern (z.B. Bolfo®) ausgestattet werden. Bei Befall ist Behandlung mit Spezialshampoos (z.B. Bolfo®) durchzuführen.

Vorbeugend sollten häufige Aufenthaltsorte der Tiere in der Wohnung kontrolliert, regelmäßig gründlich gesäubert und mit Insektenspray behandelt werden; dies gilt ganz besonders für die Schlafstätten und Lager.

5.3 Krätzmilben

Krätzmilben (*Acarus scabiei*) verursachen Scabies, die Krätze, eine parasitäre Krankheit, die bei engem Hautkontakt auch ansteckend sein kann. Die Milben sind bei ausreichender Luftfeuchtigkeit in der Umgebungsluft auch außerhalb der epidermalen Hornschicht in Decken, Matratzen etc. für etwa 2–4 Tage überlebensfähig.

Symptome nach Befall

Als klinische Symptome fallen juckende, ekzemähnliche Exantheme auf, besonders an den Fingern, in Hautfalten und im Intimbereich. Deutlich erkennbar sind auch im die bis zu 1 cm langen Milbengänge in der Haut, an deren Ende die Milbe in einer kleinen Erhebung sitzt.

Maßnahmen bei Befall

Handelspräparate gegen Krätze

Präparat	Wirkstoffe	Einwirkzeit
Jacutin® Emulsion	Lindan	6–8 Std über 3 Tage
Antiscabiosum Mago® KG	Benzylbenzoat	3 Tage, 2 × täglich erneuern
Citemul®	Mesulfen	3 Tage, täglich erneuern
Euraxil®	Crotamiton	3–5 Tage, 1x täglich erneuern

Vorsicht bei Schwangeren und Säuglingen, letztere evtl. stationär behandeln.

5.4 Zecken

Zecken der Gattung *Ixodes ricinus* oder den Gemeinen Holzbock (s. auch 3.1.6 und 3.1.13) gibt es in ganz Deutschland und Mitteleuropa von März bis Oktober. Wirtssuchende Zecken finden sich an Gräsern, krautigen Pflanzen und im Unterholz. Mensch und Tier werden gleichermaßen befallen. Der Speichel der Zecken ist anästhesierend, daher spürt das Opfer keinen Stichschmerz und die Zecke wird erst später entdeckt.

Prophylaxe

Entweder müssen die Standorte der Zecken strikt gemieden werden, dies ist allerdings schwierig, da z.B. auch im eigenen Garten Befall möglich ist. Die andere Möglichkeit ist das Tragen geeigneter Kleidung, d.h. möglichst lange Hosen, Stiefel oder die Socken, die über die Hosenbeine gezogen werden und langärmelige Oberteile mit hochgeschlossenem Kragen.

Maßnahmen bei Befall

Die Zecke sollte sobald wie möglich mit einer Pinzette entfernt werden. Es ist darauf zu achten, den Zeckenleib nicht zu quetschen oder zu schädigen, da dies die Infektion fördern kann. Das Abdecken der Zecke mit Öl, Creme, Alleskleber oder ähnlichen Substanzen sollte unterbleiben, da hierdurch die Absonderung von erregerhaltigem Speichel verstärkt werden kann. Die Drehrichtung beim Herausdrehen ist egal, die Zecke ist symmetrisch gebaut. Nach der Entfernung der Zecke wird die Einstichstelle desinfiziert (z.B. Betaisodona®).

Die evtl. verbliebenen Mundwerkzeuge der Zecke werden normalerweise nach einigen Tagen „abgestoßen".

5

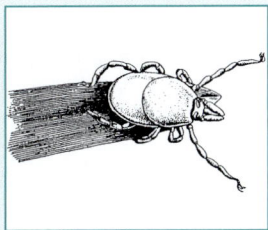

Zeckenweibchen
an einem Grashalm lauernd
Größe: ca. 3 bis 4 mm

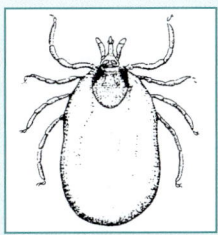

Vollgesogenes Weibchen

Größe: ca. 7 bis 8 mm

(Aus: Kaestner, A., Lehrbuch der speziellen Zoologie, Band I Wirbellose 1. Teil, G. Fischer Verlag Stuttgart und Lucius, Richard u. Loos-Frank, Brigitte, Parasitologie, Spektrum Verlag Heidelberg, 1997)

6 Demenzielle Erkrankungen

6

6.1 Definition und Einteilung demenzieller Erkrankungen

6.1.1 Definition der demenziellen Erkrankungen

Abnahme der qualitativen und quantitativen Hirnleistung mit deutlichen Störungen der intellektuellen, kognitiven, motorischen und emotionalen Leistungsfähigkeit. In der Regel handelt es sich um schwere globale Hirnleistungsstörungen, die im vorgerückten Alter auftreten und als nach außen wirkendes Merkmal gravierende Störungen des Sozialverhaltens zeigen.

6.1.2 Einteilung demenzieller Erkrankungen

- Morbus Alzheimer (ca. 50 % der Erkrankungen)
- Vaskulär bedingte Demenzen durch Veränderung und Untergang von Hirngefäßen (zerebrale Mikroangiopathie) meistens in Form der Multiinfarktdemenz mit einer Vielzahl kleiner Hirninfakte (ca. 20 %)
- Mischformen aus Morbus Alzheimer plus vaskulären Demenzen (ca. 20 %)
- Genetisch bedingte Demenz und im Rahmen neurodegenerativer Erkrankungen (Morbus Parkinson, Chorea Huntington)
- Sekundäre Demenz nach ZNS-Schädigung durch Infektionen, Schädel-Hirn-Traumen, Hirntumoren, Alkoholintoxikation etc.

6.1.3 Die Symptomatik der Demenz

Erstes Symptom einer Demenz ist in der Regel die verminderte Fähigkeit neue Gedächtnisspuren zu belegen. Die Vergesslichkeit wird durch den Erkrankten wahrgenommen und führt zu einer Art tiefer Bestürzung. Die zeitliche Kontinuität von Erfahrungen geht nun verloren, wobei Abläufe nicht mehr in ihrem Zusammenhang erfasst werden. Dies äußert sich beispielsweise im Unvermögen, einer Unterhaltung zu folgen oder einen längeren Text zu lesen. Die Fähigkeit zum Gespräch geht somit verloren.

Dies wird zusätzlich durch später auftretende Sprachstörungen kompliziert: Es fällt schwer, die richtigen Worte zu finden, später können Empfin-

6

dungen und Gefühle sprachlich nicht mehr der Außenwelt mitgeteilt werden. Das Resultat ist wiederum Verzweiflung und Einsamkeit.

Der fortschreitende Niedergang bedeutet aber auch, dass eigene Handlungsentwürfe und Planungen nicht so lange realisiert werden können, bis sie erfolgreich zum Abschluss gebracht wurden. Somit ist jetzt auch die Handlungsfähigkeit vermindert, wobei dem Kranken täglich und stündlich neu bewusst wird, dass er „nichts mehr kann".

Das intellektuelle Niveau beginnt schon früh sich zu vermindern; dies äußert sich in der Unfähigkeit, Situationen zu erfassen. Entscheidungsprozesse können nicht mehr ausgeführt werden, Probleme nicht mehr erkannt und gelöst werden. Der Kranke empfindet das als genauso schmerzlich und beschämend wie die verloren gegangene Merkfähigkeit.

Demente Menschen werden sehr oft durch verstärkte Sinneseindrücke überfordert. Solche Situationen können z. B. ein unvorbereiteter Ortswechsel, das Auftreten von fremden oder zu vielen Personen (Familienfeiern) sein. Die charakteristische Reaktion hierauf ist Aggressivität oder Panik.

Auch durch die Tatsache, dass sich der Kranke auf Grund seiner verloren gegangenen Leistungs-, Merk- und intellektuellen Fähigkeiten nur noch als unnützer Ballast vorkommt – und er kann dies sehr wohl erspüren –, ergeben sich psychologische Abwehrprozesse, wenn der Kranke dies nicht verarbeiten kann oder verleugnet. Somit tritt die Situation auf, dass zwar Hilfe und Handreichungen notwendig sind, aber die Wunde der Unselbstständigkeit bei jeder kleinen Hilfe aufbrechen kann. Die Reaktion kann von verbalen Ausbrüchen bis zu heftigster Gegenwehr und Fluchtversuchen reichen.

Die Gegenwart wird nun immer weniger begreiflich und verliert ihre formende Wirkung auf den Kranken. Die subjektive Ordnung der Dinge ist nicht mehr zeitgemäß, sondern ist nur noch bestimmt durch die Erinnerungen. Ab hier wird nun der Blick und die Einsicht in das eigene Kranksein getrübt. Nun kommt es zur Kollision der Gegenwart mit der gelebten Erinnerung, die für den Kranken ja die Gegenwart darstellt. Dieser Konflikt kann nicht verstandesmäßig verarbeitet werden und führt oft zu aggressiven Ausbrüchen.

Mit noch weiter fortschreitender Krankheit verblassen selbst die letzten Schimmer an persönlichen Erinnerungen. Die Wurzeln des Selbstwertgefühls und die personale Identität bilden sich zurück. Die Welt des Kranken besteht nur noch aus nebeneinander stehenden, einzelnen, flüchtigen Situationsbildern, die ohne Beziehung zueinander und zu ihm selbst sind.

6.2 Therapie der Demenz

6.2.1 Behandlung der Demenz und assoziierter Symptome

Eine eindeutig effektive Behandlung oder eine Therapie mit dem Ergebnis der positiven Beeinflussung des Verlaufs oder Verbesserung der Symptomatik existiert bis heute nur in Ansätzen. Hierzu zählen Mittel, die die zerebrale Durchblutung fördern, die zerebrale energetische Versorgung verbessern, die durch Acetylcholin vermittelte Erregungsübertragung intensivieren und Mittel, die die Aggressivität endogener neurotoxischer Substanzen vermindern sollen.

Therapieprinzip	Wirkstoffe, Präparate	Nebenwirkungen, Bemerkungen
Verbesserung der Durchblutung, Steigerung des neuronalen Stoffwechsels	Ginkgo-biloba-Extrakt Tebonin®	NW: selten allergische Reaktionen, Kopfschmerzen und GI-Beschwerden
Intensivierung des zerebralen Stoffwechsels	Piracetam Nootrop®, Normabrain®	NW: gesteigerte psychomotorische Aktivität, depressive Verstimmtheit, GI-Beschwerden
	Nicergolin Memoq®, Nicerium®, Sermion®	NW: Hautreaktionen, Müdigkeit, Kopfschmerz, Schlaflosigkeit
	Meclofenoxat Cerutil®, Helfergin®	NW: Schlafstörungen, Unruhe, GI-Beschwerden
	Pyritinol Encephabol®	NW: Hautreaktionen, Schlafstörungen, GI-Störungen, Temperaturanstieg
Verbesserung der Acetylcholin-vermittelten Erregungsübertragung (Cholinesterasehemmstoffe)	Donepezil (spezifischer Hemmer) Aricept®	NW: GI-Störungen, Krämpfe, Schlaflosigkeit, Schwindel
	Rivastigmin (pseudoirreversibler Hemmer) Exelon®	NW: Krämpfe, GI-Störungen, Erregung

6

Therapieprinzip	Wirkstoffe, Präparate	Nebenwirkungen, Bemerkungen
	Tacrin (nicht-spezifischer Hemmer) Cognex®	NW: Schwindel, Dyspepsie, GI-Störungen, Bauchschmerzen, Anorexie etc.
	Metrifonat (irreversibler Hemmer)	Zulassung beantragt, keine Daten zu NW vorliegend
Behandlung der Demenz-assoziierten Depressionen Symptomatik: Schlafstörungen, Appetitmagel, Erschöpfung, Niedergeschlagenheit etc.	Serotonin-Reuptake-Hemmer: Fluctin®, Seroxat®, Tagonis®	Generell gute Verträglichkeit, Wirkweise siehe 1.2.3; NW: siehe 1.4.3
	Trizyklische Antidepressiva Saroten®, Tofranil®, Anafranil®	Gut wirksam, aber anticholinerge NW → Orthostasegefahr mit Sturzrisiko NW: siehe auch 1.4.3
Behandlung von agitierten und psychotischen Phasen (häufig notwendig)	Neuroleptika Clozapin (Leponex®)	NW: siehe 1.4.2 NW: vielfältig, Beeinträchtigung des blutbildenden Systems, des zentralen Nervensystems, GI- und Kreislaufstörungen
	Risperidon (Risperdal®)	NW: vielfältig, häufig, Schlaflosigkeit, Angst, Agitation, Kopfschmerz
Symptomatik: Hyperaktivität, offene Aggression, Schreien, Enthemmung bis zur Gewaltbereitschaft, Psychosen, Halluzinationen	Benzodiazepine (s. 1.4.4) Wirkung in aller Regel geringer als bei Einsatz von Neuroleptika	Cave: als NW Sedation, Amnesie, aber auch Enthemmung möglich Siehe auch 1.4.4
Nichtmedikamentöse Behandlung	Psychotherapie, Gedächtnistraining etc.	Wirkung nur vorübergehend; cave: die schwache Wirksamkeit kann zu Frustration und nachfolgenden Depression führen → unter Umständen eher negative Wirkung

Therapieprinzip	Wirkstoffe, Präparate	Nebenwirkungen, Bemerkungen
Symptomatische Behandlung von Folgekrankheiten	Dekubitusprophylaxe	s. auch 14.4

6.2.2 Symptomatische Behandlung

Wegen unzureichender kausaler Therapie ist lediglich die Behandlung von Symptomen und symptomatische Verbesserung der Lebenssituation möglich.

Die Betreuung eines demenziell Erkrankten beruht aus diesem Grund auf unspezifischen Therapieverfahren, die nicht in die Ätiologie und Pathogenese des eigentlichen Leidens eingreifen, sondern lediglich die Folge- und Begleiterscheinungen der Demenz zu beeinflussen suchen. Solche Verfahren beziehen sich auf die Aufrechterhaltung eines optimalen allgemeinen Gesundheitszustandes und einer ausreichenden Ernährungssituation, wobei auch die Bedarfsdeckung mit Spurenelementen, Vitaminen und Ähnlichem beachtet werden muss. Zusätzlich können Angstsymptome, Unruheerscheinungen, Schlafstörungen, ausgeprägte Wahnvorstellungen und Sinnestäuschungen medikamentös behandelt werden.

Wir sollten aber beachten, dass das Erscheinungsbild und der Schweregrad einer Demenz nicht nur von biologischen Mechanismen geprägt ist. Die Reaktion des Patienten auf seine zunehmenden Einschränkungen und die damit einhergehenden Bewältigungsversuche und Abwehrhaltungen stehen im Alltag des Kranken und des Pflegenden oft stärker im Vordergrund als die nachlassende intellektuelle Fähigkeit. Ungünstige äußere Bedingungen, schlechte Betreuung, zwischenmenschliche Konflikte, verminderte Nutzung noch vorhandener Fähigkeiten werden das Wohlbefinden des Kranken reduzieren und seine Leistungsfähigkeit weit unter das bisherige erreichbare Maß absinken lassen.

Somit müssen die Pflegenden eines demenziell Kranken versuchen, optimale innere und äußere Lebensumstände zu schaffen.

6.3 Beratungshinweise zur Betreuung von Demenzpatienten

Nicht nur der Patient, auch die pflegenden Angehörigen sind beratend zu unterstützen! Die Angehörigen eines solchen Kranken, die in den allermeisten Fällen die Pflege übernehmen (nur ca. 20 % aller dementen Fälle leben in Pflegeeinrichtungen) sind durch ihre Aufgabe oft bis an die Grenze der körperlichen und psychischen Belastbarkeit gefordert. Beratung der Pflegenden hat somit neben rein informativer Natur auch die Aufgabe einer seelsorgerlichen Unterstützung, um den vorzeitigen Zusammenbruch der familiären Versorgung zu verhindern.

Die emotionale Persönlichkeit des Dementen bleibt lange Zeit intakt! Eines ist wichtig: Während die geistigen Kräfte schwinden, bleiben die zentralen Bereiche der Persönlichkeit, die erlernten sozialen Umgangsformen und das gefühlsmäßige Erleben oft noch sehr lange erhalten. Dies bedeutet auch, dass der Teil der Gegenwart, der sich auf diese Ebenen bezieht, den einzigen Halt und die einzige Sicherheit für den Kranken bieten kann.

Die Bedeutung für den Pflegenden: Belastung bis an die Grenzen. Die Pflege eines dementen Menschen stellt unerhört hohe Ansprüche an den Pflegenden. Neben den praktisch-pflegerischen Zumutungen, die die häusliche Krankenbetreuung mit sich bringt, wird der Pflegende mit enormen zeitlichen, psychischen und physischen Belastungen konfrontiert, die an die Grenze der Belastbarkeit gehen und zur Aufgabe der eigenen Lebensinteressen führen können.

Eine Eigenart der Demenz ist, dass für das Pflegepersonal Problemsituationen entstehen, die mit den normalen Methoden der Problemlösung und der Beeinflussung von Verhaltensmustern (z. B. durch positives Überreden) gar nicht beeinflussbar sind.

Leben mit dementen Menschen bedeutet mehr als einen langen und zermürbenden Kampf gegen eine Krankheit, die letztendlich doch die Oberhand gewinnen wird. Es ist ein langes und schmerzvolles Abschiednehmen von einem geliebten Menschen. Am Beginn dieses Abschiednehmens steht das Entsetzen, die Auflehnung über die nicht begreifbare Veränderung des Gegenübers. Dies ist auch eine Phase, in der eminent große Hoffnungen in eine medikamentöse Therapie und in alle Arten von Heilversuchen gesetzt werden. Es kann jedoch auch zur Verdrängung des Krankseins des Gegenübers kommen. Dies äußert sich dann darin, dass die Symptome nur teilweise wahrgenommen oder bagatellisiert werden; oder es wird versucht, den Kranken durch ständiges Korrigieren zu bewegen, so zu werden wie er früher war.

Die Loslösung: der Partner wird zum Pfleger. Es ist zu Beginn der Krankheit immer möglich, das gewohnte Leben aufrechtzuerhalten; aber irgendwann kommt einmal der Punkt, wo das Band an Gemeinsamkeiten und Verbindungen reißt. Aus dem Angehörigen, dem Kind, dem Ehepartner muss nun der verantwortliche und verantwortungsbewusste Pfleger werden. Diese Aufgabe steht aber sehr oft im Gegensatz zu der alten partnerschaftlichen Beziehung und beeinhaltet einen Umgang mit dem Kranken, der bis in die intimsten Bereiche reicht. Aus diesem Rollenwechsel können Schuldgefühle resultieren. Somit muss eine Gratwanderung vollzogen werden, die auf der einen Seite eine Loslösung aus der früheren sozialen Bindung benötigt, die aber auf der anderen Seite eine emotionale Bindung durchaus aufrecht erhält, die zu der Last der Pflege überhaupt befähigt.

6

Die pflegenden Angehörigen müssen beraten und geschult werden! Ziel einer Beratung der Pflegepersonen sollte unter anderem sein, ein entsprechendes Maß an Selbstvertrauen und Zuversicht in die eigenen pflegerischen Fähigkeiten zu vermitteln. Nur dadurch können Wege aus den alltäglichen Problemen gefunden werden. Die eigene Kraft und der eigene Einfallsreichtum müssen gefördert werden. Die Neugier, neue Methoden auszuprobieren, sollte unterstützt werden.

Hierzu gehört aber auch, den Angehörigen das entsprechende Fachwissen über die demenzielle Krankheit als solche nahezubringen. Symptome und Prognose solltem jedem Pflegenden bekannt sein, um Unsicherheiten, die wiederum zu Fehlhandlungen und Missverständnissen führen, vorzubeugen.

Sehr stark förderlich für ein gutes Miteinander zwischen Kranken und Pflegenden ist die exakte Bestandsaufnahme der noch vorhandenen Fähigkeiten und der verlorengegangenen Möglichkeiten. Hierdurch wird das Verständnis für den Erkrankten enorm gefördert.

Der Kranke weiß um seine Demenz und leidet darunter unbeschreiblich!
Es muss dem Pflegenden klar werden, dass in vielen Fällen die Ausfaller-scheinungen dem Kranken selbst in jedem Moment überdeutlich vor Augen stehen und dass dessen Ausseinandersetzung mit der Krankheit wiederum in Abwehrmechanismen wie Verleugnung, Regression, Somatisierung und Projektion besteht. Meistens sind es gerade solche Abwehrmaßnahmen, die zu enormen zwischenmenschlichen Konflikten führen.

Anpassung der Forderungen an die verbliebenen Restfähigkeiten – den Kranken nicht als „dumm" abschreiben, sondern ihn auf den verbliebenen Restgebieten fordern! Wir sollten uns bewusst machen, welche Fähigkeiten noch verblieben sind. Zum Beispiel sind gut erhaltene soziale Umgangsformen oft bis in späteste Krankheitsphasen vorhanden. Das ganze Repertoire zwischenmenschlicher Möglichkeiten kann noch genutzt werden. Dies darf nicht als nutzlose Tünche und Fassade gesehen werden, sondern als wichtige Kompetenz, die ermöglicht, mit der Umgebung in Beziehung zu treten.

Weiterhin sollte man beachten, dass nicht mehr die Leistung erbracht werden kann, wie sie früher üblich war; aber dies bedeutet keinesfalls, dass dem Patienten auch einfache Aufgaben nicht mehr zuzumuten sind. Wir dürfen hier nicht nach der Sinnhaftigkeit der Aufgabe, sondern nur nach der Ausführbarkeit fragen – eine Sache, die in unserer rational denkenden Leistungsgesellschaft sehr schwer zu verstehen ist.

Beschäftigung des Kranken mit Musik, Erinnerungsstücken, Photoalben – die Langzeiterinnerung kann durchaus noch sehr gut sein! Neben einfachen und einfachsten Beschäftigungen, die aber wiederum dem Kranken Selbstbestätigung mitgeben können, sollte man die Aufmerksamkeit auch auf das emotionale und das ästhetische Empfinden lenken. Das musikalische Erleben, die Freude an Rhythmus, Melodie und tänzerischem Erleben ist bei manchen Kranken erhalten, die unfähig sind, einen vernünftigen Satz zu bilden.

Kann die Gegenwart durch den Kranken nicht mehr gemeistert werden, sollte man versuchen Erinnerung wachzurufen. Gespräche über die Vergangenheit, Familienfotos, Erinnerungsstücke, altbekannte Musikstücke können oft Auslöser für eine tagelange stille Beschäftigung mit diesen Dingen werden.

Den Kranken nicht überfordern – gleichmäßige Tagesroutine beibehalten – keine Reizüberflutung! Kann die Gegenwart als solche nicht mehr erkannt und verarbeitet werden, ist es oft nicht mehr sinnvoll, durch ständige Kritik das Verhalten modifizieren zu wollen.

Analysiert man das Verhalten des Kranken genau, lassen sich oft wiederkehrende Verhaltensmuster finden, die durch immer denselben oder ähnliche Reize ausgelöst werden. Aggressivität oder Panikreaktionen werden z. B. oft durch ein Zuviel an äußeren Sinneseindrücken ausgelöst. Warum also die Kranken nicht von solchen Situationen fernhalten oder sie schonend auf Kommendes vorbereiten?

Erfahrungsgemäß sind Argumentationen oder restriktive Maßnahmen weniger gut geeignet, das Verhalten des Kranken in die gewünschte Richtung zu lenken, als Ablenkung und Zuwendung. Dies erfordert jedoch ein gehöriges Maß an Geschick und Einfühlungsvermögen.

Wichtig ist auch die sprachliche Kommunikation. Der Kranke redet zwar noch, die Verbalisierung ist jedoch mangelhaft oder gar befremdlich. Es ist eine schwere Aufgabe, die Signale, die Wünsche und die Anliegen, die in einer solchen Form vorgebracht werden, zu entschlüsseln.

Umgekehrt sollte der Pflegende seine Anweisungen klar, deutlich, mit Überzeugung und in kurzen Sätzen geben. Es sollten nicht zuviele Aussagen aneinandergereiht werden; der Kranke vergisst sonst alles wieder. Prinzip: eins nach dem anderen! Entsprechende Mimik und Gestik können unterstützend wirken.

Die Pflege an den Verfallsgrad anpassen. Mit fortschreitender Krankheit werden sachliche Informationen immer weniger verstanden; emotionale Inhalte können aber von den Kranken besser verstanden – und auch geäußert – werden.

Sind die verbalen Fähigkeiten ganz erloschen, kann die Brücke der Verständigung durch non-verbale Kommunikation, wie Gesten, Blicke oder Berührungen, aufrecht erhalten werden.

Der äußere Lebensrahmen sollte so einfach und sicher wie möglich gestaltet werden: große Hinweisschilder, eine große Uhr, die Kleidung so auswählen, dass das An- und Auskleiden weitgehend vereinfacht wird, den Tagesablauf möglichst übersichtlich und gleichbleibend halten.

Man sollte sich auch rechtzeitig Gedanken über die finanzielle Vorsorge für eine spätere Heimunterbringung machen; dies kann recht teuer werden.

Der Pflegende darf sich nicht überfordern – die beratende Apotheke sollte den Pflegenden darauf ansprechen! Der Pflegende muss darauf angesprochen werden, dass eine dauerhafte und gute Pflege nur dann funktionieren kann, wenn er selbst mit seinen Kräften auch richtig haushaltet. Die Grenzen der eigenen Möglichkeiten müssen verdeutlicht, überhöhte Erwartungshaltungen sollten abgebaut werden. Die Lebensinteressen des eigenen Ichs und anderer Angehöriger sind als berechtigt anzuerkennen.

Wenn Schuld- und Verpflichtungsgefühle vorherrschen, können sich manche Pflegende nicht einmal für kurze Zeit von der Pflege entbinden und zerbrechen dann selbst an dieser Aufgabe. Oft muss solchen Menschen eine Pause förmlich aufgedrängt werden.

Manchen Pflegenden fällt es sehr schwer, Teile der Pflege an andere Familienmitglieder abzutreten oder zu übertragen. Der Apotheker kennt oft die Familienverhältnisse gut und sollte versuchen, darauf hinzuwirken, auch die anderen Angehörigen zu involvieren. Aber nicht selten wird die versorgende Rolle auch aus unbewussten Abhängigkeitswünschen heraus übernommen. Solche Strukturen, hinter denen auch handfeste finanzielle Ursachen stecken können – sollten nur im gemeinsamen Gespräch, am besten zusammen mit den anderen Familienangehörigen, aufgedeckt werden.

Entlastung des Pflegenden kann auch durch Hinzunahme eines externen Helfers, von Krankenpflegern, Sozialstationen, Altenpflegern etc. gewonnen werden. Der Apotheker sollte durchaus die regionalen Möglichkeiten hierzu kennen, um sie weitergeben zu können. Auch eine stunden- oder tageweise Unterbringung in Pflegestätten kann hilfreich sein und ist erwägenswert. Ein Austausch mit anderen Pflegenden von Demenzkranken kann hilfreich sein; gerade hier ist ja der Apotheker Anlaufstation für viele solcher Fälle und kann – Einverständnis vorausgesetzt – entsprechende Adressen vermitteln.

Insgesamt gesehen bedarf der Pflegende eines dementen alten Menschen genauso seelsorgerlicher Zuneigung wie der Kranke selbst. Sowohl der Arzt als auch der Apotheker und andere im Kontakt befindliche Personen sollten sich dieser Aufgabe nicht entziehen.

Hilfsangebote für Alzheimer-Patienten und Angehörige bei der Alzheimer Forschungs Initiative e.V., Heinrich-Heine-Allee 53, 40213 Düsseldorf, Tel. 0130–114 369

Literatur

Kurz, A., Feldmann, R., Müller-Stein, M., Romero, B. in: Demenzielle Erkrankungen, Weitbrecht, W. (Hrsg.), Springer Verlag, 1988

Small GW et al.: Diagnosis and treatment of Alzheimer disease and related disorders. Consensus statement of the American Association for Geriatric Psychiatry, the Alzheimers Association and the American Geriatric Society. Journal of American Medicial Association, 1997, 278, S. 1363ff

Bornkessel B: Alzheimer Krankheit, Medizinische Monatsschrift für Pharmazeuten, 1998, 21, 236ff.

6

7 Haut und Hauterkrankungen

7

7.1   Aufbau der Haut

Hydro–Lipid–Film

Die Hautoberfläche ist überzogen mit einem Oberflächenfilm, der sich aus den Komponenten Säuremantel, Hydro-Lipid-Film und einer physiologischen Keimflora zusammensetzt.

Der Säuremantel weist einen pH-Wert von 5–6 mit Pufferwirkung in diesem Bereich auf. Der Hydro-Lipid-Film, ein W/O- oder O/W-Emulsionssystem, ist ein Gemisch aus Wasser, Fett, Talg, Schweiß und wasserlöslichen Substanzen und bestimmt das äußere Aussehen der Haut entscheidend mit.

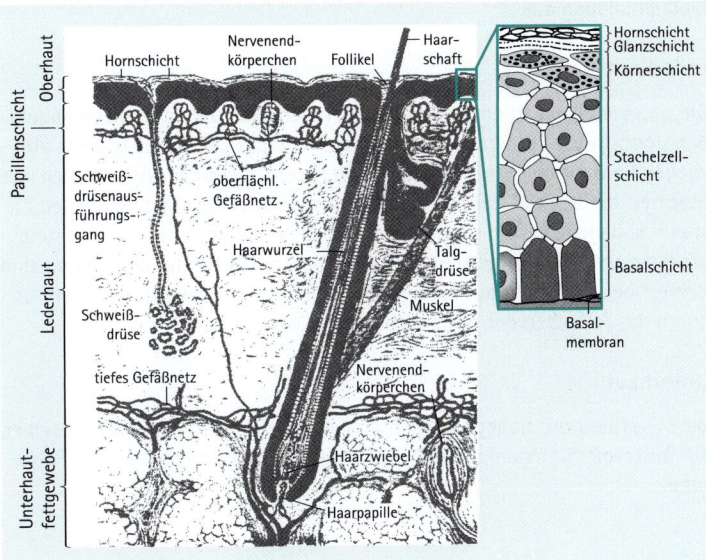

Epidermis

Die Epidermis als Schutzbarriere zwischen Körper und Außenwelt ist nicht durchblutet; die Ernährung erfolgt über die Kontaktfläche zur Lederhaut.

Die oberste Schicht der Epidermis, die sogenannte Hornschicht, besteht aus verhornten, toten Zellen, die an der Oberfläche ständig abgeschilfert werden. Die quellfähige Hornschicht enthält den „natural moisturizing factor" (NMF), ein komplexes Gemisch Wasser bindender Substanzen, die für den Feuchtigkeitsgehalt und das Wasseradsorptionsvermögen der Hornschicht wichtig sind.

Glanz- und Körnerschicht

Die Verhornungszone aus Glanzschicht und Körnerschicht bildet den Übergang von lebenden zu verhornten, abgestorbenen Zellen.

Von der Basalzellschicht geht die Zellteilung und -erneuerung, sowie die Melaninbildung aus.

Lederhaut

Die Lederhaut mit ihren Nerven, Blutgefäßen, Mastzellen und Lymphgefäßen versorgt die Epidermis. Das Bindegewebe der Lederhaut besteht überwiegend aus elastischen und kollagenen Fasern. Erstere bewirken durch ihre Starrheit die Rückführung gespannten Gewebes in den ursprünglichen Zustand; kollagene Fasern machen die Festigkeit des Gewebes aus. Alterungsprozesse (z. B. Schwangerschaftsstreifen durch Riss elastischer Fasern) sind irreversibel. Die Lederhaut kann in größerem Maße Wasser aufnehmen, wodurch das Aussehen der Haut mitbestimmt wird.

Unterhaut

Die Unterhaut mit hohen Anteilen an Fettgewebe dient als Wärmespeicher, als Reservoir für Wasser und Nährstoffe sowie der mechanischen Polsterung.

7.2 Kosmetische Beeinflussung der Haut

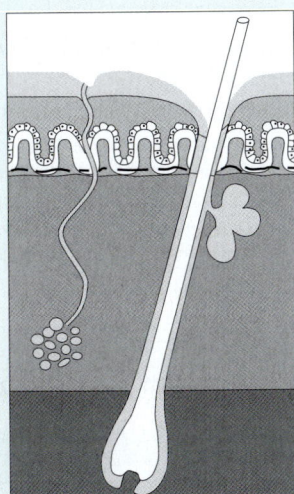

Oberfläche:
Reinigen, pflegen, schützen, schmücken

Keimschicht:
Regulieren, schützen

Pigmentzellen:
Anregen, bremsen

Basalzellen:
Anregen

Lederhaut:
Bindegewebe:
Erhalten, schützen
Gefäße:
Durchblutung steigern, Durchfluss beschleunigen

Unterhaut:
Keine Wirkungen von Kosmetika

Hornschicht:
Reinigen, pflegen, schützen, anfeuchten, schmücken

Talgdrüsen:
Bremsen

Schweißdrüsen:
Hemmen

(Nach: Raab, W., Kindl, U., Pflegekosmetik. Ein Leitfaden, Wissenschaftliche Verlagsgesellschaft mbH, Stuttgart, 1999)

7.3 Hautzustände

Hautzustand	Merkmale
Normaler Zustand (Pfirsichhaut)	Gute Durchblutung, rosig glatt, seidig, kleinporig, samtig, gleichmäßige Transparenz und Reflexion, sehr wenig pigmentiert, zarte Verhornungen um die Poren
Gemischter Zustand (Mischhaut)	Fett-feuchte Areale liegen neben trocken-fettarmen Arealen vor. Der Wechsel ist abhängig von endo- und exogenen Faktoren (Hormone, vegetative Störungen, Außeneinflüsse)

Hautzustand	Merkmale
Trocken-fettarmer Zustand	Schuppig, rauh, fleckig, kleine Einrisse, Entzündungsareale, sehr empfindlich
Fett-feuchter Zustand	Glänzend, weißlich-blass, dick, großporig, reflektierend, häufig Mitesser
Sonderzustände	(in der Regel nur zeitlich begrenzt vorliegend)
Fett-trockener Zustand	Resultiert aus sehr starker Wasserabgabe von fett-feuchter Haut in sehr trockener Umgebung
Fettarm-feuchter Zustand	Sehr starke Schweißproduktion (vegetative Störungen, starke Arbeit) beim trocken-fettarmen Hautzustand mündet in den fettarm-feuchten Zustand

(Nach: Raab, W., Pharmazeutische Ztg., 42, 3–9 (1991)

7.4 Abweichungen vom Normalzustand der Haut

Hautzustand	Ursachen
Vorzeitig gealterte Haut	Lang dauernde Überbelastung durch exogene Faktoren (Sonne, künstliche Bräunung im Übermaß, Wind und Wetter) bei gleichzeitiger ungenügender Hautpflege, Alkoholabusus, falsche Ernährung, psychische, Stoffwechsel- oder Kreislaufstörungen
Ungenügende Feuchtigkeit	Störung des Oberflächenfilms der Haut, Auslaugung des NMF durch exogene Noxen (überlange oder zu häufige Wassereinwirkung, Seife, Detergenzien, Hitze, Sonne, UV-Strahlung), Störungen im Hormonhaushalt (Schilddrüse), Medikamente
Überfeuchtung	Vegetative oder hormonale Störungen
Entzündliche Hautunreinheiten, Mitesser	Falsche Hautpflege, falsche Ernährung, Obstipation, Gastritis, hormonale Störungen, Seborrhoe, Akne, Sekundärinfektionen bei Abwehrschwäche

(Nach Kindl, G., Raab, W., Licht und Haut, Govi-Verlag Frankfurt, 35, 1983)

7.5   Richtlinien für die Pflege trockener Haut

Pflege	Maßnahmen
Hautreinigung	Vermeiden von zu langem und zu heißem Duschen und Baden
	Zur Dusch-Reinigung nur milde, gut abspülbare Tenside (bevorzugt Ölduschbäder) verwenden
	Gesichtsreinigung mit Emulsionen, hydrophilen Ölen oder adsorptiven Reinigungssubstanzen
Körperpflege	W/O-Emulsionen oder Emulsionen mit hohen Ölanteilen sind vor hydrophilen O/W-Lotios, die die Haut dehydratisieren, zu bevorzugen Zusätze von Feuchthaltefaktoren sind begrüßenswert (NMF, Harnstoff, Natriumlactat, Milchsäure, Kollagen, Polyole etc.)
Gesichtspflege	Keine erstarrenden Peelingmasken, die hautirritativ wirken; besser weiche Gesichtsmasken
Prophylaxe	Schutz vor Kälte (fettreiche W/O-Emulsionen) Schutz vor übermäßiger UV-Strahlung (hoher Lichtschutz in W/O-Grundlage)

7

7.6 Allgemeines über Dermatika

7.6.1 Verordnungsmengen von Dermatika

Übliche Verordnungsmengen halbfester Dermatika bei der
Behandlung von Hauterkrankungen

(Nach: Lembeck, F., Das 1 × 1 des Rezeptierens, Georg Thieme Verlag Stuttgart, New York,
1977, in Hornstein, O. P., Nürnberg, E., Externe Therapie von Hautkrankheiten, Georg Thieme
Verlag, Stuttgart, New York, 1985)

7.6.2 Zusammenhang zwischen Tiefenwirkung von Dermatika und deren galenischer Zusammensetzung

Tiefen-wirkung	Galenische Zubereitungsform	Kühlend, austrocknend, antiexsudativ	Hautfeuchte und Richtung der Strömung
	– Puder – Schüttelmixtur – Offener, nicht abge-deckter Umschlag – Lösung		Verdunstung von innen zur Oberfläche der Haut
	– O/W-Emulsion, flüssig – O/W-Creme – Ambiphile Creme – Quasiemulsion – Gel		
	– Paste – W/O-Creme – Lipogel – Okklusivverband		Behinderte Verduns-tung von außen nach innen

(Modifiziert nach: Hornstein, O.P., Nürnberg, E., Externe Therapie von Hautkrankheiten, Georg Thieme Verlag, Stuttgart, New York, 1985)

7.7 Wirkstoffe in der Dermatologie

7.7.1 Wirkstoffe mit Positiv-Monografie (*) und ihre dermatologischen Anwendungsgebiete

Wirkstoff	Anwendungsgebiete
Anthranil/Dithranol	Psoriasis vulgaris*
Azelainsäure	Akne vulgaris durch Verminderung der Hyperkeratose in Follikeln (Skinoren®)
Benzoylperoxid	Akne vulgaris
Benzylbenzoat	Scabies; nur alternativ zu anderen Antiscabiosa anwenden * (s. auch 5.3)
Bufexamac	Chronisches und atopisches Ekzem *

Wirkstoff	Anwendungsgebiete
Butylaminopropionsäureethylester	Insektenrepellent gegen Stechmücken (Anopheles), Tsetsefliege, Bremsen (Repellent 3535)
Cadexomer-Iod	Ulcus cruris, Decubitalulcera *
8-Chinolin und Derivate (8-Hydroxychinolin)	Haut-Antiseptikum *
Chlorhexidin	Desinfektion der Haut und der Mundschleimhaut *
Clotrimazol	Pilzinfektionen der Haut und Schleimhaut durch Dermatophyten, Hefen, Schimmelpilze und andere, wie *Malassezia furfur*, sowie bakterielle Hauterkrankungen durch *Corynebacterium minutissimum* *
Diethyltoluamid	Dermales Repellent gegen Stechmücken, Bremsen, Fliegen, Zecken, Milben* Cave: die Substanz greift Kunststoffe an, also Vorsicht bei Kontakt mit Brillenbügeln, Telefonhörern, Kleidung etc.
Dihydroxyaceton	Förderung der Hautpigmentierung bei Vitiligo (Tamloo®)
Dimethylphthalat	Insektenrepellent gegen Stechmücken, Zecken, Milben, Läuse; meist in Mischungen (Palatinol M, DMP)
Dithranol/Anthralin	Psoriasis vulgaris *
Ethacridin und Salze	Lokalantiseptikum *
2-Ethylhexandiol-(1,3)	Insektenrepellent gegen Stechmücken, Flöhe, Bremsen, Milben, Fliegen; meist in Mischungen (Rutgers 612)
Fumarsäureester	Ursprünglich negativ bewertet; mittlerweile erhielt aber das Präparat Fumaderm® die Zulassung zur systemischen Behandlung schwerer Psoriasis vulgaris *
Gerbstoff, synthetisch	Adstringens bei entzündlichen, nässenden und juckenden Hauterkrankungen, besonders bei Lokalisation in Körperfalten (z. B. Windeldermatitis) *
Harnstoff	Nagelauflösung, Behandlung trockener Haut (z. B. Altershaut, Neurodermitis, Ichthyosen) *
Hexamidin	Bakterielle Affektionen der Haut sowie im Mund- und Rachenraum *
Hydrochinon	Bleichung und Depigmentierung (Pigmanorm®)
Lindan	Scabies, Pediculosis capitis, pubis und corporis *

Wirkstoff	Anwendungsgebiete
Miconazol	Haut- und Schleimhautmykosen durch Dermatophyten, Hefen und Schimmelpilze, sowie durch *Malassezia furfur* und durch *Corynebacterium minutissimum* verursachte Hautinfektionen Nicht parenteral anzuwenden! *
N,N-Diethyl-m-toluamid	Insektenrepellent gegen Stechmücken, Bremsen, Sandfliegen, Zecken, Stechfliegen, Milben, Flöhe, Wanzen (Meta-Delphene, DEET)
Polyvidon-Iod	Zur einmaligen Anwendung: Desinfektion der intakten äußeren Haut, Mundschleimhaut, Vagina, Cervix, Urethra. Wiederholte, zeitlich begrenzte Anwendung: Antiseptikum zur Händedesinfektion, Blasenkatheterisierung und bei geschädigter Haut (z.B. Ulcus cruris, Verbrennungen, oberflächliche Wunden)*
Repellent-Wirkstoffe	N,N-Diethyl-m-toluamid, Dimethylphtalat, Butylaminopropionsäureethylester, 2-Ethylhexandiol-(1,3) (siehe unter den Einzelsubstanzen) Alternative Naturstoffe: Anisöl, Bergamottöl, Campher, Geraniumöl, Kiefernöle, Nelkenöl, Pyrethrum, Thymianöl, Zedernöl
Salicylsäure	Hyperkeratosen, Abschuppung (z.B. hyperkeratotische Formen des Ekzems, Psoriasis, Kopfschuppen) * Dosierung: 2–10% in Zubereitungen
Selen-(IV)-sulfid	Kopfschuppen verschiedener Ursachen, Pityriasis versicolor (Kleiepilzflechte) *
Steinkohlenteer (Rp)	Nach sorgfältiger Nutzen-Risiko-Abwägung (therapeutischer Nutzen versus kanzerogenes Risiko und therapeutische Alternativen): chronisches und atopisches Ekzem, Psoriasis vulgaris, Pityriasis simplex capillitii. Verbot in Kosmetika Anwendung < 4 Wochen; nicht bei Schwangeren, Stillenden, Säuglingen, Kleinkindern; nicht auf Hautarealen mit guter resorptiver Kapazität (Genitale, Achselhöhlen, Gesicht, Halsfalten etc.) *
Tolnaftat	Topisch bei Dermatophytenbefall auf der behaarten und unbehaarten Haut, Puder und Spray zu Nachbehandlung von Dermatomykosen *

7

Wirkstoff	Anwendungsgebiete
Tretinoin (Rp)	Syn. Vitamin- A-Säure (Epi-Aberel®, Eudyna®); keratolytisches und komedolytisches Retinoid; Verstärkung der epithelialen Proliferationsrate bei Akne, Hemmung der Zellteilung in Psoriasis-Herden, Auflockerung der Hornschicht mit verbesserter Abschilferung oberflächlicher Zellen; cave: Teratogenität
UV-A-Filter (nach INCI**)	Butyl-Methoxydibenzoylmethan, Isopropyl Dibenzoylmethan, Terephtalylidene Dicamphor Sulfonic Acid
UV-B-Filter (nach INCI**)	Isoamyl p-Methoxycinnamate, 4-Methylbenzylidene Camphor, Octyl Dimethyl PABA, Octyl Methoxycinnamate, Phenylbenzimidazole Sulfonic Acid
UV-A/UV-B-Breitbandfilter (nach INCI**)	Butyl Methoxydibenzoylmethane, Terephtalylidene Dicamphor Sulfonic Acid; Mikropigmente: Titandioxid, Zinkoxid bis zu 10%
Vitamin-A-Säure	Siehe Tretinoin

* Positiv bewertete Dermatologika gemäß der Aufbereitungkommission B7 am (ehemaligen) Bundesgesundheitsamt.
** International Nomenclature of Cosmetic Ingredients

7.7.2 Negativ bewertete Dermatika-Wirkstoffe

Bewertung nach Aufbereitungskommission B7 am (ehemaligen) Bundesgesundheitsamt (Auswahl)

Die Anwendung dieser Stoffe in der Rezeptur sollte sehr kritisch gestaltet werden!

Stoff	Bewertung
Cadmiumsulfid	Fehlende Wirksamkeitsbelege; potenzielles toxikologisches Risiko
Chlormidazol	Fehlende Wirksamkeitsbelege; toxikologisches Risiko nicht abschätzbar
Chlorquinaldol	Äußerst geringer therapeutischer Nutzen; Gefahr der Kontaktsensibilisierung
Cloxiquin	Keine ausreichenden Belege zur toxikologischen Sicherheit; Sensibilisierungspotenzial

Stoff	Bewertung
Dichlorophen	Nicht ausreichende Wirksamkeitsbelege zur antiseptischen Wirkung; potenzielles teratogenes, mutagenes Risiko nicht auszuschließen
Dimethylphthalat	Nicht ausreichende Wirksamkeitsbelege zur Repellentwirkung; toxikologische Sicherheit nicht ausreichend belegt
Fenticlor	Unzureichende Belege zur therapeutischen antiseptischen Wirksamkeit sowie zur toxikologischen Sicherheit
Guajazulen	Keine kontrollierten Studien zur Wirksamkeit
Phenol	Toxikologisches Risiko; unproblematisch als Konservierungsstoff bis 0,5 % (s. auch 2.3.1)
Resorcin	Gefahr der resorptiven Vergiftung (s. auch 2.3.1)
Schwefel	Die traditionellen Anwendungsgebiete (Hämorrhoiden, Ekzeme, rheumatische Erkrankungen, Neuralgie, Rosacea, Psoriasis, fettige Haut, Seborrhoe, Kopfschuppen, Komedonen, Akne, Hautunreinheiten, Alopezie, Scabies) sind nicht durch wissenschaftliches Material belegt. Daten zur chronischen Toxizität, Mutagenität, Kanzerogenität fehlen. Hinweise auf embryonale Schädigungen: Bei unkontrollierter Anwendung Gefahr schwerwiegender Nebenwirkungen (s. auch 2.3.1)
Undecylensäure und Salze	Wirksamkeitsbeleg für eine 20 %ige Zubereitung liegen nur für die Indikation Tinea pedum interdigitalis vor. Geringer dosierte Zubreitungen ohne Wirksamkeitsbeleg. Toxikologische Sicherheit nicht belegt.

7.8 Naturkosmetika – gesetzliche Vorgaben

Die gesetzlichen Anforderungen und Vorgaben für Präparate mit der Bezeichnung „Naturkosmetik" sind in der Bekanntmachung des Bundesgesundheitsministeriums „Anforderungen an Naturkosmetika" festgelegt, ergänzend zur EG-Kosmetikrichtlinie und der deutschen Kosmetikverordnung.

Folgende Punkte sind herauszuheben:

Es besteht Deklarationspflicht nach der International Nomenclature of Cosmetic Ingredients. Naturkosmetika bestehen aus Naturstoffen pflanzlichen, tierischen oder mineralischen Ursprungs, für deren Gewinnung und Weiterverarbeitung nur physikalische Verfahren zugelassen sind (einschließlich Extraktion mit Ethanol, Wasser, Glycerin, CO_2).

- Falls enzymatische oder mikrobiologische Verfahren verwendet werden, sind diese nur erlaubt, sofern natürlich vorkommende Enzyme oder Mikroorganismen eingesetzt werden.
- Es dürfen nur Emulgatoren verwendet werden, die durch Hydrolyse, Umesterung oder Veresterung natürlicher Substanzen gewonnen werden (z. B. Glycerin- und Polyglycerin-Fettsäureester, Alkylglucoside und -polyglucoside, Protein-Fettsäurekonjugate, Sucroseester).
- Gleiches gilt auch für Stabilisatoren (z.B als Gelbildner nur natürlich vorkommende Polysaccharide, Carageenane, Xanthan, Guarkernmehl, Konjakmannan, Fucogel).
- Nur natürliche Duftstoffe erlaubt, keine synthetischen ätherischen Öle, keine naturidentischen Aromastoffe, keine modifizierten Riechstoffe.
- Konservierungsmittel-Beschränkung auf: Benzoesäure mit Salzen und Ethylester, Propionsäure und Salze, Salicylsäure und Salze, Sorbinsäure und Salze, Parabene, Ameisensäure, 2-Phenoxyethanol, Benzylalkohol.
- Färbemittel-Beschränkung auf: Carotinoide, Indigo, Guanin, Karmin, Chlorophyll, Aluminium, Tonerdehydrate, wasserhaltige Aluminiumsilikate, Ultramarin, Bariumsulfat, Calciumcarbonat, Calciumsulfat, Kohle, Gold, Eisenoxide und -hydroxide, Silber, Titandioxid, Glimmer, Zuckercouleur, Betain.

7.9 Häufige Hautkrankheiten

7.9.1 Akne vulgaris

Klinisches Bild

Die Akne stellt eine Funktionsstörung der Talgdrüsen mit chronischen Entzündungserscheinungen dar. Auf der einen Seite findet im Rahmen einer Seborrhoe (ausgeprägter fett-feuchter Hautzustand) eine verstärkte Talgproduktion statt, während der Talgabfluss aus den Follikeln durch eine verstärkte Verhornung gestört ist (follikuläre Hyperkeratose). Es entstehen Komedonen (Mitesser), die nichts anderes sind, als durch Talg- und

Hornmaterial verstopfte Follikelöffnungen mit einer Schicht eines dunklen Keratinoxidationsproduktes an der Oberfläche. Im Zuge der Pfropfbildung kommt es zum Brechen der Follikelwand durch den sich aufbauenden Innendruck. Talg gelangt nun in das umgebende Gewebe und verursacht dort starke Entzündungsreaktionen; nachfolgend kann es zu einer bakteriellen Sekundärinfektion kommen, wobei insbesondere *Propionibacterium acnes* im Vordergrund steht. Aus solchen Komedonen resultieren letzlich Pusteln und Zysten, die bei schlechter Abheilung deutliche Narben hinterlassen können. Narbenbildung kann insbesondere bei unsachgemäßem Öffnen von Komedonen bzw. bei sekundär gebildeten Zysten oder Abszessen auftreten.

Befallen sind talgdrüsenreiche Hautbezirke (Gesicht, Brustpartie und obere Rückenteile). Die Krankheit beginnt mit Eintritt in die Pubertät und kann bis zu Beginn des 3. Lebensjahrzehnts anhalten.

Auslöser

Die Genese der Akne vulgaris ist prinzipiell multifaktoriell. Folgende Faktoren können hierbei beteiligt sein:

- Vermehrte Talgproduktion
- Verhornungsstörungen
- Aknebakterien (*Propionibacterium acnes*)
- Ernährung (z. B. überfettete Speisen)
- Medikamente (Isoniazid, anabole Steroide, Corticoide)
- Hormonelles Ungleichgewicht
- Exogene Noxen (stark fetthaltige Kosmetika, Chemikalien, Iod, Chlor, Öle, Teer)

7

Komedogene Inhaltsstoffe von Dermatika

Ammoniumbituminosulfonat	Kakaobutter	Ölsäure
Butylstearat	Kokosöl	Polyethylenglycol
Cetylalkohol	Lanolin	Safloröl
Distelöl	Maiskeimöl	Schwefel
Erdnussöl	Natriumlaurylsulfat	Sesamöl
Hexylenglycol	Octanol	Stearinsäure
Holzteer (Pix liquida)	Olivenöl	Steinkohlenteer (Pix lithanthracis)

(Nach: Raab, W., Kindl, U., Pflegekosmetik, Wissenschaftliche Verlagsgesellschaft mbH, Stuttgart, 1999)

Beeinflussung von Akne durch die Lebensführung

Eine belegte Wirksamkeit einer bestimmten Aknediät existiert nicht. Trotzdem sollten überfette Speisen, gehärtete Fette und Fette mit einem hohen Anteil an gesättigten Fettsäuren, geräucherte Speisen, scharfe Gewürze, übermäßiger Verzehr von Schokolade und anderen Süßigkeiten sowie Alkohol gemieden werden, um eine bestehende Akne nicht zu verschlimmern.

Es sollte auf eventuell vorhandene exogene Auslöser einer Akne geachtet werden.

Eine positive Beeinflussung einer bestehenden Akne wird des öfteren nach Sonnenbestrahlung beobachtet.

Eine stressfreie Lebensführung kann zu einer Verbesserung der Symptome führen; dies ist oft auf damit einhergehende veränderte Essgewohnheiten zurückzuführen.

Bei der Auswahl von Kosmetika ist auf gründlich entfettende, aber trotzdem schonende Reinigungsmittel zu achten (Syndets, O/W-Emulsionen oder Gele mit antimikrobiellen Substanzen, Abrasiva, Peelingmasken). Die Tages- und Nachtpflege sollte mit O/W-Cremes mit geringem Fettanteil erfolgen; in solche Systeme können auch wirksame Stoffe eingearbeitet sein.

Das Öffnen von Komedonen darf unter keinen Umständen durch einfaches Herumdrücken erfolgen. Das sachgemäße Vorgehen sieht eine leichte Aufweichung der Hautstellen durch Kamillendampfbäder oder Hauttonika

("Pickelcleaner") vor; danach erfolgt ein Zug am Mitesser in alle vier Richtungen. Nach Beendigung erfolgt Behandlung mit einem tonisierenden Präparat.

Therapieprinzipien zur Behandlung der Akne vulgaris

Behandlungsgrundsatz: Akne-Präparate sollten antibakteriell, antiseborrhoisch, keratolytisch und komedolytisch wirken.

Therapieprinzip, Wirkstoffe	Wirkprinzip, Bemerkungen
Entfettung der Haut	Effekt: antiseborrhoisch Mehrmalige tägliche Reinigung der Haut mit warmen Wasser unter Verwendung von Syndets; alternativ ist auch der Einsatz von Reinigungsmilch (O/W) oder Waschgel möglich. Keine austrocknenden Präparate (Seife, alkoholreiche Zubereitungen) verwenden
Abrasiva Brasivil®	Effekt: keratolytisch und komedolytisch Hinweis: Nur in leichteren Fällen einsetzen
Benzoylperoxid aknefug®oxid Klinoxid® PanOxyl®	Effekt: keratolytisch, komedolytisch, antimikrobiell Beratungshinweise: Initial einmal täglich Behandlung abends nach dem Waschen, bei guter Verträglichkeit später erweiterte zweifache tägliche Anwendung morgens und abends Als Standarddosierung werden Präparate mit 5% Gehalt eingesetzt, in schweren Fällen mit 10%, gute Verträglichkeit vorausgesetzt Therapieerfolge werden in der Regel nach 4–9 Wochen beobachtet

7

Therapieprinzip, Wirkstoffe	Wirkprinzip, Bemerkungen
Retinoide (Rp) Vitamin-A-Säure: syn. Tretinoin (nur topisch) Epi-Aberel® Eudyna® Isotretinoin (oral): Roaccutan®, Isotrex® Acitretin (oral): Neotigason®	Effekt: keratolytisch und komedolytisch Wirkprinzip: Verstärkung der epidermalen Zellteilung, wodurch eine rasche Hauterneuerung eintritt; Auflockerung der Hornschicht durch Eingriff in die Keratinbildung **Beratungshinweise:** Unter Behandlung mit Vitamin-A-Säure kommt es initial zu einem Aufblühen der Akne, das im weiteren Verlauf der Behandlung zurückgeht; Vitamin-A-Säure nicht in Kombination mit Benzoylperoxid (chemische Unverträglichkeit), anderen Lokaltherapeutika und Kosmetika verwenden; nicht auf feuchte Hautareale auftragen (Resorptionsverbesserung); nicht in der Schwangerschaft anwenden; Sonnenlichtexposition vermeiden oder reduzieren (Gefahr der Photosensibilisierung)
Azelainsäure (Rp) Skinoren®	Effekte: Normalisierung der Verhornungsstörung, antibakteriell Im Gegensatz zu Vitamin-A-Säure ist Azelainsäure nicht mutagen oder teratogen **Beratungshinweise:** Unter der Behandlung mit Azelainsäure können leichte Hautreizungen auftreten; Kontakt mit Schleimhäuten ist zu vermeiden Die Anwendung in Schwangerschaft und Stillzeit ist möglich
Antibiotika (Rp)	Effekte: Antibakteriell und mikrobielle Sanierung; teilweise auch Hemmung fettspaltender Enzymsyteme Besonders Clindamycin, Erythromycin, und Tetracycline
Corticoide Rp	Effekt: antiinflammatorisch **Beratungshinweise:** Corticoide können selbst komedogen wirken
Salicylsäure Schwefel Tioxolon (Resorcin cave Toxizität)	Effekte: keratolytisch, z.T. auch antimikrobiell **Beratungshinweise:** Als Zusatztherapie und bei leichteren Verlaufsformen der Akne
Hormone	Antiandrogene, auch in Kombination mit Östrogenen

7.9.2 Altersflecken (Lentigo senilis)

Klinisches Bild

Scharf begrenzte, homogen braune Flecken, die meist auf lichtexponierten Arealen auftreten. Häufig finden sich Sonnenbrand-Flecken, die auf starken Sonnenbränden in der Jugend beruhen, auf den Schultern. Im Gegensatz zum Namen können Altersflecken auch in jüngeren Jahren, meistens ab dem 30. Lebensjahr, auftreten. Der typische Altersfleck stellt eine harmlose Hautveränderung dar, die aber vom kosmetischen Standpunkt störend sein kann.

Diagnostisch ist die Unterscheidung zum malignen Melanom wichtig, das in der Regel braun-schwärzlich pigmentiert ist, oft scheckiger wirkt und unscharfe Ränder aufweist. Da die Unterscheidung oft schwierig ist, in diesem Zusammenhang keine Beratung durch den Apotheker, sondern dermatologische Untersuchung!

Auslöser

Pathogenetische Auslöser sind in der Regel starke Sonneneinstrahlung (Lentigo solaris) oder altersbedingte Hautveränderungen (Lentigo senilis).

Behandlung

- Kryotherapie: nach Vereisung stellt sich häufig eine normale Pigmentierung ein
- Aufhellung mit Vitamin-A-Säure oder Bleichung mit Hydrochinon
  Wirkstoffe und Präparate:
  Tretinoin (Cordes® VAS Creme 0,05 %, Epi-Aberel® Gel 0,025 %, Eudyna®Creme 0,05 %), Kombination aus Tretinoin, Hydrochinon und Hydrocortison (Pigmanorm®Creme Widmer)
- Chemisches Peeling mit organischen Säuren; die geschädigte Haut wird zur Regeneration stimuliert und bildet in der Regel normal pigmentierte Hautareale
- Dermabrasion: wenig befriedigende Ergebnisse
- Rubinlaser-Therapie: gute Erfolge
- Bei Lentigo solaris ausreichenden Lichtschutz betreiben, da bei verstärkter Lichtbelastung die lokale Hyperpigmentierung fortschreitet.

7.9.3   Ekzeme (syn. Dermatitis)

Klinisches Bild

Nicht-infektiöse, entzündliche Hauterkrankungen, die entweder als akute oder chronische Ekzeme auftreten können.

Beim akutem Ekzem bewirken epidermale Ödeme und Entzündungszellen in der Dermis Hautrötung, die Bildung von Bläschen, Papeln, Erythemen mit Exsudation, Krustenbildung und Juckreiz.

Beim chronischen Ekzem ist die Stachelzellschicht sowie die Hornschicht verdickt, dermale Gefäße erweitern sich und die Haut wird mit Entzündungsherden infiltriert. Dies bewirkt Lichenifikation, Schuppung und Hautfissuren.

Ekzeme können durch exogene Noxen induziert werden (Kontaktekzem) oder endogener Natur sein (atopisches, seborrhoisches oder venöses Ekzem).

Kontaktekzeme (syn. exogene Ekzeme)

Klinisches Bild

Bevorzugte Lokalisation an den Händen und im Gesicht, wobei die typischen Symptome eines akuten Ekzems auftreten. Irritative und allergisch bedingte Kontaktekzeme können oft morphologisch nicht unterschieden werden.

Auslöser

Irritanzien, wie z. B. Detergenzien, Reinigungs- und Scheuermittel, Chemikalien, Lösungsmittel, Öle, alkalisch reagierende Stoffe. Kontaktekzeme, bedingt durch Irritanzien kommen häufiger vor als solche, die Allergen-induziert sind. Sehr häufig auftretend bei Frauen mit Haushalt und Kleinkindern sowie bei Industriearbeitern.

Die Reizstoffe können zum einen akute dermale Effekte auslösen, in der Regel liegt aber eine chronische Exposition vor, die zu Dermatitis, meistens an den Händen, führt.

Allergene bewirken eine Immunreaktion, die als Typ IV-Überempfindlichkeit klassifiziert ist (s. 1.10.1).

Typische Allergene und häufiges Vorkommen (Auswahl)

Allergen	Vorkommen
Chromat	Korrosionschutzfarben, gegerbtes Leder, Untergrundfarben, Zement
Epoxidharze	Schnellkleber, Plastik, Modellierwachse
Gummichemikalien	Schuhe, Gürtel, Handschuhe, Kondome, Reifen
Kobalt	Farbpigmente, Tinte, Metalllegierungen
Kolophonium	Pflaster, Selbstklebeband, Lacke, Politur, imprägnierte Papiere, zur Saitenimprägnierung von Saiteninstrumenten
Konservierungsstoffe	Meist Parabene in Kosmetika, Dermatika, Lebensmittel
Nickel	Schmuck, Reißverschlüsse, Geldstücke, Scheren
p-Phenylendiamin	Textil- und Haarfarbe, Schuhe, Farbentwickler

Behandlung: Primär steht immer die Erkennung der Irritanzien und Allergene im Vordergrund (Epikutantest) mit nachfolgender Kontaktvermeidung.
Hautschutzsalben (z. B. Silicoderm®) sind in der Regel nicht ausreichend. Akute Behandlung mit mittelstarken bis starken Glucocorticoiden (s. auch 7.9.4).

Atopisches Ekzem: siehe Neurodermitis (7.9.4)

Seborrhoisches Ekzem

Klinisches Bild: Chronische, gelblich wirkende, nicht exsudative Schuppung des Gesichts, der Kopfhaut und der Brust, meist unter deutlicher Bevorzugung der typischen Schweiß- und Talgbereiche.

Auslöser: Unklar; wahrscheinlich endogene und exogene Ursachen. Es liegen Hinweise auf einen die Krankheit fördernden Einfluss der follikulär wachsenden Hefe *Pityrosporum ovale* vor.

Behandlung: Bei Befall der Kopfhaut: Ketoconazol-Shampoos (Terzolin®) oder selenhaltige Shampoos (Ellsurex®, Selsun®) allein oder nach Anwendung einer Salicylsäure-Creme 2–3 % (Lygal®Kopfsalbe).
Bei Befall sonstiger Areale: Fungizide und antimikrobielle Mittel; auch Glucocorticoide.

7.9.4 Neurodermitis (atopische Dermatitis, atopisches Ekzem)

Klinisches Bild

Chronische, juckende Entzündung der Epidermis und der Dermis, häufig mit schubartigem Verlauf; oft einhergehend mit unkontrollierbarem Juckreiz und Kratzen, auch Juckreizattacken (s. 7.9.6). Die mit Erythemen befallenen Hautareale sind gerötet, glanzlos, trocken-schuppig und lichenifiziert; chronisch-rezidivierender Verlauf. Häufigkeit etwa 3 bis 5%.

Das atopische Ekzem ist meist erblich und korreliert in der Regel mit hohen endogenen IgE-Titern.

Typ I: Familiär gehäuft, Beginn ab der zweiten Lebensdekade

Typ II: Keine familiäre Häufung, Beginn ab der 5. Lebensdekade, meist leichtere Verläufe als Typ I, oft auf Nägel, Gelenke beschränkt (Verwechslungsgefahr mit Mykosen).

Die klinische Ausprägung des chronischen Ekzems ist weitgehend abhängig vom Lebensalter:

- Säuglinge
  Meist juckendes Ekzem des Gesichts mit Vesikeln und Exsudation
- Kinder
  Befall des Gesichts und der Ellenbogenbeuge, der Kniekehlen, des Nackens und der Hand-Fußgelenke mit Erythembildung, Lichenifikation und typisch ausgetrockneter Haut. Häufig starke Hautveränderungen, die sekundär durch Kratzen verursacht sind
- Erwachsene
  Typisches Manifestationsorgan ist die Hand, realtiv selten generalisiertes Auftreten.

Auslöser

Ätiologie unklar; vielfältige Auslöser bekannt, die individuell zum akuten Schub führen (Stress, scharfe Gewürze, starkes Schwitzen, Arzneimittel wie etwa β-Blocker, etc.). Die Krankheit ist wohl als Autoimmunerkrankung anzusehen und meist allergisch bedingt; im Vordergrund stehen Inhalationsallergene (z. B. Hausstaubmilben).

Veränderungen der Hautfunktion

Die Talgdrüsensekretion ist vermindert; hierdurch ist die Lipidmenge im Hydro-Lipid-Film stark vermindert (Sebostase).

Das Wasserbindungs- und Aufnahmevermögen der tieferen Areale der Hornschicht ist reduziert; die Haut neigt somit bei trockener Umgebungsluft schneller zur Austrocknung.

Die Funktion der Hornschicht als Barriere zwischen lebender Epidermis und äußerer Umgebung ist durch die reduzierten Lipidschichten nur noch in geringem Ausmaß intakt. Hieraus resultiert ein verstärkter transepidermaler Wasserverlust, der wiederum zum Austrocknen der Haut und zu einer verminderten Resistenz gegenüber externen Einflüssen führt. Hierbei ist besonders die verminderte Alkaliresistenz zu beachten, aber auch eine erhöhte Penetration von Wirk- und Hilfsstoffen, von Allergenen und Irritanzien in die lebende Epidermis. Dies wiederum zieht eine verstärkte Neigung zu irritativen Ekzemen nach sich.

Bei vielen Neurodermitikern ist eine gestörte Schweißsekretion zu beobachten: die Flüssigkeit fließt aus den Drüsen nicht richtig ab und gelangt statt dessen in das umgebende Gewebe. Das ruft starken Juckreiz hervor, ein Effekt, der durch abdeckende Externa verstärkt werden kann.

Komplikationen

Folgende Komplikationen können auftreten:

- Häufig bakterielle und virale Superinfektionen, was auch durch verminderte Abwehr der Hautbarriere erklärbar ist.
- Ein auftretender Herpes simplex (s. 3.1.10) kann sich explosionsartig auf die atopischen Bezirke ausweiten.
- Ausbildung einer Ichthyosis vulgaris.
- Wachstumsverzögerung bei Kleinkindern.

Beratungshinweise

Prinzipiell ist die Prognose gutartig.

Nach dem akuten Schub folgt eine Regenerationsphase mit erhöhter Empfindlichkeit der Haut. In diesem Zeitraum müssen Hautirritationen wie übermäßiges Waschen, heiße Bäder, alkalische Seifen, Sonnenbäder oder Reizungen durch Textilien vermieden werden.

Rezidivprophylaxe erfordert mindestens zweimalige Hautpflege am Tag!

- **Bekleidung**
  Textilien aus Wolle meiden, da reizend; lockere Baumwollkleidung ist zu bevorzugen
- **Fingenägel**
  Regelmäßig kurz schneiden, um Kratzeffekte zu minimieren
- **Allergenkarrenz**
  Keine Haustiere, Hausstaubmilbensanierung (Acarex®) (s. 1.10.2)
- **Diätetische Maßnahmen**
  Vermeidung von Allergenen, sofern bekannt. Häufig sind Diäten, die frei von Kuhmilch oder Eiern sind, erfolgreich
- **Hautpflege**
  Hydratisierende und fettende Zubereitungen benutzen; z.B. Harnstoffsalbe 3 % (Remederm® Creme Widmer), 5 % Harnstoffgehalt (Eucerin®Trockene Haut 5 % Creme/Gesichtscreme), ölige Badezusätze (Balneum®Hermal).

Behandlung

Zur Behandlung wird empfohlen:

- Topische Glucocorticoide in Salbenform (keine Cremes); möglichst schwach wirkende Steroide verwenden
  Kinder: Hydrocortison Salbe 1 %
- Topisch Dithranol, Tazaroten, Vitamin-D-Analoga, Tacrolimus, Salicylsäure, Harnstoff
- Bei juckendem Verlauf Harnstoff mit Lokalanaesthetika (Optiderm®)
  Teere: Steinkohlenteer (Pix lithanthracis) 10 % in W/O-Grundlagen (den Patienten auf die Wäscheverschmutzung hinweisen). Analog Zubereitungen mit 10 % Liquor carbonis detergens
- Systemisch Retinoide, Fumarsäureester, Nachtkerzenöl, Ciclosporin A
- Bei infizierten Ekzemen topische Antiseptika (z.B. Fucidine®Salbe)
- Bei starken, lichenifizierten Ekzemen Steinkohlenteer, meist als Nachtverband

- Bei exsudativen Ekzemen feuchte Umschläge (cave: Austrocknung durch starke Abdunstung)
- Bei Ekzemen mit starkem Juckreiz wird über positive Wirkungen von Nachtkerzenöl (Epogam®) berichtet.

Hautpflege bei Neurodermitis

Jeder Waschvorgang der Haut führt (auch wenn rückfettende Präparate eingesetzt werden) zu einer mehr oder minder starken Entfettung der Haut, die die Sebostase des Patienten verstärkt. Daher gilt für die **Hautreinigung:**

- Die Haut so wenig wie möglich waschen
- Feste Seifen verwenden, da hierbei weniger Tensid verwendet wird
- Präparate mit Tensiden mit niederem HLB-Wert verwenden
- Präparate mit leicht saurer pH-Einstellung verwenden.

Präparate: Roche Posay® Physiologische Waschpflege, Eucerin® Trockene Haut Lipid-Duschöl

Ölbäder bewirken gute Rückfettung der Haut; hierzu nur Spreitungsölbäder verwenden, keine Emulsionsbäder, die die Haut stärker entfetten.

Präparate: Oleobal®, Balneum®Hermal, Eucerin®Trockene Haut Lipid-Öl-bad.

Für Pflegepräparate keine O/W-Emulsionen verwenden!
W/O-Emulsionssysteme zur **Gesichtspflege** sollten etwa 30% Wasser enthalten, Pflegemittel für den restlichen Körper nur etwa 20% Wasser.

Präparate: Unguentum leniens, Eucerin®Trockene Haut 20% Omega Fett-säuren Salbe, Eucerin®Trockene Haut Urea Creme, Eucerin®Trockene Haut Tri-Lipid-Gesichtsbalsam.

Um die durch die Schweißentleerungsstörungen bedingten Symptome nicht zu verstärken, sollten in wärmeren Klimata oder den heißen Jahreszeiten keine Externa mit stark abdeckender Wirkung verwendet werden; hierbei sind individuelle Erfahrungswerte des Patienten, seine Lebensweise und die Jahreszeiten zu berücksichtigen. Ein häufigerer Wechsel von Pflegepräpara-ten kann die Konsequenz sein.

7

Für die **Nachbehandlungsphase** nach dem akuten Schub Zubereitungen einsetzen, die das Wasserbindungsvermögen der Hornschicht erhöhen; als solche Moisturizer werden überwiegend Harnstoff (3 bis 10 %) oder Glycerin verwendet. Entsprechende biphasische Zubereitungen immer als W/O-Emulsionen einsetzen.

Sachgemäßer Umgang mit topischen Glucocorticoiden

Atrophisierung: Bezüglich Hydrocortison und schwach wirksamen Steroiden gilt, dass auch bei längerer Behandlungsdauer die Gefahr der Atrophisierung relativ gering ist. *Bei stärkeren Steroiden* besteht bereits nach 4-wöchiger Applikation die Gefahr der Atrophisierung, verbunden mit dem Ausbruch von Dermatitiden. Prinzipiell sind aber die einzelnen Glucocorticoide unterschiedlich zu bewerten:

Entwicklungsstadien der verschiedenen Glucocorticoide	Chemische Charakteristika	Beispiele	Antiinflammatorische Tendenz	Antiproliferative Tendenz
1. Generation	Klassische Steroide	Hydrocortison, Decortin®		
2. Generation	Fluoridierte Steroide	Ultralan®, Fortecortin®		
3. Generation	Zweifach halogenierte Steroide	Flutivate®, Ecural®		

Steroide der dritten Generation bieten somit bei starker Wirksamkeit bei Neurodermitis geringere Gefahren der Hautverdünnung!

Folgende Punkte sind beim Umgang mit Glucocorticoiden besonders zu beachten:

- Glucocorticoide werden in der Hornschicht gespeichert → Anwendung nur einmal täglich reicht vollkommen aus!
- Gewöhnungseffekte mit Wirkungsverlust im Sinne einer Tachyphylaxie sind zu beachten, was den Einsatz immer stärkerer Präparate nach sich zieht. Eine Sensibilisierung gegen die Steroide kann sogar zur Verschlimmerung des Krankheitsbildes führen.

- Resorptive Nebenwirkungen: Gefahr bei Problemzonen mit guter Durchlässigkeit (Halsfalten, Achselhöhlen, Genitalien, Ellenbeuge, Kniekehlen, Gesicht).
  Hydrocortison bei Kindern: Die Resorption ist bei einem Kleinkind etwa achtzigmal höher als beim Erwachsenen → Vorsicht, Dosis anpassen!
- Dermatosen mit dem stärksten Präparat anbehandeln und dann im Sinne eines Stufenplans ausschleichen. Niemals ein starkes Präparat abrupt absetzen → rebound-Phänomene.

Stufentherapieschema zur Behandlung der Neurodermitis mit Glucocorticoiden

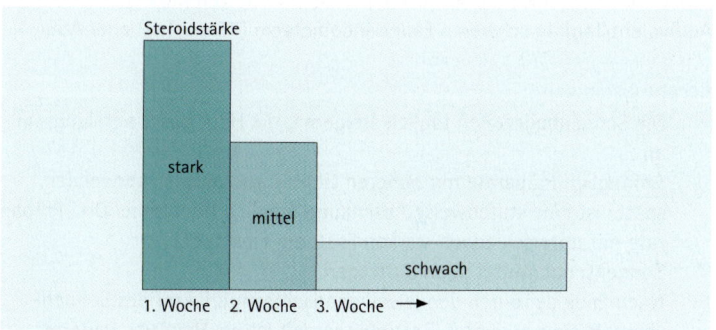

(Aus: Gloor, M., Therapiewoche 42 (23), 1410, 1992)

7.9.5   Photodermatosen

Sonnenbrand (Dermatitis solaris)

Klinisches Bild: Metachrone Entstehung von Erythem, Bläschen, Blasen, Schuppen im Zuge einer typischen Entzündungsreaktion. Das frühe Erythem entsteht unter der Vermittlung von Prostaglandinen.

Auslöser: UV-B Strahlung (295 bis 315 nm).

Prophylaxe: Sonnenschutz mit UV-B-Sonnenfilter (s. auch 7.7.1); bevorzugt O/W-Emulsionssysteme mit Filtersubstanzen in beiden Phasen (Kombinationen aus lipophilen und hydrophilen Wirkstoffen) verwenden. Der Wasseranteil der Emulsion sollte möglichst hoch sein.

Therapie äußerlich:

Feuchte Umschläge oder Hydrogele, Glucocorticoide in Creme-, Schaum- oder Milchform (30 mg Prednisolon-Äquivalent/Tag); Lotio zinci zur Juck-reizlinderung und zur Kühlung.

Therapie innerlich:

Orale Glucocorticoide nur in Ausnahmefällen einsetzen (30 mg Prednisolon-Äquivalent/Tag). In schweren Fällen Indometacin (75 mg/Tag) oder ASS.

Beratungshinweise:

- Die Sonnenbadezeiten täglich steigern – die Haut passt sich langsam an.
- Anfänglich Präparate mit höheren Lichtschutzfaktoren verwenden, später ist eine stufenweise Absenkung möglich (Richtlinie: Drei Präparate mit unterschiedlich starken Faktoren einsetzen).
- Sonnenschutzmittel dünn auftragen.
- Nach Ende der durch den jeweiligen Lichtschutzfaktor des Sonnenschutzmittels erlaubten Bestrahlungszeit ist die Haut vor weiterer Sonneneinstrahlung zu schützen. Das erneute Auftragen von Sonnenschutz (Ausnahme: sun-bloc) verhindert nicht das Überschreiten der Erythemschwelle.
- Wiederholte starke Sonnenbrände weisen eine gesicherte Beziehung zur Melanom-Entstehung auf!
- Die auf den Lichtschutzpräparaten angegebenen LS-Faktoren sind meistens höher als der bei normaler Auftragmenge tatsächlich wirksame Sonnenschutz!

Polymorphe Lichtdermatose

Klinisches Bild: Erythem oder Papeln oder Quaddeln an sonnenexponierten Stellen; z.T starker Juckreiz. Lichenifizierung oder Übergang zum Ekzem möglich; Pathogenese unklar (Lichtempfindlichkeit, Photoallergie, Phototoxizität)

Auslöser: UV-A- (320–400 nm) und/oder UV-B-Strahlung (295–315 nm).

Prophylaxe: Lichtschutz mit UV-A- und/oder UV-B-Filter, Lichttraining (z. B. durch PUVA), orales β-Carotin.

Therapie: Lokale Behandlung mit Glucocorticoidzubereitungen.

Mallorca-Akne

Klinisches Bild: Heftiger Juckreiz, follikulär stehende Knötchen, die ähnlich wie bei Akne vulgaris erscheinen.

Auslöser: UV-A-Strahlung in Kombination mit Emulgatoren oder Lipiden aus dermatologischen oder kosmetischen Zubereitungen zur topischen Applikation.

Prophylaxe: Lichtschutz mit UV-A-Filter in Kombination mit fett- und emulgatorfreien Grundlagen.

Therapie: In der Regel nicht notwendig; spontane Abheilung etwa in der zweiten Woche; nur in schweren Fällen corticoidhaltige Externa.

7.9.6 Pruritus (Juckreiz, Hautjucken)

Klinisches Bild

Mehr oder minder stark ausgeprägter Juckreiz, der zu mechanischen Abwehrreaktionen wie Kratzen, Schaben, Reiben oder Drücken führt, wobei diese Reaktionen nur kurzfristige Linderung bringen und durch die dadurch bedingte Hautirritation zu Sekundärprozessen (z. B. oberflächliche Hautverletzungen, Infektionen) führen können. Juckreiz ist physiologisch nicht mit Schmerz gleichzusetzen, es handelt sich um zwei prinzipiell unterschiedliche physiologische Reaktionen. Die Folgeerscheinungen von Pruritus können durch Störungen des nächtlichen Schlafes, Beeinträchtigung der Arbeitsfähigkeit und der alltäglichen Belastbarkeit enorm hoch sein und damit nachfolgend zu Depressionen und beruflichen und schulischen Leistungsabfällen führen. Es sei darauf hingewiesen, dass Kratzen in unserem Kulturkreis sozial stigmatisiert ist und durchaus auch zur psychosozialen Isolierung führen kann.

Auslöser

Juckreiz wird entweder durch direkte mechanische Reizung von für die Juckempfindung spezifischen Nozizeptoren oder durch chemische Mediatoren ausgelöst. Bei solchen Mediatoren kann es sich entweder um Substanzen handeln, die exogen in die Haut gelangen (z. B. Reizstoffe durch Insektenstich, bei Krätze, durch Pflanzenkontakt, Papain, Mucunain aus Juckpulver) oder die in Folge von Erkrankungen endogen gebildet werden (z. B. bestimmte Lebererkrankungen, Gicht) und somit sekundär zu dermatologischen Erscheinungen führen. Als endogener Pruritus-Mediator gilt überwiegend Histamin, das aber wiederum durch eine Vielzahl von Histamin-Liberatoren (z. B. Prostaglandine, Kinine, Substanz P, Endorphine, Serotonin, Arachidonsäuremetabolite etc.) freigesetzt werden kann.

Somit gibt es nicht **den** Pruritus an sich, sondern bei Juckreiz handelt es sich im Wesentlichen immer um Krankheiten, die einen Juckreiz als Folge oder als Symptom auslösen.

Nicht zu vernachlässigen ist aber auch der arzneimittelinduzierte Pruritus.

Häufige Auslöser von Pruritus

Auslöser	Krankheits- oder Erscheinungsbild	Behandlungsmöglichkeit des Pruritus
Arzneimittel (s. nachfolgende Tabelle)		Absetzen der Pruritus verursachenden Präparate
Falsche Hautpflege	Ausgetrocknete Haut (zu häufiges, heißes Waschen, ausgedehnte Wannenbäder, austrocknende Waschpräparate)	Seltener und kürzer duschen; das Duschwasser eher etwas kälter wählen; Zur Reinigung rückfettende Seifen z.B. Roche Posay® Physiologische Waschpflege verwenden; Hydratisierende und fettende Body-Lotions bevorzugen
	Ungenügende Hautpflege	Öfter waschen
Infektionen, parasitärer Befall	Mykosen, bakterielle Lokalinfekte, Herpes simplex, Parasitosen	Ursächliche Therapie, H_1-Antihistaminika der ersten Generation (Fenistil®, Tavegil®)
Dermatosen (meistens immunologisch oder entzündlich bedingter Pruritus)	Urtikaria, akut Urtikaria, chronisch	H_1-Blocker H_1-Blocker, Naloxon, Ciclosporin A
	Atopisches Ekzem (Neurodermitis)	H_1-Blocker: Wirkung ungewiss, Naloxon
	Allergisches Kontaktekzem	
	Lichen sclerosus, atrophicus	
	Prurigoerkrankungen	
	Mallorca-Akne	Prophylaxe (Sonnenschutz)
	Dermatitis herpetiformis	
Nierenerkrankungen (cutane Harnstoff- oder Salzkristallisation ?)	Urämie	Rückfettende Lokaltherapie, eventuell UV-B-Bestrahlung

7

Auslöser	Krankheits- oder Erscheinungsbild	Behandlungsmöglichkeit des Pruritus
	Hämodialyse	
Lebererkrankungen (Gallensalze werden cutan abgelagert und setzen dort Mediatoren frei?)	Cholestase, Gallengang-verschluss, biliäre Zirrhose, Schwangerschafts-ikterus, virale Hepatitis	Colestyramin, Opiatantagonisten (Naloxon), positive Behandlungserfolge bei Hepatitis mit α/β-Interferon
Endokrine Störungen	Hyper- oder Hypothyreose	
	Diabetes mellitus (Austrocknung der Haut, Antidiabetika-bedingte Exantheme, erhöhte Infektanfälligkeit gegenüber Candida)	Ursächlich
	Genitaljucken im Klimakterium	Östrogensubstitution
Eisenmangelanämie		Eisensubstitution
Neurologische Krankheiten	Multiple Sklerose	
Psychosen (Wechselspiel Psyche-Immunsystem-Nervensystem)	Dermatozoenwahn Depressionen	Psychotherapie Psychotherapie, Überprüfung ob Antidepressiva beteiligt
	Stressinduzierter Pruritus	Psychotherapie

Arzneimittel mit bekannter Pruritus-Induktion

Arznei-stoff	Handels-name	Arznei-stoff	Handels-name	Arznei-stoff	Handels-name
Acetylsalicyl-säure	Aspirin®	Co-Tri-moxazol	Cotrim	Metro-nidazol	Clont®
Aciclovir	Zovirax®	Colistin	Diarönt®	Micona-zol *	Daktar®
Amiodaron	Cordarex®	Diazoxid	Pro-glicem®	Morphin	MST
Ampicillin	Binotal®	Diphenoxylat	Reasec®	Napro-xen	Proxen®
β-Blocker	Dociton®	Flurbiprofen	Froben®	Nicotin-säure	Merz Special
Bleomycin *	Bleomycin Mack®	Hydroxyethyl-stärke */+	Haemo-fusin®	Poly-myxin B	Polyxin B Pfizer
Captopril *	Lopirin®	Ibuprofen	Aktren®	Propafe-non *	Rytmo-norm®
Cephalo-sporine	Oracef®	Imipramin	Tofranil®	Pyritinol *	Ence-phabol®
Chloroquin	Resochin®	Isoniazid	Isozid®		
Clonidin *	Cata-presan®	Lofe-pramin	Gamonil®		

* Häufige Induktion von Pruritus (> 5%)
+ Entstehung des Pruritus bis zu 6 Wochen nach Infusion; Rückbildung langsam über Mo-nate

(nach Schubert-Sollberg E, Sollberg S: Pruritus, Medizinische Monatsschrift für Pharmazeu-ten, 8 (1998) 230 ff.)

7

Allgemeine Therapiemöglichkeiten bei Pruritus

Therapie	Maßnahmen	
Lokaltherapie	▨ Corticosteroide, topisch	
	▨ Rückfettende Präparate	Linola®fett bei ekzeminduziertem Pruritus
	▨ Kühlende Präparate	Unguentum leniens, Roche Posay® Cold Cream
	▨ Harnstoffsalben	Eucerin® Trockene Haut Urea Creme
	▨ Lokalanaesthetika	Anaesthesulf®
	▨ Capsaicin	Dolenon® bei Pruritus bei Polyneuropathien und Herpes zoster (Schädigungen der ableitenden Nervenbahnen)
	▨ Teerpräparate	
Systemische Therapie	H$_1$-Antihistaminika	Bei allergieinduziertem Pruritus mit Quaddeln, Pusteln, auch Heuschnupfen etc. Nicht sedierende Antihistaminika der neueren Generation (Hismanal®, Zyrtec® etc.) bei Pruritus, verursacht durch Ekzeme, sind nur die älteren, ZNS-gängigen H$_1$-Blocker wirksam (Teldane®)
	Mastzellblocker	Zaditen® (Ketotifen)
Nichtmedikamentöse Therapien	Kühlende Maßnahmen (feuchte Umschläge) UV-Behandlung (z. B. UV-1-Kaltlichttherapie bei atopischem Ekzem) Verhaltenstherapie (Selbstkontrolle, Stressmanagment, etc.)	
Vermeiden	Sauna, da z. T. deutliche Verschlechterung beobachtet wird	

7.9.7 Psoriasis (Schuppenflechte)

Klinisches Bild

Psoriasis ist eine chronische, nichtinfektiöse entzündliche Dermatose. Typisch für diese Erkrankung sind scharf abgegrenzte Plaques, die von einer silberfarbenen Schuppung bedeckt sind. Hierbei liegt eine übersteigerte Proliferationsrate von epidermalen Zellen zu Grunde. Die Ausprägung der Krankheit kann von leichten, kosmetisch relevanten Schuppungen bis zu lebensbedrohlichen Zuständen reichen. Es können einzelne lokalisierte Plaques (z. B. häufig an Ellenbogen), aber auch generalisierte Zustände auftreten. Häufigkeit in Europa ca. 2%; keine Unterschiede in der Geschlechterverteilung. Die Krankheit kann in nahezu jedem Lebensalter auftreten.

Formen der Psoriasis

Plaque-Psoriasis
Klar abgegrenzte, scheibenförmige, oft gerötete Plaques an Ellenbogen, Knien, Haaransatz, die mit typischen weißlichen Schuppen bedeckt sind. Entfernt man die Schuppen treten kleine Blutungen auf. Gelegentlich Pruritus.

Psoriasis guttata
Häufig vorkommend bei Jugendlichen und jungen Erwachsenen, oft nach einer Streptokokkeninfektion. Lokalisation an Rumpf und Extremitäten.

Intertriginöse Psoriasis
Lokalisation in Achselhöhlen, Brust- und Gesäßfalte bei meist älteren Patienten. Plaques glatt und glänzend.

Lokalisierte Psoriasis
Z.B. Psoriasis der Kopfhaut (Verwechslung mit normaler Kopfschuppung!), Windel-Psoriasis (Verwechslung mit Windeldermatitis).

Nagelpsoriasis
Grübchen-Bildung mit anschließender Trennung des Nagelrandes vom Nagelbett, Verfärbungen. Behandlung schwierig!

7

Auslöser

Psoriasis wird vererbt (25%ige Wahrscheinlichkeit bei einem positiven Elternteil, 60% bei zwei positiven Eltern).

Als Auslöser können dermale Reizungen (z.B. heftiges Kratzen, chirurgische Narben), Infektionen (z.B. Streptokokkeninfekte), Sonnenlicht (kann aber auch bei bestehender Psoriasis heilend wirken), Stresssituationen, aber auch Medikamente (β-Blocker, Lithium, Antimalaria-Mittel) angesehen werden.

Behandlung

Die Krankheit ist nicht heilbar; in der Regel erfolgt nach mehr oder weniger langen symptomfreien Zwischenräumen das Auftreten von Rezidiven.

Topische Behandlung als Erstbehandlung für einfache Fälle

Steinkohlenteer 5 bis 10 % (Rp)
Zur Behandlung der Plaque-Psoriasis und der Psoriasis guttata nach Abklingen der Akutphase.

Dithranol (Psoradexan®, Psoralon®MT)
Dithranol bildet aktive Sauerstoffverbindungen, die als Enzymhemmer eine Verminderung der Zellteilungsaktivität und der entzündlichen Sekundärvorgänge bewirken. Die Wirkung nach lokaler Applikation wird durch gleichzeitige Gabe von Penetrationsenhancern (Harnstoff in Psoradexan® oder Salicylsäure in Psoralon®MT oder Salicylvaseline) verstärkt. Beginn mit niederen Dosierungen (ca. 0,1 %) und danach infolge Toleranzentwicklung Dosissteigerung auf bis zu 2 %. Dithranol wird von Psoriasis-Herden besser resorbiert als von gesunder Haut.

Schutz der gesunden Haut durch Vaselinebegrenzungen und -wälle; Schlauchabdeckungen der behandelten Areale sind sinnvoll, da Oxidationsprodukte von Dithranol die Wäsche stark verschmutzen!

Pro Tag maximal 30-minütige topische Behandlung, dann Entfernung der applizierten Masse. Oft Kombination mit UV-B und Teerbädern. In der Regel Abheilung innerhalb von 3 Wochen.

Nicht im Gesicht, in Hautfalten und unter Okklusionsbedingungen anwenden!

Glucocorticoide (schwache bis mittlere)
Bei Psoriasis guttata, bei Befall des Gesichts und zwischen Hautfalten.

Calcipotriol (Psorcutan®)

Keratolytika
Salicylvaseline 5 %, bei Befall der Kopfhaut Salicylvaseline 3 %.

Systemische Behandlung für komplizierte und schwere Fälle
- 8-Methoxypsoralen-Gabe vor UV-A-Bestrahlung (PUVA-Therapie)
- Acitretin (Neotigason®)
- Immunsuppressiva (Methotrexat, Ciclosporin, Tacrolimus).

8 Sucht und Abhängigkeit

8

8.1 Chemikalien zur Herstellung von Suchtstoffen

8.1.1 Überwachte Grundstoffe nach dem Grundstoffüberwachungsgesetz (GÜG)

Nach GÜG ist der Verkehr mit den gelisteten Grundstoffen (Kategorie I bis III) beim Bundesinstitut für Arzneimittel und Medizinprodukte erlaubnis- oder anzeigepflichtig. Apotheken sind hiervon ausgenommen, sofern es sich um den Umgang mit apothekenüblichen Mengen oder pharmazeutischen Zubereitungen handelt. Besteht allerdings der Verdacht auf unerlaubte Verwendung, ist der Apotheker verpflichtet, die Grundstoffüberwachungsstelle Wiesbaden, (Tel.: 0611–550) zu informieren.

Kategorie I
Ephedrin
Ergotamin
1-Phenyl-2-propanon (Benzyl-methyl-keton, BMK, P-2-P)
N-Acetylanthranilsäure
Isosafrol, cis- und trans-Form
Safrol
Ergometrin (Ergobasin)
Lysergsäure
Pseudoephedrin
3,4-Methylendioxyphenylpropan-2-on (Piperonylmethylketon)
Piperonal (Heliotropin)
Zubereitungen, die Safrol (Sassafrasöl, Fenchelholzöl), Ephedrin, Pseudoephedrin enthalten.

Kategorie II
Acetanhydrid (Essigsäureanhydrid)
Anthranilsäure (2-Aminobenzoesäure)
Phenylessigsäure
Piperidin.

Kategorie III

Aceton
Diethylether
Methyl-ethyl-keton (2-Butanon)
Toluol
Kaliumpermanganat
Schwefelsäure
Salzsäure.

8.1.2 Chemikalien als Ausgangsstoffe für Designerdrogen

(Mit freundlicher Genehmigung durch Prof. Dr. K.A. Kovar, Universität Tübingen)
Stand: Mai 1999

Ausgangsstoff	Endprodukt	Ausgangsstoff	Endprodukt
Acetaldehyd	Amph.	Ameisensäure	Amph.
Acetamid	Amph.	Ameisensäureamid	Amph.
Acetanhydrid	Prodine, Her., Coc.	Ameisensäuremethylamid	Amph.
Acetondicarbonsäure	Coc.	Ameisensäure-N-methylanilid	Phencycl.
Acetonitril	Amph.	2-Aminobenzoesäure	Methaqualon
Acetylchlorid	Her.		
Acrylsäure	Fentanyle	2-Aminotoluol	Methaqualon
Acrylsäuremethylester	Fentanyle	Ammoniak	Amph., Coc., LSD
Allylbenzol	Amph.	Ammoniumacetat	Amph., Phencycl.
Allylchlorid	Amph.	Ammoniumcarbamat/-carbaminat (s. Hirschhornsalz)	Crack
1-Allyl-3,4-methylendioxybenzol	Amph.		
Aluminium	Amph.	Ammoniumchlorid	Amph. Phencycl.
Aluminiumchlorid	Amph.	Ammoniumformiat	Amph.
Aluminiumoxid	LSD, Psilocin	Anethol (1-Methoxy-4-propenyl-benzol)	Amph.

Ausgangsstoff	Endprodukt	Ausgangsstoff	Endprodukt
Anilin	Fentanyle	Bortrifluorid	THC
Anisol	Amph.	Brom	Amph.
Anisaldehyd (4-Methoxybenz-aldehyd)	Amph.	Brombenzol	Phencycl.
		Brombrenztrau-bensäureethylester	Psilocin
Anthranilsäure	Methaqualon	γ-Brombuttersäure	γ-Butyrolacton, (Liquid XTC, GHB)
Apiol	Amphetamine		
Asaron (1,2,4-Tri-methoxy-5-pro-penylbenzol)	Amph.	Bromethan	Amph.
		5-Bromisatin	LSD
Asaronaldehyd	Amph.	2-Brompyridin	Morphin
Backpulver	Crack	2-Bromthiophen	Pencycl.
Bariumcarbonat	Coc.	Bromwasserstoff-säure	Amph., Phencycl.
Bariumsulfat	Mescalin		
Benzaldehyd	Amph.	3-Butensäure (Vinylessigsäure)	γ-Butyrolacton (GHB, Liquid XTC)
Benzaldehyd-dimethylacetat	Amph.	Butylamin	Amph.
		Calciumcarbonat	Her., Coc.
Benzoesäure-anhydrid	Coc.	Carbomethoxypro-pionylchlorid	Psilocin
Benzoesäure-chlorid	Coc.	1,1'-Carbonyldi-imidazol	LSD
Benzolsulfochlorid	Methaqualon	Carpacin	Amph.
Benzolsulfonyl-chlorid	Methaqualon	Chloraceton	Amph.
		2-Chloranilin	Methaqualon
Benzoylchlorid	Coc.	γ-Chlorbuttersäure	γ-Butyrolacton (GHB, Liquid XTC)
Benzylchlorid	Methaqualon		
Benzylcyanid	Amph.	2-Chlorethanol	Phenmetrazin
Benzylmagnesium-chlorid	Amph.	1-Chlor-2-propa-non	Amph.
Benzylmethylketon	Amph.	3-Chlor-1-propen	Amph.
4-Benzyloxyindol	Psilocin	2-Chlorpyridin	Morphin
Bortribromid	Morphin		

Ausgangsstoff	Endprodukt	Ausgangsstoff	Endprodukt
α–Chlortoluol	Methaqualon	Eisen(III)-chlorid	Amph.
Chromtrioxid	Phenmetrazin	Eisenpulver	Amph.
Citral	THC	Elemicin	Amph.
Croweacin	Amph.	Ephedrin	Amph.
1,3–Cyclohexan-dion	Psilocin	Ergotaminbase und Salze	LSD
Cyclohexanon	Phencycl.	Essigsäure	Amph.
Dibrommethan	Amph.	Essigsäureamid	Amph.
2,5–Diethoxytetra-hydrofuran	Coc.	Essigsäureanhydrid	Her., Coc., Pro-dine
Diethylamin	Amph., Trypta-mine, LSD	Ethylacetat	Amph.
Dihydroresorcin	Psilocin	Ethylamin	Amph., Phencycl.
2,5–Dihydroxyben-zoesäure	Amph.	Ethylbrompyruvat	Psilocin
		N–Ethylephedrin	Amph.
2,5–Dihydroxy-toluol	Phencycl.	Ethylphenylketone	Amph.
Dillapiol	Amph.	N–Ethylpseudo-ephedrin	Amph.
2,5–Dimethoxy-benzaldehyd	Amph.	Eugenolmethyl-ester	Amph.
2,5–Dimethoxyte-trahydrofuran	Coc.	p–Fluoranilin	Fentanyle
		Formaldehyd	Amph.
2,5–Dimethoxyto-luol	Amph., Phencycl.	Formamid	Amph.
2,7–Dimethyl-2,6-octadienal	THC	Furan	Coc.
		Gallusaldehyd	Amph., Mescalin
Dimethylamin	Psilocin, Trypta-mine	Gallussäure	Amph., Mescalin
Dimethylcarbonat	Coc.	Gallussäure-methylester	Amph., Mescalin
Dimethylsulfat	Mescalin, Phen-cycl.	Gentisinsäure	Amph.
2,6–Dinitrotoluol	Psilocin	Gramin (3-Dimethylamino-methylindol)	Tryptamin

Ausgangsstoff	Endprodukt
Hirschhornsalz	Crack
Hydrazin	LSD
Hydroxylamin-hydrochlorid	Amph.
4-Hydroxypiperidin	Prodine
Indol	Tryptamine
Iod	Amph., Phencycl.
Iodwasserstoff-säure	Amph., Psilocin
Isatosäureanhydrid	Methaqualon
Isomyristicin	Amph.
Isosafrol	Amph.
Kaliumcyanid	Mescalin, Phencyclidine
Kaliumjodid	Fentanyle
Kaliumpermanga-nat	Coc.
2-Ketoglutarsäure	Coc.
Kupfersulfat	Amph.
Lithium	Amph., Phencycl.
Lithiumaluminiumhydrid	Amph., Mescalin, Phencycl., Psilocin
Lysergsäure	LSD
Magnesium	Amph., Phencycl.
Mangancarbonat	Amph.
Manganchlorid	Amph.
p-Menthadienol	THC
4-Methacrylat	Fentanyle
Methacrylsäure	Fentanyle

Ausgangsstoff	Endprodukt
Methacrylsäure-methylester	Fentanyle
Methoxybenzol	Amph.
4-Methoxyindol	Psilocin
Methylamin	Amph., Coc.
Methylbenzylketon	Amph.
Methylchavicol	Amph.
Methylcyanid	Amph.
Methylenbromid	Amph.
Methylenchlorid	Amph.
1,2-Methylen-dioxy-4-allyl-benzol	Amph.
3,4-Methylen-dioxy-benzaldehyd	Amph.
1,2-Methylen-dioxy-4-propenyl-benzol	Amph.
Methylendioxy-zimtsäure	Amph.
N-Methylephedrin	Amph.
N-Methylform-amid	Amph.
N-Methylformani-lid	Phencycl.
2-Methylhydro-chinon	Phencycl.
Methylisocyanat	Methylamine
Methylmethacrylat	Fentanyle
Methylpropenoat	Fentanyle
N-Methylpseudo-ephedrin	Amph.

8

Ausgangsstoff	Endprodukt	Ausgangsstoff	Endprodukt
Methyl-3,4,5-tri-methoxybenzoat	Mescalin	Nothapiol	Amph.
		Olivetol	THC
Morpholin	Phencycl.	Oxalsäure	Coc.
Myristicin	Amph.	Oxalsäuredichlorid	Psilocin
Natrium	Amph.	Oxalylchlorid	Psilocin, Tryp-tamine
Natriumacetat	Amph.		
Natriumamalgam	Amph.	Oxoglutarsäure	Coc.
Natriumamid	Amph.	Palladium	Amph., Psilocin
Natriumazid	Amph.	Palladium-Barium-sulfat	Amph., Mescalin
Natriumbenzoat	Phenmetrazin		
Natriumbisulfit	Mescalin, Phen-cycl.	Palladiumchlorid	Amph., Mescalin
		Perchlorsäure	Amph.
Natriumborhydrid	Fentanyle	Phenethylamin	Fentanyle
Natriumcyanid	Phencycl.	N-(1-Phenethyl)-piperidin-4-on	Fentanyle
Natriumcyanobor-hydrid	Amph.	N-(1-Phenethyl-4-piperidinyl)-anilin	Fentanyle
Natriumcyanobo-ronat	Mescalin	N-(1-Phenethyl-4-piperidinyl)-fluora-nilin	Fentanyle
Natriumethanolat	Fentanyle		
Natriumethoxid	Fentanyle	Phenylaceton	Amph.
Natriumethylat	Fentanyle	Phenylacetonitril	Amph.
Natriumhydro-genphosphat	Coc.	2-Phenyl-1-brom-ethan	Fentanyle
Natriumnitrit	Coc.	1-Phenyl-2-brom-propan	Fentanyle
o-Nitrobenzoe-säure	Methaqualon	Phenylessigsäure	Amph.
Nitroethan	Amph., Phencycl.	N-[1-(Phenyliso-propyl))-4-piperi-dinyl]-anilin	Fentanyle
Nitromethan	Amph., Mescalin		
o-Nitrotoulol	Methaqualon	N-[1-(2-Phenyliso-propyl)]-piperidin-4-on	Fentanyle
Norpseudo-ephedrin	Amph., Phenme-trazin		

Ausgangsstoff	Endprodukt	Ausgangsstoff	Endprodukt
Phenyllithium	Phencycl.	Pyrogallolaldehyd (2,3,4-Trihydroxy-benzaldehyd)	Amph.
Phenylmagnesium-bromid	Phencycl.	Pyrrol	Coc., Psilocin
Phenylpropanol-amin	Amph., Phenme-trazin	Pyrrolidin	Phencyclidine
Phenyl-2-pro-panon	Amph.	Quecksilber	Amph., Coc.
1-Phenyl-1-pro-panon	Amph.	Quecksilberdi-chlorid	Amph.
3-Phenyl-1-propen	Amph.	Raney-Nickel	Amph.
Phosphor	Amph.	Safrol	Amph.
Phosphoroxychlo-rid	Methaqualon, Phencycl.	Sarisan	Amph.
Phosphorpenta-chlorid	Amph., Mescalin	Succindialdehyd	Coc.
Piperidin	Phencycl.	Tetranitromethan	Amph.
4-Piperidinol	Prodine	α-Thienylbromid	Phencyclidine
4-Piperidinon	Prodine	Thiophen	Phencyclidine
N-(4-Piperidinyl)-anilin	Fentanyle	Thionylchlorid	Amph., Mescalin
Piperidon	Prodine	Thoriumnitrat	Amph.
Piperonal	Amph.	Toluhydrochinon	Phencyclidien
Piperonylaceton	Amph.	o-Toluidin	Methaqualon
Platin	Amph.	p-Toluolsulfon-säure	Fentanyle, Phen-cycl.
Platinchlorid	Amph.	Triethylamin	Phenmetrazin
Platinoxid	Amph.	Trifluoressigsäure-anhydrid	LSD
Propionsäureanhy-drid	Amph., Prodine	3,4,5-Trihydroxy-benzoesäure	Amph., Mescalin
Propiophenon	Amph.	3,4,5-Trimethoxy-benzaldehyd	Amph., Mescalin
Pseudoephedrin	Amph.	3,4,5-Trimethoxy-benzoesäure	Amph., Mescalin
Pyridin	Phencycl.	3,4,5-Trimethoxy-benzoylchlorid	Amph., Mescalin

8

Ausgangsstoff	Endprodukt	Ausgangsstoff	Endprodukt
3,4,5-Trimethoxy-benzylalkohol	Amph., Mescalin	3,4,5-Trimethoxy-phenylpropen	Amph.
3,4,5-Trimethoxy-benzylchlorid	Amph., Mescalin	Tryptamin [3-(2-Aminoethyl)-indol]	Tryptamine
3,4,5-Trimethoxy-phenylacetonitril	Mescalin	Vanillin	Amph.
		Weinsäure	LSD

Vorsicht auch bei der Abgabe organischer Lösungsmittel, Säuren, Laugen, Trocknungsmittel (Na_2SO_4, $MgSO_4$) und Puffersubstanzen!

Amph.: Amphetamine; Coc.: Cocain; GHB: γ-Hydroxybuttersäure; Her.: Heroin; LSD: Lysergsäurediethylamid; Phencycl.: Phencyclidin; THC: Tetrahydrocannabinol; XTC: Ecstasy

8.2 Drogen und Abhängigkeitstypen nach WHO

Physische Abhängigkeit
Gewöhnung des Organismus an einen Suchtstoff durch biochemische Stoffwechselanpassung, verbunden mit dem Zwang zur Erhöhung der Dosis um körperliches Wohlbefinden zu erhalten. Plötzliche Abstinenz führt zu starken körperlichen Symptomen.

Psychische Abhängigkeit
Unbezwingbares und gieriges Verlangen nach einem Suchtstoff, um seelische Effekte zu provozieren (halluzinogene, psychedelische, euphorische u.a. Zustände). Keine Anpassung des Stoffwechsels an die Drogeneinnahme.

Toleranz
Notwendigkeit der Dosiserhöhung nach wiederholter Applikation um die gewünschte Wirkung zu erzielen.

Drogentyp	Physische Abhängigkeit mit Entzugssymptomatik	Psychische Abhängigkeit	Gewöhnung/ Toleranz
Barbiturat-Alkohol-Typ	Eindeutig	Unterschiedlich starke Ausprägung	Unregelmäßig
Morphin-Typ	Stark und schnell	Stark	Stark und rasch
Cocain-Typ	Nein	Sehr stark	Nein
Cannabis-(Marihuana)-Typ	Nein	Mäßig stark	Nein
Amphetamin-Typ	Nein	Unterschiedlich	Stark und langsam
Khat-Typ	Nein	Mäßig	Nein
Halluzinogen-(LSD)-Typ	Nein	Unterschiedlich	Schnell
Opiat-Antagonist-Typ	Positiv	Unterschiedlich	Positiv

(Nach: WHO-Guidelines; Ammon H.P.T., Arzneimittelneben- und -wechselwirkungen, Ein Handbuch und Tabellenwerk für Ärzte und Apotheker, 3. Auflage, Wissenschaftliche Verlagsgesellschaft mbH, Stuttgart, 1991)

8.3 Schnelltests zur Drogenanalytik

(Siehe 15.6)

8.4 Arzneimittel mit Abhängigkeitspotenzial

Substanzklasse	Beispiele
Alkohol	Bestandteil vieler flüssiger Arzneimittel Cave: flüssige Phytopharmaka mit hohem Ethanolanteil häufig unwissentlich missbräuchlich verwendet! Cave bei Medikation von Alkoholabhängigen!
Analgetika	ASS, Paracetamol (beonders in Kombination mit Coffein)!
Appetitzügler/ Stimulantia	Amphetamin, Methamphetamin Fenetyllin, Methylphenidat Captagon®, Ritalin®, Prolintan Katovit®

Substanzklasse	Beispiele
Appetitzügler/ Stimulantia	Norpseudoephedrin Amorphan®, Mirapront®N Amfepramon Regenon®, Tenuate® ret. Mefenorex Rondimen® Levopropylhexedrin Eventin® Fenfluramin Ponderax® Dexfenfluramin Isomeride® Pemolin Senior®, Tradon® Cocain
Cannabinoide als Antikachektika, Analgetika	Tetrahydrocannabinol (syn. Dronabinol, Marinol®)
Laxantien	Anthrachinonhaltige pflanzliche Abführmittel, Bisacodyl (Dulcolax®, Tirgon®N), Natriumpicosulfat (Dulcolax®NP, Laxoberal®)
Narkosemittel	Ketamin (Ketanest®), Lachgas (Distickstoffoxid), γ-Hydroxy-buttersäure (Somsanit®)
Nasensprays	β-Sympathomimetika, z.B. Nasivin®, Olynth®, Otriven®, u.a.
Nikotin	Nicorette®, Nicotinell®TTS
Opioide Analgetika	Morphin, Hydromorphon, Hydrocodon, Pethidin, Methadon, Pentazocin, Buprenorphin etc. (siehe auch 1.7.2)
Opioide Antitussiva	Codein, Dihydrocodein (Remedacen®), Hydrocodon
Parasympatholytika	Meist Scopolamin, seltener Atropin Meist missbräuchliche Verwendung von Tollkirschen-, Stechapfel-, Bilsenkraut- oder Engelstrompetenzubereitungen
Schlafmittel	Benzodiazepine (insbesondere solche mit kurzer Halbwertszeit, s. auch 1.2.4), Barbiturate, teilweise auch Diphenhydramin (Betadorm®A), Doxylaminsuccinat (Hoggar®N, Gitalun®)
Tranquillantien	Benzodiazepine (insbesondere solche mit kurzer Halbwertszeit, s. auch 1.2.4)
Xanthine	Coffein (oft in Kombination mit peripher wirkenden Analgetika)

8.5 Alkoholismus

8.5.1 Alkoholismus – Typologie

Typ	Charakterisierung
Alpha-Typ	Typischer Erleichterungstrinker; Alkohol ist in allen Konflikt- und Belastungssituationen das Ausweichmittel. Es besteht kein Kontrollverlust aber ein undiszipliniertes Trinken. Das Abhängigkeitspotential ist überwiegend psychisch
Beta-Typ	Gelegenheits- und Wochenendtrinker; es besteht kein Kontrollverlust. Es besteht in der Regel keine Abhängigkcitssituation
Gamma-Typ	Süchtiges Trinken mit starkem Abhängigkeitsverhalten. Es besteht ein deutlicher Verlust an Kontrolle gegenüber dem eigenen Trinkverhalten. Der Konsum kleinster Mengen an Alkohol löst ein nicht beherrschbares Trinken aus. Die Fähigkeit zur zeitweiligen Abstinenz besteht. Initial besteht eine psychische, später auch eine physische Abhängigkeit
Delta-Typ	Gewohnheitstrinker mit kontinuierlichem Alkoholkonsum und Unfähigkeit zur Abstinenz (rauscharme Dauerimprägnierung mit Alkohol). Physische Abhängigkeit
Epsilon-Typ	Periodische Trinkexzesse (Quartalssäufer) mit bestehender Fähigkeit zur Abstinenz. Psychische Abhängigkeit

Zur Beachtung: Alkoholismus ist eine Krankheit, keine Charakterschwäche!

8.5.2 Fragebogen für Alkoholgefährdete

		ja	nein
1	Leiden Sie in letzter Zeit häufiger an Zittern der Hände?		
2	Leiden Sie in letzter Zeit häufiger an einem Würgegefühl (Brechreiz), besonders morgens?		
3	Wird das Zittern und der morgendliche Brechreiz besser, wenn Sie etwas Alkohol trinken?		
4	Leiden Sie in der letzten Zeit an starker Nervosität?		
5	Haben Sie in Zeiten erhöhten Alkoholkonsums weniger gegessen?		

	ja	nein
6 Hatten Sie in der letzten Zeit öfters Schlafstörungen oder Albträume?		
7 Fühlen Sie sich ohne Alkohol gespannt und unruhig?		
8 Haben Sie nach den ersten Gläsern ein unwiderstehliches Verlangen weiter zu trinken?		
9 Leiden Sie an Gedächtnislücken nach starkem Trinken?		
10 Vertragen Sie zur Zeit weniger Alkohol als früher?		
11 Haben Sie nach dem Trinken schon einmal Gewissensbisse oder Schuldgefühle empfunden?		
12 Haben Sie ein Trinksystem versucht (z. B. nicht vor bestimmten Zeiten zu trinken)?		
13 Bringt Ihr Beruf Alkoholtrinken mit sich?		
14 Hat man Ihnen an einer Arbeitsstelle schon einmal Vorhaltungen wegen Ihres Alkoholtrinkens gemacht?		
15 Sind Sie weniger tüchtig, seitdem Sie trinken?		
16 Trinken Sie gerne ein Gläschen Alkohol, wenn Sie allein sind?		
17 Haben Sie einen Kreis von Freunden und Bekannten in dem viel getrunken wird?		
18 Fühlen Sie sich sicherer und selbstbewusster, wenn Sie Alkohol getrunken haben?		
19 Haben Sie zu Hause oder im Betrieb einen kleinen versteckten Vorrat mit alkoholischen Getränken?		
20 Trinken Sie Alkohol um Stresssituationen besser bewältigen zu können oder um Ärger und Sorgen zu vergessen?		
21 Sind Sie oder/und Ihre Familie schon einmal wegen Ihres Trinkens in finanzielle Schwierigkeiten gekommen?		
22 Sind Sie schon einmal wegen Fahrens unter Alkohol mit der Polizei in Konflikt gekommen?		

Jede mit „Ja" beantwortete Frage erhält einen Punkt, die Fragen 3, 7, 8, 14 erhalten 4 Punkte. Bei einer Gesamtpunktzahl von 6 oder mehr liegt deutliche Gefährdung durch Alkohol vor.

(Nach: Max-Planck-Institut für Psychiatrie, München. Aus: Deutsche Hauptstelle gegen die Suchtgefahren, Nicol Verlag, 1982)

8.6   Adressen zur Suchtberatung

Deutsche Hauptstelle gegen die Suchtgefahren (DHS)
Westring 2, 59065 Hamm
Tel.: (02381) 25 85 5/25 26 9

Bundeszentrale für gesundheitliche Aufklärung
Ostmerheimerstr. 2000, 51109 Köln
Tel.: (02 21) 89 92 1

Deutscher Caritasverband e.V., Referat Gefährdetenhilfe/Suchtkrankenhilfe
Karlstraße 40, 79104 Freiburg
Tel.: (07 61) 20 03 69

Kreuzbund e.V., Selbsthilfeorganisation und Helfergemeinschaft
für Suchtkranke
Jägerallee 5, 59071 Hamm
Tel.: (02 38 1) 87 97

Gesamtverband für Suchtkrankenhilfe im Diakonischen Werk
der Evangelischen Kirche in Deutschland e.V.
Brüder-Grimm-Platz 4, 34117 Kassel
Tel.: (05 61) 10 26 38

Blaues Kreuz in Deutschland e.V.
Freiligrathstraße 27, 42289 Wuppertal-Barmen
Tel.: (02 02) 62 10 98

Blaues Kreuz in der Evangelischen Kirche e.V.
Dieterichstraße 17a, 30159 Hannover
Tel.: (05 11) 1 89 31 + 1 89 32

Deutscher Guttempler-Orden (I.O.G.T.) e.V.
Adenauerallee 45, 20097 Hamburg 1
Tel.: (0 40) 24 58 80

Anonyme Alkoholiker (AA)
Regionalanschriften siehe Telefonbücher

8

9 Erkrankungen und Arzneimitteltherapie bei Kindern

9

9.1 Kind und Arzneimittel – wichtige Informationen

9.1.1 Gängige Bezeichnungen der Lebensaltersstufen

Neugeborene   Bis 28 Lebenstage nach Geburt
Säuglinge   Bis einschließlich 12. Monat
Kleinkinder   1. bis einschließlich 5. Lebensjahr
Vorschulkind   3. bis 6. Lebensjahr
Schulkinder   6. bis einschließlich 14. oder 15. Lebensjahr

Richtwerte zur Entwicklung des Kindes

(Schäfer C. (1998) PZ Prisma 1, 17)

Die Hälfte der Erwachsenenwertes erreicht ein Kind:

Wasserumsatz	Mit 3 Jahren
Grundumsatz	Mit 5 Jahren
Körperoberfläche	Mit 7 bis 8 Jahren
	(Schätzwerte: Neugeborenes 0,2 m², 2jähriges 0,5 m², 9jähriges 1 m², Erwachsener 1,73 m²)
Körpergewicht	Mit 11 bis 12 Jahren

9.1.2 Berechnung von Arzneistoffdosen im Kindesalter

(Schäfer C., 1998, PZ Prisma 1, 23)

Faustregeln

A. Bis 12 Jahre   Alter in Jahren : (Alter in Jahren + 12) = % Erwachsenendosis
   Ab 12 Jahre   50 bis 75 % der Erwachsenendosis

B.   4 × Lebensjahr + 20 = % Erwachsenendosis

9

9.1.3 Berechnung der kritischen Ethanolkonzentration im Kindesalter

Kritischer Grenzwert Ethanol im Kindesalter: Die Blutalkoholkonzentration sollte 250 mg/l (150 mg/kg KG) keinesfalls überschreiten (international anerkannter Schwellenwert).

Abschätzungsformel: Zur Berechnung der Ethanolplasmakonzentration und der hierfür notwendigen Ethanoldosen gilt folgende Formel:

$$\text{Dosis D (kg)} = [\text{Plasmakonzentration } C_p] \times [\text{Verteilungsraum } V_d \text{ (l)}]$$
$$V_d = \text{Körpergewicht (kg)} \times 0,6 \ (\text{l} \times \text{kg}^{-1})$$
$$C_p = 250 \ \text{mg/l}$$

Berechnungsbeispiel: Welche Dosis einer 50 % Ethanoltinktur führt bei einem 13 kg schweren Kind zu der kritischen Blutethanolkonzentration von 250 mg/l?

$C_p = 250 \ \text{mg/l} = 0,25 \times 10^{-3} \ \text{kg/l}$ $V_d = 13 \ \text{kg} \times 0,6 \ \text{l/kg} = 7,8 \ \text{l}$

Dosis D (kg Ethanol) $= [0,25 \times 10^{-3} \ \text{kg/l}] \times [7,8 \ \text{l}] = 1,95 \times 10^{-3} \ \text{kg} \ (1,95 \ \text{g})$ reiner Ethanol

Dichte von Ethanol: 0,789 kg/l

Menge Ethanol (ml) $= [1,95 \times 10^{-3} \ \text{kg Ethanol}] : 0,789 \ \text{kg/l} = 2,47 \times 10^{-3} \ \text{l} = 2,47 \ \text{ml}$

2,47 ml Ethanol konz. entspricht 2,47 : 0,5 = 4,9 ml Ethanol 50 %, d.h. mit ca. 5 ml 50 % ethanolischer Darreichungsform als Einmalgabe ist die kritische Blutalkoholkonzentration erreicht.

(Nach: Kiesewetter S., 1996, Pharm. Ztg., 141, 11–25)

9.1.4 Höchstdosen ethanolhaltiger Arzneimittel für Kinder

Einmaldosen alkoholhaltiger Arzneimittel, die ausreichen, eine maximale Blutethanolkonzentration von 250 mg/l hervorzurufen

Ethanol-gehalt (%)	Säugling (3 kg)	Kind 2 Jahre (12 kg)	Kind 4 Jahre (16 kg)	Kind 6 Jahre (21 kg)	Kind 8 Jahre (27 kg)	Kind 12 Jahre (38 kg)
7,5	8 ml	30 ml	41 ml	53 ml	68 ml	96 ml
10	6 ml	23 ml	30 ml	40 ml	51 ml	72 ml
12,5	4,5 ml	18 ml	24 ml	32 ml	41 ml	58 ml
20	3 ml	11 ml	15 ml	20 ml	26 ml	36 ml
25	2 ml	9 ml	12 ml	16 ml	21 ml	29 ml
40	1,5 ml	6 ml	8 ml	10 ml	13 ml	18 ml
60	1 ml	4 ml	5 ml	7 ml	8 ml	12 ml
100	0,5 ml	2 ml	3 ml	4 ml	5 ml	7 ml

(Nach: Kiesewetter S., Pharm. Ztg., 1996, 141, 11–25, nach American Academy of Pediatrics, Comitee on Drugs, Pediatrics, 73, 1984, 405–407)

9.2 Krankheiten im Kindesalter

Symptome bei Kindern, die niemals übersehen werden sollten und die immer Arztkonsultation erfordern

- Erbrechen bei aufgetriebenem Leib
- Erbrechen von Galle
- Erbrechen von Blutschlieren (Hiatushernie)
- Durchfall bei Säuglingen und Kleinkindern (Dehydratationsgefahr)
- Spontan einsetzende Atemstörungen mit Stenosegeräusch
- Plötzlich einsetzender Husten ohne Atemwegsinfekt (inhalierter Fremdkörper)
- Ohrenschmerzen
- Nackensteife (in Beugehaltung, eventuell Meningitis)
- Anfälle mit Fieber (Fieberkrämpfe, auch Hinweis auf Meningitis)

9

- Gewichtsverlust
- Asthmaanfall, der auf die übliche Behandlung nicht anspricht → Krankenhaus.

(McMillen JA., Pädiatrische Daten und Fakten, 1988, Verlag Enke, Stuttgart)

9.2.1 Bauchschmerzen im Kindesalter

Maßnahmen

- Entspannte Lagerung
- Vorsicht mit Nahrungsaufnahme
- Keine Eigenmedikation bei unklarer Genese (Arzt konsultieren)
- Auf Zeichen der Verschlechterung achten.

Ursachen	Immer auch denken an	Alarmzeichen
Blähungen	Blinddarmentzündung	Akute oder kontinuierlich stärker werdende Schmerzen
Darmgrippe	Verletzungen	Erschütterungsschmerz
Verstopfung	Verschluckte Fremdkörper	Schwere Durchfälle
Magen verdorben	Darmverschluss	Abwehrspannung der Bauchdecke
Harnwegsinfekt	Vergiftungen	Blutauflagerung im Stuhl, Teerstuhl, Fieber Schocksymptomatik

9.2.2 Blähungen im Kindesalter

Mittel gegen Blähungen

- Klassische Tees (Anis, Kümmel, Fenchel), Nahrung mit Fencheltee zubereiten
- Carminativum Babynos® (Ethanolgehalt beachten)
- Lefax®, Sab simplex® (Dimethicon)
- Momorsyx forte (Homöopathikum).

9.2.3 Diarrhoe im Kindesalter

Ursachen

Ernährung, Darminfektion, Allgemeininfektion (grippaler Infekt, Mittelohrentzündung, Harnwegsinfekt, Hirnhautentzündung), Vergiftung, Antibiotika, Blinddarmentzündung, emotionaler Stress.

Cave: Durchfall bei Säuglingen und Kleinkindern kann sehr leicht zu lebensbedrohlichen Flüssigkeitsverlusten und Elektrolytentgleisungen führen (Exsikkose).

Erkennen von Flüssigkeitsmangel

- Trockene Haut und Schleimhaut
- Urinausscheidung ⇓
- Körpergewicht ⇓
- Bewusstseinstrübung
- Tiefliegende Augen

Alarmsymptome: Schläfrigkeit – Teilnahmslosigkeit – kein Durst

Therapeutische Maßnahmen

Maßnahmen	Beispiele
Flüssigkeits-Elektrolyt-Glucosezufuhr	Säuglinge: mindestens 10 ml Flüssigkeit/kg KG pro Stunde Elotrans® (> 1 Jahr), Oralpädon® (< 1 Jahr)
Heilnahrung, Diät	Milupa Heilnahrung
Darmfloraregulans	Perenterol® (Saccharomyces boulardii)
Antibiotika	
Adsorbentien	Kohle-Compretten® Merck, Kaoprompt®H, Diarrhoesan® Nicht bei fieberhaften Infekten
Hemmstoffe der Darmmotilität	Loperamid (Imodium®) (RP) nicht bei Kindern unter 2 Jahren

9

9.2.4 Fieber im Kindesalter (rektale Bestimmung)

Körpertemperatur

Normalwerte	36,0–37,5 °C
Leicht erhöhte Temperatur	37,6–38,0 °C
Fieber	> 38 °C

Verhaltensregeln

- Fiebrige Säuglinge und Kleinkinder nicht zu warm einpacken, keine Schwitzpackungen!
- Zur Temperatursenkung können Wadenwickel sinnvoll sein
- Bei Fieber auf erhöhte Flüssigkeitszufuhr achten (Säuglinge/Kleinkinder: 10 ml Flüssigkeit pro Stunde pro kg Körpergewicht)
- Begleiterscheinungen von Fieber oft Frieren, Gänsehaut, Krampfanfälle.

Therapeutika zur Fiebersenkung

Antipyretikum	Dosis	Hinweise
Paracetamol	Säuglinge 125 mg Kleinkinder 250 mg Schulkinder 500 mg	Mittel der ersten Wahl; Gefahr von Leberschäden bei Überdosierung ben-u-ron® Supp. oder p.o. Saft
Acetylsalicylsäure	100 mg	Nur wenn Paracetamol unwirksam bei fiebernden Kindern Gefahr des Reye-Syndroms (Hirnschädigungen, Organschäden) Aspirin® 100

9.2.5 Hauterkrankungen im Kindesalter

(Nach Gahr M., Pädiatrie, Walter de Gruyter, Berlin, New York, 1994)

Hauter-krankung	Ursache	Charakterisierung	Therapie
Warzen	Folge von Infektionen durch Papova-Viren; von Mensch zu Mensch über-tragbar	Verrucae planae juvenilis Leicht erhaben, 2–4 mm, rosa, gelblich, braun, zahl-reich, Gesicht, Hände, Arme; meist Kinder, Jugendliche	Hohe Tendenz zu Spontanheilungen; wenn nötig wie Verrucae vulgares
		Verrucae vulgares Rauh, verhornt, breitbasig oder gestielt, auch bei Erwachsenen	Entfernung mit flüs-sigem Stickstoff, Elektrokoagulation
		Plantarwarzen An der Fußsohle oder Handfläche, schmerzhaft	Keratolyse (Salicylate)
		Feuchtwarzen Kleine, gezähnte Papeln, die unbehandelt zu großen Kondylomen auswachsen; bevorzugt auf feuchten Regionen	Ätzbehandlung
Pilzerkran-kungen Fadenpilze (Tinea)	(Microspo-rum, Tricho-phyton-Infekte)	**Tinea des Kopfbereiches** 1. Zirkuläre, schuppende Läsionen mit Abbrechen der Haare, Juckreiz, Haar-verlust (selten) 2. Multiple, kleine Bezirke, Haarverlust, weiche, knotige Granulome 3. Graugelbe 0,5–1 cm schüsselförmige (einge-dellte) Läsionen, Mäuseu-ringeruch, Haarausfall	Griseovulvin p.o. (10 mg/kg/24 h) 6–8 Wochen (Fulcin®, Likuden®) Nicht für Anwen-dung an Kinder zu-gelassen, aber übli-cherweise einge-setzt: Itraconazol (Sempera®Kps.) Terbinafin (Lamisil® Tbl.)

9

Hauter-krankung	Ursache	Charakterisierung	Therapie
Pilzerkran-kungen Fadenpilze (Tinea)	(Microspo-rum, Tricho-phyton-Infekte)	**Tinea am Körper** Blassrote, sich ausbrei-tende, schuppende, flache Papeln mit Betonung des Randes oder gruppenweise angeordnete Pusteln Auch Befall der Nägel möglich (Behandlung lokal nach Anrauhen)	Lokale Antimykotika (Clotrimazol: Canes-ten®, Tolnaftat: Sorgoa®, Tonoftal®); bei tiefem oder aus-gedehntem Befall Griseofulvin p.o. 10 mg/kg/24 h, 6–8 Wochen
		Tinea des Fußes Rötung, Fissuren, Rhaga-den, Schuppung, Bläschen, sich abschälende Haut; oft gleichzeitige Infektion mit *Candida albicans*	Geringer Befall: sorgfältige Trock-nung der Zehenzwi-schenräume, leichte Desinfektionsmittel stärkerer Befall: lokale Antimykotika (Clotrimazol, Miconazol)
Pilzerkran-kungen Sprosspilze	Candida-Infektion	Schleimhäute: mit weißen, nicht entfernbaren Plaques (häufig Mund, Vagina) Haut: erythematös, näs-send, pustulös, sich ablö-send	Nystatin, Miconazol, Clotrimazol
Ernährungs- und Prophy-laxeempfeh-lung für alle Candida-Pa-tienten: Zu-ckergehalt der Nahrung reduzieren!		**„Windeldermatitis"** Candida-Infektion, die sekundär mit Keimen aus dem Darm superinfiziert ist; scharfrandige, gerötete, papulöse oder vesikulöse Effloreszenzen; gleichzeitige Soorinfekte der Mundhöhle möglich	
		Kleienflechte Hellbraune Flecken mit lamellenartiger Schup-pung, kaum Symptome	Salicylspiritus 2%, ca. 8 Wochen, Vermeidung von Schwitzen

Hauter-krankung	Ursache	Charakterisierung	Therapie
Atopische Dermatitis (Neurodermitis)	Chronisch entzündliche Hauterkrankung, Ätiologie unklar; genetische Veranlagung; chronisch-rezidivierender Verlauf; Ekzeme, Lichenifizierung, Juckreiz	Säuglinge, Kleinkinder: Nässende, juckende, gerötete Effloreszen Trockene, schuppende, oder lichenifizierte Erytheme Jugendliche: Erythematöse Erscheinungen Flächige, grobstrukturierte Lichenifizierung an Gelenkbeugen	Nässende Ekzeme: feuchte Kompresse Trockene Hautpartien: Harnstoffe, Corticoiddermatika Haut vor dem Austrocknen schützen Prophylaxe: Vermeiden von starkem Schwitzen Ernährung: Allergien abklären, keine scharf gewürzten, reizenden Speisen
Seborrhoische Dermatitis	Ätiologie unklar; vorwiegend bei Säuglingen, nicht genetisch fixiert; verschwindet meist nach einigen Monaten, geringer oder fehlender Juckreiz	Fest haftende, fettige, gelbliche Schuppen auf wabigen erythematösen Herden; meist zuerst auf der behaarten Kopfhaut vorkommend, aber auch im Genitalbereich, Gelenkbeugen, Brust, Nabel	Schuppen entfernen (Salicylvaseline 2 %, dann Corticoide für 2 Wochen (3–4 mal tgl., in Hautfalten entsprechende Lotionen einreiben, Gentianaviolett 0,1 % (nicht empfohlen) Kopfhaut: mildes antiseborrhoisches Babyshampoo Ständige Hautpflege mit Creme ist wichtig!
Parasiten (Läuse, Flöhe, Krätze)	Siehe Kapitel 5		

9

Homöopatika bei Hauterkankungen

- Arsenicum album (trockene, schuppige Haut, juckend, brennend)
- Alumina (trockene, rissige, flechtenartige Ekzeme, unerträgliches Jucken beim Warmwerden im Bett)

- Urtica urens (juckende Flecken mit Hitze, Ameisenlaufen, Verschlimmerung durch Wasser, Feuchtigkeit)
- Graphites (Allgemeinkonstitution fett, faul, gefräßig, verstopft, Neigung zu Eiterungen, schlechte Heilhaut, Ausschläge)
- Warzen: weiche Warzen Thuja D4; verhornte Warzen Causticum D6, blutende Warzen Acidum nitricum D6, Dornwarzen Antimonium crudum D6.

9.2.6 Husten im Kindesalter

Symptome	Ursache/Bemerkungen	Therapie
Produktiver Husten mit Auswurf	Oft im Rahmen einer Bronchitis	Schleimlösende Mittel, niemals Hustenblocker
Trockener Reizhusten	Ohne Auswurf Oft in der Abklingphase einer Bronchitis	Husten stillende Mittel; eventuell auch prophylaktisch schleimlösende Mittel
Plötzlicher trockener Hustenanfall	Fremdkörper in den Luftwegen → Hustenanfall, Atemgeräusche	Kind beruhigen Zwischen die Schulterblätter klopfen Arzt rufen
Pseudokrupp (bis zum Alter von etwa 3 Jahren) **Symptome:** bellender Husten, Heiserkeit, fauchende oder pfeifende Geräusche beim Einatmen. Im Anfall Husten, Atemnot, Unruhe	Virale Genese in Zusammenwirken mit Luftschadstoffen; gehäuft im Winterhalbjahr und in Raucherfamilien mit Entzündungen des Kehlkopfs	Kind beruhigen Tief durchatmen lassen Luftbefeuchtung Flüssigkeitszufuhr Zunge nicht mit Löffelstiel herabdrücken, um in den Hals zu schauen! Corticosteroide Schwerer Anfall → Klinik
Asthmaanfall	Starke Geräusche beim Ausatmen Verlängerte Ausatmung Mühsame Atmung Atemnot	Kind beruhigen tief durchatmen lassen Aufrecht sitzen lassen Therapie: siehe 1.9
Keuchhusten	siehe 3.1.11	

Therapeutika bei Erkrankungen, die mit Husten einhergehen

Hustenlöser	Inhaltstoffe	Beispiele
Phytotherapeutika (Sekretolytika, Sekreteomotorika)		Sinuc®, Hedelix®, Makatussin®, Aspecton®, Bronchicum®
Chemisch-definierte Wirkstoffe (Mukolytika)	Acetylcystein	ACC akut junior® (ab 2 Jahren)
	Ambroxol	Mucosolvan®
Externa zum Einreiben (Sekretolytika, Sekretomotorika)	Ätherische Öle	Transpulmin Kinderbalsam®, stas®Erkältungssalbe, Transpulmin®S, Pinimenthol®S **Cave:** Eucalyptus-, Fichten, Kiefernadelnöl-, campherhaltige Präparate bei Säuglingen und Kleinkindern nicht im Bereich des Gesichtes, speziell der Nase, auftragen. Mentholhaltige Arzneimittel nicht bei Kindern < 2 Jahre (Glottisödemgefahr!)
Inhalativa	Ätherische Öle	Babix®, Transpulmin Balsam E mit Inhalator, Bronchodurat®Bad siehe: Hinweise Externa zum Einreiben
Klassische Bronchialtees		Thymian, Anis, Kümmel, Fenchel, Salbei
Homöopathika		Siehe 12.2

Hustenblocker	Inhaltstoffe	Beispiele
Phytotherapeutika		Eres®N, Eibischtee, Wollblumentee
Chemisch-definierte Wirkstoffe	Codein	Codipront® (Kinder > 1 Jahr)
	Clobutinol	Silomat®
Homöopathika	Einzelmittel siehe 12.2	Bronchiselect®

9

9.2.7 Mittelohrentzündung im Kindesalter

Symptome
- Starke Ohrenschmerzen, spontan und auf Druck
- Eitriger oder blutiger Ausfluss aus dem Ohr
- Rötung des Ohres.

Komplikationen
- Trommelfellriss durch Eiteransammlung im Mittelohr (ärztliche Eröffnung des Trommelfells sinnvoll oder temporärer Einsatz eines Röhrchens)
- Übergreifen der Entzündung auf den Knochenhohlraum neben dem Ohr (Mastoiditis) → Gefahr der Meningitis!

Beratungshinweis: Bei Loch im Trommelfell oder eingesetzten Röhrchen starke Vorsicht bei Schwimmen und Baden.

Maßnahmen
- Arzt konsultieren
- Fieber senkende Mittel bei Bedarf
- Abschwellende Nasentropfen, NaCl 0,9 % Nasentropfen
- Eventuell orale Mittel zur Schleimhautabschwellung (Rhinopront® Saft, Actifed®)
- Antibiotika
- U.U. Trommelfelleröffnung
- Vorsicht mit Ohrentropfen → Allergiegefahr gegen Lokalanästhetika, nicht bei Trommelfelleinriss.

9.2.8 Schnupfen im Kindesalter

Bei Schnupfen besteht immer Behandlungsbedarf bei Säuglingen, da diese noch nicht durch den Mund atmen können. Zuätzlich beachten: der Durchgang vom Nasenvorraum ins Naseninnere sowie die Kanälchen der Nasenhöhle in den Rachen sind bei Kleinkindern sehr eng angelegt und schwellen bei Entzündungen sehr leicht zu → Gefahr von Atemstörungen und Erstickungsanfällen (Notwendigkeit abschwellender Nasentropfen).

Da bei Säuglingen und Kleinkindern der Nasenbereich sehr eng mit der Ohrenregion zusammenliegt, besteht bei Schnupfen immer die Gefahr der Mittelohrentzündung.

Therapie des Schnupfen im Kindesalter

Maßnahmen	Bemerkungen	Beispiele
Intensive Nasenreinigung	Taschentuch Wattestäbchen (evtl. anfeuchten) Physiologische Kochsalzlösung + Nasensauger	
Isotonische Kochsalzlösung		Rhinomer®, Mar®
Nasentropfen	Tetryzolin (ca. 3 Std. Wirkdauer)	Rhinopront® (ab 6 Jahre)
	Naphazolin (ca. 4 Std. Wirkdauer)	Rhinex®S (Säuglinge)
	Oxymetazolin, Xylometazolin (ca. 6 Std. Wirkdauer)	Nasivin®, Olynth®, Otriven®
Nasensalben	Bei starker Borkenbildung	Bepanthen® Salbe
Sekretolytika	Inhalate	Babix®
Cave: keine menthol- oder campherhaltigen Präparate bei Säuglingen (Glottisödem)	Salben	Transpulmin®S, Pinimenthol®S
Homöopathika	Sambucus D3 (3 x tgl. 3 Globuli) siehe 12.2	

9

9.2.9 Verstopfung im Kindesalter

Maßnahmen	Präparate	Bemerkungen
Einlauf	Warmes Wasser	Stuhldrang 5 bis 10 Minuten zurückhalten
Klistier	Babylax® Miniklistier, Microklist®	
Zäpfchen	Glycilax® Kinder	
Lactulose	Lactulose Neda, Bifiteral®, Eugalan Milchzucker	Nebenwirkungen: Blähungen, Übelkeit, Erbrechen

10 Arzneimitteltherapie bei Tieren

10

10

In diesem Kapitel sind gängige Tierarzneimittel und solche Humanarzneimittel, die auch bei Tieren angewendet werden können, mit ihren jeweiligen artspezifischen Normdosen aufgeführt. Die angegeben Dosierungen beziehen sich immer auf die perorale Applikation.

Die Nebenwirkungen und Kontraindikationen sind nur auswahlsweise aufgeführt; im jeweiligen Einzelfall ist die maßgebliche Fachinformation und der Beipackzettel zu beachten.

Es sollte beachtet werden, dass viele Erkrankungen bei Haus- und Heimtieren durch unsachgemäße Haltung der Tiere, sowie durch nicht artgerechte Ernährung (z.B. Überfettung, Gicht) verursacht werden. Entsprechende Krankheitsbilder sollten diesbezüglich hinterfragt werden und vor Einleitung einer medikamentösen Therapie – sofern möglich – als kausale Ursache beseitigt werden. Auch hier kann der Apotheker durchaus mit gesundem Menschen- und Sachverstand erfolgreich beratend tätig sein.

10.1 Arzneimittel für Hunde

10.1.1 Allgemeine Hinweise – geeignete und ungeeignete Arzneistoffe

Für die Anwendung von Arzneimitteln zur Behandlung von Hunden gelten prinzipiell die gleichen Indikationen und Kontraindikationen wie für Humanarzneimittel. So können z.B. Tetracycline nicht zur Behandlung trächtiger Tiere und Welpen eingesetzt werden, da sich hierbei die Zähne permanent gelb verfärben können. Auch die Nebenwirkungen der meisten Arzneimittel sind beim Hund prinzipiell die gleichen wie beim Menschen, z.B. können hohe Dosen nicht-steroidaler Antiphlogistika beim Hund Schleimhautläsionen im Gastrointestinaltrakt bis hin zu Ulcera erzeugen. Trotzdem gelten einige Besonderheiten, die bei der Behandlung kranker Hunde beachtet werden müssen:

10

- Dosierung
  Die verschiedenen Hunderassen sind sehr unterschiedlich groß. Bei der Dosisfestlegung gilt die allgemeine Regel, dass für große Hunde die Dosis im unteren Bereich der angegebenen Werte liegen sollte.

Unterschiedlicher Metabolismus
Hunde können aromatische Amine, wie z. B. Sulfonamide nicht acetylieren. Der Metabolismus läuft hierbei über andere Zwischenstufen, was andere Dosierungen notwendig macht.

Sulfonamide können bei großen Rassen, z. B. Dobermännern, eine immunvermittelte Polyarthritis erzeugen.

Phenothiazine können bei manchen Rassen, z. B. Greyhounds, Ohnmachtsanfälle auslösen, auch paradoxe Erregungszustände sind möglich. Daher sollten Phenothiazine beim Hund generell vorsichtig verwendet werden.

Einige Rassen zeigen eine ungewöhnliche Empfindlichkeit gegen Ivermectin (Antiparasitikum). Dies ist auf eine genetisch bedingte unterschiedliche Penetration von Ivermectin durch die Blut-Hirn-Schranke sowie auf erhöhte Freisetzung von γ-Aminobuttersäure im ZNS zurückzuführen.

10.1.2 Wurmmittel für Hunde

Hunde sind häufig mit Nematoden syn. Spulwürmern (z. B. *Toxocara canis*) infiziert. Dies ist auch für die menschliche Gesundheit von Bedeutung, da im Falle des direkten Hund-Mensch-Kontakts die Gefahr der oralen Aufnahme von Eiern durch den Menschen besteht, was zur Humaninfektion führen kann. Die Larven verlassen in diesem Fall den Darm durch die Darmwandung, wandern in innere Organe ein und verursachen dort direkte oder indirekte Organschäden. Daher sollten Welpen und ausgewachsene Hunde regelmäßig entwurmt werden und der Kontakt mit Hundekot unbedingt vermieden werden.

Welpen sollten ab zwei Wochen Lebensalter bis zum Alter von 12 Wochen in vierzehntägigem Abstand behandelt werden; dann bis zum sechsten Lebensmonat alle vier Wochen. Ausgewachsene Hunde werden routinemäßig alle paar Monate entwurmt.

Behandlung auch bei trächtigen Hündinnen; Entwurmung alle drei Wochen bei säugenden Hündinnen.

Arzneimittel	Indikation, Dosierungen	
Praziquantel Droncit® Ap.	**Ind.: Bandwürmer**	
	5 mg/kg	Nicht für säugende Welpen
Fenbendazol (Panacur®) Rp.	**Ind.:** Bandwürmer, Nematoden und Giardia	
	50 mg/kg für 3 Tage	Therapeutische Anwendung
	100 mg/kg Einmalgabe	Prophylaktische Anwendung
	50 mg/kg für 3 Tage	Prophylaktische Anwendung für Welpen < 6 Monate
Mebendazol Telmin®KH Rp.	**Ind.:** Bandwürmer u. Nematoden (für Nematoden Behandlungsdauer auf jeweils zwei Tage beschränkt)	
	50 mg 2 × täglich für 5 Tage	Gewicht < 2kg
	100 mg 2 × täglich für 5 Tage	Gewicht > 2 kg
	200 mg 2 × täglich für 5 Tage	Gewicht > 30 kg
Pyranthel Banminth®Paste	**Ind.: Nematoden**	
	14,4 mg/kg (entsprechend 5 mg Pyrantel Base/kg) Applikation mittels einer dem Fertigpräparat beigelegten Dosierspritze mit Skalierung in Gewichtseinheiten	

Im Handel sind ferner verschiedene Kombipräparate, z.B. Drontal® Plus mit Febantel, Praziquantel und Pyrantel als Inhaltsstoff, oder Caniquantel® Plus, mit Febendazol und Praziquantel (alle Rp.).

10.1.3 Antiparasitäre Mittel für Hunde

Systemische Mittel gegen Ektoparasiten (Läuse, Flöhe, Zecken und Milben)

Bei diesen Mitteln ist die Toxizität für Jungtiere zu beachten; aus diesem Grund sind die meisten dieser Mittel nicht zur Anwendung an Welpen, die jünger als 12 Wochen sind, geeignet.

10

Arzneimittel	Indikation, Dosierung
Ivermectin Ivomec® Rp.	**Ind.:** Milben (Dermodex sp.) 0,2–0,6 mg/kg 1 × tgl. für bis zu 12 Wochen oral

Fenthion
Tiguvon® Rp.
	Ind.: Flöhe, systemische Wirkung: Wirkstoff wird resorbiert und persistiert ca. 4 Wochen
	Applikationsart: Wirkstoffdosis in das Nackenfell tropfen
	  80 mg 3–10 kg Gewicht
	  200 mg 11–25 kg Gewicht
	  400 mg 26–50 kg Gewicht
	  600 mg über 50 kg Gewicht
	Cave: Hund mindestens 8 Stunden nach der Applikation nicht anfassen, danach ist der Wirkstoff resorbiert
	Für einige Zeit nach der Behandlung dürfen die Tiere nicht am selben Ort wie der Besitzer schlafen, besonders im Falle von Kindern
	KI: Welpen jünger als 6 Monate; Hunde mit weniger als 3 kg Gewicht; trächtige Hündinnen weniger als 1 Woche vor dem erwarteten Geburtstermin; Behandlung innerhalb der letzten 14 Tage mit anderen Organophosphorverbindungen oder Cholinesterasehemmern, Behandlung mit Levamisol, mit Phenothiazinen, Muskelrelaxantien oder Diethylcarbamazin

Lufenuron Program® Rp.	**Ind.:** Flöhe Der Wirkstoff wird im Fettgewebe gespeichert, die Flöhe nehmen den Wirkstoff mit dem Blut auf, er verhindert die Bildung von Chitin für die Floheier, d. h. die Flöhe können sich nicht mehr vermehren 10 mg/kg 1 × monatlich oral im Sommer, beginnend 2 Monate bevor die Flöhe aktiv werden

Topische Mittel gegen Ektoparasiten

Arzneimittel	Indikation, Dosierung
Amitraz Ectodex® Rp.	**Ind.:** Milben 0,05 % als Waschlösung gegen *Dermodex sp.* 0,025 % als Waschlösung gegen *Sarcoptes sp.* **KI:** Chihuahuas; läufige Hündinnen; Welpen jünger als 12 Wochen; trächtige oder säugende Hündinnen; gleichzeitige Behandlung mit anderen Insektiziden **NW:** Sedation; Bradykardie; langsamer, flacher Atem

Arzneimittel	Indikation, Dosierung
Propoxur Bolfo® Spray, Shampoo, Puder Ap.	**Ind.:** Flöhe; Wirkstoff ist ein Cholinesterasehemmer **KI:** Welpen jünger als 12 Wochen; säugende Hündinnen; als Halsband nicht zusammen mit anderen Mitteln gegen Parasiten
Fipronil Frontline® Tropfen oder Spray Rp.	**Ind.:** Flöhe; jeweils als Einmaldosis in das Nackenfell tropfen 0,67 ml < 10 kg Gewicht 1,34 ml 10–20 kg Gewicht 2,68 ml 20–40 kg Gewicht 2 × 2,68 ml > 40 kg Gewicht **KI:** Spray: Welpen jünger als 2 Tage; Tropflösung: Welpen jünger als 10 Wochen Nach der Behandlung, die Tiere nicht anfassen bis das Fell wieder trocken ist Das Spray wirkt bis zu drei Monate gegen Flöhe; die Tropfen wirken bis zu zwei Monaten gegen Flöhe und bis zu vier Wochen gegen Zecken

10.1.4 Therapie der infizierten Haut des Hundes

Pilzinfektionen

Ketoconazol   Bei den häufigen, stark juckenden Infekten mit *Malassezia pachydermatis* (syn. *Pityrosporum canis*) als Shampoo 2 % 2 × pro Woche.

Allgemeine Desinfizienzia

H_2O_2 3 %   Mit drei Teilen Wasser auf Gebrauchsstärke verdünnen
Ethanol 70 %   Zur allgemeinen Hautdesinfektion
PVP-Iod   Zur allgemeinen Hautdesinfektion

10

Aufgerissene Haut an den Pfoten

Melkfett, 2 × täglich einstreichen.

10.1.5 Antibiotika, Antimykotika für Hunde

Arzneistoff	Dosierung
Amoxicillin	10 mg/kg 2 × täglich
Doxycyclin	10 mg/kg 1 × täglich **KI:** nicht bei trächtigen Tieren und Welpen
Chloramphenicol	50 mg/kg 1–2 × täglich
Cotrimoxazol	30 mg/kg 1 × täglich **NW:** Keratokonjunktivitis sicca, bei großen Rassen immun-vermittelte Polyarthritis
Nitrofurantoin	Anwendung bei Harnwegsinfekten 4 mg/kg 3 × täglich
Ketoconazol	Orale systemische Therapie gegen Candidosen und Dermatophyteninfektionen 10 mg/kg 1 × täglich

10.1.6 Antidiarrhoika für Hunde

Die Therapie sollte wie beim Menschen durch Substitution der verlorenen Elektrolyte und des Wassers beginnen. In der Regel wird die ersten 24 Stunden nur Elektrolytlösung gegeben, dann wird allmählich wieder normale Nahrung angeboten.

Arzneistoff	Dosierung
Medizinische Kohle	0,5–2,0 g/kg als Dosis bei akuten Vergiftungen; bei akuten Durchfällen ist die Gabe von Kohle ebenfalls möglich, dann allerdings in niedrigerer Dosierung
Adsorbenzien und Quellstoffe	z. B. Kaoprompt®H 1–2 Esslöffel
Loperamid	0,1–0,2 mg/kg 2–3 × täglich **Cave:** Da die, die Diarrhoe verursachenden Toxine, Bakterien o.ä., durch diese Therapie länger im GI-Trakt bleiben, ist eine Verschlimmerung des Zustandes möglich **KI:** Infektionen mit enteroinvasiven Bakterien **NW:** Sedation
Codeinphosphat	Bei unspezifischen Diarrhoen 0,5–2 mg/kg 2 × täglich

Möglich und sinnvoll ist im Falle starker Diarrhöen mit bakterieller Genese die Therapie mit Antibiotika, insbesondere Oxytetracyclin oder Metronidazol, um das Wachstum pathogener Bakterien zu stoppen.

Arzneistoff	Dosierung
Oxytetracyclin	10–20 mg/kg 3 × täglich
Metronidazol	20 mg/kg 2 × täglich

10.1.7 Abführmittel für Hunde

Arzneistoff	Dosierung
Paraffinum subliquidum	2–60 ml Nicht zum Dauergebrauch, da Mangel an fettlöslichen Vitaminen möglich ist **Cave:** Versehentliche Applikation in die Luftröhre kann zu Lipidpneumonie führen
Indische Flohsamenschalen Kleie	Ein Teelöffel zusammen mit viel Wasser 1–2 Esslöffel pro 450 g Dose Futter; Auf ausreichende Wasseraufnahme achten! **NW:** Blähungen
Lactulose	0,25–0,5 ml/kg 2–3 × täglich, je nach Verträglichkeit
Einläufe und Klistiere	Warmes Seifenwasser ist möglich; bei Fertigklistieren sollten keine phosphathaltigen Präparate angewendet werden, da diese bei kleinen Hunden eine Elektrolytverschiebung bewirken

10

10.1.8 Antiemetika für Hunde (siehe auch 10.1.9)

Arzneistoff	Dosierung
Chlorpromazin	Vorbeugend gegen Reisekrankheit 0,5–1 mg/kg **NW:** Sedation
Ingwerzubereitungen	Zintona® bei Bewegungskinetosen und Reisekrankheit 1–2 Kapseln vor Reiseantritt **Cave:** Kapselinhalt schmeckt scharf, besser intakte Kapsel verschlingen lassen
Metoclopramid	0,5–1,0 mg/kg pro Tag gegen Erbrechen bei Gastritis **KI:** Obstruktionen im GI-Trakt **NW:** vorübergehende Koordinationsstörungen oder Erregungszustände, dann Dosis auf 0,2–0,5 mg/kg reduzieren
Diphenhydramin	2–4 mg/kg 3 × täglich gegen Reisekrankheit (siehe auch 3.1.9) **KI:** Harnretention, Glaukom **NW:** Sedation

10.1.9 Antihistaminika für Hunde (siehe auch 10.1.8)

Arzneistoff	Dosierung
Diphenhydramin-HCl	Zur Beruhigung und Sedation bei Erregung, Transport etc., bei starkem Juckreiz, bei allergischen Reaktionen 2–4 mg/kg 3 × täglich **KI:** Harnretention, Glaukom, Schilddrüsenüberfunktion
Promethazin–HCl	Zur Beruhigung und Sedation bei Erregung, Transport etc. 0,2–1,0 mg/kg 2–3 × täglich
Clemastin	Bei starkem Juckreiz im Rahmen allergischer Hautreaktionen 0,5 mg 2 × täglich < 10 kg Gewicht 1 mg 2 × täglich 10–25 kg Gewicht 1,5 mg 2 × täglich > 25 kg Gewicht

10.1.10 Therapie von Augenerkrankungen beim Hund

Glaukom

Das Krankheitsbild des Glaukoms kommt bei Hunden sehr häufig vor, auch wenn die Diagnose in der Regel eher spät gestellt wird.

Arzneistoff	Dosierung
Carbachol	Als Tropfen 3 % 2–3 × täglich
Pilocarpin	Als Tropfen 1 % oder 2 % 3–4 × täglich
Timolol	Als Tropfen 0,25 % oder 0,5 % 2 × täglich

Infektionen des Auges

Arzneistoff	Dosierung
Chloramphenicol	Als Salbe 1 %, als Augentropfen 0,5 % bis zu 8 × täglich für mindestens zwei Tage applizieren Cave: Schutzhandschuhe tragen!
Chlortetracyclin	Als Salbe 1 % mindestens 3 × täglich applizieren
Ciprofloxacin	Als Augentropfen 0,3 % 4 × täglich, bei schweren bakteriellen Hornhautulcera auch öfter applizieren

Weitere antibakterielle Wirkstoffe, die bei Augeninfekten des Hundes eingesetzt werden können: Cloxacillin, Erythromycin, Framycetinsulfat, Fusidinsäure, Gentamycin, Kanamycin, Neomycin.
Präparate: z. B. Kanamytrex®

Entzündungen des Auges

Arzneistoff	Dosierung
Betamethason	Als Augentropfen 0,1 % alle 2–3 Stunden jeweils ein Tropfen
Dexamethason	Als Augentropfen 0,1 % alle 2–3 Stunden jeweils ein Tropfen
Prednisolon	Als Augentropfen 1 % oder 0,5 % 4 mal täglich jeweils ein Tropfen

Präparate: z. B. Totocortin®

10.1.11 Therapie von Ohrenerkrankungen beim Hund

Alle Ohrentropfen dürfen grundsätzlich nur bei intaktem Trommelfell angewendet werden!

Entzündungen der Ohren beim Hund kann verschiedene Gründe haben: Befall durch Parasiten, insbesondere Milben, aber auch bakterielle und pilzliche Infektionen sind möglich. Ohrenentzündungen können aber auch auf allergischen oder autoimmunen Erkrankungen beruhen. Erschwerend kommen Läsionen hinzu, die durch ständiges Kratzen des Tieres sekundär ausgelöst werden. Häufig kommt es auch zu sekundären Verschlimmerungen durch Insektenbefall.

Die meisten Handelspräparate für Ohrenentzündungen des Hundes sind aufgrund der vielfältigen Genese Kombinationspräparate. Der Zusatz von Lokalanästhetika und Glucocorticoiden in diesen Präparaten ist in vielen Fällen sinnvoll, um den Juckreiz und damit das Kratzen zu unterbinden.

Präparate: Auresan® akut N vet. Ap.

10.1.12 Nichtsteroidale Antiphlogistika und Analgetika für Hunde

Arzneistoff	Dosierung
Acetylsalicylsäure	Bei Schmerzen und entzündlichen Erscheinungen 10 mg/kg 2 × täglich
Ketoprofen	1 mg/kg 1 × täglich für bis zu 5 Tage

10.1.13 Ulkustherapeutika und Antazida für Hunde

Arzneistoff	Dosierung
Magnesium- und Aluminiumhydroxid	0,25–0,5 ml/kg 4–6 × täglich NW: Obstipation
Sucralfat	0,25–1,0 g 3 × täglich eine Stunde vor der Fütterung
Cimetidin	10 mg/kg 3–4 × täglich
Omeprazol	0,5–1 mg/kg 1x täglich

10.1.14 Herz–Kreislaufmittel für Hunde

Herzglykoside

Arzneistoff	Dosierung
Digitoxin	0,02–0,06 mg/kg 2–3 × täglich Flüssige Arzneiformen werden besser resorbiert, daher Dosis anpassen, d. h. reduzieren! **NW:** Lethargie, Anorexie, Erbrechen, Diarrhoe, Bradykardie, Arrhythmien **Cave:** Geringe therapeutische Breite!
Digoxin	0,22 mg/m² 2 × täglich entsprechend einer gewichtsmäßigen Dosierung von: 0,01 mg/kg 2 × täglich für kleine Hunde 0,005 mg/kg 2 × täglich für große Hunde Bei Dobermännern ist die Dosis noch weiter zu reduzieren!

β–Blocker

Arzneistoff	Dosierung
Atenolol	0,1–0,5 mg/kg 1–2 × täglich **KI:** Asthma, gleichzeitige Behandlung mit Chinidin, AV-Block **NW:** Bronchospasmus, Bradykardie, Hypotonie
Propranolol-HCl	0,1 mg/kg 3 × täglich, kann bei Bedarf über 3–5 Tage auf bis zu 1 mg/kg 3 × täglich gesteigert werden

Calciumantagonisten

Arzneistoff	Dosierung
Diltiazem-HCl	0,5–1,25 mg/kg 3–4 × täglich **KI:** AV-Block **NW:** Bradykardie, Hypotonie
Verapamil-HCl	1–5 mg/kg 3 × täglich **KI:** AV-Block **NW:** Bradykardie, Hypotonie

10

Diuretika

Arzneistoff	Dosierung
Amilorid	1–2 mg/kg pro Tag **KI:** Diabetes mellitus **NW:** Hyperkaliämie
Furosemid	Initialdosis bis zu 5 mg/kg 1–2 × täglich Erhaltungsdosis 1–2 mg/kg 1–2 × täglich
Hydrochlorothiazid	2–4 mg/kg 2 × täglich **NW:** Hypokaliämie
Spironolacton	2–4 mg/kg pro Tag **KI:** Diabetes mellitus **NW:** Hyperkaliämie

Vasodilatatoren

Arzneistoff	Dosierung
Benazepril	0,25–1 mg/kg 1 × täglich
Enalapril	0,5 mg/kg 1–2 × täglich **KI:** gleichzeitige Behandlung mit kaliumsparenden Diuretika **NW:** Lethargie, Koordinationsstörungen, Hypotension
Glyceroltrinitrat	Neos nitro OPT® 2 % Salbe (Humanpräparat); 0,5–4 cm Salbe auf die Innenseite der Ohrmuschel oder eine andere unbehaarte Stelle, die für das Tier unerreichbar ist, auftragen. Schutzhandschuhe tragen! Keine Zerbeisskapseln verwenden, da Dosissteuerung nicht möglich

Antiarrhythmika

Arzneistoff	Dosierung
Mexiletin-HCl	4–8 mg/kg 2–3 × täglich **NW:** GI-Störungen, ZNS-Störungen wie z.B. Anfälle
Chinidinsulfat	6–16 mg/kg 3–4 × täglich **NW:** Anorexie, Erbrechen, Diarrhoe, Tachykardie
Procainamid-HCl	8–30 mg/kg 4 × täglich **NW:** GI-Störungen
Amiodaron-HCl	10 mg/kg 2 × täglich **NW:** GI-Störungen, negativ inotrope Effekte

10.1.15 Atemwegstherapeutika für Hunde

Arzneistoff	Dosierung
Bromhexin	Mittel der Wahl als Expetorans bei Tieren (Effektivität, Wirtschaftlichkeit) 1,6–2,5 mg/kg 2 × täglich
Clenbuterol-HCl	0,001–0,005 mg/kg 2 × täglich KI: Herzerkrankungen, nicht kurz vor der Geburt bei trächtigen Tieren Clenbuterol wirkt sowohl sympathomimetisch (→ Erweiterung der Bronchien) als auch sekretomotorisch (→ expektorierend). Die Anwendung als Expetorans steht im Vordergrund gegenüber dem Einsatz bei asthmatischen Beschwerden
Terbutalinsulfat	Bei asthmatischen Beschwerden 1,25–5,0 mg 2–3 × täglich
Theophyllin	Bei asthmatischen Beschwerden 20 mg/kg 1 × täglich morgens NW: Agitiertheit, Erbrechen, Diarrhoe, Polyurie
Codeinphosphat	Bei Reizhusten und unspezifischen Diarrhoen 0,5–2 mg/kg 2 × täglich

10.1.16 Antiepileptika für Hunde

Arzneistoff	Dosierung
Phenobarbital	2–5 mg/kg täglich auf zwei Dosen verteilt Cave: plötzlicher Abbruch der Medikation kann zu epileptischen Anfällen bis zum Status epilepticus führen
Phenytoin	10–35 mg/kg 3 × täglich; Dosis je nach Reaktion des Hundes anpassen NW: Hepatotoxizität, periphere Neuropathie Cave: Medikation nicht abrupt absetzen, Gefahr epileptischer Anfälle
Primidon	15–30 mg/kg auf zwei Dosen täglich aufgeteilt; Anfangsdosis langsam erhöhen, bis gewünschter Effekt erreicht; Normaldosis 50 mg/kg pro Tag Cave: Medikation nicht abrupt absetzen, Gefahr epileptischer Anfälle
Valproat-Natrium	60 mg/kg 3 × täglich

10

10.1.17 Psychopharmaka für Hunde

Benzodiazepine

Generelle Nebenwirkung für alle Benzodiazepine sind Gedächtnisstörungen, verminderte Lernfähigkeit und Depressionen. Es gelten prinzipiell die gleichen Therapiegrundsätze wie beim Menschen

Anwendungsgebiete: Angst und die damit verbundenen Symptome, Gewitter- und Feuerwerksangst (besonders Diazepam), zur Steigerung des Appetits bei unzureichender Nahrungsaufnahme, bei Epilepsie.

Arzneistoff	Dosierung
Alprazolam	0,1–0,125 mg/kg 2 × täglich; kurze Halbwertszeit
Diazepam	0,55–2,2 mg/kg; sehr kurze Halbwertszeit

Antidepressiva

Anwendung bei Verhaltensstörungen, wie depressive Attacken, Angstzustände und zur Behandlung stereotyper Verhaltensweisen (z. B. bei unzureichender Unterbringung der Tiere)

Arzneistoff	Dosierung
Amitriptylin-HCl	1–2mg/kg 1–2 × täglich; kann gesteigert werden auf bis zu 4 mg/kg 1–2 × täglich NW: Erbrechen, Lethargie, anticholinerge Effekte
Clomipramin-HCl	1–2 mg/kg 2 × täglich NW: Erbrechen, Lethargie, anticholinerge Effekte
Doxepin	3–5mg/kg 2–3 × täglich NW: Erbrechen, Lethargie, anticholinerge Effekte
Fluoxetin	1 mg/kg 1 × täglich; bis zum Einsetzen der Wirkung können zwischen ein und vier Wochen vergehen

MAO-Hemmer

Anwendung bei altersbedingten Verhaltensstörungen wie Aggressionen, Depressionen.

Arzneistoff	Dosierung
Selegilin	0,5 mg/kg 1 × täglich für mindestens zwei Monate **KI:** Gleichzeitige Behandlung mit Pethidin, Fluoxetin, Phenothiazinen oder trizyklischen Antidepressiva und Neuroleptika oder α_2-Adrenoagonisten

10.1.18 Hormone für Hunde

Schilddrüsenhormone und Thyreostatika

Arzneistoff	Dosierung
Levothyroxin-Natrium	0,022–0,044 mg/kg 1 × täglich initial; Dosis nach ungefähr acht Wochen individuell anpassen
Carbimazol	10–15 mg Gesamtdosis pro Tag aufgeteilt auf mehrere Einzeldosen; Dosis je nach klinischem Bild anpassen **NW:** Anorexie, Erbrechen, Lethargie, Pruritus, Gelbsucht

Glucocorticoide

Zur Behandlung asthmatischer Beschwerden, bei chronisch-entzündlichen Darmerkrankungen, bei Entzündungen der Haut, der Schleimhaut, der Augen und Nüstern

Arzneistoff	Dosierung
Betamethason	0,025 mg/kg pro Tag
Dexamethason	0,025–0,1 mg/kg pro Tag auf mehrere Einzeldosen verteilt
Prednisolon	0,1–2,0 mg/kg 1 × täglich morgens

10

Insuline, orale Antidiabetika

Therapeutische Anwendung, Problematik und Präparate wie beim Menschen (siehe 1.14).

Arzneistoff	Dosierung
Glibenclamid	0,2 mg/kg pro Tag; Dosisanpassung zur Erreichung von Normoglykämie notwendig
Metformin–HCl	250–500 mg/kg 2 × täglich mit dem Futter; Dosisanpassung zur Erreichung von Normoglykämie notwendig

Prolactinhemmer

Arzneistoff	Dosierung
Bromocriptin	Bei Scheinschwangerschaften 0,01 mg/kg 2 × täglich für 10 Tage oder 0,03 mg/kg 1 × täglich für 16 Tage bis zum Eintritt einer Scheinschwangerschaft

Sexualhormone

Gestagencocktails zur Verhinderung der Läufigkeit (s.c.-Retardpräparate)

Die Gabe von oralen Kontrazeptiva aus dem Humanbereich, wie sie manchmal von Hundebesitzern in Eigenregie durchgeführt wird, ist nicht sinnvoll, da Hunde keinen dem Menschen vergleichbaren Menstruationszyklus besitzen!

Die Gabe der humanen Minipille bei kastrierten Hündinnen ist dagegen eine sinnvolle Therapie von Beschwerden, die durch die fehlenden Sexualhormone nach Kastration entstehen, z.B. „Tröpfeln" der Hündinnen und Beschwerden, die denen der Frau in den Wechseljahren ähnlich sind.

10.1.19 Mittel zur Beeinflussung des Urin-pH-Wertes beim Hund

Mittel zur Ansäuerung des Urins

Arzneistoff	Dosierung
Ascorbinsäure	100–500 mg 3 × täglich
Ammoniumchlorid	100 mg/kg 1–2 × täglich

Mittel zur Alkalisierung des Urins

Arzneistoff	Dosierung
Kaliumacetat	75 mg/kg 2 × täglich
Natrium-bicarbonat	10–50 mg/kg 2–3 × täglich; Dosisanpassung bis gewünschter pH erreicht ist

10.1.20 Therapie von Harnsteinen beim Hund

Arzneistoff	Dosierung
Allopurinol	10 mg/kg 3 × täglich für anfangs 4 Wochen, dann Erhaltungs-dosis 10 mg/kg 2 × täglich
Penicillamin	Bei Cystinblasensteinen 15 mg/kg 2 × täglich nüchtern **NW:** Erbrechen, Anorexie, nephrotisches Syndrom

10.1.21 Therapie der Harninkontinenz beim Hund

Arzneistoff	Dosierung
Bethanechol	5–25 mg 3 × täglich **KI:** Harnwegsobstruktionen **NW:** Erbrechen, Diarrhoe, erhöhter Speichelfluss
Phenoxybenzamin	0,25–0,5 mg/kg 2–3 × täglich **NW:** Hypotonie

10.2 Arzneimittel für Katzen

10.2.1 Allgemeine Hinweise – geeignete und ungeeignete Arzneistoffe

Viele Arzneimittel aus dem Humanbereich werden auch für Katzen verwendet, aber einige physiologische Besonderheiten sind hierbei unbedingt zu beachten. Die Aktivität der mikrosomalen hepatischen Glucuronyltransferase ist bei Katzen erniedrigt, weswegen Arzneistoffe, die auf diesem Weg metabolisiert werden, langsamer ausgeschieden werden (Alkohole, Phenole, Amine, Sulfonamide).

- Organophosphorverbindungen, Acetylsalicylsäure, Chloramphenicol, Phenytoin und Griseofulvin können toxisch sein, wenn die Dosis der Körpergröße nicht angepasst ist und sollten daher vorsichtig verwendet werden.
- Katzen sollten nicht mit Paracetamol behandelt werden, da hierbei häufig letale Vergiftungen auftreten, die auf der Kumulation toxischer Metaboliten beruhen, die eine, oft tödliche, Methämoglobinämie auslösen (Behandlung der Paracetamolintoxikation mittels Acetylcystein 140 mg/kg i.v., dann 70 mg/kg p.o).
- Antiseptika und Desinfektionsmittel wie Jod und seine Derivate, Benzoylbenzoat, Phenole und Kresole sind für Katzen besonders toxisch. Durch die intensive Art der Tiere sich zu putzen ist die orale Aufnahme dieser systemisch toxischen Substanzen stark erhöht.
- Opioidanalgetika wie z. B. Morphin oder Pethidin können in hohen Dosen heftige exzitatorische Anfälle hervorrufen. Auch Phenothiazine können eine paradoxe Erregtheit hervorrufen.
- Die Ototoxizität hoher Dosen Aminoglykosidantibiotika wie Gentamicin, Streptomycin und Neomycin ist bei Katzen besonders ausgeprägt.
- Phosphathaltige Rektalklistiere erzeugen bei Katzen schwere Hyperphosphatämien und sind daher kontraindiziert.

Applikationshinweise: Arzneistoffe ohne intensiven Geschmack werden unter das Futter gemischt, am besten in relativ dünnflüssige Fleischzubereitungen. Arzneistoffe, bei denen die Tiere die Aufnahme des so präparierten Arznei-Futtergemisches verweigern, sollten in Fleischbällchen eingearbeitet werden, eine Darreichungsweise, die für die meisten Wirkstoffe durch die Tiere akzeptiert wird. Sollte die Aufnahme auf diesem Weg nicht zu bewerkstelligen sein, muss mit speziellen „Pilleneingebern", die im einfachsten Falle auch aus einer abgeschnittenen Spritze bestehen können, zwangsweise in den Schlund appliziert werden.

10.2.2 Wurmmittel für Katzen

Katzen sind häufig mit Spulwürmern (z.B. *Toxocara cati*) infiziert. Junge Katzen infizieren sich über die Milch und sollten daher routinemäßig ab einem Lebensalter von vier bis sechs Wochen bis zu einem Alter von vier Monaten alle drei Wochen entwurmt werden.

Arzneimittel	Indikation, Dosierung	
Fenbendazol Panacur® Rp.	**Ind.:** Bandwürmer und Nematoden	
	50 mg/kg für 3 Tage	Therapeutische Anwendung
	100 mg/kg Einmalgabe	Prophylaktische Anwendung
	50 mg/kg für 3 Tage junge Katzen < 6 Monate	Prophylaktische Anwendung für
Mebendazol Telmin®KH Rp.	**Ind.:** Bandwürmer u. Nematoden (für Nematoden Behandlungsdauer auf jeweils zwei Tage beschränkt)	
	50 mg 2 × tgl. für 5 Tage	Gewicht < 2kg
	100 mg 2 × tgl. für 5 Tage	Gewicht > 2 kg
Pyranthel Banminth®Paste für Katzen Rp.	**Ind.: Nematoden**	
	14,4 mg/kg (entsprechend 5 mg Pyrantel Base/kg)	
	Applikation mittels einer dem Fertigpräparat beigelegten Dosierspritze mit Skalierung in Gewichtseinheiten	
Praziquantel Droncit® Ap.	**Ind.: Bandwürmer**	
	5 mg/kg	Nicht für säugende Jungtiere

Im Handel sind ferner verschiedene Kombipräparate, z.B. Drontal® Rp. für Katzen mit Praziquantel und Pyrantel als Inhaltsstoff.

10

10.2.3 Antiparasitäre Mittel für Katzen

Systemische Mittel gegen Ektoparasiten (Läuse, Flöhe, Zecken und Milben)

Bei diesen Mitteln ist die Toxizität für Jungtiere zu beachten; aus diesem Grund sind die meisten dieser Mittel nicht zur Anwendung an Tieren, die jünger als 12 Wochen sind, geeignet.

Arzneimittel	Indikation, Dosierung
Fenthion Tiguvon®	**Ind.:** Flöhe, systemische Wirkung: Wirkstoff wird resorbiert und persistiert ca. vier Wochen **Applikationsart:** Wirkstoffdosis in das Nackenfell tropfen 30 mg als Einmaldosis **Cave:** Katze mindestens acht Stunden nach der Applikation nicht anfassen, danach ist der Wirkstoff resorbiert Für einige Zeit nach der Behandlung dürfen die Tiere nicht am selben Ort wie der Besitzer schlafen, besonders im Falle von Kindern **KI:** Katzen jünger als 1 Jahr; Katzen mit weniger als 2 kg Gewicht; trächtige Katzen weniger als eine Woche vor dem erwarteten Geburtstermin; Behandlung innerhalb der letzten 14 Tage mit anderen Organophosphorverbindungen oder Cholinesterasehemmern, Behandlung mit Levamisol, mit Phenothiazinen, Muskelrelaxantien oder Diethylcarbamazin
Lufenuron Program® Rp.	**Ind.:** Flöhe Der Wirkstoff wird im Fettgewebe gespeichert, die Flöhe nehmen den Wirkstoff mit dem Blut auf, er verhindert die Bildung von Chitin für die Floheier, d. h. die Flöhe können sich nicht mehr vermehren 30 mg/kg 1 × monatlich oral im Sommer, beginnend 2 Monate bevor die Flöhe aktiv werden

Topische Mittel gegen Ektoparasiten

Arzneimittel	Indikation, Dosierung
Propoxur Bolfo®Spray, Ap. Shampoo, Puder Bolfo®Halsband	**Ind.:** Flöhe; Wirkstoff ist ein Cholinesterasehemmer **KI:** Katzen jünger als 12 Wochen; säugende Katzen Als Halsband nicht zusammen mit anderen Mitteln gegen Para- siten, Kinder sollten nicht mit dem Halsband spielen, KI wie Bolfo Spray
Fipronil Frontline® Tropfen oder Spray Rp.	**Ind.:** Flöhe; jeweils als Einmaldosis in das Nackenfell tropfen 0,5 ml als Einmadosis **KI:** Spray: Katzen jünger als zwei Tage; Tropflösung: Katzen jün- ger als 10 Wochen Nach der Behandlung die Tiere nicht anfassen bis das Fell wieder trocken ist; Tiere zwei Tage nach der Behandlung nicht baden Das Spray wirkt bis zu drei Monate gegen Flöhe; die Tropfen wir- ken bis zu zwei Monate gegen Flöhe und bis zu vier Wochen ge- gen Zecken

10.2.4 Wunddesinfektion bei Katzen

Allgemeine Desinfizienzia

H_2O_2 3 %   Mit drei Teilen Wasser auf Gebrauchsstärke verdünnen
Ethanol 70 %   Zur allgemeinen Haut- und Wunddesinfektion.

10

10.2.5 Antibiotika, Antimykotika und Protozoenmittel für Katzen

Arzneistoff	Dosierung
Amoxicillin	10 mg/kg 2 × täglich
Doxycyclin	10 mg/kg 1 × täglich **KI:** nicht bei trächtigen Tieren
Chloramphenicol	Anwendung mit breitem Wirkungsspektrum, auch gegen Chlamydien und Rickettsien 25 mg/kg 1–2 × täglich
Cotrimoxazol	30 mg/kg 1 × täglich **NW:** Keratokojunktivitis sicca
Nitrofurantoin	Bei Harnwegsinfekten 4 mg/kg 3 × täglich
Clindamycin	Bei Toxoplasmose (siehe 3.1.24) 25 mg/kg pro Tag in mehren Einzeldosen, für mind. 2 Wochen
Metronidazol	Bei Giardia duodenalis 20 mg/kg pro Tag
Ketoconazol	Zur oralen systemischen Therapie gegen Candidosen und Dermatophyteninfektionen 10 mg/kg 1 × täglich

10.2.6 Antidiarrhoika für Katzen

Die Therapie sollte wie beim Menschen durch Substitution der verlorenen Elektrolyte und des Wassers beginnen. In der Regel wird die ersten 24 Stunden nur Elektrolytlösung gegeben, dann wird allmählich wieder normale Nahrung angeboten.

Arzneistoff	Dosierung
Medizinische Kohle	0,5–2,0 g/kg als Dosis bei akuten Vergiftungen; bei akuten Durchfällen ist die Gabe von Kohle ebenfalls möglich, dann allerdings in niedrigerer Dosierung
Loperamid	0,08–0,16 mg/kg 2 × täglich **Cave:** Da die, die Diarrhoe verursachenden, Toxine, Bakterien o.ä. durch diese Therapie länger im GI-Trakt bleiben, ist eine Verschlimmerung des Zustandes möglich **KI:** Infektionen mit enteroinvasiven Bakterien **NW:** Erregtheit
Adsorbentien und Quellstoffe	z. B. Kaoprompt®H 1–2 Eßlöffel

10.2.7 Abführmittel für Katzen

Arzneistoff	Dosierung
Paraffinum subliquidum	2–10 ml Nicht zum Dauergebrauch, da Mangel an fettlöslichen Vitaminen möglich ist **Cave:** Versehentliche Applikation in die Luftröhre kann zu Lipidpneumonie führen
Kleie	1–2 Esslöffel pro 450 g Dose Futter; Auf ausreichende Wasseraufnahme achten! **NW:** Blähungen
Lactulose	2,5–5,0 ml 2–3 × täglich, je nach Verträglichkeit
Einläufe und Klistiere	Warmes Seifenwasser ist möglich; bei Fertigklistieren keine phosphathaltigen Präparate angewenden, da diese bei Katzen eine Elektrolytverschiebung bewirken

10

10.2.8 Antiemetika für Katzen (siehe auch 10.2.9)

Arzneistoff	Dosierung
Chlorpromazin	Vorbeugend gegen Reisekrankheit, auch bei Gastritis 0,5–1 mg/kg **NW:** Sedation
Diphenhydramin	siehe 10.2.9
Metoclopramid	Zur Behandlung von Erbrechen bei Gastritis 0,5–1,0 mg/kg täglich **KI:** Obstruktionen im GI-Trakt **NW:** vorrübergehende Koordinationsstörungen oder Erregunszustände, dann Dosis auf 0,2–0,5 mg/kg reduzieren

10.2.9 Antihistaminika für Katzen (siehe auch 10.2.8)

Arzneistoff	Dosierung
Clemastin	**Ind.:** Juckreiz bei Hauterkrankungen 0,001 g/kg 2 × täglich
Diphenhydramin-HCl	**Ind.:** bei Juckreiz der Haut mit allergischer Genese, bei Übererregbarkeit, bei allergischen Erscheinungen, bei Reisekrankheit 2–4 mg/kg 3 × täglich **KI:** Harnretention, Glaukom, Schilddrüsenüberfunktion
Promethazin-HCl	**Ind.:** bei allergischen Reaktionen unter Beteiligung des Respirationstraktes 0,2–1,0 mg/kg 2 bis 3 × täglich

10.2.10 Therapie von Augenerkrankungen bei der Katze

Infektionen des Auges

Arzneistoff	Dosierung
Chloramphenicol	Als Salbe 1%, als Augentropfen 0,5% bis zu 8 × täglich für mindestens zwei Tage applizieren. **Cave: Schutzhandschuhe tragen!**
Chlortetracyclin	Als Salbe 1% mindestens 3 × täglich applizieren
Ciprofloxacin	Als Augentropfen 0,3% 4 × täglich, bei schweren bakteriellen Hornhautulcera auch öfters applizieren.

Weitere antibakterielle Wirkstoffe, die bei Augeninfekten der Katze eingesetzt werden können: Cloxacillin 16% Augensalbe, Framycetinsulfat 0,5% Augentropfen, Fusidinsäure 1% Augentropfen, Gentamycin 0,3% Augentropfen, Neomycin 0,5% Augentropfen.
Präparate: z.B. Kanamytrex®, Dexamytrex®.

Entzündungen des Auges

Arzneistoff	Dosierung
Betamethason	Als Augentropfen 0,1% alle 2–3 Stunden jeweils ein Tropfen
Dexamethason	Als Augentropfen 0,1% alle 2–3 Stunden jeweils ein Tropfen
Prednisolon	Als Augentropfen 1% oder 0,5% 4 mal täglich jeweils ein Tropfen

Glaukom

Arzneistoff	Dosierung
Pilocarpin	Als Tropfen 1% oder 2% 3–4 × täglich

10

10.2.11 Therapie von Ohrenerkrankungen bei der Katze

Alle Ohrentropfen dürfen grundsätzlich nur bei intaktem Trommelfell angewendet werden!

Entzündungen der Ohren können verschiedene Gründe haben: Befall durch Parasiten, insbesondere Milben, aber auch bakterielle und pilzliche Infektionen sind möglich. Ohrenentzündungen können aber auch auf allergischen oder autoimmunen Erkrankungen beruhen. Erschwerend kommen Läsionen hinzu, die durch ständiges Kratzen des Tieres sekundär ausgelöst werden. Häufig kommt es auch zu sekundären Verschlimmerungen durch Insektenbefall.

Die meisten Handelspräparate für Ohrenentzündungen der Katze sind auf Grund der vielfältigen Genese Kombinationspräparate. Der Zusatz von Lokalanästhetika und Glucocorticoiden in diesen Präparaten ist in vielen Fällen sinnvoll, um den Juckreiz und damit das Kratzen zu unterbinden.

Präparate: Auresan® akut N vet.

10.2.12 Nichtsteroidale Antiphlogistika und Analgetika für Katzen

Cave: Kein Paracetamol bei der Katze!

Arzneistoff	Dosierung
Acetylsalicylsäure	Bei Schmerzen und entzündlichen Erscheinungen 10 mg/kg an alternierenden Tagen
Ketoprofen	1 mg/kg 1 × täglich für bis zu 5 Tage
Phenylbutazon	25 mg 1–2 mal täglich für bis zu 7 Tage, dann Dosis auf 25 mg einmal täglich oder alle 2 Tage reduzieren

10.2.13 Ulkustherapeutika und Antazida für Katzen

Arzneistoff	Dosierung
Magnesium- und Aluminiumhydroxid	0,25–0,5 ml/kg 4–6 × täglich **NW:** Obstipation
Sucralfat	250 mg 3 × täglich, eine Stunde vor der Fütterung
Cimetidin	2,5–10 mg/kg 2 –3 × täglich

10.2.14 Herz-Kreislaufmittel für Katzen

Herzglykoside

Arzneistoff	Dosierung
Digoxin	0,004 mg/kg pro Tag **NW:** Lethargie, Anorexie, Erbrechen, Diarrhoe, Bradykardie, Arrhythmien **Cave:** Geringe therapeutische Breite!

β-Blocker

Arzneistoff	Dosierung
Atenolol	1–2 mg/kg 1–2 × täglich **KI:** Asthma, gleichzeitige Behandlung mit Chinidin, AV-Block **NW:** Bronchospasmus, Bradykardie, Hypotonie
Propranolol-HCl	2,5 mg 3 × täglich, kann bei Bedarf über 3–5 Tage auf bis zu 10 mg 3 × täglich gesteigert werden

Calciumantagonisten

Arzneistoff	Dosierung
Diltiazem-HCl	1,5–2,0 mg/kg 2 –3 × täglich **KI:** AV-Block **NW:** Bradykardie, Hypotonie
Verapamil-HCl	1,1–2,9 mg/kg 3 × täglich **KI:** AV-Block **NW:** Bradykardie, Hypotonie

10

Diuretika

Arzneistoff	Dosierung
Amilorid	1–2 mg/kg pro Tag **NW:** Hyperkaliämie **KI:** Diabetes mellitus
Furosemid	Initialdosis bis zu 5 mg/kg 1–2 × täglich Erhaltungsdosis 1–2 mg/kg 1–2 × täglich
Hydrochlorothiazid	2–4 mg/kg 2 × täglich **NW:** Hypokaliämie
Spironolacton	2–4 mg/kg pro Tag **NW:** Hyperkaliämie **KI:** Diabetes mellitus

Vasodilatatoren

Arzneistoff	Dosierung
Enalapril	0,250–0,5 mg/kg 1–2 × täglich **KI:** gleichzeitige Behandlung mit kaliumsparenden Diuretika **NW:** Lethargie, Koordinationsstörungen, Hypotension
Glyceroltrinitrat	Neos nitro OPT® 2 % Salbe (Humanpräparat); 0,5–4 cm Salbe auf die Innenseite der Ohrmuschel oder eine andere unbehaarte Stelle, die für das Tier unerreichbar ist, auftragen. Schutzhandschuhe tragen! Keine Zerbeißkapseln verwenden, da Dosissteuerung nicht möglich

Antiarrhythmika

Arzneistoff	Dosierung
Verapamil-HCl	1,1–2,9 mg/kg 3 × täglich

10.2.15 Atemwegstherapeutika für Katzen

Arzneistoff	Dosierung
Bromhexin	Als Expektorans (Mittel der ersten Wahl) 1 mg/kg 1 × täglich
Inhalation von Wasserdampf	Zur effektiven Mukolyse bei verschleimtem Auswurf
Clenbuterol-HCl	Als Expektorans und bei asthmatischen Erscheinungen 0,001 mg/kg 1–2 × täglich **KI:** Herzerkrankungen, nicht kurz vor der Geburt bei trächtigen Tieren **NW:** typisch für Katzen erhöhte Empfindlichkeit des Herzens gegenüber Sympathomimetika (Tachykardie, Tremor) Clenbuterol wirkt sowohl sympathomimetisch (→ Erweiterung der Bronchien) als auch sekretomotorisch (→ expektorierend)
Aminophyllin	Bei asthmatischen Erscheinungen 20 mg/kg 2–3 × täglich morgens **NW:** Agitiertheit, Erbrechen, Diarrhoe, Polyurie
Theophyllin	Bei asthmatischen Erscheinungen 10 mg/kg 1 × täglich morgens **NW:** Agitiertheit, Erbrechen, Diarrhoe, Polyurie
Terbutalinsulfat	Bei asthmatischen Erscheinungen 1,25 mg 2–3 × täglich **NW:** typisch für Katzen erhöhte Empfindlichkeit des Herzens gegenüber Sympathomimetika (Tachykardie, Tremor)

10.2.16 Antiepileptika für Katzen

Arzneistoff	Dosierung
Diazepam	0,55–2,2 mg/kg
Phenobarbital	1,5–5,0 mg/kg 2 × täglich **Cave:** Plötzlicher Abbruch der Medikation kann zu epileptischen Anfällen bis zum Status epilepticus führen

10

10.2.17 Psychopharmaka für Katzen

Benzodiazepine

Generelle Nebenwirkung für alle Benzodiazepine sind Gedächtnisstörungen, verminderte Lernfähigkeit und Depressionen. Es gelten prinzipiell die gleichen Therapiegrundsätze wie beim Menschen.

Anwendungsgebiete: Angst und die damit verbundenen Symptome, Gewitter- und Feuerwerksangst (besonders Diazepam), Appetitsteigerung, auch Epilepsie

Arzneistoff	Dosierung
Alprazolam	0,001 mg/kg 3 × täglich
Diazepam	Zur Beeinflussung des Verhaltens: 0,2–0,4 mg/kg 1–2 × täglich Zur Appetitsteigerung: 0,5–1,0 mg/kg

Antidepressiva

Anwendung bei Verhaltensstörungen, wie depressive Attacken, Angstzustände und zur Behandlung stereotyper Verhaltensweisen (z. B. bei unzureichender Unterbringung der Tiere)

Arzneistoff	Dosierung
Amitriptylin-HCl	0,5–1,0 mg/kg 1 × täglich; mit niedrigen Dosen beginnen und dann langsame Dosissteigerung **NW:** Erbrechen, Lethargie, antimuskarinische Effekte
Clomipramin-HCl	0,5–1,0 mg/kg 2 × täglich **NW:** Erbrechen, Lethargie, antimuskarinische Effekte
Doxepin	0,5–1,0 mg/kg 1–2 × täglich **NW:** Erbrechen, Lethargie, antimuskarinische Effekte
Fluoxetin	0,5–1,0 mg/kg 1 × täglich; bis zum Einsetzen der Wirkung können zwischen ein und vier Wochen vergehen

10.2.18 Hormone für Katzen

Schilddrüsenhormone und Thyreostatika

Arzneistoff	Dosierung
Levothyroxin-Natrium	Zur Behandlung der Schilddrüsenunterfunktion (bei Katzen selten) 0,02 mg/kg täglich, aufgeteilt in mehrere Dosen
Carbimazol	Zur Behandlung der Schilddrüsenüberfunktion (sehr häufig bei älteren Katzen) 10–15 mg Gesamtdosis pro Tag aufgeteilt auf mehrere Einzeldosen für zwei bis drei Wochen; dannach Dosis je nach klinischem Bild anpassen **NW:** Anorexie, Erbrechen, Lethargie, Pruritus, Gelbsucht

Glucocorticoide

Zur Behandlung asthmatischer Beschwerden, bei Entzündungen der Schleimhaut, Haut, Augen, Ohren und der Nüstern.

Arzneistoff	Dosierung
Betamethason	0,025 mg/kg pro Tag
Dexamethason	0,025–0,1 mg/kg pro Tag auf mehrere Einzeldosen verteilt
Prednisolon	0,1–2,0 mg/kg 1 × täglich morgens

Insuline

Therapeutische Anwendung, Problematik und Präparate wie beim Menschen (siehe 1.14).

10

10.2.19 Mittel zur Beeinflussung des Urin-pH-Wertes bei der Katze

Mittel zur Ansäuerung des Urins

Zur unterstützenden Behandlung von Cystitis und Harnwegsinfekten.

Arzneistoff	Dosierung
Ascorbinsäure	100 mg 3 × täglich
Ammoniumchlorid	1/4 Teelöffel Ammoniumchlorid unter das Futter mischen

Mittel zur Alkalisierung des Urins

Arzneistoff	Dosierung
Kaliumacetat	75 mg/kg 2 × täglich
Natriumhydrogen-carbonat	10–50 mg/kg 2–3 × täglich; Dosisanpassung bis gewünschter pH erreicht ist

10.2.20 Therapie der Harninkontinenz bei der Katze

Arzneistoff	Dosierung
Bethanechol	1,25–5,0 mg 3 × täglich KI: Harnwegsobstruktionen NW: Erbrechen, Diarrhoe, erhöhter Speichelfluss
Phenoxybenzamin	0,5 mg/kg 2 × täglich NW: Hypotonie

10.3 Arzneimittel für Hamster, Hasen, Kaninchen, Meerschweinchen, Mäuse und Ratten

10.3.1 Allgemeine Hinweise

In vielen Fällen ist bei Haustieren die Unterbringung und die tiergerechte Haltung zu hinterfragen. Viele Krankheiten von Haustieren beruhen auf Isolation oder ungenügender Unterbringung.

Vor Applikation der Arzneimittel ist es in der Regel notwendig, das genaue Gewicht der Tiere zu bestimmen, um eine ordnungsgemäße Dosisfindung zu ermöglichen. Das zu applizierende Arzneimittel ist unter Umständen entsprechend zu verdünnen; bei Lösungen ist Wasser als Verdünnungsmittel nicht geeignet, da ungenügende Löslichkeit des Wirkstoffes.

Die Arzneistoffe können auch in ein aromatisiertes Gel (z.B. Götterspeise) eingearbeitet werden. Zur Herstellung verwendet man die Hälfte der vorgeschriebenen Wassermenge plus den Wirkstoff resp. die aufgelöste Arzneiform, so dass ein fester Klumpen entsteht. Mit diesen Gelkugeln können die meisten Wirkstoffe sicher appliziert werden.

10.3.2 Diarrhoe bei Nagern

Da eine medikamentöse Therapie oft schwierig ist (Zumischung von Aktivkohle zum Futter, Loperamid), kann der Zusatz von huminsäurehaltigen Diäten zum Futter versucht werden, der in sehr vielen Fällen zum Erfolg führt. Keine Zufütterung von Grünfutter! Zumischung von Quellstoffen (z.B. Kaopromt®H) unter das Trockenfutter.

10.3.3 Antimikrobielle Therapie bei Nagern

Vorsicht bei Antibiotika-Therapie (oral), da durch die Veränderung der GI-Flora bei Einsatz einiger Wirkstoffe sehr schwere bis letale Nebenwirkungen zu befürchten sind.

Die Behandlung gastrointestinaler Infekte beim Hasen und Meerschweinchen mittels Antibiotika ist erfahrungsgemäß von geringerem therapeutischen Wert; wichtiger ist die gezielte Zufuhr von Flüssigkeiten und

Elektrolyten. Gleiches gilt auch bei Durchfall des Hamsters (hier ist auch Neomycin-Gabe effektiv).

Hautverletzungen und Abzesse, wie sie häufig beim Meerschweinchen und Hasen vorkommen, sollten im Rahmen der normalen Wundversorgung gereinigt werden; die systemische Antibiotika-Gabe ist sinnvoll.

Species	Keine orale Gabe von	Mögliche Antibiotika und Dosierung
Hase	Clindamycin, Lincomycin, Erythromycin, Penicilline	Chloramphenicol, 50 mg/kg oral, 1 × tgl. Chlortetracyclin, 1 g/l Trinkwasser Griseofulvin 25 mg/kg oral 1 × tgl. über 4 Wochen Neomycin 200–800 mg/l Trinkwasser Tetracyclin 500 mg/l Trinkwasser
Hamster	Chephalosporine, Clindamycin, Lincomycin, Erythromycin, Penicilline	Griseofulvin 25–30 mg/kg oral 1 × tgl. über 3 Wochen Neomycin 2,5 g/l Trinkwasser Oxytetracyclin 400 mg/l Trinkwasser Sulfadimidin 500 mg/l Trinkwasser Tetracyclin 10 mg/kg oral 1 × tgl.
Maus	Streptomycin	Cefalexin 60 mg/kg oral in 3 geteilten Dosen Griseofulvin 25 g/kg oral 1 × tgl. über 2 Wochen Neomycin 2,5 g/l Trinkwasser Oxytetracyclin 400 mg/l Trinkwasser Sulfadimidin und Tetracyclin je 500 mg/l Trinkwasser
Meerschweinchen	Cephalosporine, Clindamycin, Lincomycin, Erythromycin, Penicilline, Tetracycline	Chloramphenicol 50 mg/kg oral 3 × tgl. Griseofulvin 25 mg/kg oral 1 × tgl. über 2 Wochen Neomycin 5 mg/kg oral 2 × tgl. Sulfadimidin 20 g/l Trinkwasser
Ratte	Streptomycin	Benzylpenicillin 12 mg/kg oral 1 × tgl. (rekonstituiertes Injektionslyophilisat verwenden) Cephalexin 60 mg/kg oral in 3 geteilten Dosen tgl. Chloramphenicol 20–50 mg oral 2 × tgl. Griseofulvin 25 mg/kg oral 1 × tgl. über 2 Wochen Neomycin 2 g/l Trinkwasser Sulfadimidin 200 mg/l Trinkwasser Tetracyclin 15- 20 mg/kg oral 2 × tgl.

10.3.4 Antiparasitäre Mittel für Nager

Ektoparasiten: Läuse, Flöhe, Zecken und Milben
Endoparasiten: Würmer, Protozoen etc.

Species	Wirkstoff/Dosierung
Hase	Endoparasiten: Piperazin 0,5 mg/kg oral, Wiederholung nach 10 Tagen Ektoparasiten: Permetrin Pulver
Hamster	Endoparasiten: Piperazin 10 g/l Trinkwasser über 7 Tage Ektoparasiten: Permetrin Pulver
Maus	Endoparasiten: Piperazin 5 g/l Trinkwasser über 7 Tage Ektoparasiten: Permetrin Pulver
Meer-schwein	Endoparasiten: Piperazin 3 g/l Trinkwasser über 7 Tage Ektoparasiten: Permetrin Pulver
Ratte	Endoparasiten: Piperazin 2 g/l Trinkwasser über 7 Tage Ektoparasiten: Permetrin Pulver

10.4 Arzneimittel für Ziervögel

10.4.1 Allgemeine Hinweise

Die Gesundheit von Ziervögeln ist zum großen Teil abhängig von artgerechter Haltung und Fütterung. So kann es beispielsweise leicht zu einem Vitamin-A-Mangel kommen, wenn nicht entweder das Futter schon damit angereichert ist oder entsprechende Nahrungsmittel (z.B. Karotten) zugefüttert werden.

Applikationshinweise

10

Die Arzneistoffe für Vögel werden dem Trinkwasser oder dem Futter zugesetzt. Die gesamte Dosis des Arzneistoffes wird in die Hälfte der täglichen Futter- oder Wassermenge gemischt, weiteres Futter oder Wasser wird erst dann gegeben, wenn die arzneistoffhaltige Mischung konsumiert ist. Geschmacksverbesserung ist möglich durch Zusatz von Honig, Sirup oder Fruchtsaft, oder es werden Zubereitungen für Kinder eingesetzt, wie z.B. Antibiotikasäfte aus dem Humanbereich in artspezifischer Dosierung.

10.4.2 Wurmmittel für Ziervögel

Mittel gegen Endoparasiten wie Fenbendazol oder Levamisol können zur regelmäßigen Prophylaxe alle vier bis sechs Monate verwendet werden.

Arzneistoff	Indikation, Dosierung	
Fenbendazol	**Ind.:** Nematoden, Microfilarien und Trematoden	
(Panacur®)	50–100 mg/kg als Einmaldosis, nach 10 Tagen wiederholen	Gegen Nematoden
	50–100 mg/kg pro Tag für 3 Tage	Gegen Microfilarien und Trematoden
	10 mg/l Trinkwasser	Für Finken

10.4.3 Antibiotika, Antimykotika und Protozoenmittel für Ziervögel

Arzneistoff	Indikation, Dosierung
Amoxicillin	**Ind.:** Infektionen der Atemwege 150–175 mg/kg 2 × täglich oder 200–400 mg/l Trinkwasser
Doxycyclin	**Ind.:** *Chlamydia psittaci* (Psittakose oder Papageienkrankheit, Infektion der Vögel (meistens Papageien, Wellensittiche, u. a.) ist unbedingt meldepflichtig, da auch für den Menschen sehr gefährlich, siehe auch 3.1.18) 25 mg/kg 2 × täglich
Metronidazol	**Ind.:** Infektionen mit *Giardia sp.* und Trichomonaden 20–50 mg/kg pro Tag, eine Woche lang oder 100 mg/l Trinkwasser
Nystatin	**Ind.:** Infektionen mit *Candida albicans* 300 000–600 000 Einheiten/kg pro Tag für 1–2 Wochen oder 100 000 Einheiten/l Trinkwasser für 3–6 Wochen
Ketoconazol	**Ind.:** Candidosen und Dermatophyteninfektionen 25–30 mg/kg 1 × täglich für 2 Wochen oder 200 mg/l Trinkwasser

10.4.4 Weitere Arzneimittel für Ziervögel

Arzneistoff	Indikation, Dosierung
Bromhexin	**Ind.:** Atemwegserkrankungen 6,5 mg/l Trinkwasser
Clomipramin	**Ind.:** zur Verhaltensänderung bei abnormen Verhaltensstörungen 1 –2 mg/kg pro Tag
Digoxin	**Ind.:** Herzinsuffizienz 0,001–0,002 mg/kg 2 × täglich
Jod, Jodid	**Ind.:** Hypothyreose 1 Teil Lugolsche Lösung (I_2 10 g, KI 20 g, H_2O ad 200 ml) wird mit 14 Teilen Wasser verdünnt, ein Tropfen dieser Verdünnung wird 3 Wochen lang 30 ml Trinkwasser zugesetzt
Metoclopramid	**Ind.:** bei Erbrechen 0,5 mg/kg
Vitamin A	**Ind.:** bei Erkrankungen der Haut und der Atemwege 250–1000 Einheiten/kg pro Tag

10.5 Spezielle Kontraindikationen für Arzneimittel am Tier

10.5.1 Kontraindizierte Arzneimittel bei trächtigen Tieren

Barbiturate	Mebendazol, Albendazol, Tiabendazol
β-Blocker	Phenothiazine
Gentamicin	Primidon
Gerinnungshemmende Mittel	Prostaglandine
Griseofulvin	Salicylate
Heparine und Heparinanaloga	Sexualhormone
Ketoconazol	Tetracycline
Corticosteroide	Zytotoxische Mittel

10

10.5.2 Kontraindizierte Arzneimittel bei Tieren mit Nierenschäden

Allopurinol	Heparine und Heparinanaloga
Amphotericin B	NSAIDs
Aminoglykoside	Piperazin
Captopril	Procainamid
Herzglykoside	Spironolacton
Cephalosporine	Sulfonamide
Chlorpromazin	Tetracyclin (Ausnahme: Doxycyclin)
Clindamycin	Thiazide
Furosemid	Tubocurarin
Glucocorticoide	

10.5.3 Kontraindizierte Arzneimittel bei Tieren mit Leberschäden

Anabole Steroide	Kupfersalze
Antiepileptika	Lidocain
β-Blocker	Lincosamide
Chinidin	Mebendazol
Chloramphenicol	NSAIDs
Chlorpromazin	Paracetamol
Corticosteroide	Pentobarbital
Griseofulvin	Phenylbutazon
Heparin	Propofol
Heparine und Heparinanaloga	Sulfonamide
Ketoconazol	

11 Phytotherapie

11

11.1 Arzneidrogen – Anwendungsgebiete und Hinweise

Für die nachfolgend aufgeführten Arzneidrogen werden Anwendungsgebiete und besondere Hinweise gemäß den jeweiligen Aufbereitungsmonographien für Arzneimittel der phytotherapeutischen Therapierichtungen in den Bekanntmachungen des Bundesgesundheitsamtes aufgelistet. Diese Angaben entsprechen somit dem gesicherten Stand des Wissens. Aufgeführt sind die in der öffentlichen Apotheke am häufigsten vorkommenden und gefragten Arzneidrogen; nicht alle veröffentlichten Monographien wurden für die tabellarische Übersicht ausgewertet.

Für jede Droge wird die empfohlene Tagesdosis angegeben, die zur Erzielung einer optimalen Wirkung auf Grund klinischer Ergebnisse resp. belegter Literaturangaben festgelegt wurde. Für Extrakte und Fertigarzneimittel muss die Umrechnung des Droge-Extraktverhältnisses auf diese Tagesdosen erfolgen, um eine kritische Bewertung solcher Präparate durchführen zu können.

Berechnungsbeispiel:
Empfohlene Tagesdosis für Johanniskraut nach Monographie 2 bis 4 g Droge.
Präparat X enthält 300 mg Trockenextrakt (4 : 1); Dosierungshinweis: 3 mal täglich 1 Tablette.

Bei der Angabe „4 : 1" handelt es sich um das Droge – Extraktverhältnis, d. h. aus 4 Teilen Droge wird ein Teil Extrakt gewonnen. Somit entsprechen die in dem Präparat enthaltenen 300 mg Extrakt 300 mg × 4 = 1,2 g extrahierter Droge. Bei einer Dosierung von 3 Tabletten pro Tag entspricht dies einer applizierten Tagesdosis von 3 × 1,2 g = 3,6 g Droge. Somit wäre das Präparat hinsichtlich der Dosierung monographiekonform.

Arzneidrogen gemäß den Aufbereitungsmonographien der Kommission E:

KI: Gegenanzeigen
NW: Nebenwirkungen
WW: Wechselwirkungen

11

Arzneidroge	Indikationen, Bemerkungen	Wirkungen; NW, WW, KI
Alantwurzel **Helenii radix**	Die Wirksamkeit bei den Anwendungsgebieten Erkrankungen im Bereich der Atemwege, des Magen-Darm-Traktes, der Niere und der ableitenden Harnwege ist nicht ausreichend belegt. Eine therapeutische Anwendung kann nicht befürwortet werden	**NW** Größere Gaben führen zu Erbrechen, Durchfall, Krämpfen, Lähmungserscheinungen. Sesquiterpenlactone aus Alantwurzel reizen die Schleimhäute und bewirken allergische Kontaktdermatiden
Aloe Kräuterlax® A **Aloe barbadensis, Aloe capensis**	Obstipation **Hinweis** Längere Anwendung kann Darmträgheit verstärken; harmlose Rotfärbung des Harns möglich **Dosis** 20–30 mg Hydroxyanthrachinonderivate. Die individuell richtige Dosierung ist die geringste Menge, die notwendig ist, um einen weichgeformten Stuhl zu erhalten	Laxierend **KI** Schwangerschaft, Darmverschluss, akut-entzündliche Darmerkrankungen, Blinddarmentzündung, Kinder < 12 Jahre **NW** Krampfartige GI-Beschwerden ($\rightarrow$ Dosisreduktion); chronischer Gebrauch: Elektrolytverluste (bes. Kalium); gutartige Pigmenteinlagerung in die Darmschleimhaut (reversibel) **WW** Bei chronischem Gebrauch: Herzglykosidwirkung ⇑, Antiarrhythmika
Ammi-visnaga-Früchte **Ammeos visnagae fructus**	Die Wirksamkeit bei den beanspruchten Anwendungsgebieten Angina pectoris, Koronarinsuffizienz, Tachykardie, Extrasystolen, Altersherz mit Hypertonie, Asthma, Keuchhusten etc. ist nicht ausreichend belegt. Eine therapeutische Anwendung kann angesichts der Risiken nicht vertreten werden	**NW** Pseudoallergische Reaktionen, reversibler cholestatischer Ikterus. Das in der Droge enthaltene Khellin macht die Haut lichtempfindlicher; somit sollte bei eventueller Anwendung auf intensive UV-Bestrahlung und Sonnenbäder verzichtet werden

Arzneidroge	Indikationen, Bemerkungen	Wirkungen; NW, WW, KI
Andornkraut Angocin® **Marrubii herba**	Appetitlosigkeit, dyspeptische Beschwerden, Katarrhe der Luftwege **Tagesdosis** 4,5 g Droge	
Anis **Anisi fructus**	Innerlich: dyspeptische Beschwerden Innerlich und äußerlich: Katarrhe der Luftwege **Tagesdosis** 3 g Droge, 0,3 g ätherisches Öl	Expektorierend, schwach spasmolytisch, antibakteriell **NW** Gelegentlich allergische Reaktionen der Haut, der Atemwege und des GI-Traktes
Angelikawurzel **Angelicae radix**	Appetitlosigkeit, dyspeptische Beschwerden **Tagesdosis** 4,5 g Droge, 1,5–3 g Fluidextrakt, 1,5 g Tinktur, 10–20 Tr. ätherisches Öl	Spasmolytisch, cholagog, Magensaftsekretion ⇑ **NW** Furocumarine in der Droge machen die Haut lichtempfindlicher: Verzicht auf intensive UV-Bestrahlung
Arnikablüten Arthrosenex® AR, Eutramal® **Arnicae flos**	Äußerliche Anwendung bei Verletzungs- und Unfallfolgen (z. B. Hämatome, Distorsionen, Prellungen, Quetschungen, Fraktur-ödeme), bei rheumatischen Muskel- und Gelenkbeschwerden, Entzündungen der Mund- und Rachenschleimhäute, Furunkulose und Entzündungen als Folge von Insektenstichen, Oberflächenphlebitis **Tagesdosis** 2 g auf 100 ml Wasser; Mundspülung: Tinktur 10-fach verdünnt; Salben maximal 20–25% Tinktur. „Arnika-Öl" Extrakt 1 Teil Droge + 5 Teile fettes Öl; Salben maximal 15% „Arnika-Öl"	Antiphlogistisch, konsekutiv analgetisch, bei Entzündungen, antiseptisch **KI** Arnikaallergie. **NW** Längere Anwendung an geschädigter Haut ruft relativ häufig ödematöse Dermatitis mit Bläschenbildung hervor. Bei hohen Konzentrationen auch primär toxisch bedingte Hautreaktionen mit Bläschenbildung bis zur Nekrotisierung möglich. Bei längerer Anwendung können Ekzeme auftreten

11

Arzneidroge	Indikationen, Bemerkungen	Wirkungen; NW, WW, KI
Artischocken-blätter Hepar SL® forte **Cynarae folium**	Dyspeptische Beschwerden **Mittlere Tagesdosis** 6 g Droge	Choleretisch **KI** Allergien gegen Artischocken und andere Asteraceae; Verschluss der Gallenwege
Augentrostkraut **Euphrasiae herba**	Die Wirksamkeit bei verschiedensten Augenkrankheiten, bei Husten, Schnupfen, Hauterkrankungen und bei der Anwendung als Magenmittel ist nicht belegt. Eine therapeutische Anwendung kann nicht befürwortet werden	
Baldrianwurzel Baldrisedon® mono **Valerianae radix**	Unruhezustände, nervös bedingte Einschlafstörungen **Dosis** 2–3 g Droge/Tasse, 1 bis mehrmals täglich; äußerlich: 100 g Droge für ein Vollbad	Beruhigend, die Schlafbereitschaft fördernd
Bärentrauben-blätter Arctuvan®, Cystinol® akut **Uvae ursi folium**	Entzündliche Erkrankungen der ableitenden Harnwege Ohne Rücksprache mit dem Arzt nicht zum längerfristigen Gebrauch geeignet (Einnahme nicht länger als 1 Woche bzw. höchstens fünfmal jährlich) **Dosis** Einzeldosis: 3 g Droge auf 150 ml Wasser; Tagesdosis: bis zu 4 mal täglich 3 g Droge	Bakteriostatisch in alkalischen Harnproben **KI** Schwangerschaft, Stillzeit; Kinder < 12 Jahren **NW** Bei magenempfindlichen Personen können Übelkeit und Erbrechen auftreten **WW** Nicht zusammen mit Mitteln, die die Bildung eines sauren Harns bewirken

Arzneidroge	Indikationen, Bemerkungen	Wirkungen; NW, WW, KI
Beifußkraut, Beifußwurzel Artemisiae vulgaris herba, Artemisiae vulgaris radix	**Beifußkraut** Die Wirksamkeit bei den beanspruchten Anwendungsgebieten Erkrankungen und Beschwerden im Bereich des Magen-Darm-Traktes, bei Wurmbefall, Hysterie, Epilepsie, dauerndem Erbrechen, Krämpfen bei Kindern, Menstruationsstörungen und zur Durchblutungsförderung sowie als beruhigendes Mittel ist nicht belegt. Eine therapeutische Anwendung kann nicht befürwortet werden **Beifußwurzel** Die Wirksamkeit bei dem beanspruchten Anwendungsgebiet Schwächezustände, sowie als Tonikum bei Psychoneurosen, Neurasthenie, Hypochondrie, vegetativen Neurosen, Reizbarkeit, Unruhe, Depressionen, Schlaflosigkeit, Angstzuständen ist nicht belegt. Eine therapeutische Anwendung kann nicht befürwortet werden	**Risiken:** Abortive Wirkungen sind beschrieben. Allergische Reaktionen können nach Sensibilisierung auftreten
Beinwellblätter, Beinwellkraut, Beinwellwurzel Kytta-Salbe® f Kytta-Plasma® f Symphyti flos, Symphyti herba, Symphyti radix	Äußerlich: Prellungen, Zerrungen, Verstauchungen **Hinweis** Nicht länger als 4–6 Wochen im Jahr anwenden	Entzündungshemmend Anwendung nur auf intakter Haut; bei Anwendung in der Schwangerschaft Rücksprache mit dem Arzt
Benediktenkraut Cnici benedicti herba	Appetitlosigkeit, dyspeptische Beschwerden **Mittlere Tagesdosis** 4–6 g Droge	Steigerung der Speichel- und Magensaftsekretion **KI** Allergie gegen Benediktenkraut und andere Asteraceae **NW** Allergische Reaktionen sind möglich

11

Arzneidroge	Indikationen, Bemerkungen	Wirkungen; NW, WW, KI
Bibernellkraut **Pimpinellae herba**	Die Wirksamkeit bei dem Anwendungsgebiet Lungenleiden, zur Förderung der Magen-Darm-Tätigkeit sowie äußerlich bei Krampfadern ist nicht belegt. Eine therapeutische Anwendung kann nicht befürwortet werden	
Bibernellwurzel **Pimpinellae radix**	Katarrhe der oberen Luftwege **Tagesdosis** 6–12 g Droge	
Birkenblätter **Birkendragees** Alsitan® Urorenal® **Betulae folium**	Zur Durchspülung bei bakteriellen und entzündlichen Erkrankungen der ableitenden Harnwege und bei Nierengrieß; unterstützende Behandlung rheumatischer Beschwerden **Tagesdosis** 2–3 g Droge mehrmals täglich	Diuretisch Keine Durchspülungstherapie bei Ödemen infolge eingeschränkter Herz- und Nierentätigkeit Bei Durchspülungstherapie: auf reichliche Flüssigkeitszufuhr achten
Bitterkleeblätter **Menyanthis folium**	Appetitlosigkeit, dyspeptische Beschwerden **Tagesdosis** 1,5–3 g Droge	Förderung der Magensaft- und Speichelsekretion
Bittersüßstengel Cefabene® **Dulcamarae stipites**	Unterstützende Therapie bei chronischem Ekzem	Adstringierend, antimikrobiell, schleimhautreizend
Bockshornsamen **Foenugraeci semen**	Innerlich bei Appetitlosigkeit; äußerlich als Breiumschlag bei lokalen Entzündungen **Tagesdosis** 6 g Droge bei Einnahme Äußere Anwendung: 50 g gepulverte Droge/250 ml Wasser, 5 min kochen und als Breiumschlag verwenden	**NW** Bei wiederholter äußerer Anwendung können unerwünschte Hautreaktionen auftreten
Bohnenschalen	siehe: Gartenbohnenhülsen, samenfrei	

Arzneidroge	Indikationen, Bemerkungen	Wirkungen; NW, WW, KI
Boldoblätter Boldo folium	Leichte krampfartige Magen-Darm-Störungen; dyspeptische Beschwerden **Tagesdosis** 3 g Droge	Spasmolytisch, choleretisch, Steigerung der Magensaftsekretion **KI** Verschluss der Gallenwege; schwere Lebererkrankungen
Brennesselblätter, Brennesselkraut Urticae folium, Urticae herba	Bei Einnahme und äußerer Anwendung: unterstützende Behandlung rheumatischer Erkrankungen Bei Einnahme: Durchspülung bei entzündlichen Erkrankungen der ableitenden Harnwege; vorbeugende Behandlung von Nierengrieß **Tagesdosis** 8–12 g Droge	**KI** Keine Durchspülungstherapie bei Ödemen infolge eingeschränkter Herz- und Nierentätigkeit. Bei Durchspülungstherapie: auf reichliche Flüssigkeitszufuhr achten
Brennesselwurzel Bazoton® N Urticae radix	Miktionsbeschwerden bei Prostataadenom Stadium I bis II **Mittlere Tagesdosis** 4–6 g Droge	Erhöhung des Miktionsvolumens und des maximalen Harnflusses, Erniedrigung der Restharnmenge **Hinweis** Nur Besserung der Symptome einer vergrößerten Prostata, die Vergrößerung an sich wird nicht behoben
Brombeerblätter Rubi fruticosi folium	Unspezifische, akute Darmerkrankungen; leichte Entzündungen im Bereich der Mund- und Rachenschleimhaut **Tagesdosis** 4,5 g Droge	Adstringierend Bei Durchfällen, die länger als 3–4 Tage anhalten, ist ein Arzt aufzusuchen
Brombeerwurzel Rubi fruticosi radix	Die Wirksamkeit bei der Anwendung als Vorbeugungsmittel gegen Wassersucht ist nicht belegt. Eine therapeutische Anwendung kann nicht befürwortet werden	

11

Arzneidroge	Indikationen, Bemerkungen	Wirkungen; NW, WW, KI
Bruchkraut Presselin® VE **Herniariae herba**	Die Wirksamkeit bei der Behandlung und Vorbeugung von Erkrankungen im Bereich der Nieren und ableitenden Harnwege, der Atemwege, bei Nervenentzündungen und Nervenkatarrh, bei Gicht und Rheuma, sowie zur Blutreinigung ist nicht ausreichend belegt. Eine therapeutische Anwendung kann nicht befürwortet werden	Schwach spasmolytisch
Brunnenkressekraut **Nasturtii herba**	Katarrhe der Luftwege **Tagesdosis** 4–6 g Droge, 20–30 g Frischkraut, 60–150 g Frischpflanzenpresssaft	**KI** Magen- und Darmulcera, entzündliche Nierenerkrankungen, Kinder < 4 Jahren **NW** Selten Magen-Darm-Beschwerden
Chinarinde **Cinchonae cortex**	Appetitlosigkeit, dyspeptische Beschwerden wie Blähungen und Völlegefühl **Tagesdosis** 2–3 g Droge	Steigerung der Magensaft- und Speichelsekretion **KI** Schwangerschaft, Überempfindlichkeit gegen Cinchonaalkaloide **NW** Überempfindlichkeitsreaktionen, erhöhte Blutungsneigung **WW** Bei gleichzeitiger Gabe Wirkungsverstärkung von Antikoagulantien
Cimicifugawurzelstock Remifemin® **Cimicifugae racemosae rhizoma**	Prämenstruelle und dysmenorrhoische Beschwerden, sowie klimakterisch bedingte neurovegetative Beschwerden **Hinweis** Nicht länger als 6 Monate anwenden	Östrogenartige Wirkung, LH-Suppression, Bindung an Östrogenrezeptoren **NW** Gelegentlich Magenbeschwerden
Condurangorinde **Condurango cortex**	Appetitlosigkeit **Mittlere Tagesdosis** 2–4 g Droge; 0,2–0,5 g Extrakt, 2–5 g Tinktur, 2–4 g Fluidextrakt	Steigerung der Speichel- und Magensaftsekretion

Arzneidroge	Indikationen, Bemerkungen	Wirkungen; NW, WW, KI
Curcumawurzelstock Curcumen® **Curcumae longae rhizoma**	Dyspeptische Beschwerden **Mittlere Tagesdosis** 1,5–3 g Droge	Choleretisch. Es liegen Hinweise auf cholecystokinetische und antiphlogistische Effekte vor KI Verschluss der Gallenwege
Dillfrüchte **Anethi fructus**	Dyspeptische Beschwerden **Mittlere Tagesdosis** 3 g Droge	Spasmolytisch, bakteriostatisch
Dillkraut **Anethi herba**	Die Wirksamkeit bei den Anwendungsgebieten Erkrankungen im Bereich des Magen-Darm-Traktes, der Niere und ableitenden Harnwege, bei Schlafstörungen und bei Krämpfen ist nicht belegt. Eine therapeutische Anwendung kann nicht empfohlen werden	
Dostenkraut **Origani vulgaris herba**	Die Wirksamkeit bei Erkrankungen im Bereich der Atemwege, Husten, Bronchialkatarrh, als Expektorans, bei Erkrankungen des Magen-Darm-Traktes, bei Blähungen, zur Förderung der Gallenproduktion und der Verdauung, als appetitanregendes und krampflösendes Mittel, bei Erkrankungen im Bereich der Harnwege, Unterleibserkrankungen, schmerzhafter Menstruation, als harntreibendes Mittel, bei Rheuma, Skrofulose und als beruhigendes, schweißtreibendes Mittel ist nicht belegt. Eine therapeutische Anwendung kann nicht empfohlen werden	

11

Arzneidroge	Indikationen, Bemerkungen	Wirkungen; NW, WW, KI
Efeublätter Prospan® **Hederae helicis folium**	Katarrhe der Luftwege; sympto-matische Behandlung chro-nisch-entzündlicher Bronchial-erkrankungen **Mittlere Tagesdosis** 0,3 g Droge	Expektorierend, spasmoly-tisch **NW** Haut- und schleim-hautreizend
Ehrenpreiskraut **Veronicae herba**	Die Wirksamkeit bei Erkrankun-gen im Bereich der Harnwege, des Magen-Darm-Traktes, der Leber, der Niere und ableiten-den Harnwege, bei Gicht, Rheuma, rheumatischen Be-schwerden, Milzerkrankungen, Skrofulose, nervöser Überreizt-heit, zur Blutreinigung, Stoff-wechselförderung, als appetit-anregendes und Stärkungsmit-tel, als schweißtreibendes Mit-tel, bei Fußschweiß, Wunden, zur Förderung der Wundhei-lung, bei chronischen Hautlei-den und Hautjucken ist nicht belegt. Eine therapeutische An-wendung kann nicht befürwor-tet werden	
Eibischblätter, Eibischwurzel Eibisch Sirup Steigerwald **Althaeae folium Althaeae radix**	Schleimhautreizungen in Mund- und Rachenraum und damit verbundener trockener Reizhusten; zusätzlich Eibischwurzel: leichte Entzündungen der Ma-genschleimhaut **Tagesdosis** 5 g Blätter, 6 g Wurzel/Tag	Reizlindernd Zusätzlich Eibischwurzel: Hemmung der mukoziliären Aktivität; Steigerung der Phagozytose **WW** Die Resorption gleich-zeitig eingenommener Arz-neimittel kann verzögert werden

Arzneidroge	Indikationen, Bemerkungen	Wirkungen; NW, WW, KI
Eichenrinde **Quercus cortex**	Äußerlich: entzündliche Hauterkrankungen Innerlich: unspezifische, akute Durchfallerkrankungen; lokale Behandlung leichter Entzündungen im Mund- und Rachenraum sowie im Genital- und Analbereich **Tagesdosis** 3 g Droge; Spülungen, Umschläge, Gurgellösungen: 20 g Droge auf 1 l Wasser; Bäder: 5 g Droge auf 1 l Wasser **Hinweis** Dauer der Anwendung nicht länger als 2–3 Wochen; sollten Durchfälle länger als 3–4 Tage anhalten, Arzt konsultieren!	Adstringierend, virustatisch **KI** Bei äußerlicher Anwendung: großflächige Hautschäden **WW** Bei Einnahme kann die Resorption von Alkaloiden oder basischen Arzneimitteln verringert/verhindert werden
Eisenkraut **Verbenae herba**	Anwendung bei einer Vielzahl von Erkrankungen; die Wirksamkeit bei allen Anwendungsgebieten ist nicht belegt Aufgrund der sekretolytischen Wirkung der Droge ist ein positiver Beitrag zur Wirksamkeit von fixen Kombinationen bei Katarrhen der oberen Luftwege denkbar	Sekretolytisch **Risiken** Keine bekannt
Enzianwurzel Digestivum- Hetterich® S **Gentianae radix**	Verdauungsbeschwerden, wie Appetitlosigkeit, Völlegefühl, Blähungen **Mittlere Tagesdosis** 2–4 g Droge, 1–3 g Tinktur, 2–4 g Fluidextrakt	Die Droge gilt als Amarum purum, Roborans und Tonikum durch Anregung der Speichel- und Magensaftsekretion **KI** Magen- und Zwölffingerdarmgeschwüre **NW** Gelegentliches Auftreten von Kopfschmerzen bei besonders disponierten Personen ist möglich

11

Arzneidroge	Indikationen, Bemerkungen	Wirkungen; NW, WW, KI
Ephedrakraut **Ephedra herba**	Atemwegserkrankungen mit leichtem Bronchospasmus bei Erwachsenen und Schulkindern **Hinweis** Nur kurzfristige Anwendung (Gewöhnung)	**KI** Angst- und Unruhe, Hypertonie, Prostataadenom, etc. **NW** Schlaflosigkeit, Unruhe, Blutdruckanstieg etc.
Erdbeerblätter **Fragariae folium**	Die Wirksamkeit bei Ausschlägen, zur Behandlung von Magen-Darm-Katarrhen, Durchfall, Darmträgheit, Lebererkrankungen, Gelbsucht, Katarrhen der Luftwege, Gicht, Rheuma, Nervosität, Nierenleiden, Erkrankungen der Harnwege, Grieß- und Steinleiden, als harntreibendes Mittel, zur Unterstützung von Herz und Kreislauf, bei Fieber, gegen Nachtschweiß, zur Blutreinigung, Förderung des Stoffwechsels, bei Blutarmut, als Stärkungsmittel, als menstruationshemmendes Mittel, zur Unterstützung der Gewichtsabnahme ist nicht belegt. Eine therapeutische Anwendung kann nicht empfohlen werden	**Risiken** Die Droge kann bei Personen mit Allergie gegen Erdbeerfrüchte Überempfindlichkeitsreaktionen auslösen Gegen die Anwendung als Fülldroge in Teemischungen bestehen keine Einwände
Erdrauchkraut **Fumariae herba**	Krampfartige Beschwerden im Bereich der Gallenblase und der Gallenwege sowie des Magen-Darm-Traktes **Mittlere Tagesdosis** 6 g Droge	Leichte spasmolytische Wirkung am oberen Verdauungstrakt

Arzneidroge	Indikationen, Bemerkungen	Wirkungen; NW, WW, KI
Eschenrinde, Eschenblätter **Fraxini cortex, Fraxini folium**	Die Wirksamkeit der Rindendroge bei dem Anwendungsgebiet Fieber und bei der Verwendung als Tonikum ist nicht belegt. Die Wirksamkeit der Blattdroge bei den Anwendungsgebieten Rheuma, Gicht, Blasenleiden und die Verwendung als Abführmittel und harntreibendes Mittel ist nicht belegt. Eine therapeutische Anwendung beider Drogen kann nicht befürwortet werden	Zubereitungen aus frischer Eschenrinde wirken im Tierversuch analgetisch und antiexsudativ-antiphlogistisch
Eukalyptus-blätter Exeu® Gelomyrtol® **Eucalypti folium**	Erkältungskrankheiten der Luftwege **Mittlere Tagesdosis** 3–9 g Droge; ätherisches Öl: einige Tropfen zum Einreiben; äußerlich 5–20 % in öligen und halbfesten Zubereitungen, 5–10 % in wässrig-ethanolischen Zubereitungen	Sekretomotorisch, expektorierend, schwach spasmolytisch **KI** Entzündliche Erkrankungen im Magen-Darm-Bereich und der Gallenwege; schwere Lebererkrankungen. Bei Säuglingen und Kleinkindern: Zubereitungen nicht im Gesicht, speziell nicht an der Nase auftragen **NW** Selten Übelkeit und Erbrechen, Durchfall
Faulbaumrinde in: Hevertolax® duo **Frangulae cortex**	Obstipation Nicht über längere Zeiträume (mehr als 1–2 Wochen) einnehmen Die individuell richtige Dosierung ist die geringste, die erforderlich ist, um einen weich geformten Stuhl zu erhalten	Laxierend **KI** Darmverschluss, akutentzündliche Darmerkrankungen, Blinddarmentzündung, Kinder < 12 Jahre, Schwangerschaft, Stillzeit **NW** Krampfartige GI-Beschwerden; bei chronischem Gebrauch: Elektrolytverluste (Kalium); Pigmenteinlagerung in die Darmmucosa (reversibel) **WW** Bei chronischem Gebrauch Herzglykosidwirkung ⇑, Antiarrhythmika

11

Arzneidroge	Indikationen, Bemerkungen	Wirkungen; NW, WW, KI
Faulbaumrinde, amerikanische, Cascararinde Legapas® mono **Rhamni purshianae cortex**	Obstipation Längere Anwendung kann zu einer Verstärkung von Darmträgheit führen Nicht länger als 1–2 Wochen anwenden! Die individuell richtige Dosierung ist die geringste, die erforderlich ist, um einen weich geformten Stuhl zu erhalten	Laxierend **KI** Darmverschluss, akutentzündliche Darmerkrankungen, Blinddarmentzündung, Kinder < 12 Jahre, Schwangerschaft, Stillzeit **NW** Krampfartige GI-Beschwerden; bei chronischem Gebrauch: Elektrolytverluste (Kalium); Pigmenteinlagerung in die Darmmucosa (reversibel) **WW** Bei chronischem Gebrauch Herzglykosidwirkung ⇑, Antiarrhythmika
Feigen in: florabio® Manna-Feigen-Sirup **Caricae fructus**	Die Wirksamkeit als Abführmittel ist nicht ausreichend belegt. Eine therapeutische Anwendung kann nicht befürwortet werden	Gegen die Verwendung als Korrigens und Konstituens bestehen keine Bedenken
Fenchel **Foeniculi fructus**	Dyspeptische Beschwerden und Katarrhe der oberen Luftwege **Mittlere Tagesdosis** 5–7 g Droge, 10–20 g Fenchelsirup oder Fenchelhonig, 0,1–0,6 g ätherisches Öl	Sekretolytisch, Steigerung der GI-Motilität
Fichtenspitzen, frische **Piceae turiones recentes**	Innerlich: Katarrhe der Luftwege Äußerlich: leichte Muskel- und Nervenschmerzen **Dosis** 200–300 g Droge für 1 Vollbad. Innere Anwendung: mittlere Tagesdosis: 5–6 g Droge	Sekretolytisch, schwach antiseptisch, durchblutungsfördernd

Arzneidroge	Indikationen, Bemerkungen	Wirkungen; NW, WW, KI
Flohsamen **Psyllii semen**	Habituelle Obstipation, Colon irritabile **Tagesdosis** 10–30 g Droge. Auf ausreichende Flüssigkeitszufuhr achten (z. B. 5 g Droge/150 ml Wasser)	Regulation der Darmperistaltik **KI** Stenosen der Speiseröhre und des Magen-Darm-Traktes **NW** Selten allergische Reaktionen, speziell bei pulverisierter Droge und flüssigen Zubereitungen
Flohsamen, indische **Flohsamenschalen, indische** Kneipp Herbagran®, Laxiplant® soft **Plantaginis ovatae semen** **Plantaginis ovatae testa**	Habituelle Obstipation; Erkrankungen, bei denen eine erleichterte Darmentleerung mit weichem Stuhl erwünscht ist; unterstützende Therapie bei Durchfällen unterschiedlicher Genese sowie bei Reizdarm Diskutiert wird auch der Einsatz zur Behandlung von Hypercholesterinämie (nicht durch die Monographie abgedeckt, aber marktüblich; entsprechende klinische Belegstudien liegen vor) Bei der Einnahme auf reichliche Flüssigkeitszufuhr achten!	**KI** Krankhafte Verengungen im Magen-Darm-Trakt, drohender oder bestehender Darmverschluss (Ileus), schwer einstellbarer Diabetes mellitus **NW** In Einzelfällen Überempfindlichkeitsreaktionen **WW** Resorption gleichzeitig eingenommener Medikamente kann verzögert werden. Deswegen mindestens 30-minütiger Abstand zur Medikamenteneinnahme. Insulinpflichtige Diabetiker: eine Reduzierung der Insulindosis kann erforderlich sein
Frauenmantelkraut **Alchemillae herba**	Leichte, unspezifische Durchfallerkrankungen **Mittlere Tagesdosis** 5–10 g Droge	Adstringierend
Fucus (Tang) **Fucus**	Die Wirksamkeit bei den Anwendungsgebieten Schilddrüsenerkrankungen, Fettsucht, Übergewicht, Arterienverkalkung, Verdauungsstörungen, Blutreinigung ist nicht belegt. Eine therapeutische Anwendung kann – auch aufgrund der Risiken – nicht befürwortet werden	**Risiken** Oberhalb einer Dosierung von 150 µg Iod/Tag besteht die Gefahr einer Induktion oder Verschlimmerung einer Hyperthyreose. In seltenen Fällen Überempfindlichkeitsreaktionen unter dem Bild einer schweren Allgemeinreaktion

11

Arzneidroge	Indikationen, Bemerkungen	Wirkungen; NW, WW, KI
Galgantwurzel-stock Galangae rhizoma	Appetitlosigkeit, dyspeptische Beschwerden **Mittlere Tagesdosis** 2–4 g Droge, Tinktur	Spasmolytisch, antiphlogistisch, antibakteriell
Gänsefingerkraut Potentillae anserinae herba	Leichte dysmenorrhoische Beschwerden; zur Unterstützung der Therapie leichter, unspezifischer, akuter Durchfallerkrankungen; leichte Entzündungen im Bereich der Mund- und Rachenschleimhaut **Mittlere Tagesdosis** 4–6 g Droge	Adstringierend **NW** Beschwerden bei Reizmagen können verstärkt werden
Gartenbohnen-hülsen, samen-frei Phaseoli fructus sine semine	Zur unterstützenden Behandlung dysurischer Beschwerden **Tagesdosis** 5–15g Droge	Schwach diuretisch
Gelbwurz, javanische Curcumen® Curcumae xanthorrhizae rhizoma	Dyspeptische Beschwerden	Choleretisch **KI** Verschluss der Gallenwege, Gallensteine **NW** Bei längerem Gebrauch Magenbeschwerden
Gewürznelken Caryophylli flos	Entzündliche Veränderungen der Mund- und Rachenschleimhaut. In der Zahnheilkunde zur lokalen Schmerzstillung **Dosis** In Mundwässern 1–5% ätherisches Öl; Zahnheilkunde: unverdünntes ätherisches Öl	Antiseptisch, antibakteriell, antimykotisch, antiviral, lokalanästhetisch, spasmolytisch
Ginsengwurzel Kumsan® Ginseng radix	Zur Stärkung und Kräftigung bei Müdigkeits- und Schwächegefühl, nachlassender Leistungs- und Konzetrationsfähigkeit sowie Rekonvaleszenz **Tagesdosis** 1–2 g Droge	

Arzneidroge	Indikationen, Bemerkungen	Wirkungen; NW, WW, KI
Goldrutenkraut, echtes Cystinol® long **Solidaginis herba (Solidaginis virgaureae herba)**	Durchspülung bei entzündlichen Erkrankungen der ableitenden Harnwege, Harnsteinen, Nierengrieß; vorbeugende Behandlung bei Harnsteinen und Nierengrieß **Tagesdosis** 6–12 g Droge	Diuretisch, schwach spasmolytisch **KI** Keine Durchspülungstherapie bei Ödemen infolge eingeschränkter Herz- und Nierentätigkeit. Auf reichliche Flüssigkeitszufuhr achten
Guajakholz **Guajaci lignum**	Unterstützende Behandlung rheumatischer Beschwerden **Mittlere Tagesdosis** 4,5 g Droge	
Hagebutten-schalen **Rosae pseudo-fructus**	Die Wirksamkeit bei einer Vielzahl von Anwendungsgebieten ist nicht belegt. Die Wirksamkeit zur Therapie oder Vorbeugung eventueller Vitamin-C-Mangelzustände ist angesichts des geringen und rasch abnehmenden Ascorbinsäuregehaltes der Droge unsicher	**Risiken** Keine bekannt Verwendung als Geschmackskorrigens möglich
Hamamelis-blätter, Hamamelisrinde Hametum® **Hamamelidis folium, Hamamelidis cortex**	Leichte Hautverletzungen, lokale Entzündungen der Haut- und Schleimhäute, Hämorrhoiden, Krampfaderbeschwerden	Adstringierend, entzündungshemmend, lokal hämostyptisch
Hauhechelwurzel **Ononidis radix**	Zur Durchspülung bei entzündlichen Erkrankungen der ableitenden Harnwege; als Durchspülung zur Vorbeugung und Behandlung von Nierengrieß **Tagesdosis** 6–12 g Droge	Diuretisch **KI** Keine Durchspülungstherapie bei Ödemen infolge eingeschränkter Herz- und Nierentätigkeit

11

Arzneidroge	Indikationen, Bemerkungen	Wirkungen; NW, WW, KI
Heidelbeerblätter Myrtilli folium	Die Wirksamkeit bei Diabetes mellitus, zur Vorbeugung und Behandlung von Erkrankungen im Bereich des Magen-Darm-Traktes, der Niere, der ableitenden Harnwege, der Atemwege, bei Rheuma, Gicht, Hauterkrankungen, Hämorrhoidalerkrankungen, Durchblutungsstörungen, funktionellen Herzbeschwerden, zur Anregung des Stoffwechsels und zur Blutreinigung ist nicht belegt. Eine therapeutische Anwendung kann – auch aufgrund der Risiken – nicht empfohlen werden	**Risiken** Bei längerem Gebrauch und höherer Dosierung können chronische Vergiftungen auftreten
Heidelbeeren Myrtilli fructus	Unspezifische, akute Durchfallerkrankungen. Lokale Therapie leichter Entzündungen der Mund- und Rachenschleimhaut **Tagesdosis** 20–60 g Droge; zur lokalen Anwendung als 10% Decoct	Adstringierend Sollten die Durchfälle länger als 3–4 Tage anhalten ist ein Arzt aufzusuchen
Heidekraut Heidekrautblüten Callunae vulgaris herba Callunae vulgaris flos	Die Wirksamkeit bei einer Vielzahl traditionell beschriebener Anwendungsgebiete ist in keinem Fall belegt. Die therapeutische Anwendung kann nicht befürwortet werden Die Verwendung als Schmuckdroge ist möglich	**Risiken** Keine bekannt
Herzgespannkraut Leonuri cardiacae herba	Nervöse Herzbeschwerden, auch im Rahmen einer Schilddrüsenüberfunktion (als Adjuvans) **Mittlere Tagesdosis** 4,5 g Droge	

Arzneidroge	Indikationen, Bemerkungen	Wirkungen; NW, WW, KI
Heublumen Heublumen-Sack Kneipp® **Graminis flos**	Lokale Wärmetherapie bei degenerativen Erkrankungen des rheumatischen Formenkreises **Dosis:** 1–2 ×/Tag als feuchtheiße Kompresse äußerlich anwenden. Der etwa 42 ºC warme Heublumensack wird auf die zu behandelnde Stelle aufgelegt, abgedeckt und 40–50 Minuten liegenlassen. Den Inhalt nur einmal verwenden	Lokal hyperämisierend, Beeinflussung innerer Organe über cuti-viscerale Reflexe **KI** Offene Verletzungen, akute rheumatische Schübe, akute Entzündungen **NW** Selten allergische Hautreaktionen
Hibiscusblüten **Hibisci flos**	Die Wirksamkeit bei der Anwendung zur Appetitanregung, bei Erkältungen, Katarrhen der oberen Luftwege und des Magens, zur Schleimlösung, als mildes Laxans, Diuretikum und bei Kreislaufbeschwerden ist nicht belegt. Eine therapeutische Anwendung kann nicht befürwortet werden	Gegen die Anwendung als Schönungsdroge und Geschmackskorrigens bestehen keine Einwände
Himbeerblätter **Rubi idaei folium**	Die Wirksamkeit der Anwendung bei Erkrankungen des Magen-Darm-Traktes, der Atemwege, des Herz-Kreislaufsystems, im Mund- und Rachenbereich, bei Hautausschlägen und -entzündungen, Grippe, Fieber, Menstruationsstörungen, Zuckerkrankheit, Vitaminmangel, zur Blut- und Hautreinigung, als schweiß-, harn- und gallentreibendes Mittel ist nicht belegt. Eine therapeutische Anwendung kann nicht befürwortet werden	

11

Arzneidroge	Indikationen, Bemerkungen	Wirkungen; NW, WW, KI
Hirtentäschel-kraut Styptysat® **Bursae pastoris herba**	Innerlich: symptomatische Behandlung leichterer Menorrhagien und Metrorrhagien; zur lokalen Anwendung bei Nasenbluten Äußerlich bei oberflächlichen, blutenden Hautverletzungen **Dosis** 10–15 g Droge/Tag; lokale Anwendung 3–5 g Droge auf 150 ml Aufguss	
Hohlzahnkraut **Galeopsidis herba**	Leichte Katarrhe der Luftwege **Mittlere Tagesdosis** 6 g Droge	
Holunderblüten **Sambuci flos**	Erkältungskrankheiten **Mittlere Tagesdosis** 10–15 g Droge	Schweißtreibend, vermehrt die Bronchialsekretion
Hopfenzapfen **Lupuli strobulus**	Befindlichkeitsstörungen wie Unruhe, Angstzustände, Schlafstörungen **Dosis** Einzelgabe 0,5 g Droge	Beruhigend, schlaffördernd
Huflattichblätter florabio® naturreiner Heilpflanzensaft Huflattich **Farfarae folium**	Akute Katarrhe der Luftwege mit Husten, Heiserkeit; akute, leichte Entzündungen der Mund- und Rachenschleimhaut **Tagesdosis** 4,5–6 g Droge (maximal 10 mg/Tag Pyrrolizidinalkaloide mit 1,2-ungesättigtem Necingerüst einschließlich der N-Oxide) **Hinweis** Dauer der Anwendung nicht länger als 4–6 Wochen im Jahr	**KI** Schwangerschaft, Stillzeit Hinweis: mittlerweile existieren auch Pyrrolizidinfreie Huflatticharten

Arzneidroge	Indikationen, Bemerkungen	Wirkungen; NW, WW, KI
Huflattichblüten, Huflattichkraut, Huflattichwurzel **Farfarae flos, Farfarae herba, Farfarae radix**	Die Wirksamkeit bei Erkrankungen und Beschwerden im Bereich der Atemwege, Asthma, Erkältungskrankheiten, Grippe, Entzündungen und Reizzustände im Bereich der Mund- und Rachenschleimhaut, Hals- und Mandelentzündung, Rachitis, Drüsenschwellungen und Skrofulose, Magen-Darm-Katarrh, Durchfall, zur Anregung des Stoffwechsels, zur Blutreinigung, als harn- und schweißtreibendes Mittel und äußerlich zur Wundbehandlung ist nicht belegt. Angesichts des Risikos und der nicht belegten Wirksamkeit ist die therapeutische Anwendung der Blüten, des Krautes und der Wurzeln nicht vertretbar	Huflattich enthält in allen Pflanzenteilen wechselnde Mengen toxischer Pyrrolizidinalkaloide
Ingwerwurzelstock Zintona® **Zingiberis rhizoma**	Dyspeptische Beschwerden; Verhütung der Symptome der Reisekrankheit **Tagesdosis** 2–4 g Droge	Antiemetisch, positiv inotrop, Förderung der Speichel- und Magensaftsekretion, cholagog **KI** Keine Anwendung bei Schwangerschaftserbrechen
Isländisches Moos Islamoos® **Lichen islandicus**	Schleimhautreizungen im Mund- und Rachenraum und damit verbundener trockener Reizhusten; Appetitlosigkeit **Tagesdosis** 4–6 g Droge	Reizlindernd, schwach antimikrobiell

11

Arzneidroge	Indikationen, Bemerkungen	Wirkungen; NW, WW, KI
Johanniskraut Spilan®, Remotiv® **Hyperici herba**	Innerlich: bei psychovegetativen Störungen, depressiven Verstimmungen, Angst und/oder nervöser Unruhe; ölige Zubereitungen bei dyspeptischen Beschwerden Äußerlich: ölige Zubereitungen bei scharfen und stumpfen Verletzungen, Myalgien, Verbrennungen 1. Grades **Mittlere Tagesdosis** 2–4 g Droge	Milde antidepressive Wirkung, antiphlogistisch. **NW** Photosensibilisierung ist möglich, besonders bei hellhäutigen Personen **WW** Antikoagulantien vom Cumarintyp (z. B. Phenprocoumon), Ciclosporin, Digoxin, Indinavir und andere Proteasehemmer bei Anti-HIV-Behandlung. Bei gleichzeitiger Anwendung eventuell Abschwächung der Wirkung von Theophyllin, Antidepressiva, oralen Kontrazeptiva durch Induktion von Cytochrom-P450-Isoenzymen durch Johanniskraut
Kamillenblüten Kamillosan® **Matricariae flos**	Äußerlich: Haut-/Schleimhautentzündungen; bakterielle Hauterkrankungen einschließlich der Mundhöhle und des Zahnfleisches; entzündliche Erkrankungen und Reizzustände der Luftwege (Inhalationen); Erkrankungen im Anal- und Genitalbereich (Bäder und Spülungen) Innerlich: GI-Spasmen; entzündliche Erkrankungen des GI-Traktes **Dosierung** 3 g Droge pro Tasse (ca. 1 Eßlöffel)	Antiphlogistisch, muskulotrop spasmolytisch, wundheilungsfördernd, desodorierend, antibakteriell, Bakterientoxin hemmend, Anregung des Hautstoffwechsels
Kardamomen **Cardamomi fructus**	Dyspeptische Beschwerden **Tagesdosis** 1–2 g Droge	Cholagog, virustatisch **KI** Bei Gallensteinleiden nur nach Rücksprache mit einem Arzt

Arzneidroge	Indikationen, Bemerkungen	Wirkungen; NW, WW, KI
Katzenpfötchenblüten Antennariae dioicae flos	Die Wirksamkeit bei dem beanspruchten Anwendungsgebiet Darmerkrankungen ist nicht belegt. Eine therapeutische Anwendung kann nicht befürwortet werden	Gegen die Verwendung als Schmuckdroge bestehen keine Bedenken
Kava-Kavawurzel-stock Kavasedon® **Piperis methystici rhizoma**	Nervöse Angst-, Spannungs- und Unruhezustände **Tagesdosis** Droge und Zubereitungen entsprechend 60–120 mg Kava-Pyronen	Anxiolytisch **KI** Schwangerschaft, Stillzeit, endogene Depressionen **Hinweis:** bei längerer Einnahme kann es zu einer vorübergehenden Gelbfärbung der Haut und Hautanhangsgebilde kommen. In diesem Fall ist von einer weiteren Einnahme abzusehen. Selten können allergische Hautreaktionen auftreten, weiterhin Akkomodationsstörungen, Pupillenerweiterungen, Störungen des okulomotorischen Gleichgewichts **WW** Wirkungsverstärkung von zentral wirksamen Substanzen ist möglich Ohne ärztlichen Rat nicht länger als 3 Monate anwenden
Kiefernsprossen **Pini turiones**	Innerlich: katarrhalische Erkrankungen der oberen und unteren Luftwege Äußerlich: leichte Muskel- und Nervenschmerzen	Sekretolytisch, schwach antiseptisch, durchblutungsfördernd

11

Arzneidroge	Indikationen, Bemerkungen	Wirkungen; NW, WW, KI
Klatschmohn-blüten **Rhoeados flos**	Die Wirksamkeit bei den An-wendungsgebieten Erkrankun-gen im Bereich der Atemwege, bei Schlafstörungen, sowie die Verwendung als beruhigendes und schmerzstillendes Mittel ist nicht belegt. Eine therapeuti-sche Anwendung kann nicht befürwortet werden	Gegen die Verwendung als Hilfsstoff in Teemischungen bestehen keine Bedenken
Klettenwurzel **Bardanae radix**	Die Wirksamkeit bei den bean-spruchten Anwendungsgebie-ten Erkrankungen und Be-schwerden des Magen-Darm-Traktes, bei Gicht, Rheuma, zur Blutreinigung, als schweiß- und harntreibendes Mittel, äußer-lich bei Ichthyosis, Psoriasis, unreiner Haut, Hauterkrankun-gen ist nicht belegt. Eine thera-peutische Anwendung kann nicht befürwortet werden	**Risiken** Keine bekannt
Königin-der-Nacht-Blüten, Königin-der-Nacht-Kraut **Selenicerei gran-diflori flos, Sele-nicerei grandi-flori herba**	Die Wirksamkeit bei nervösen Herzbeschwerden, Angina pectoris, Stenokardie und Harn-leiden ist nicht belegt. Eine the-rapeutische Anwendung kann nicht befürwortet werden	
Koriander **Coriandri fructus**	Appetitlosigkeit, dyspeptische Beschwerden **Mittlere Tagesdosis** 3 g Droge	

Arzneidroge	Indikationen, Bemerkungen	Wirkungen; NW, WW, KI
Kornblumen-blüten Cyani flos	Die Wirksamkeit bei den beanspruchten Anwendungsgebieten Fieber, Menstruationsbeschwerden, Weißfluss, als Abführmittel, Tonikum, Amarum, als harntreibendes und schleimlösendes Mittel und zur Leber- und Gallenanregung ist nicht belegt. Eine therapeutische Anwendung kann nicht befürwortet werden	Gegen die Verwendung als Schmuckdroge bestehen keine Bedenken
Krappwurzel Rubiae tinctorum radix	Die Wirksamkeit bei den Anwendungsgebieten Nierensteine und Lösung von Nierensteinen ist nicht ausreichend belegt. Eine therapeutische Anwendung kann aufgrund der negativen Nutzen/Risiko-Bewertung nicht befürwortet werden	**NW** Nach Gabe von Krappwurzel wurde vereinzelt eine Rotfärbung von Harn, Speichel, Schweiß und Muttermilch beobachtet **Risiken** Die Droge beinhaltet ein genotoxisches Potenzial
Kreuzdornbeeren Laxysat® Rhamni cathartici fructus	Obstipation Längere Anwendung kann zu einer Verstärkung von Darmträgheit führen Nicht länger als 1–2 Wochen anwenden! Die individuell richtige Dosierung ist die geringste, die erforderlich ist, um einen weich geformten Stuhl zu erhalten	Laxierend **KI** Darmverschluss, akutentzündliche Darmerkrankungen, Blinddarmentzündung, Kinder < 12 Jahren, Schwangerschaft, Stillzeit **NW** Krampfartige Magen-Darm-Beschwerden (Dosisreduktion). Chronischer Gebrauch führt zu Elektrolytverlusten, besonders von Kalium; Pigmenteinlagerung in die Darmmucosa (reversibel) **WW** Herzglykoside, Antiarrhythmika
Kümmel Carvi fructus	Dyspeptische Beschwerden wie leichte, krampfartige Beschwerden im Magen-Darm-Bereich, Blähungen, Völlegefühl **Tagesdosis** 1,5–6 g Droge, 3–6 Tropfen Kümmelöl	Spasmolytisch, antimikrobiell

11

Arzneidroge	Indikationen, Bemerkungen	Wirkungen; NW, WW, KI
Kürbissamen Granufink® Kürbiskerne, Prosta-Fink® forte Curcubitae peponis semen	Reizblase, Miktionsbeschwerden bei Prostataadenom Stadium I bis II Für die klinisch-empirisch gefundene Wirksamkeit fehlen entsprechende pharmakologische Untersuchungen **Mittlere Tagesdosis** 10 g Samen	**Hinweis** Es werden nur die Beschwerden einer vergrößerten Prostata verbessert, die Vergrößerung an sich wird nicht behoben!
Lavendelblüten Bronchobest® Lavandulae flos	Innerlich: Befindlichkeitsstörungen wie Unruhezustände, Einschlafstörungen, funktionelle Oberbauchbeschwerden; Balneotherapie: Behandlung funktioneller Kreislaufstörungen **Tagesdosis** 1–2 Teelöffel/Tasse; Lavendelöl 1–4 Tropfen auf ein Stück Würfelzucker; Badezusatz 20–100 g Droge auf 20 l Wasser	Beruhigend, entblähend **Hinweis** Kombinationen mit anderen beruhigenden und/oder carminativ wirkend Drogen können sinnvoll sein
Leinsamen Gastronal®, Linusit® Lini semen	Innerlich: bei habitueller Obstipation, durch Laxantienabusus geschädigtem Colon, Colon irritabile, Divertikulitis; als Schleimzubereitung bei Gastritis, Enteritis Äußerlich: als Kataplasma bei lokalen Entzündungen **Dosierung** 2–3mal tgl. 1 Esslöffel mit jeweils 150 ml Wasser; äußerlich 30–50 g Leinsamenmehl als feucht-heißes Kataplasma bzw. Kompresse	Laxativ, schleimhautschützend **KI** Ileus jeder Genese **NW** Bei Beachtung der gleichzeitigen Aufnahme einer genügenden Flüssigkeitsmenge (1:10) sind Nebenwirkungen nicht bekannt **WW** Wie bei jedem Mucilaginosum ist eine negative Beeinflussung der Resorption von Arzneistoffen möglich
Liebstöckelwurzel Levistici radix	Durchspülung bei entzündlichen Erkrankungen der ableitenden Harnwege; Durchspülungstherapie zur Vorbeugung von Nierengries **Tagesdosis** 4–8 g Droge Bei längerer Anwendung auf UV-Bestrahlung und intensives Sonnenbaden verzichten	**KI** Akute entzündliche Erkrankungen des Nierenparenchyms, eingeschränkte Nierenfunktion Keine Durchspülungstherapie bei Ödemen infolge eingeschränkter Herz- oder Nierenfunktion

Arzneidroge	Indikationen, Bemerkungen	Wirkungen; NW, WW, KI
Lindenblüten Tiliae flos	Erkältungskrankheiten und damit verbundener Husten **Tagesdosis:** 2–4 g Droge	Diaphoretisch
Löwenzahnkraut Taraxaci herba	Appetitlosigkeit, dyspeptische Beschwerden wie Völlegefühl, Blähungen **Dosis** 3-mal 4–10 g Droge/Tag	KI Verschluß der Gallen-wege, Gallenblasenempyem, Ileus. Bei Gallenblasenleiden nur nach Rücksprache mit Arzt anwenden
Löwenzahnwur-zel mit -kraut Taraxaci radix cum herba	Störungen des Gallenflusses; zur Anregung der Diurese; Ap-petitlosigkeit und dyspeptische Beschwerden **Dosierung** 3–4 g Droge auf 1 Tasse Wasser als Decoct	Choleretisch, diuretisch, appetitanregend KI Verschluss der Gallen-wege, Gallenblasen-emphysem, Ileus NW Superazide Magenbe-schwerden
Lungenkraut Pulmonariae herba	Die Wirksamkeit bei den An-wendungsgebieten Erkrankun-gen der Atemwege, des Magen-Darm-Traktes, der Niere, der ab-leitenden Harnwege sowie die Anwendung als Adstringens und zur Wundbehandlung ist nicht ausreichend belegt. Eine therapeutische Anwendung kann nicht befürwortet werden	
Mädesüßblüten, Mädesüßkraut Spiraeae flos, Spiraeae herba	Unterstützende Behandlung von Erkältungskrankheiten **Mittlere Tagesdosen** 2,5–3,5 g Blüten; 4–5 g Kraut	KI Nicht bei Überempfind-lichkeit gegenüber Salicyla-ten anwenden
Mäusedornwur-zelstock Rhenus® med Rusci aculeati rhizoma	Unterstützende Therapie der Beschwerden bei chronisch ve-nöser Insuffizienz wie Schmer-zen, Schweregefühl der Beine, Wadenkrämpfe, Schwellungen. Unterstützende Therapie bei Hämorrhoiden	Venentonus ⇑, kapillarab-dichtend, antiphlogistisch, diuretisch NW Selten GI-Beschwerden

11

Arzneidroge	Indikationen, Bemerkungen	Wirkungen; NW, WW, KI
Malvenblätter, Malvenblüten Malvae folium, Malvae flos	Schleimhautreizungen im Mund- und Rachenraum und damit verbundener trockener Reizhusten **Tagesdosis** 5 g Droge	Reiz lindernd
Manna Manna	Verstopfung, Erkrankungen bei denen eine erleichterte Darm-entleerung mit weichem Stuhl erwünscht ist **Tagesdosis** 20–30 g (Erw.), 2–16 g (Kinder)	Laxierend **KI** Darmverschluss **NW** Übelkeit und Blähungen bei empfindlichen Personen
Mariendistel-früchte Legalon® Cardui mariae fructus	Droge: dyspeptische Beschwer-den; Zubereitungen: toxische Leberschäden; unterstützende Behandlung chronisch-ent-zündlicher Lebererkrankungen und Leberzirrhose **Mittlere Tagesdosis** 12–15 g Droge	**NW** Droge: keine bekannt; Zubereitungen: vereinzelt leichte laxierende Wirkung
Mateblätter Mate folium	Geistige und körperliche Ermü-dung **Mittlere Tagesdosis** 3 g Droge	Analeptisch, diuretisch, po-sitiv inotrop und chronotrop, glykogenolytisch, lipolytisch
Melissenblätter Gastrovegetalin® Melissae folium	Nervös bedingte Einschlafstö-rungen; funktionelle Magen-Darm-Beschwerden **Dosis** 1,5–4,5 g Droge/Tasse als Aufguss mehrmals täglich nach Bedarf	Beruhigend, carminativ
Mistelkraut ABNOBAviscum®, Iscador® Visci albi herba	Segmenttherapie bei degenera-tiv entzündlichen Gelenker-krankungen durch Auslösung cuti-visceraler Reflexe nach Setzung lokaler Entzündungen durch intracutane Injektionen. Zur Palliativtherapie im Sinne einer unspezifischen Reizthera-pie bei malignen Tumoren	**KI** Eiweißüberempfindlich-keit, chronisch-progrediente Infektionen (z.B. Tbc) **NW** Schüttelfrost, hohes Fieber, Kopfschmerzen, pektanginöse Beschwerden, orthostatische Kreislaufstö-rungen, allergische Reaktio-nen

Arzneidroge	Indikationen, Bemerkungen	Wirkungen; NW, WW, KI
Myrrhe Lomastatin® **Myrrha**	Lokale Behandlung leichter Entzündungen der Mund- und Rachenschleimhaut Anwendung als Myrrhentinktur oder in Zahnpulvern (entsprechend 10% gepulverter Droge)	Adstringierend
Nelken	Siehe Gewürznelken	
Odermennig-kraut **Agrimoniae herba**	Innerlich: leichte unspezifische, akute Durchfallerkrankungen, Entzündungen der Mund- und Rachenschleimhaut Äußerlich: leichte oberflächliche Entzündungen der Haut **Mittlere Tagesdosis** 3–6 g Droge, äußerlich mehrmals täglich Umschläge mit 10%igem Decoct	Adstringierend
Orthosiphon-blätter **Orthosiphonis folium**	Zur Durchspülung bei bakteriellen und entzündlichen Erkrankungen der ableitenden Harnwege und bei Nierengrieß **Tagesdosis** 6–12 g Droge	Diuretisch, schwach spasmolytisch **KI** Keine Durchspülungstherapie bei Ödemen infolge eingeschränkter Herz- und Nierentätigkeit
Pappelknospen **Populi gemma**	Oberflächliche Hautverletzungen; äußere Hämorrhoiden, Frostbeulen, Sonnenbrand	Antibakteriell, Förderung der Wundheilung **KI** Überempfindlichkeit gegen Pappelknospen, Propolis, Perubalsam, Salicylate
Passionsblumen-kraut **Passiflorae herba**	Nervöse Unruhezustände **Mittlere Tagesdosis** 4–8 g Droge	

11

Arzneidroge	Indikationen, Bemerkungen	Wirkungen; NW, WW, KI
Pestwurzblätter Petasitidis folium	Die Wirksamkeit bei den Anwendungsgebieten nervöse Krampfzustände, Krampfzustände mit Schmerzen, Krämpfe im Magen-Darm-Bereich, Kopfschmerzen sowie die Verwendung zur Appetitanregung ist nicht belegt. Eine therapeutische Anwendung kann – auch aufgrund der Risiken – nicht befürwortet werden	**Risiken** Die Droge enthält in allen Teilen stark wechselnde Mengen toxischer Pyrrolizidinalkaloide (PA), von denen organotoxische, insbesondere hepatotoxische Wirkungen bekannt sind. Tierexperimentell wurden für PA kanzerogene Wirkungen nachgewiesen
Pestwurzelstock Petasitidis rhizoma	Unterstützende Behandlung akuter krampfartiger Schmerzen im Bereich der ableitenden Harnwege, besonders bei Steinleiden **Tagesdosis** Zubereitungen entsprechend 4,5–7 g Droge Nicht länger als 4–6 Wochen pro Jahr anwenden	Spasmolytisch **KI** Schwangerschaft, Stillzeit
Petersilienfrüchte Petroselini fructus	Die Wirksamkeit bei den Anwendungsgebieten Erkrankungen des Magen-Darm-Traktes, der Niere und der ableitenden Harnwege, sowie zur Förderung der Verdauung ist nicht ausreichend belegt. Eine therapeutische Anwendung kann – auch aufgrund der Risiken – nicht befürwortet werden	Das ätherische Öl und das darin enthaltene Petersilien-Apiol rufen in hoher Dosierung vaskuläre Kongestionen hervor und bewirken gesteigerte Kontraktilität der glatten Muskulatur der Blase, des Darms und des Uterus. Petersilienfrüchte und -öl werden daher häufig zu abortiven Zwecken verwendet. Die Nierenepithelien werden nach Einnahme von Zubereitungen aus der Droge gereizt oder geschädigt. Herzarrhythmien sind beschrieben. Das toxikologische Risiko wässriger Extrakte der Droge ist aufgrund des geringen Gehaltes an ätherischem Öl kleiner

Arzneidroge	Indikationen, Bemerkungen	Wirkungen; NW, WW, KI
Petersilienkraut, Petersilienwurzel Kneipp® Petersilie **Petroselini herba, Petroselini radix**	Zur Durchspülung bei Erkrankungen der ableitenden Harnwege; als Durchspülungstherapie zur Vorbeugung und Behandlung von Nierengrieß **Tagesdosis** 6 g Droge	Bei Durchspülungstherapie: auf reichliche Flüssigkeitszufuhr achten **KI** Schwangerschaft, entzündliche Nierenerkrankungen Keine Durchspülungstherapie bei Ödemen infolge eingeschränkter Herz- und Nierentätigkeit **NW** Selten allergische Haut- oder Schleimhautreaktionen. Insbesondere bei hellhäutigen Personen sind phototoxische Reaktionen möglich
Pfefferminzblätter **Menthae piperitae folium**	Krampfartige Beschwerden im Magen-Darm-Bereich sowie der Gallenblase und -wege **Mittlere Tagesdosis** 3–6 g Droge	Spasmolytisch an der glatten Muskulatur des Verdauungstraktes, choleretisch, carminativ
Pfefferminzöl Mentacur® **Menthae piperitae aetheroleum**	Innerlich: krampfartige Beschwerden im oberen GI-Trakt und der Gallenwege; Katarrhe der oberen Luftwege, Mundschleimhautentzündungen Äußerlich: Myalgien und neuralgiforme Beschwerden	**KI** Verschluss der Gallenwege, Gallenblasenentzündungen, Leberschäden. Bei Säuglingen und Kleinkinder nicht im Bereich des Gesichts auftragen!
Pomeranzenschale Carvomin® **Aurantii pericarpium**	Appetitlosigkeit, dyspeptische Beschwerden **Tagesdosis** 4–6 g Droge, 2–3 g Tinktur, 1–2 g Extrakt	**NW** Photosensibilisierung ist möglich, insbesondere bei hellhäutigen Personen
Potenzholz **Ptychopetali lignum**	Die Anwendung zur Vorbeugung und Behandlung von Sexualstörungen und als Aphrodisiakum ist nicht belegt	**Risiken** Keine bekannt

11

Arzneidroge	Indikationen, Bemerkungen	Wirkungen; NW, WW, KI
Primelblüten, Schlüsselblumenblüten Primulae flos	Katarrhe der Luftwege **Tagesdosis** 2–4 g Droge	Sekretolytisch, expektorierend **KI** Bekannte Allergie gegen Primeln **NW** Vereinzelt Magenbeschwerden und Übelkeit
Primelwurzel Primulae radix	Katarrhe der Luftwege **Tagesdosis** 0,5–1,5 g Droge	Sekretolytisch, expektorierend **NW** Vereinzelt Magenbeschwerden und Übelkeit
Queckenwurzelstock Graminis rhizoma	Durchspülung bei entzündlichen Erkrankungen der ableitenden Harnwege und als Vorbeugung bei Nierengrieß **Tagesdosis** 6–9 g Droge	**Hinweis** Keine Durchspülungstherapie bei Ödemen infolge eingeschränkter Herz- und Nierenfunktion
Quendel Serpylli herba	Katarrhe der oberen Luftwege **Tagesdosis** 4–6 g Droge	Antimikrobiell, spasmolytisch
Rainfarnblüten, Rainfarnkraut Chrysanthemi vulgaris flos, Chrysanthemi vulgaris herba	Die Wirksamkeit bei der beanspruchten Verwendung als Anthelmintikum, sowie bei Migräne, Neuralgie, Rheuma, Meteorismus, Appetitmangel ist nicht belegt. Die therapeutische Anwendung kann – auch auf Grund der Risiken – nicht befürwortet werden	**Risiken** Rainfarn enthält thujonhaltiges ätherisches Öl; Thujone zeigen neurotoxische Eigenschaften. Bei unkontrollierter Anwendung können Thujonmengen aufgenommen werden, die auch bei normaler Dosierung toxisch sind. Letale Dosis des ätherischen Öls beim Mensch: 15–30 g. Vergiftungssymptome bei missbräuchlicher Verwendung als Abortivum möglich

Arzneidroge	Indikationen, Bemerkungen	Wirkungen; NW, WW, KI
Ratanhiawurzel ratioSept®, Salvibest® **Ratanhiae radix**	Lokale Behandlung leichter Entzündungen der Mund- und Rachenschleimhaut **Dosis** 1 g Droge auf 1 Glas Wasser als Decoct; 5–10 Tropfen Tinktur auf 1 Glas Wasser, unverdünnte Tinktur als Pinselung Ohne ärztlichen Rat nicht länger als 2 Wochen anwenden	Adstringierend **NW** Sehr selten allergische Schleimhautreaktionen
Rhabarber **Rhei radix**	Obstipation Längere Anwendung kann zu einer Verstärkung von Darmträgheit führen (nicht länger als 1–2 Wochen) Die individuell richtige Dosierung ist die geringste, die erforderlich ist um einen weich geformten Stuhl zu erhalten **Hinweis** Gerbstoffreiche Rheum-Zubereitungen mit geringem Anthrachinongehalt können stopfend wirken (als Gerbstoffdroge bei Magen- und Darmkatarrhen in geringer Dosierung)	Laxierend **KI** Darmverschluss, akutentzündliche Darmerkrankungen, Blinddarmentzündung, Kinder < 12 Jahren, Schwangerschaft, Stillzeit **NW** Krampfartige Magen-Darm-Beschwerden (Dosisreduktion). Chronischer Gebrauch führt zu Elektrolytverlusten, besonders von Kalium; Pigmenteinlagerung in die Darmmucosa (reversibel) **WW** Herzglykoside, Antiarrhythmika
Ringelblumen-blüten Theiss® Ringelblumen-Salbe **Calendulae flos**	Innere, lokale Anwendung bei entzündlichen Veränderungen der Mund- und Rachenschleimhaut; äußerlich bei Wunden, auch mit schlechter Heilungstendenz, Ulcus cruris **Dosis** 1–2 g Droge auf 1 Tasse Wasser; 2–5 g Droge in 100 g Salbe	Förderung der Wundheilung entzündungshemmend, granulationsfördernd bei lokaler Anwendung
Rittersporblüten **Delphinii flos**	Die Wirksamkeit als harn- und wurmtreibendes Mittel, als Sedativum und appetitanregendes Mittel ist nicht belegt Verwendung als Schmuckdroge (< 1 %) möglich	**Risiken** Als Schmuckdroge unbedenklich; in höheren Dosen können die Alkaloide toxische Effekte auslösen (Bradykardie, BD ⇓, Herzstillstand)

11

Arzneidroge	Indikationen, Bemerkungen	Wirkungen; NW, WW, KI
Römische Kamillenblüten **Chamomillae romanae flos**	Die Droge wurde traditionell bei einer Vielzahl von Anwendungsgebieten eingesetzt. Die Wirksamkeit bei allen beanspruchten Anwendungsgebieten ist in keinem Fall belegt. Die therapeutische Anwendung kann nicht befürwortet werden. Die Verwendung als Schmuckdroge ist möglich, sofern auf das allergene Risiko hingewiesen wird	**Risiken** Mittelstarkes Sensibilisierungspotential, Allergien möglich
Rosenblüten **Rosae flos**	Leichte Entzündungen im Mund- und Rachenbereich **Dosis** 1–2 g Droge auf 1 Tasse Tee	Adstringierend
Rosmarinblätter **Rosmarini folium**	Innerlich: dyspeptische Beschwerden Äußerlich: unterstützende Therapie rheumatischer Erkrankungen; Kreislaufbeschwerden **Tagesdosis** Innerlich 4–6 g Droge, 10–20 Tropfen ätherisches Öl; äußerlich: 50 g Droge auf ein Vollbad, 6–10 % ätherisches Öl in halbfesten oder flüssigen Zubereitungen	Hautreizend, bei äußerer Anwendung durchblutungsfördernd
Rosskastaniensamen Rexiluven® S **Hippocastani semen**	Behandlung von Beschwerden bei Erkrankungen der Beinvenen (chronische Veneninsuffizienz), z. B. Schmerzen und Schweregefühl in den Beinen, nächtliche Wadenkrämpfe, Juckreiz, Beinschwellungen **Dosis** 2-mal täglich 250–312,5 mg Extrakt in retardierter Darreichungsform	Antiexudativ, venentonisierend **NW** Bei innerlicher Anwendung vereinzelt Juckreiz, Übelkeit, Magenbeschwerden Keine Einschränkungen zur Einnahme in Schwangerschaft und Stillzeit

Arzneidroge	Indikationen, Bemerkungen	Wirkungen; NW, WW, KI
Sägepalmfrüchte Remiprostan® uno **Sabal fructus**	Miktionsbeschwerden bei benigner Prostatahyperplasie, Stadium I bis II **Hinweis** Beschwerden bei einer vergrößerten Prostata werden verbessert, ohne dass die Vergrößerung behoben wird **Tagesdosis** 1–2 g Droge	Antiandrogen (Hexanextrakt), antiexsudativ (wäßriger Extrakt) **NW** Selten Magenbeschwerden
Safran **Croci stigma**	Die Anwendung als Nervenberuhigungsmittel, bei Krämpfen und Asthma ist nicht belegt	**Risiken** Keine dokumentierten Risiken bis zu 1,5 g Tagesdosis Letale Dosis: ca. 20 g Abortivdosis: ca. 10 g ab 5 g schwere Purpurea, Kollaps etc.
Salbeiblätter Aperisan®, Salbei Curarina® **Salviae folium**	Innerlich: Dyspeptische Beschwerden, vermehrte Schweißsekretion Äußerlich: Entzündungen der Mund- und Rachenschleimhaut **Tagesdosis** 4–6 g Droge; 0,1–0,3 g ätherisches Öl; 2,5–7,5 g Tinktur; zum Gurgeln und Spülen: 2,5 g Droge bzw. 2–3 Tropfen ätherisches Öl auf 100 ml Wasser; Pinselung: unverdünnter alkoholischer Auszug	Antibakteriell, fungistatisch, virustatisch, adstringierend, sekretionsfördernd, schweißhemmend **KI** Während der Schwangerschaft keine Einnahme des reinen ätherischen Öls und alkoholischer Extrakte **NW** Bei längerer Einnahme des ätherischen Öls und alkoholischer Extrakte sind epileptiforme Krämpfe möglich
Sandelholz, rotes **Santali lignum rubrum**	Die Wirksamkeit bei der Anwendung bei Erkrankungen des Magen-Darm-Traktes, als Diuretikum, Adstringens, Blutreinigungsmittel und bei Husten ist nicht belegt. Eine therapeutische Anwendung kann nicht befürwortet werden	

11

Arzneidroge	Indikationen, Bemerkungen	Wirkungen; NW, WW, KI
Sandelholz, weißes **Santali albi lignum**	Unterstützende Therapie bei Infekten der ableitenden Harnwege **Tagesdosis** 10–20 g Droge; 1,0–1,5 g ätherisches Öl Ohne Rücksprache mit dem Arzt nicht länger als 6 Wochen anwenden	Antibakteriell, spasmolytisch **KI** Erkrankungen des Nierenparenchyms **NW** Übelkeit, Hautjucken
Sanikelkraut Saniculae herba	Leichte Katarrhe der Luftwege **Tagesdosis** 4–6 g Droge	
Schachtelhalmkraut Biolavan® Prodiuret® **Equiseti herba**	Innerlich: Posttraumatisches und statisches Ödem; zur Durchspülung bei bakteriellen und entzündlichen Erkrankungen der ableitenden Harnwege und bei Nierengrieß Äußerlich: Unterstützende Behandlung schlecht heilender Wunden **Mittlere Tagesdosis** 6 g Droge	Schwach diuretisch Keine Durchspülungstherapie bei Ödemen infolge eingeschränkter Herz- und Nierentätigkeit
Schafgarbenkraut, Schafgarbenblüten Salus® Schafgarbe Tropfen **Millefolii herba, Millefolii flos**	Innerlich: Appetitlosigkeit, dyspeptische Beschwerden wie leichte krampfartige Beschwerden im Magen-Darm-Bereich; Sitzbäder: Schmerzhafte Krampfzustände psychovegetativen Ursprungs im kleinen Becken der Frau **Dosis** 4,5 g Kraut, 3 g Blüten, Sitzbäder: 100 g auf 20 l Wasser	Spasmolytisch, adstringierend, choleretisch, antibakteriell **KI** Überempfindlichkeit gegen Schafgarbe und andere Asteraceae
Schlehdornfrüchte Pruni spinosae fructus	Leichte Entzündungen der Mund- und Rachenschleimhaut **Tagesdosis** 2–4 g Droge	Adstringierend

Arzneidroge	Indikationen, Bemerkungen	Wirkungen; NW, WW, KI
Schöllkraut Panchelidon® Chelidonii herba	Krampfartige Beschwerden im Bereich der Gallenwege und des Magen-Darm-Trakts **Mittlere Tagesdosis** 2–5 g Droge bzw. 12–30 mg Gesamtalkaloide	Papaverinartige, leicht spasmolytische Wirkung am oberen Verdauungtrakt **KI, NW** nicht bekannt
Seifenwurzel, rote Saponariae rubrae radix	Katarrhe der oberen Luftwege **Tagesdosis** 1,5 g Droge	Expektorierend **NW** Selten Magenreizung
Seifenwurzel, weiße Gypsophilae radix	Katharrhe der oberen Luftwege **Tagesdosis** 30–150 mg Droge	Schleimhautreizend, in hohen Dosen zelltoxisch **NW** Selten Magenschleimhautreizungen
Senegawurzel Polygalae radix	Katarrhe der oberen Luftwege **Tagesdosis** 1,5–3 g Droge	Sekretolytisch, expektorierend **NW** Magen-Darm-Reizungen bei längerer Anwendung
Senfsamen, weiß Sinapis albae semen	Äußerlich als Breiumschläge bei Katarrhen der Luftwege, zur Segmenttherapie bei chronisch-degenerativen Gelenkerkrankungen und Weichteilrheumatismus **Dosis** 4 Eßlöffel Pulverdroge unmittelbar vor Anwendung mit warmen Wasser zu einem Brei anrühren; Umschläge bei Kindern 5–10 min, bei Erwachsenen 10–15 min auf der Haut belassen Dauer der Anwendung bis zu 2 Wochen	Hautreizend, bakteriostatisch **KI** Nicht bei Kindern < 6 Jahren und bei Nierenschäden anwenden **NW** Bei zu langer Anwendung Gefahr von Haut- und Nervenschäden

Arzneidroge	Indikationen, Bemerkungen	Wirkungen; NW, WW, KI
Sennesblätter, Alexandriner-Sennesfrüchte, Tinnevelly–Sennesfrüchte Bekunis®, Ramend® **Sennae folium, Sennae fructus actuifoliae, Sennae fructus angustifoliae**	Obstipation Längere Anwendung kann zu einer Verstärkung von Darmträgheit führen Nicht länger als 1–2 Wochen anwenden! Die individuell richtige Dosierung ist die geringste, die erforderlich ist, um einen weich geformten Stuhl zu erhalten	Laxierend **KI** Darmverschluss, akut-entzündliche Darmerkrankungen, Blinddarmentzündung, Kinder < 12 Jahren, Schwangerschaft, Stillzeit **NW** Krampfartige Magen-Darm-Beschwerden (Dosisreduktion). Chronischer Gebrauch führt zu Elektrolytverlusten, besonders von Kalium; Pigmenteinlagerung in die Darmmucosa (reversibel) **WW** Herzglykoside, Antiarrhythmika
Sonnentaukraut Droserae herba	Krampf- und Reizhusten **Mittlere Tagesdosis** 3 g Droge	Bronchospasmolytisch, antitussiv
Spitzwegerichkraut Broncho-Sern® **Plantaginis lanceolatae herba**	Innerlich: Katarrhe der Luftwege, entzündliche Veränderungen der Mund- und Rachenschleimhaut Äußerlich: entzündliche Veränderungen der Haut **Mittlere Tagesdosis** 3–6 g Droge	Reizmildernd, adstringierend, antibakteriell
Sternanis **Anisi stellati fructus**	Katarrhe der Luftwege, dyspeptische Beschwerden **Tagesdosis** 3 g Droge, 0,3 g ätherisches Öl	Bronchosekretolytisch, spasmolytisch im GI-Trakt

Arzneidroge	Indikationen, Bemerkungen	Wirkungen; NW, WW, KI
Steinkleekraut Meliloti herba	Innerlich: Beschwerden bei chronisch venöser Insuffizienz wie Schmerzen, Schweregefühl in den Beinen, nächtliche Wadenkrämpfe, Juckreiz, Schwellungen; unterstützende Behandlung der Thrombophlebitis, des postthrombotischen Syndroms, von Hämorrhoiden und Lymphstauungen Äußerlich: Prellungen, Verstauchungen, oberflächliche Blutergüsse	Antiödematös, Beschleunigung der Wundheilung **NW** Selten Kopfschmerzen
Stiefmütter- chenkraut Violae tricoloris herba	Äußerlich bei leichten, seborrhoischen Hauterkrankungen und bei Milchschorf der Kinder **Dosis** 1,5 g Droge auf 1 Tasse Wasser als Teeaufguss; 3-mal täglich anzuwenden	
Stockmalven- blüten Malvae arboreae flos	Die Wirksamkeit bei Erkrankungen der Atemwege und des Magen-Darm-Traktes, bei Harnbeschwerden und äußerlich bei Geschwüren und Entzündungen ist nicht belegt. Eine therapeutische Anwendung kann nicht befürwortet werden	Gegen die Verwendung als Schmuckdroge bestehen keine Bedenken

11

Arzneidroge	Indikationen, Bemerkungen	Wirkungen; NW, WW, KI
Süßholzwurzel Ulgastrin® neu **Liquiritiae radix**	Katarrhe der oberen Luftwege; Ulcus ventriculi, Ulcus duodeni Ohne ärztlichen Rat nicht länger als 4–6 Wochen einnehmen; keine Beschränkung bei Verwendung als Geschmackskorrigens bis zu einer maximalen Tagesdosis von 100 mg Glycyrrhizin	Expektorierend, sekretolytisch, spasmolytisch; Glycyrrhizinsäure und ihr Aglykon beschleunigen die Heilung von Magenulcera **KI** Cholestatische Lebererkrankungen, Leberzirrhose, Hypertonie, Hypokaliämie, Schwangerschaft **NW** Bei langer Anwendung und hoher Dosierung: mineralcorticoide Effekte möglich (Na^+- und Wasserretention, K^+-Verluste mit Hochdruck, Ödeme, Hypokaliämie, selten Myoglobinurie) **WW** K^+-Verluste durch andere Arzneimittel können verstärkt werden. Durch K^+-Verluste nimmt die Empfindlichkeit gegenüber Digitalisglykosiden zu
Taubnesselblüten, weiß **Lamii albi flos**	Katarrhe der oberen Luftwege, lokale Behandlung leichter Entzündungen der Mund- und Rachenschleimhaut sowie von unspezifischem Fluor albus; äußerlich bei leichten, oberflächlichen Entzündungen der Haut **Tagesdosis** Innerlich 3 g Droge, äußerlich 5 g Droge für ein Sitzbad	
Taubnesselkraut, weiß **Lamii albi herba**	Die Droge wird traditionell bei einer Vielzahl von Anwendungsgebieten eingesetzt; die Wirksamkeit ist nicht belegt	**Risiken** Keine bekannt
Tausendgüldenkraut **Centaurii herba**	Appetitlosigkeit, dyspeptische Beschwerden **Mittlere Tagesdosis** 6 g Droge	Steigerung der Magensaftsekretion

Arzneidroge	Indikationen, Bemerkungen	Wirkungen; NW, WW, KI
Terpentinöl, gereinigtes Terpestrol® H **Terebinthinae aetheroleum rectificatum**	Äußerlich und innerlich: Chronische Erkrankungen der Bronchien mit starker Sekretion Äußerlich: Rheumatische und neuralgische Beschwerden **Dosierung** Zur Inhalation einige Tropfen in heißes Wasser und die Dämpfe einatmen; äußerlich einige Tropfen an den betroffenen Bezirken einreiben	Hyperämisierend, antiseptisch, bronchialsekretionsmindernd **KI** Überempfindlichkeiten gegen ätherische Öle; bei Inhalation: akute Entzündungen der Atemwege **NW** Bei äußerer, großflächiger Anwendung können Vergiftungserscheinungen auftreten (Nieren-, ZNS-Schäden)
Teufelskrallenwurzel Rheuma-Sern® **Harpagophyti radix**	Appetitlosigkeit, dyspeptische Beschwerden; unterstützende Therapie degenerativer Erkrankungen des Bewegungsapparates **Tagesdosis** Bei Appetitlosigkeit 1,5 g Droge; ansonsten 4,5 g Droge	Appetit anregend, choleretisch, antiphlogistisch, schwach analgetisch **KI** Magen- und Zwölffingerdarmgeschwüre
Thymiankraut Aspecton® **Thymi herba**	Symptome der Bronchitis und des Keuchhustens; Katarrhe der oberen Luftwege **Dosis** 1–2 g Droge auf eine Tasse als Aufguss mehrmals täglich	Bronchospasmolytisch, expektorierend, antibakteriell
Tormentillwurzelstock Diaro®, Herbatorment® **Tormentillae radix**	Unspezifische, akute Durchfallerkrankungen; leichte Schleimhautentzündungen im Mund- und Rachenraum **Mittlere Tagesdosis** 4–6 g Droge	Adstringierend **NW** Bei empfindlichen Patienten Magenbeschwerden Bei Durchfällen, die länger als 3–4 Tage anhalten, Arzt aufsuchen!
Vogelknöterichkraut **Polygoni avicularis herba**	Leichte Katarrhe der Luftwege; entzündliche Veränderungen der Mund- und Rachenschleimhaut **Mittlere Tagesdosis** 4–6 g Droge	Adstringierend

11

Arzneidroge	Indikationen, Bemerkungen	Wirkungen; NW, WW, KI
Wacholderbee-ren Roleca® Juniperi fructus	Dyspeptische Beschwerden **Tagesdosis** 2 g bis maximal 10 g getrocknete Wacholderbeeren **Hinweis** Kombinationen in Blasen- und Nierentees können sinnvoll sein	**KI** Schwangerschaft, entzündliche Nierenerkrankungen **NW** Bei längerer Anwendung oder Überdosierung Nierenschäden möglich
Waldmeister-kraut Galii odorati herba	Die Wirksamkeit zur Vorbeugung und zur Behandlung von Erkrankungen im Bereich der Atemwege, des Magen-Darm-Traktes, der Leber und Gallenblase, der Niere, der ableitenden Harnwege, bei Durchblutungsstörungen, Venenerkrankungen, Hämorrhoiden, als entzündungswidriges und gefäßerweiterndes Mittel, bei Schlafstörungen, bei Spasmen, Unterleibsbeschwerden, Hauterkrankungen, zur Wundbehandlung, als nerven- und herzstärkendes Mittel und zur Blutreinigung ist nicht belegt. Eine therapeutische Anwendung kann nicht befürwortet werden	
Walnussblätter Juglandis folium	Äußerlich bei leichten, oberflächlichen Entzündungen der Haut, bei übermäßiger Schweißabsonderung **Dosis** Für Umschläge und Teilbäder 2–3 g Droge/100 ml Wasser	Adstringierend
Wegwartenkraut, Wegwartenwurzel Cichorii herba, Cichorii radix	Appetitlosigkeit, dyspeptische Beschwerden **Mittlere Tagesdosis** 3 g Droge	Schwach choleretisch **KI** Allergie gegenüber Wegwarte und anderen Asteraceae **NW** Selten allergische Hautreaktionen

Arzneidroge	Indikationen, Bemerkungen	Wirkungen; NW, WW, KI
Weidenrinde Rheumatab Salicis **Salicis cortex**	Fieberhafte Erkrankungen, rheumatische Beschwerden, Kopfschmerzen	Antipyretisch, antiphlogistisch, analgetisch **KI, NW, WW** Wie für Salicylate
Weißdornblätter **Crataegi folium**	Die Anwendung als Vorbeugemittel zur Erhaltung der normalen Durchblutung der Herzkranzgefäße, bei leichten nervösen Störungen von Herz und Kreislauf, bei Altersherz, zur Verbesserung der Durchblutung und Ernährung des Herzmuskels u. a. ist nicht belegt. Die Anwendung kann nicht befürwortet werden	**Risiken** Keine bekannt
Weißdornblätter mit Blüten Crataegutt® **Crataegi folium cum flore**	Nachlassende Leistungsfähigkeit des Herzens (Stadien I-II NYHA) **Tagesdosis** 160–900 mg nativer, wässrig-alkoholischer Extrakt, entspr. 30–169 mg oligomere Procyanidine oder 3,5–19,8 mg Flavonoide	Positiv inotrop, positiv dromotrop, negativ bathmotrop, Zunahme der Koronar- und Myokarddurchblutung; Senkung des peripheren Gefäßwiderstandes Dauer der Anwendung: mindestens 6 Wochen
Weißdornblüten **Crataegi flos**	Verwendung zur Förderung der Durchblutung des Herzens, zur Unterstützung der Herzmuskelzellen, bei vegetativ-funktionellen Herzbeschwerden, vegetativ-funktionellen Kreislaufstörungen, Altersherz, zur Steigerung der Aktivität der Herzmuskelzelle, u. a. Da die Wirksamkeit bei den beanspruchten Anwendungsgebieten nicht belegt ist, kann die Anwendung nicht befürwortet werden	

11

Arzneidroge	Indikationen, Bemerkungen	Wirkungen; NW, WW, KI
Weißdornfrüchte **Crataegi fructus**	Verwendung zur Förderung der Durchblutung der Herzkranzgefäße, bei Herzerweiterung und Herzschwäche, bei Herz-Kreislauf-Störungen, gegen hohen Blutdruck und gegen Artheriosklerose. Da die Wirksamkeit bei den beanspruchten Anwendungsgebieten nicht belegt ist, kann die Anwendung nicht befürwortet werden	
Wermutkraut **Absinthii herba**	Appetitlosigkeit, dyspeptische Beschwerden, Dyskinesien der Gallenwege **Mittlere Tagesdosis** 2–3 g Droge als wässriger Auszug **Hinweis** das isolierte ätherische Öl nicht verwenden	
Wollblumen Eres® N **Verbasci flos**	Katarrhe der Luftwege **Tagesdosis** 3–4 g Droge	Expektorierend, reizlindernd
Wurmfarnblätter, -kraut, – rhizom **Filicis maris folium, herba, rhizoma**	Die Drogen werden traditionell bei einer Vielzahl von Erkrankungen eingesetzt. Die Wirksamkeit zur Behandlung von Wurmerkrankungen ist gegeben, aber es stehen risikoärmere Alternativen zur Verfügung. Die Wirksamkeit bei allen anderen Anwendungsgebieten ist nicht belegt. Aufgrund der Risiken kann die Anwendung nicht vertreten werden	**Risiken** Zahlreiche Vergiftungen, auch mit letalem Ausgang sind bekannt. Die innere Anwendung ist obsolet

Arzneidroge	Indikationen, Bemerkungen	Wirkungen; NW, WW, KI
Yohimbeherinde Yohimbehe cortex	Die Wirksamkeit bei Sexualstörungen, als Aphrodisiacum, bei Schwäche und Erschöpfungszuständen ist unzureichend belegt. Eine therapeutische Anwendung kann – auch aufgrund des nicht abschätzbaren Nutzen-Risiko-Verhältnisses – nicht befürwortet werden	**Risiken** Erregungszustände, Tremor, Schlaflosigkeit, Angst, Blutdruckerhöhung, Tachykardie, Übelkeit, Erbrechen, Leberschäden **WW** Wechselwirkungen mit Psychopharmaka sind beschrieben. Entsprechende Beobachtungen sind für Drogenzubereitungen nicht dokumentiert
Zaunrübenwurzel Bryoniae radix	Anwendung als Laxans, Brechmittel und Diuretikum, bei GI-Erkrankungen, Rheuma, Stoffwechsel- und Leberererkrankungen etc. Die emetische und drastisch laxierende Wirkung ist unbestritten, alle anderen Anwendungsgebiete sind nicht belegt Die therapeutische Anwendung bei allen beanspruchten Indikationsgebieten ist angesichts der Risiken nicht vertretbar	**Risiken** Schwindel, Erbrechen, Koliken, starke, auch blutige Durchfälle, Nierenschäden, Abort, Krämpfe, Erregungszustände; die in der Droge vorkommenden Curcubitacine sind teilweise zytotoxisch
Zimtrinde (Ceylonzimt, chinesischer Zimt) Cinnamomi ceylanici cortex Cinnamomi cassiae cortex	Appetitlosigkeit, dyspeptische Beschwerden **Tagesdosis** 2–4 g Droge	Antibakteriell, fungistatisch, motilitätsfördernd **NW** Allergische Haut- und Schleimhautreaktionen **KI** Schwangerschaft, Überempfindlichkeit
Zitwerwurzelstock Zedoriae rhizoma	Die Wirksamkeit bei der Anwendung als Magenmittel bei Verdauungsschwäche, Koliken, Krämpfen ist nicht belegt. Eine therapeutische Anwendung kann nicht befürwortet werden	
Zwiebel Allii cepae bulbus	Appetitlosigkeit; zur Vorbeugung altersbedingter Gefäßveränderungen	

11

11.2 Indikationen von Arzneidrogen

11.2.1 Appetitanregung und Verdauungsförderung

Appetit anregende und verdauungsfördernde Drogen

Benediktenkraut
Enzianwurzel
Löwenzahnkraut
Pomeranzenschale

Schafgarbenkraut
Tausendgüldenkraut
Wermutkraut

11.2.2 Darmträgheit

Abführdrogen

Aloe
Faulbaumrinde
Faulbaumrinde, amerikanische
Flohsamen

Flohsamen, indische
Leinsamen
Rhabarber
Sennesblätter, Sennesfrüchte

11.2.3 Magen-Darm-Erkrankungen

Im Magen-Darm-Bereich spasmolytisch und antiphlogistisch wirkende Drogen

Boldoblätter
Eibischwurzel
Kamillenblüten
Kümmel
Leinsamen

Pfefferminzblätter
Ringelblumenblüten
Schafgarbenkraut
Süßholzwurzel

11.2.4 Durchfall

Antidiarrhoisch wirkende Drogen

Brombeerblätter
Eichenrinde
Frauenmantelkraut
Gänsefingerkraut

Heidelbeeren
Ratanhiawurzel
Schwarztee
Tormentillwurzel

11.2.5 Reizmagen

Karminativ wirkende Drogen

Anis
Fenchel
Kümmel

Löwenzahnkraut
Zimtrinde

11.2.6 Husten

Drogen bei Katarrhen der Luftwege

Anis
Bibernellwurzel
Brunnenkressekraut
Efeublätter
Eucalyptusblätter

Fichtenspitzen
Kamillenblüten
Primelblüten
Süßholzwurzel
Wollblumen

Antitussiv wirkende Drogen

Eibischblätter
Huflattichblätter
Isländisch Moos

Malvenblätter und -blüten
Sonnentaukraut

11.2.7 Gallenbeschwerden

Drogen bei Beschwerden der Gallenwege

Andornkraut
Erdrauchkraut
Gelbwurzel, javanische
Löwenzahnwurzel mit -kraut

Pfefferminzblätter
Schafgarbenkraut
Schöllkraut
Wermutkraut

11.2.8 Lebererkrankungen

Drogen bei Lebererkrankungen

Mariendistelfrüchte

11

11.2.9 Harnwegsinfekte

Drogen bei Beschwerden der Blase und Nieren; harntreibende Drogen zur Durchspülungstherapie

(cave: bei rezidivierenden Infekten Arzt konsultieren)

Birkenblätter	Orthosiphonblätter
Brennesselblätter	Petersilienkraut und -wurzel
Goldrutenkraut	Queckenwurzelstock
Hauhechelwurzel	Schachtelhalmkraut
Liebstöckelwurzel	

Drogen bei Infekten der ableitenden Harnwege

Bärentraubenblätter	Sandelholz, weißes

11.2.10 Unruhe, Schlafstörungen

Drogen bei Unruhezuständen oder Einschlafstörungen

Baldrianwurzel	Melissenblätter
Hopfenzapfen	Passionsblumenkraut
Lavendelblüten	

11.2.11 Psychische Erkrankungen

Drogen bei psychischen Störungen

Johanniskraut	Kava-Kava-Wurzelstock

11.2.12 Wunden

Äußerlich anzuwendende Drogen bei entzündlichen Erkrankungen und schlecht heilenden Wunden

Arnikablüten	Ringelblumenblüten
Bockshornsamen	Schachtelhalmkraut
Kamillenblüten	Stiefmütterchenkraut

11.2.13 Rheumatische Erkrankungen

Drogen zur unterstützenden Behandlung rheumatischer Erkrankungen

Arnikablüten
Birkenblätter
Brennesselblätter und -kraut
Guajakholz

Rosmarinblätter
Senfsamen, weiß
Weidenrinde

11.2.14 Entzündungen

Drogen bei entzündlichen Erkrankungen der Mund- und Rachenschleimhaut, bei Entzündungen der Haut und Hämorrhoiden

Arnikablüten
Eichenrinde
Hamamelisrinde
Kamillenblüten
Myrrhe

Pappelknospen
Ratanhiawurzel
Ringelblumenblüten
Schlehdornfrüchte
Spitzwegerichkraut

11.2.15 Menstruationsbeschwerden

Drogen bei Menstruationsbeschwerden

Cimicifugawurzelstock
Keuschlammfrüchte

Gänsefingerkraut

11.2.16 Herzbeschwerden

Drogen bei Herzbeschwerden

Herzgespannkraut

Weißdornblätter mit Blüten

11.2.17 Prostataerkrankungen

Drogen bei Prostata- und Miktionsbeschwerden

Brennesselwurzel

Kürbissamen

11

11.2.18 Venenleiden

Drogen bei Venenleiden

Arnikablüten
Rosskastaniensamen

Sägepalmfrüchte
Steinkleekraut

11.3   Negativ bewertete Arzneidrogen

Folgende Drogen wurden durch die Kommisssion E des Bundesgesundheitsamtes in den jeweiligen Aufbereitungsmonographien für Arzneimittel der
phytotherapeutischen Therapierichtung negativ bewertet. Dies bedeutet,
dass die therapeutische Anwendung dieser Drogen nicht befürwortet werden kann, da die Wirksamkeit nicht oder nicht ausreichend belegt ist (keine
Studien vorliegend), die Nutzen-Risiko-Abwägung ein Überwiegen der entsprechenden Risiken ergibt oder die Anwendung aufgrund anderer Um-
stände als nicht vertretbar erscheint.

A: Allergierisiko   **D:**   In hohem Dosisbereich
WW: Wechselwirkungen   **tA:**   Bessere therapeutische Alternativen ver-
                                                                    fügbar

Teedroge deutsche Bezeichnung	Teedroge lateinische Bezeichnung	Keine Studien	Erhöhtes Risiko	Sonstige Gründe	Verwendung als Schmuckdroge, Geschmackskorrigens
Alantwurzel	Helenii radix	•	• (A)		
Alpenfrauenmantel-kraut	Alchemillae alpinae herba	•			
Alpenrosenblätter	Rhododendri ferruginei folium	•	•		
Ammi-visnaga-Früchte	Ammeos visnagae fructus	•			
Angelikafrüchte	Angelicae fructus	•			
Angelikakraut	Angelicae herba	•			
Augentrostkraut	Euphrasiae herba	•			
Basilikumkraut	Basilici herba	•	•		+ (< 5%)
Beifußkraut	Artemisiae vulgaris herba	•	(•)		
Beifußwurzel	Artemisiae vulgaris radix	•	(•)		
Berberitzenfrüchte	Berberidis fructus	•			
Berberitzenrinde	Berberidis cortex	•			
Berberitzenwurzel	Berberidis radix	•			
Berberitzenwurzel-rinde	Berberidis radicis cortex	•			
Besenginsterblüten	Cytisi scoparii flos	•		• (WW)	+ (< 1%)
Bibernellkraut	Pimpinellae herba	•			
Bibernellwurzel	Pimpinellae radix	•			
Borretschblüten	Boraginis flos	•	•		
Borretschkraut	Boraginis herba	•	•		
Brechnusssamen	Strychni semen	•	•		

11

Teedroge deutsche Bezeichnung	Teedroge lateinische Bezeichnung	Keine Studien	Erhöhtes Risiko	Sonstige Gründe	Verwendung als Schmuckdroge, Geschmackskorrigens
Brombeerwurzel	Rubi fructicosi radix	•			
Bruchkraut	Herniariae herba	•			
Buccoblätter	Barosmae folium	•			+
Citronellgras	Cymbopoginis nardi herba	•			+
Damianablätter	Turnerae diffusae folium	•			
Damianakraut	Turnerae diffusae herba	•			
Dillkraut	Anethi herba	•			
Dostenkraut	Origani vulgaris herba	•			
Ebereschenbeeren	Sorbi aucupariae fructus	•			
Ehrenpreiskraut	Veronicae herba	•			
Eisenhutknollen	Aconiti tuber		•		
Eisenhutkraut	Aconiti herba		•		
Eisenkraut	Verbenae herba	(•)			
Erdbeerblätter	Fragariae folium	•			+ (A)
Eschenblätter	Fraxini folium	•			
Eschenrinde	Fraxini cortex	•			
Feigen	Caricae fructus	•			+
Fuchskreuzkraut	Senecionis herba	•	•		
Fucus	Fucus	•	• (D)		
Geißrautenkraut	Galegae officinalis herba	•	(•)	(•)	
Gelsemiumwurzelstock	Gelsemii rhizoma	•	•		
Goldmohn, kalifornischer	Eschscholtzia californica	•			

Teedroge deutsche Bezeichnung	Teedroge lateinische Bezeichnung	Keine Studien	Erhöhtes Risiko	Sonstige Gründe	Verwendung als Schmuckdroge, Geschmackskorrigens
Haferfrüchte	Avenae fructus	•			
Haferkraut	Avenae herba	•			
Hagebutten	Rosae pseudofructus cum fructibus	•			+
Hagebuttenkerne	Rosae fructus	•			
Hagebuttenschalen	Rosae pseudofructus	•			+
Heidekraut	Callunae vulgaris herba	•			+
Heidekrautblüten	Callunae vulgaris flos	•			+
Heidelbeerblätter	Myrtilli folium	•	•		
Hibiskusblüten	Hibisci flos	•			+
Himbeerbätter	Rubi idaei folium	•			
Huflattichkraut	Farfarae herba		•		
Huflattichwurzel	Farfarae radix		•		
Hundszungenkraut	Cynoglossi herba	•	•		
Immergrünkraut	Vincae minoris herba	•	(•)		
Kakaosamen	Cacao semen	•			+
Kakaoschalen	Cacao testes	•			
Kastanienblätter	Castanae folium	•			
Katzenpfötchenblüten	Antennariae dioicae flos	•			+
Klatschmohnblüten	Rhoeados flos	•			+
Klettenwurzel	Bardanae radix	•			
Koloquinten	Coloquinthidis fructus	•	•		
Königin-der-Nacht-Blüten	Selenicerei grandiflori flos	•			

11

Teedroge deutsche Bezeichnung	Teedroge lateinische Bezeichnung	Keine Studien	Erhöhtes Risiko	Sonstige Gründe	Verwendung als Schmuckdroge, Geschmackskorrigens
Königin-der-Nacht-Kraut	Selenicerei grandiflori herba	•			
Kornblumenblüten	Cyani flos	•			+
Krappwurzel	Rubiae tinctorum radix	•	•		
Kreuzkraut	Senecionis herba				
Küchenschellenkraut	Pulsatillae herba				
Leberblümchenkraut	Hepatici nobilis herba	•	•		
Lemongras	Cymbopoginis citrati herba	•			+
Lindenblätter	Tiliae folium	•			+
Lindenholz	Tiliae lignum	•			
Lindenholzkohle	Tiliae carbo	•			
Luffaschwamm	Luffa aegyptica	•			
Lungenkraut	Pulmonariae herba	•			
Majorankraut	Majoranae herba	•	Kinder		
Mariendistelkraut	Cardui mariae herba	•			
Märzveilchenkraut	Violae odoratae herba	•			
Märzveilchenblüten	Violae odoratae flos	•			+
Märzveilchenrhizom	Violae odoratae rhizoma	•			
Melonenbaumblätter	Caricae papayae folium	•		(tA)	
Mistelbeeren	Visci albi fructus	•			
Mistelstengel	Visci albi stipites	•			
Muskatblüten	Myristicae arillus	•	•		+
Muskatsamen	Myristicae semen	•	•		+

Teedroge deutsche Bezeichnung	Teedroge lateinische Bezeichnung	Keine Studien	Erhöhtes Risiko	Sonstige Gründe	Verwendung als Schmuckdroge, Geschmackskorrigens
Mutterkorn	Secale cornutum		•		
Oleanderblätter	Oleandri folium	(•)		(•)	
Olivenblätter	Oleae folium	•			
Pappelblätter	Populi folium	•		•	
Pappelrinde	Populi cortex	•		•	
Paprika, capsaicin-arm	Capsicum	•			
Pestwurzblätter	Petasitides folium	•	•		
Pestwurz	Petasitides radix	•	•		
Petersilienfrüchte	Petroselini fructus	•			
Pfingstrosenblüten	Paeoniae flos	•			+
Pfingstrosenwurzel	Paeoniae radix	•			+
Pomeranzenblüten	Aurantii flos	•			+
Potenzholz	Ptychopetali lignun	•			
Purpursonnenhut-wurzel	Echinaceae purpureae radix	•			
Rainfarnblüten	Chryanthemi vulgaris flos	•	•		
Rainfarnkraut	Chryanthemi vulgaris herba	•	•		
Rautenblätter	Rutae folium	•	•		
Rautenkraut	Rutae herba	•	•		
Ringelblumenkraut	Calendulae herba	•			
Ritterspornblüten	Delphinii flos	•	(•)		+ (< 1 %)

11

Teedroge deutsche Bezeichnung	Teedroge lateinische Bezeichnung	Keine Studien	Erhöhtes Risiko	Sonstige Gründe	Verwendung als Schmuckdroge, Geschmackskorrigens
Römische Kamillenblüten	Chamomillae romanae flos	•			+ (A)
Rosskastanienblätter	Hippocastani folium	•			
Rosskastanienblüten	Hippocastani flos	•			
Rosskastanienrinde	Hippocastani cortex	•			
Safran	Croci stigma	•	• (D)		
Sandelholz, rot	Santali lignum rubrum	•			
Sandriedgraswurzelstock	Caricis rhizoma	•			
Sarsparillenwurzel	Sarsaparillae radix	•	•		
Schlehdornblüten	Pruni spinosae flos	•			+
Schwertlilienwurzelstock	Iridis rhizoma	•			+
Seifenkraut	Saponariae herba	•	•		
Selleriefrüchte	Apii fructus	•	•		
Selleriekraut	Apii herba	•	•		
Selleriewurzel	Apii radix	•	•		
Silberlindenblüten	Tiliae tomentosae flos	•			+
Sonnenhutkraut, schmalblättrig	Echinaceae angustifoliae herba	•			
Sonnenhutwurzel, schmalblättrig	Echinaceae angustifoliae radix	•			
Sonnenhutkraut, Kegelblumenkraut, blassfarbenes	Echinaceae pallidae herba	•			
Spargelkraut	Asparagi herba	•			

Teedroge deutsche Bezeichnung	Teedroge lateinische Bezeichnung	Keine Studien	Erhöhtes Risiko	Sonstige Gründe	Verwendung als Schmuckdroge, Geschmackskorrigens
Spinatblätter	Spinaceae folium	•			
Stockmalvenblüten	Malvae arboreae flos	•			+
Sumpfporstkraut	Ledi palustri herba	•	•		
Syzygiumsamen	Syzygii cumini semen			• (tA)	
Tang	Fucus	•	• (D)		
Taubnesselkraut, weiß	Lamii albi herba	•			
Waldmeisterkraut	Gallii odorati herba	•			
Walnussfruchtschalen	Juglandis fructus cortex	•	•		
Weißdornblätter	Crataegi folium	•			
Weißdornblüten	Crataegi flos	•			
Weißdornfrüchte	Crataegi fructus	•			
Wurmfarnblätter	Filicis maris folium	•	•	(•)	
Wurmfarnkraut	Filicis maris herba	•	•	(•)	
Wurmfarnrhizom	Filicis maris rhizoma	•	•	(•)	
Yohimbeherinde	Yohimbehe cortex	•	•		
Ysopkraut	Hyssopi herba	•			+ (< 5%)
Zaunrübenwurzel	Bryoniae radix	•	•		
Zimtblüten	Cinnamomi flos	•	•		+
Zitwerwurzelstock	Zedoariae rhizoma	•			

11

11.4 Teerezepturen nach Standardzulassungen

Durch die Form der Standardzulassung für Teemischungen wird der Apotheke ermöglicht, eigene Arzneitees (auch in größerer Zahl) herzustellen und zu vermarkten, ohne für jede Spezialität eine eigene Zulassung beantragen zu müssen. Eine solche standardmäßige Zulassung liegt für Tees für verschiedene Anwendungsgebiete vor, wobei die jeweilige Zusammensetzung der Mischungen in bestimmten Grenzen variiert werden kann, um individuelle Teezusammenstellungen zu ermöglichen.

Behältnis: geklebte Blockbeutel bzw. Seitenfaltenbeutel aus einseitig glattem gebleichten Natronkraftpapier 50 g/m², gefüttert mit gebleichtem Pergamyr 40 g/m²

Haltbarkeit im vorgegebenen Behältnis: 12 Monate

Variable Teemischungen können sich aus Komponenten der Tabellen A und B zusammensetzen. Die wirksamen Bestandteile nach A müssen mindestens 70 Masseprozent der jeweiligen Teemischung ergeben. Die sonstigen Bestandteile müssen – sofern welche verwendet werden – aus der Gruppe B ausgewählt werden. Sie dürfen pro Bestandteil nicht mehr als 5 Masseprozent der jeweiligen Teemischung betragen.

11.4.1 Beruhigungstees

Beruhigungstee I

Baldrianwurzel	40,0 g
Pomeranzenschale	10,0 g
Hopfenzapfen	20,0 g
Melissenblätter	15,0 g
Pfefferminzblätter	15,0 g

Beruhigungstee II bis VIII

A. Wirksame Bestandteile (in Masseprozent)

Teenummer/Bestandteile	II	III	IV	V	VI	VII	VIII
Baldrianwurzel	30,0 – 40,0	30,0 – 40,0		30,0 – 40,0	30,0 – 40,0	30,0 – 40,0	15,0 – 40,0
Hopfenzapfen	20,0 – 30,0		25,0 – 40,0	15,0 – 30,0	15,0 – 25,0		15,0 – 25,0
Lavendelblüten		15,0 – 25,0	20,0 – 30,0				15,0 – 25,0
Melissenblätter	20,0 – 30,0	10,0 – 20,0	20,0 – 30,0	10,0 – 20,0		15,0 – 40,0	15,0 – 25,0
Passionsblumenkraut					10,0 – 20,0	10,0 – 20,0	
Pfefferminzblätter		10,0 – 30,0		10,0 – 30,0	10,0 – 30,0	10,0 – 30,0	

B. Sonstige Bestandteile
Anis, Fenchel, Hagebuttenschalen, Kamillenblüten, Kümmel, Pomeranzenschalen, Ringelblumenblüten, Rosmarinblätter, Schafgarbenkraut, Süßholzwurzel.

11

11.4.2 Blasen- und Nierentees

Blasen- und Nierentee I

Birkenblätter	20,0 g
Queckenwurzelstock	20,0 g
Riesengoldrutenkraut	20,0 g
Hauhechelwurzel	20,0 g
Süßholzwurzel	20,0 g

Blasen- und Nierentees II bis VII

A. Wirksame Bestandteile (in Masseprozent)

Teenummer/ Bestandteile	II	III	IV	V	VI	VII
Bärentraubenblätter	35,0 – 50,0		35,0 – 50,0	35,0 – 50,0		35,0 – 50,0
Birkenblätter	10,0 – 20,0	10,0 – 25,0			15,0 – 30,0	15,0 – 25,0
Samenfreie Gartenbohnenhülsen	10,0 – 20,0			10,0 – 20,0		
Goldrutenkraut oder Riesengoldrutenkraut		10,0 – 25,0		10,0 – 25,0	10,0 – 20,0	
Orthosiphonblätter			15,0 – 30,0	15,0 – 30,0	20,0 – 30,0	
Queckenwurzelstock			10,0 – 20,0			15,0 – 25,0
Schachtelhalmkraut	10,0 – 30,0	10,0 – 30,0				

B. Sonstige Bestandteile
Brennesselkraut, Fenchel, Hagebuttenschalen, Kornblumen-, Ringelblumenblüten, Rotes Sandelholz, Süßholzwurzel, Pfefferminzblätter.

11.4.3 Erkältungstees

Erkältungstee I

Holunderblüten	30,0 g
Lindenblüten	20,0 g
Mädesüßblüten	20,0 g
Hagebuttenschalen	20,0 g

Erkältungstees II bis V

A. Wirksame Bestandteile (in Masseprozent)

Teenummer/ Bestandteile	II	III	IV	V
Holunderblüten	20,0–40,0	20,0–30,0	30,0–50,0	20,0–40,0
Lindenblüten	20,0–40,0	25,0–40,0		20,0–40,0
Mädesüßblüten		20,0–30,0		
Thymian			20,0–30,0	20,0–30,0
Weidenrinde	20,0–35,0		20,0–35,0	

B. Sonstige Bestandteile
Anis, Brombeerblätter, Fenchel, Hagebuttenschalen, Malvenblüten, Quendelkraut, Ringelblumenblüten, Schwarze-Johannisbeerenblätter, Süßholzwurzel.

11.4.4 Gallentees

Gallentee I

Kümmel	10,0 g
Javanische Gelbwurz	20,0 g
Löwenzahn	30,0 g
Mariendistelfrüchte	20,0 g
Pfefferminzblätter	20,0 g

Gallentee II

A. Wirksame Bestandteile (in Masseprozent)

Javanische Gelbwurz	15,0–20,0 g
Löwenzahn	15,0–50,0 g
Pfefferminzblätter	20,0–40,0 g
Schafgarbenkraut	10,0–30,0 g

11

B. Sonstige Bestandteile

Fenchel, Kümmel, Kamillenblüten, Kornblumenblüten, Ringelblumenblüten, Süßholzwurzel, Wermutkraut.

11.4.5 Husten- und Bronchialtees

Husten- und Bronchialtees I und II:

A. Wirksame Bestandteile (in Masseprozent)

Teenummer / Bestandteile	I	II
Anis		10,0 – 40,0
Fenchel	10,0 – 25,0	
Lindenblüten		40,0 – 60,0
Spitzwegerichkraut	25,0 – 35,0	
Thymian	10,0 – 40,0	10,0 – 30,0

B. Sonstige Bestandteile

Eibisch-, Malvenblätter, Malven-, Kornblumen-, Schlüsselblumenblüten, Hagebuttenschalen, Isländisches Moos, Lungen-, Quendel-, Stiefmütterchenkraut.

11.4.6 Magentees

Magentee I   Enzianwurzel, Pomeranzenschale   je 20,0 g
            Tausendgüldenkraut, Wermutkraut   je 25,0 g
            Zimtrinde   10,0 g

Magentees II bis VI

A. Wirksame Bestandteile (in Masseprozent)

Teenummer/ Bestandteile	II	III	IV	V	VI
Angelikawurzel	10,0 – 50,0				
Enzianwurzel			10,0 – 30,0	10,0 – 30,0	10,0 – 15,0
Löwenzahn			10,0 – 35,0		
Melissenblätter		10,0 – 35,0			
Pomeranzenschale					15,0 – 25,0
Schafgarbenkraut	15,0 – 30,0	10,0 – 35,0		10,0 – 35,0	
Tausendgüldenkraut	10,0 – 25,0		10,0 – 35,0	10,0 – 25,0	10,0 – 25,0
Wermutkraut	10,0 – 25,0	30,0 – 50,0		10,0 – 25,0	10,0 – 20,0

B. Sonstige Bestandteile
Brennesselkraut, Fenchel, Hagebuttenschalen, Kornblumen-, Ringelblumen-blüten, Pfefferminzblätter, Rotes Sandelholz, Süßholzwurzel.

11.4.7 Magen- und Darmtees

Magen- und Darmtee I

Baldrianwurzel	25,0 g
Kümmel	25,0 g
Pfefferminzblätter	25,0 g
Kamillenblüten	25,0 g

Magen- und Darmtees II bis XII

A. Wirksame Bestandteile (in Masseprozent)

Teenummer/Bestandteile	II	III	IV	V	VI	VII	VIII	IX
Anis	20,0–30,0		15,0–30,0		15,0–30,0	15,0–30,0	15,0–30,0	15,0–30,0
Fenchel	20,0–30,0	20,0–30,0	15,0–30,0	20,0–35,0	15,0–30,0	15,0–30,0	15,0–30,0	15,0–30,0
Koriander		20,0–40,0	15,0–20,0					
Kümmel	20,0–40,0	20,0–30,0	15,0–30,0	20,0–35,0	15,0–30,0	15,0–30,0	15,0–30,0	15,0–30,0

Teenummer/Bestandteile	V	VI	VII	VIII	IX	X	XI	XII
Angelika-wurzel	20,0–30,0							
Kamillen-blüten		20,0–40,0		10,0–40,0	10,0–40,0	20,0–40,0	30,0–40,0	30,0–50,0
Pfefferminz-blätter			20,0–40,0	10,0–40,0		20,0–30,0	15,0–40,0	
Schafgarben-kraut					10,0–30,0	20,0–35,0		15,0–25,0
Süßholz-wurzel							15,0–25,0	15,0–35,0

B. Sonstige Bestandteile
Baldrianwurzel, Kornblumen-, Malven-, Ringelblumenblüten, Melissenblätter, Zimtrinde.

11.5 Modedrogen

11.5.1 Neembaum

Azadirachta indica, Fam. Meliaceae

Herkunft

Heimisch im indischen Subkontinent, Anbau auch in Afrika, Amerika, Australien.

In Indien traditionell zur Herstellung von Repellents, Seifen, Zahnpasten verwendet. Neemblätter werden häufig unter Getreide gemischt bzw. in Speisekammern gehängt, um Schädlinge fernzuhalten. Neemholz ist ein begehrtes Baumaterial.

Indikationen

Neem-Extrakte/-Öl zur Insektenabwehr: Wirkung gegen ein breites Schädlingsspektrum (Mücken, Fliegen, Wanzen, Läuse, Kakerlaken, Wanderheuschrecken, etc.), wobei mehrere Mechanismen bewirken, dass der Anflug von Insekten vermindert wird und deren Nahrungsaufnahme und Vitalität vermindert wird. Kaum Effekte gegenüber Nützlingen (Bienen, Vögel). Neem-Extrakte sind vollständig bioabbaubar. Neem-Präparate sind allerdings schlecht lagerungsstabil.

Neem-Extrakte als Kontrazeptiva: Intrauterine Applikation verhindert eine Schwangerschaft durch spermizide Effekte, aber auch durch Hemmung der Nidation (keine Beeinflussung des Hormonsystems, wahrscheinlich Einfluss auf immunkompetente Zellen der Uterusschleimhaut).

11

11.5.2 Pu-Erh-Tee

Camellia sinensis, Fam. Theaceae

Herkunft

China, Provinz Yuannan. Die genaue Art der Herstellung der Droge ist weitgehend unklar. Bekannt ist, dass nach Ernte der Teeblätter ein spezieller Fermentierungsvorgang durchgeführt wird, der von dem des Schwarztees verschieden ist. Dies erfolgt in der Regel durch eine mikrobielle Fermentierung unter Zusatz von Basidomyceten. Die daraus resultierende, etwas modrig riechende Droge ist durch grünschwarze und rotbraune Teeblätter gekennzeichnet, die die mikroskopischen Merkmale von *Camellia sinensis* aufweisen.

Inhaltsstoffe

Die Inhaltsstoffe stellen ein Gemisch aus nativen Sekundärstoffen und deren enzymatischen Fermentationsprodukten dar. Inwieweit sich Basidomyceten-spezifische Stoffe in der Droge anreichern ist unklar. Mycotoxine sind in der Regel nicht nachweisbar. Es finden sich die für Schwarztee typischen Methylxanthine (Coffein, Theophyllin) sowie Gerbstoffe. Die Gehalte dieser Substanzen scheinen allerdings niedriger zu liegen als im unfermentierten Schwarztee; zusätzlich entstehen phenolische Produkte durch die Fermentation.
Systematische Untersuchungen zur Zusammensetzung von Pu-Erh liegen nicht vor.

Generell ist darauf zu achten, dass Pu-Erh-Tee häufig sehr hohe DDT-Gehalte aufweist, die weit über den zulässigen Grenzwerten der Rückstandshöchstmengenverodnung von 0,2 mg/kg liegen. Bei Bezug von Pu-Erh deswegen immer Zertifikate anfordern!

Beanspruchte Anwendungsgebiete

Senkung von überhöhten Blutfetten, Cholesterin senkend, Blut reinigend, entschlackend, Beschleunigung des Blutalkoholabbaus.

Die Wirkungen sind in keinem Fall belegt und erscheinen aufgrund der bekannten Inhaltsstoffe der Droge auch unwahrscheinlich. Dosierungsempfehlung: 3–5 Tassen Tee pro Tag.

Es sei darauf hingewiesen, dass Pu-Erh-Tee in Frankreich seit mehr als 20 Jahren ein beliebtes Erfrischungsgetränk mit erheblichem Marktpotential darstellt. Die Droge ist somit kein „Neuling" im Marktgeschehen. Neu ist lediglich der therapeutische Indikationsanspruch. Es ist darauf zu achten, dass Präparate (insbesondere in Kapselform), die mit Indikationsempfehlungen vermarktet werden (z. B. Gewichtsreduktion) Arzneimittel darstellen, für die keine Zulassung vorliegt. Kunden sollten über die Seriosität der Indikationsansprüche aufgeklärt werden.

11.5.3 Rotbusch-Tee

Aspalathus linearis, Fam. Fabaceae

Herkunft

Heimisch im Westen von Südafrika, großflächiger Anbau. Sträucher bis 2 m mit nadelförmigen Blättern. Die Droge besteht aus den röhrenförmigen, teils holzig-harten Teilstücken von Blättern und Zweigspitzen. Während des fermentativen Trocknungsvorgangs (Ernte, Anfeuchten mit Wasser, Quetschung zur Aufhebung der zellulären Kompartimente und Freisetzung von Enzymen, 24-stündige Fermentation, Sonnentrocknung) entsteht die typische rotbraune Farbe und das Aroma durch Umbildung von Carotinoiden.

Drei Qualitätsstufen: Standard-, Choice-, Super (= Selected)-Grade.

Inhaltsstoffe

Gerbstoffe (weniger als schwarzer Tee), Flavonoide, wenig ätherisches Öl, geringe Mengen Vitamin C und Mineralien. Kein Coffein oder andere Trimethylxanthine!

Anwendung

Als Erfrischungs- und Hausgetränk; pharmazeutisch-medizinische Anwendungen sind in keinem Fall belegt.

11.5.4 Teebaumöl

Melaleuca alternifolia, Fam. Myrtaceae

Herkunft

Australien

Inhaltsstoffe

Arzneilich verwendet werden die nadelartigen, reifen Blätter, bzw. das durch Wasserdampfdestillation gewonnene ätherische Öl (ca. 40% Terpinen-4-ol, ca. 10% α-Terpinen, ca. 20% γ-Terpinen, geringe Mengen an 1,8-Cineol. u.a.). Unterschied zu Eucalyptusöl, das oft analog eingesetzt wird: Während in Eucalyptusöl der Cineolgehalt dominiert, enthält Teebaumöl nur geringe Mengen dieses Terpens.

Indikationen

In Australien traditionell angewendet als Lokalantiseptikum zur Wundbehandlung, bei Erkältungskrankheiten und Muskelschmerzen.

Pharmakologisch belegte Wirkungen: bakterizid, fungizid (ca. 10-mal stärker antiseptisch als Phenol). Das antimikrobielle Wirkspektrum ist sehr breit!

Klinisch belegte Wirksamkeiten: zur Behandlung von Verbrennungen, Schnittwunden, Hautabschürfungen, Mund- und Zahnfleischentzündungen.

Antiseptische Wirkungen bei Einsatz von 5%igen Hand- und Körperlotionen: Einsatz bei Akne (etwa vergleichbare Wirkung wie Benzoylperoxid, aber bessere Verträglichkeit).

Anwendung von Teebaumöl bei verschiedenen Mykosen in kontrollierten Studien: teilweise gute Wirksamkeit von Teebaumöl (z.B. Fußpilz), teilweise schlechtere Ergebnisse als bei Einsatz klassischer Antimykotika.

Versuchsweise Anwendungen und Ableitung klinischer Wirksamkeiten aus pharmakologischen Versuchen durch die Laienpresse sind durch entsprechende klinische Studien nicht belegt und sollten sehr kritisch bewertet werden (schwere Akneformen, Herpes simplex, Arthritis, AIDS, Vaginalinfekte).

Der klassische Einsatz bei Verbrennungen ist durch die Zytotoxizität von Teebaumöl gegenüber menschlichen Fibroblasten nicht zu empfehlen.

Unerwünschte Wirkungen: eher selten (überwiegend Kontaktdermatitiden).

Anwendung als Hautpflege und Kosmetikmittel, als Anti-Schuppenpräparat, sowie als Konservierungsmittel für Kosmetika; Aromatherapie: schleimlösend, immunstimulierend, schweißtreibend, Asthmaprophylaxe, etc.

Hinweis: Bis heute besteht keine Arzneimittelzulassung für Teebaumöl-Präparate.

11.5.5 Padma 28

Inhaltsstoffe

Bei Padma 28 handelt es sich um eine Mischung getrockneter Pflanzen und Pflanzenteile, die nach Verpressung als orale Darreichungsform vermarktet wird. Die Rezeptur beruht auf der traditionellen tibetischen Medizin und beinhaltet etwa 20 verschiedene Drogen sowie Campher und Calciumsulfat. Die Grundrezeptur wird oftmals variiert.

Indikationen

Als Anwendungsgebiete werden Kribbeln, Ameisenlaufen sowie Schwere- und Spannungsgefühl in den Armen und Beinen beansprucht, wobei diese Symptome in der Regel für das Krankheitsbild der peripheren Durchblutungsstörungen stehen. Dieser Indikationsanspruch ist bisher nicht durch entsprechende klinische Studien untermauert. Es liegen zwar kleinere klinische Studien vor, die durchaus signifikante Tendenzen zeigen, dass z.B. die beschwerdefrei zurückgelegte Gehstrecke von entsprechenden Patienten gegenüber Placebo vergrößert wird, allerdings sind diese Studien nicht so eindeutig interpretierbar, dass hierdurch wissenschaftlich eindeutige Effekte belegt werden können.

Weitere versuchsweise Anwendungen von Padma 28 beziehen sich auf die Behandlung koronarer Herzkrankheit, Hepatits B, Multipler Sklerose, Polyarthritis und Infektanfälligkeit. Die Wirkung hierfür ist in keinem Fall stichhaltig belegt. Gravierende Nebenwirkungen sind für Padma 28 nicht bekannt geworden.

Zulassungsstatus: In der Schweiz als Heilmittel registriert und verordnungsfähig. In Österreich und den Niederlanden als Nahrungsergänzungsmittel zugelassen. Keine Zulassung in Deutschland.

12 Alternativmedizin

12.1 Heilmittel verschiedener Therapierichtungen

Dieses Kapitel befasst sich mit Heilmitteln verschiedener Therapierichtungen und einzelner Hersteller (Auswahl).

12.1.1 Aromatherapie

Definition

Aromatherapie ist die Anwendung von Duftstoffen zur Heilung, Linderung oder Verhütung von Krankheiten, Infektionen oder Unwohlsein durch inhalative oder topische Applikation der entsprechenden Stoffe.

Hierbei ist die klassische medizinisch-pharmazeutische Anwendung ätherischer Öle von den diesbezüglichen Aussagen der Esoterik und der New-Age-Bewegung zu unterscheiden, die verschiedene Aspekte der Ganzheitstherapie, der Ying-Yang-Dualität und anthroposophisches Gedankengut mit der klassischen und belegten Duftstofftherapie vermengen.

Prinzipiell bietet aber auch die wissenschaftlich orientierte Aromatherapie einen gewissen Dualismus, in dem sie einerseits Wirkungen ätherischer Öle mit den Mitteln der konventionellen Pharmakologie erklären kann, auf der anderen Seite aber auch beobachtet – und auch bewusst zulässt – dass Duftstoffe relevante und therapeutisch nutzbare Wechselwirkungen mit der emotionalen Seite unseres Seins bewirken können.

Wirksamkeit

Bezüglich der Wirksamkeit von ätherischen Ölen belegen z.B. Prüfungen am Tier deutliche Verminderungen der motorischen Aktivität bei Applikation von Lavendelöl oder Sandelholzöl. Diese Wirkungen, die auch nach Inhalation beobachtet werden, können bestimmten Einzelkomponenten der Öle zugeordnet werden. Auch antikonvulsive Effekte konnten im Tierversuch durch nächtliche Inhalation von Lavendelöl beobachtet werden. Wirkungen von ätherischen Ölen wurden auch im Humanversuch belegt: So konnte für Jasmin- und Pfefferminzöl eine Verminderung der durch Stress hervorgerufenen Effekte bestätigt werden. Angenehme, das ZNS aktivierende Düfte sind in der Lage, Änderungen der Herzfrequenz zu verstärken (Citrus), wäh-

12

rend beruhigende Riechstoffe diese verringern können (Rosen). Andere Forschungsansätze belegen verbesserte Durchblutung der Hirnrinde und verschiedene physiologische Effekte der inhalierten Öle. Belegt sind auch die positive Wirkung von sekretolytischen (Eucalyptus, Myrte) und ZNS-aktiven Ölen (Cistus, Nardostachys) begleitend zur eigentlichen Asthmatherapie. Es kann davon ausgegangen werden, dass die Duftstoffmoleküle inhalativ resorbiert werden und somit systemisch ihre Wirkung entfalten können. Zusätzlich besitzen solche Öle aber auch physiologische Wirkungen, die reflektorisch nach Reizung der Geruchsrezeptoren über Hypothalamus und Hypophyse ausgelöst werden.

Auswahl der Öle

Im Rahmen einer rationalen Aromatherapie sollten generell nur genuine und keine halbsynthetischen oder „naturidentischen" Öle eingesetzt werden, da sehr oft physiologische Effekte durch Synergismen verschiedener Inhaltsstoffe modifiziert werden. Da die meisten synthetischen Öle im Gegensatz zu den natürlichen Aromen nicht enantiomerenrein vorliegen, viele Wirkungen des Organismus aber nur durch bestimmte Stereoisomere bewirkt werden, begründet diese Tatsache den Einsatz der natürlichen Öle.

12.1.2 Ayurveda

Zielsetzung

Die aus Indien stammende Wissenschaft (Ayurveda: Wissenschaft vom langen Leben) dient sowohl der Diagnose und Behandlung von Krankheiten als auch der Förderung und Steigerung der Gesundheit.

Auffassung vom Menschen

Ähnlich wie der Kosmos setzt sich auch der Mensch aus verschiedenen, sich umkreisenden und beeinflussenden Schichten (Kosha) zusammen. Unter einer äußersten, grobstofflichen Oberfläche aus fünf Elementen (fest, flüssig, gasförmig, feurig, ätherisch), der Annamaya Kosha, finden sich weitere Schichten, deren innerste (Manomaya Kosha) die Schicht des Geistes ist, die das Ich und den feinstofflichen Körper bildet. Zwischen Geist und dem grobstofflichen Körper vermitteln die fünf Wahrnehmungs- und die fünf Handlungsorgane.

Lebensvorgänge im Menschen

Die ayurvedische Physiologie benennt die ätiologischen Hauptfaktoren (Agnis, Doshas, Dhatus, Scrotas) des Körpers, die miteinander in ihrer Funktion verwoben sind und nur miteinander optimal funktionieren. Die Nährstoffe werden durch 13 verschiedene Feuer (Agnis) aufgeschlossen und der Verwertung zugänglich gemacht (z. B. das große Verdauungsfeuer im GI-Trakt, die Agnis der sieben Gewebe und der fünf Mahabhutas als biochemische Prozesse). Die Nährstoffe werden zum Aufbau der sieben Gewebe (Dhatus) verwendet. Die funktionellen Kanalsysteme (Scrotas) dienen der Zufuhr von Nahrung und Luft, der Exkretion der Gewebeversorgung und der Geistversorung. Zusätzlich zu den Agnis erfolgen Reaktionen im Körper durch drei Dosha-Prinzipien, die für Metabolismus (durch das Dosha Pitta), Bewegung (durch das Prinzip der Vata) und Aufbau von Stärke, Dichte, Widerstandsfähigkeit (durch das Prinzip Kapha) stehen. Jedem Dosha werden nun fünf Funktionsbereiche zugeordnet, die wiederum funktionelle, physiologische und anatomische Bereiche beschreiben.

Auffassung von Krankheiten

In Anlehnung an die psychosomatische Auffassung kommen Krankheiten aus vier unterschiedlichen Bereichen. In der Regel wird eine Krankheit aber nicht einer alleinigen Ursache zugeschrieben, sondern auf eine Kombination mehrerer krank machender Einflüsse aus den folgenden Sparten zurückgeführt:

- Krankheiten, denen grobstoffliche Ursachen zugrunde liegen und somit entweder endogene (z. B. genetische oder konstitutionelle) oder exogene (Infektionen, Toxizität, Traumen) Ursachen haben können.
- Zeitbedingte Krankheiten, die entweder durch lineare Zeitströmungen (z. B. Alterungsprozesse) oder durch zyklische Zeitrhythmen (z. B. jahreszeitliche Schwankungen) induziert werden.
- Krankheiten, die durch krankmachende Sinneswahrnehmungen (äußere Reize) hervorgerufen werden.

12

Krankheiten, die durch die eigene geistige, intellektuelle Funktion und Willenskraft hervorgerufen werden.

Prinzipiell kommt es durch diese krank machenden Einflüsse zu folgenden pathologischen Erscheinungen:

Beeinflussung der biologischen Feuer, wobei überwiegend eine Verminderung des großen Verdauungsfeuers eintritt. Hierdurch kommt es zur Akkumulation toxischer Stoffwechselprodukte.

Zu- oder Abnahme der mentalen oder somatischen Doshas.

Schädigung oder Schwächung der Gewebeeinheiten.

Beeinflussung (meistens Blockierung) der Kanalsysteme.

In einer subklinischen Phase bildet sich ein lokalisiertes Ungleichgewicht der verschiedenen Doshas im Körper aus und es kommt zur Dominanz, Aktivierung und Kumulation eines dominanten Doshas, das sich dann über den ganzen Organismus ausbreitet. In der nachfolgenden klinischen Phase setzt sich nun dieses aktivierte Dosha an einem Körpergewebe fest; es bildet sich die symptomatische Krankheit aus. Im letzten Stadium der Krankheit wird diese entweder überwunden oder chronisch.

Therapieprinzipien

Breit gefächerte Therapieformen, die sowohl physikalische als auch medikamentöse Ansätze beinhalten. Immer werden jedoch auch die individuellen Lebens- und Essgewohnheiten in die Therapie integriert.

Nach folgenden Prinzipien wird gelebt:

Ernährungstherapie im Einklang mit der individuellen Konstitution (bevorzugt pflanzliche Kost)

Chronomedizin: Einhaltung zirkadianer Rhythmen bei der Tagesplanung

Tägliche Psychohygiene: transzendentale Meditation, Yoga

Vedische Reinigungstherapie (Panchakarma) zur Ausschleusung fettlöslicher Stoffwechselprodukte aus dem Organismus

Heilkräuter-Nahrungsergänzungen (Maharishi-Ayurveda-Präparate)

Verjüngungselixiere basierend auf der Radikalfängertheorie; Hauptpräparat: Maharishi Amrit Kalash

Zusatztherapien: Aromatherapie, Musiktherapie, Vedische Architektur.

Hinweis: Ayurveda-Arzneimittel sind in Deutschland nicht als Arzneimittel zugelassen und sind als Importarzneimittel zu behandeln.

12.1.3 Bach-Blütentherapie

Zielsetzung

Der Patient soll lernen mit vorübergehend auftretenden negativen Seelenzuständen (z. B. Ungeduld, Unsicherheit, Eifersucht), deren Ursache Charakterschwäche aber keine Krankheit ist, konstruktiv umzugehen. Hieraus soll eine größtmögliche Entfaltung und Stabilisierung der Persönlichkeit resultieren. Bach-Blütentherapie ist somit Charakterpflege und seelische Gesundheitsvorsorge.

Bach-Blüten sind wässrige Auszüge aus Pflanzen einer höheren Ordnung, also Pflanzen, die mit göttlichen Heilkräften angereichert sind. Diese Essenzen weisen eine harmonische Energiefrequenz auf, die eine Harmonisierung der im kranken Menschen disharmonisch gewordenen Seelenzustände wieder herstellt.

Herstellung der Bach-Blüten

Nach der „Sonnenmethode" werden frische Pflanzen unter schonendsten Bedingungen gepflückt und auf die Oberfläche einer Schüssel mit Quellwasser gelegt. Der Ansatz bleibt solange in der Sonne stehen, bis die Essenzen in das Wasser übergegangen sind. Die Abfüllung des Wassers erfolgt als Konzentrat in mit Alkohol imprägnierte Flaschen. Dies sind die unbegrenzt haltbaren „Stock Bottles". Nach der „Kochmethode" erfolgt eine ähnliche Imprägnierung des Wassers durch Auskochen der Pflanzenteile. Die Stock Bottles werden durch den Patienten später auf Einnahmestärke verdünnt.

Zubereitung der Bach-Blüten

Zubereitung für den längeren Gebrauch: 2 Tropfen aus der Stock Bottle werden mit einer Mischung aus 75% Wasser und 25% Alkohol ad 30 ml verdünnt.

Dosierung der Verdünnung zum Einnehmen: Mindestens 4-mal täglich 4 Tropfen auf leeren Magen.

12

Dosierung für Bad-Zubereitungen: 5 Tropfen aus der Stock Bottle auf ein Vollbad.

Zubereitung von Rescue Nr. 39 Tropfen für längeren Gebrauch: Die Verdünnung ist doppelt so konzentriert wie die üblichen Einnahmelösungen (4 Tropfen ad 30 ml).

Die 38 negativen Seelenzustände des Menschen und die korrespondierenden Bach-Blüten

1. Man versucht, quälende Gedanken, innere Unruhe hinter einer Fassade von Fröhlichkeit und Sorglosigkeit zu verbergen: **Agrimony,** Odermennig
2. Unerklärliche vage Ängstlichkeiten, Vorahnungen und geheime Furcht vor drohendem Unheil: **Aspen,** Zitterpappel
3. Man verurteilt andere ohne Mitgefühl, ist überkritisch und wenig tolerant: **Beech,** Rotbuche
4. Man kann nicht „nein" sagen. Schwäche des eigenen Willens; Überreaktion auf die Wünsche anderer: **Centaury,** Tausendgüldenkraut
5. Man hat zu wenig Vertrauen in die eigene Meinung: **Cerato,** Bleiwurz
6. Es fällt schwer, innerlich loszulassen; man hat Angst vor seelischen Kurzschlusshandlungen; unbeherrschte Temperamentsausbrüche: **Cherry Plum,** Kirschpflaume
7. Man macht immer wieder die gleichen Fehler, weil man seine Erfahrungen nicht wirklich verarbeitet und nicht genug daraus lernt: **Chestnut Bud,** Knospe der Roßkastanie
8. Man erwartet von seiner Umgebung volle Zuwendung und bricht in Selbstmitleid aus, wenn man seinen Willen nicht bekommt. Besitzergreifende, manipulierende Persönlichkeit: **Chicory,** Wegwarte
9. Man ist mit den Gedanken ganz woanders, zeigt wenig Aufmerksamkeit für das, was um einen herum vorgeht: **Clematis,** weiße Waldrebe
10. Man fühlt sich innerlich oder äußerlich beschmutzt, unrein oder infiziert; Detailkrämer: **Crab Apple,** Holzapfel
11. Man hat das vorübergehende Gefühl, seiner Aufgabe oder Verantwortung nicht gewachsen zu sein: **Elm,** Ulme

12. Man ist skeptisch, zweifelnd, pessimistisch, leicht entmutigt: **Gentian,** Herbstenzian
13. Man ist ohne Hoffnung, hat resigniert: **Gorse,** Stechginster
14. Man ist selbstbezogen, völlig mit sich beschäftigt, braucht viel Publikum: **Heather,** Schottisches Heidekraut
15. Man ist gefühlsmäßig irritiert. Eifersucht, Mißtrauen, Haß, Neid: **Holly,** Stechpalme
16. Man hat Sehnsucht nach Vergangenem, Bedauern über Vergangenes, man lebt nicht in der Gegenwart: **Honeysuckle,** Jelängerjelieber
17. Man glaubt, man wäre zu schwach um die täglichen Pflichten zu erledigen, schafft es aber doch: **Hornbeam,** Weißbuche
18. Man ist ungeduldig, leicht gereizt, zeigt überschießende Reaktionen: **Impatients,** Drüsen tragendes Springkraut
19. Man hat Minderwertigkeitsgefühle; Erwartung von Fehlschlägen durch Mangel an Selbstvertrauen: **Larch,** Lärche
20. Man ist schüchtern, furchtsam, hat viele kleine Ängste: **Mimulus,** Gefleckte Gauklerblume
21. Perioden tiefster Traurigkeit kommen und gehen plötzlich ohne erkennbare Ursachen: **Mustard,** Wilder Senf
22. Man fühlt sich als niedergeschlagener, erschöpfter Kämpfer, der trotzdem weitermacht und nie aufgibt: **Oak,** Eiche
23. Man fühlt sich ausgelaugt und erschöpft, „Alles ist zuviel": **Olive,** Olive
24. Man macht sich Vorwürfe, hat Schuldgefühle: **Pine,** Schottische Kiefer
25. Man macht sich mehr Sorgen um das Wohlergehen anderer als um das eigene: **Red Chestnut,** Rote Kastanie
26. Man ist in innerer Panik, Terrorgefühle: **Rock Rose,** Gelbes Sonnenröschen
27. Man ist hart zu sich selbst, hat strenge Ansichten, unterdrückt vitale Bedürfnisse: **Rock Water,** Wasser aus heilkräftigen Quellen
28. Man ist unschlüssig, sprunghaft, innerlich unausgeglichen. Meinung und Stimmung wechseln von einem Moment zum anderen: **Scleranthus,** Einjähriger Knäul
29. Man hat eine seelische oder körperliche Erschütterung nicht verkraftet: **Star of Bethlehem,** Doldiger Milchstern

12

30. Man glaubt, die Grenze des Ertragbaren sei erreicht, innere Auswegosigkeit: **Sweet Chestnut,** Edelkastanie
31. Im Übereifer, sich für eine gute Sache einzusetzen, treibt man Raubbau mit seinen eigenen Kräften, ist reizbar bis fanatisch: **Vervain,** Eisenkraut
32. Man ist eine starke Persönlichkeit, dominierend, ehrgeizig; man will unbedingt seinen Willen durchsetzen: **Vine,** Weinrebe
33. Man läßt sich verunsichern; Beeinflussbarkeit, Wankelmut während entscheidender Phasen im Leben: **Walnut,** Walnuss
34. Man zieht sich innerlich zurück; isoliertes Überlegenheitsgefühl: **Water Violet,** Sumpfwasserfeder
35. Bestimmte Gedanken kreisen unaufhörlich im Kopf, man wird sie nicht los, innere Selbstgespräche: **White Chestnut,** Weiße Kastanie
36. Man ist unklar in seinen Zielvorstellungen, innerlich unzufrieden, weil man seine Lebensaufgabe nicht findet: **Wild Oat,** Waldtrespe
37. Man fühlt sich apathisch, teilnahmslos, innere Kapitulation: **Wild Rose,** Heckenrose
38. Man ist verbittert, grollt und fühlt sich als Opfer des Schicksals: **Willow,** Gelbe Weide
39. Man ist durch Schreck und schockierende Ereignisse aus dem Gleichgewicht gekommen. Man ist in innerer Spannung, weil Aufregendes bevorsteht: **Rescue,** Erste-Hilfe-Tropfen (Cherry, Plum, Clematis, Impatients, Rock Rose, Star of Bethlehem)

12.1.4 Biochemie nach Schüßler, Schüßlers-Biochemie

Ausgehend von dem Wunsch nach einer unkomplizierten und sanften Therapiealternative und der Kenntnis der Mineralzusammensetzung des Organismus etablierte W. H. Schüßler 1874 die „Biochemie nach Dr. Schüßler", die auf der homöopathischen Zubereitungsweise und Applikation von physiologischerweise vorkommenden Mineralien beruht. Hierbei wird nicht direkt die Krankheit mit ihren Symptomen bekämpft, sondern es wird versucht, die das Symptom hervorrufenden Mangelzustände an Spurenelementen und Mineralien des Körpers mit insgesamt 12 anorganischen Salzen, den sogenannten Funktionsmitteln, auszugleichen.

Nr. 1   Calcium fluoratum D12, bei Haut-, Nagel- und Knochenproblemen
Nr. 2   Calcium phosphoricum D6, zur Unterstützung von Heilprozessen und Wachstum
Nr. 3   Ferrum phosphoricum D12, bei Entzündungen und Verletzungen
Nr. 4   Kalium chloratum D6, Heilmittel für die Schleimhäute
Nr. 5   Kalium phosphoricum D6, stärkt Muskeln und Nerven
Nr. 6   Kalium sulfuricum D6, bei chronischen Entzündungen und Hauterkrankungen
Nr. 7   Magnesium phosphoricum D6, bei Schmerzen und Krämpfen
Nr. 8   Natrium chloratum D6, reguliert den Flüssigkeitshaushalt
Nr. 9   Natrium phosphoricum D6, normalisiert den Stoffwechsel
Nr. 10   Natrium sulfuricum D6, stimuliert die Exkretion und Entgiftung
Nr. 11   Silicea D12, stärkt Sehnen, Knorpel, Knochen
Nr. 12   Calcium sulfuricum D6, läßt Eiter abfließen.

Diese klassischen Funktionsmittel werden durch 12 weitere Mineralien, die „Ergänzungsmittel" verfeinert. Kombination verschiedener Funktionsmittel ist zu vermeiden.

Die Diagnosestellung erfolgt durch genaue Beobachtung der Feinheiten des Ausdrucks und des Gesichtes, der songenannten „Antlitzanalyse". Die typische Applikationsform ist die Lactosepastille, die aber auch durch Globuli und Dilutionen ersetzt werden kann, wobei 10 Globuli oder 10 Tropfen der Dilutio einer Pastille entsprechen. Auch Salbenformen verschiedener Schüßler-Präparate sind üblich.

Dosierung: Akute Erkrankungen werden durch Gabe einer Pastille alle ein bis zwei Stunden bis zur Besserung behandelt, chronische Prozesse mit drei bis viermal täglicher Gabe einer Pastille vor dem Essen.

Sonderfall: Funktionsmittel Nr. 7: bei akuten Beschwerden 10 Tabletten in kochendem Wasser auflösen und die Lösung warm trinken lassen.

Vertrieb von Schüßler-Präparaten über DHU (s. 12.1.5), ISO und Madaus.

12.1.5 DHU

Pentarkane

Pentarkane stellen zusammengesetzte Homöopathika mit jeweils fünf Einzelkomponenten dar. Obwohl nach den Regeln der Homöopathie eine Behandlung mit für den Patienten speziell ausgewählten Einzelmitteln erstrebenswert ist, sollen die Pentarkane als Komplexmittel die oft schwierige Auswahl und Zusammenstellung der Einzelmittel erleichtern helfen.

LM-Potenzen

LM-Potenzen, die von Hahnemann selbst in die Therapie eingeführt wurden, werden den Hochpotenzen zugerechnet. Die jeweilige Verdünnung wird im Verhältnis 1 zu 50 000 durchgeführt. Nach Hahnemann wird LM I bis LM XXX eingesetzt. Der Hersteller Arcana bietet zusätzlich höhere Potenzstufen an.

LM I entspricht der Verdünnung D 10 oder C 5. Obwohl sich somit die gleichen Verdünnungsgrade wie mit den herkömmlichen C- oder D-Verdünnungen erreichen lassen, wird den LM-Potenzen ein besonderer Aggregatzustand im Sinne der homöopathischen Lehre zugerechnet, der eindeutige Unterschiede zu C- und D-Potenzen bewirkt. LM-Potenzen stellen eine Erweiterung der therapeutischen Möglichkeiten dar, dies inbesondere dadurch, dass bei ihrem Einsatz keine Erstverschlimmerung der Symptome auftritt. Wirkungseintritt der LM-Potenzen erfolgt schneller als bei C- und D-Potenzen, oft innerhalb einer halben Stunde.

Biochemische Mittel nach Dr. Schüßler

Mittels dieser biochemischen Mittel erfolgt die Therapie von Krankheiten unter Verwendung von anorganischen Salzen, die (biochemische) Bestandteile des Körpers sind. Die Anwendung erfolgt in Form entsprechender homöopathischer Potenzen. Die qualitative und quantitative Auswahl der einzelnen Biochemika ergibt sich aus den Konzentrationen der Salze in den jeweiligen Zielorganen, sowie den Mengen, in denen sie bei den jeweiligen Krankheiten ausgeschieden werden.

Zusätzlich zu den Biochemika nach Schüßler (Nr. 1–12) werden Ergänzungsmittel nach Schöpfwinkel (Nr. 13–18), weitere Ergänzungsmittel (Nr. 19–24) sowie biochemische Salben „Original DHU" angeboten.

12.1.6 Elha

Elha Minodyne

Elha Minodyne sollen in Form homöopathischer Komplexe die Therapie-erleichtern. Sie sollen alle in der Praxis auftretenden Indikationen im Rahmen der häuslichen Medikation der Kranken abdecken. Darreichungsformen: Tabletten und Tropfen.

Elha Spezialmittel

Elha Spezialpräparate sind ebenfalls zur häuslichen Krankenmedikation entwickelt, werden jedoch für definiertere Indikationsgebiete eingesetzt und liegen in anderen Darreichungsformen vor.

Elha Salben

Elha Salben sollen als perkutane Anwendung von Homöopathika neben der lokalen Wirkung auch eine Fern- oder Organtherapie bewirken. Zusätzliche Einsatzmöglichkeiten (Massage, Iontophorese, Akupressur etc.) runden die therapeutischen Möglichkeiten dieser Salben ab.

Elha Iniectabilia

Elha Injektionspräparate werden i.c. in die klassischen Akupunkturpunkte appliziert und stellen somit eine besondere Art der Pharmakoakupunktur dar. Indikationen hierzu sind akute Anfälle im Sinne einer Notfallbehandlung. Zusätzlich wird das Einsatzgebiet der klassichen Akupunktur erweitert, sowie die Einführung von Homöopathika mit Sofortwirkung ermöglicht.

12.1.7 Fides

Homobione und Homocente

Homobione und Homocente stellen Mischungen aus potenzierten Einzelkomponenten dar, können jedoch auch Komplexe von Einzelpotenzen mit alkoholischen Drogenextrakten sein, ebenso Mischungen von diversen allopathischen Ingredienzien.

12.1.8 Galmeda

Aktinoplexe

Aktinoplexe wurden in enger Anlehnung an die biochemischen Mittel nach Dr. Schüßler (siehe 12.1.4) entwickelt und stellen Potenzakkorde der Stufen D 3 + D 6 + D 12 dar. Dies erleichtert die Dosisfindung. Zusätzlich erfolgt im Sinne der Farblichtlehre eine Bestrahlung jedes Mittels während des Produktionsprozesses nach seinem Farbwert.

Aktinoplexe werden durch die Mundschleimhaut aufgenommen und regulieren die Zellfunktion gemäß den Lehren der biochemischen Heilweise, wobei zusätzlich die elektromechanische Wellenschwingung als Farbwirkung additive Effekte ergibt.

Galmesin

Galmesine stellen Homöopathika dar, die als Basis- oder Konstitutionsmittel andere Behandlungsmethoden unterstützen sollen und in Form einer Nachsorgetherapie einer Verbesserung der biologischen Anpassungsfähigkeit des Organismus an die externen Lebensumstände dienen sollen.

Elemitan

Elemitane sind Vitamine zusammen mit Trägerstoffen in Form von Homöopathika.

12.1.9 Heel

Homotoxinlehre

Definition: Krankheiten werden im Sinne der Homotoxinlehre definiert als Abwehrmaßnahmen des Körpers gegen Toxine. Der Zweck einer Krankheit ist die Ausscheidung des Toxins und die Wiederherstellung des durch das Gift gestörten Gleichgewichts im Organismus. Somit stellt jede Krankheit einen körpereigenen Heilungsversuch dar.

Therapie: Diese Heilung kann durch entsprechende Therapeutika zielgerichtet unterstützt werden. Durch Ausnützung eines Umkehreffektes werden nun geeignete Wirkstoffe in homöopathischer Verdünnung als Biotherapeutika-Antihomotoxika Heel in verdünnter Form appliziert. Diese beschleunigen die Naturheilung durch Stimulation der Abwehr, was durch Induktion gegengiftwirksamer Enzyme, durch Aktivierung des Retikuloendothels, durch Co-Repressor-Wirkung bei zellulären Phasen (Organschädigungen) und durch andere Mechanismen erfolgen kann.

Es wird im Sinne einer therapeutisch erwünschten Reizwirkung des öfteren eine Erstverschlimmerung der Krankheit nach Einsatz der entsprechenden Heelpräparate beobachtet.

Untergruppen der Heelprodukte:

- Injeele
- Spezialpräparate (z. B. Traumeel, Rheuma-Heel)
- Composita-Präparate
- Homaccorde (Ampulle und Dilutionen)
- Homöopathisierte Allopathika
- Intermediäre Katalysatoren
- Nosoden
- Suis-Präparate.

Die Standardtherapie benützt in der Regel eine Kombination von Injeelen, Katalysatoren und Spezialpräparaten. Entsprechende „forte-Zubereitungen" sind für akute Indikationen einzusetzen. Mit fortschreitenden Therapieerfolgen werden schwächere Potenzen eingesetzt.

12

Charakterisierung der Heelprodukte

Injeele: Injektionspräparate mit Einzelstoffen der konventionellen Homöopathie. Injeele stellen meist Potenzakkorde dar. Injeel forte enthalten höher potenzierte Komponenten. Alle Injeele könne i.v., i.m., i.c. und s.c. appliziert werden, können aber auch als Trinkampulle Einsatz finden (Verdünnung in einem Glas Wasser schluckweise über den Tag verteilt zu trinken; auch für Säuglinge geeignet).

Homaccorde (HA, Hcd, Hom): Homaccorde werden speziell zur Behandlung chronischer Erkrankungen eingesetzt.

Suis-Organpräparate: Suis-Präparate vom Schwein bieten die Möglichkeit einer gezielten Gewebe- und Organtherapie, wobei ein dem kranken Organ homologes Suis-Organ eingesetzt wird. Die Organe des Schweins gelten als chemisch und biologisch dem humanen Organismus ähnlich, aber biologisch minderwertiger. Somit wird bei einer Suis-Therapie dem humanen Organismus ein Fremdstoff, der als neuer toxischer Stoff angesehen wird, zugeführt. Entsprechende Abwehrreaktionen sind die Folge.

Suis-Präparate, die nach den homöopathischen Lehren hergestellt werden, sind als parenterale Formen, die auch als Trinkampullen verwendet werden können, verfügbar. Zur oralen Therapie soll eine Ampulle mit 9 ml Alkohol verdünnt werden und täglich 3-mal 5 Tropfen eingenommen werden. Neben den üblichen Potenzakkorden D 10 + D 30 + D 200 sind die entsprechenden „forte-Zubereitungen" aus D 8 + D 12 + D 30 + D 200 zusammengesetzt.

Homöopathisierte Allopathika: Homöopathisierte Allopathika finden Einsatz in der Behandlung von Schäden, die durch die entsprechenden Allopathika entstanden sind. Somit wird der Therapieschaden eines allopathischen Medikaments durch den selben potenzierten Stoff aufgehoben.

Neben der Ausnutzung dieses Gleichheitsprinzips kommt aber bei diesen Präparaten auch noch das homöopathische Ähnlichkeitsprinzip zum Tragen. Ein Similium als Antihomotoxikum aktiviert zusätzliche ungenutzte Abwehrmechanismen. Somit könnte man Sulfonamidschäden statt mit Sulfonamid-Injeel besser mit Penicillin-Injeel ausgleichen.

Intermediäre Katalysatoren: Intermediäre Katalysatoren sind Zwischenprodukte der Zellatmung und enzymatischer Reaktionen. Da viele Krankheiten durch Störungen der Zellatmung gekennzeichnet sind, werden solche intermediären Katalysatoren kurzzeitig in Form der entsprechenden Injeel-Präparate gegeben, um als therapeutischer Reiz Atmungsschäden auszugleichen. Solche intermediären Katalysatoren sind Stoffe des Citronensäurezyklus, Chinone und sonstige intermediäre Atmungskatalysatoren, sowie stimulativ wirksame Stoffe wie Hormone, biogene Amine oder Drogenextrakte.

Nosoden: Nosoden sind Körperbestandteile von Mensch und Tier sowie Teile von Bakterien und Viren und deren Stoffwechselprodukte und Sekrete. Anwendung finden solche Nosoden zur Unterstützung anderer Therapien und zur Ausscheidung von Toxinen nach überstandener Krankheit. Die Nosodenauswahl erfolgt nach homöopathischen Gesichtspunkten nach dem Ähnlichkeitsprinzip. Von der Fremdnosodentherapie, die industriell verwendete Nosoden benutzt, muss die Eigennosodenbehandlung mit patienteneigenem Material unterschieden werden.

Die Bezeichnungen für Nosodenpräparate von Heel erfolgt entweder nach der Herkunft (z. B. Adeps suillus) oder nach den Krankheiten, die zu den entsprechend verwendeten Ausscheidungen führen (z. B. Sinusitis).

12.1.10 Hildegard-Medizin

Die heilige Hildegard von Bingen lebte von 1098 bis 1179 und wirkte als Äbtissin in einem Kloster bei Bingen. Ihr überliefertes Werk umfasst zahlreiche weltanschauliche und naturwissenschaftliche Schriften, von denen die bedeutendsten „Scivias" und „Causa et curae" in unserer Zeit auch für den Gesundheitsbereich neu entdeckt wurden.

Zielsetzung

Neben Forderungen, die seelische Gesundheit des Menschen im Sinne einer ganzheitlichen Medizin zu pflegen, spielt die Ernährung in der Hildegard-Medizin eine große Rolle. Als Ernährungsgrundlage wird Dinkelgetreide empfohlen, das in seinen verschiedensten Zubereitungsformen gegen eine Vielzahl von körperlichen Leiden wirksam sein soll.

12

Auch Teile der unbelebten Natur werden zu Heilzwecken verwendet. So beschreibt Hildegard detailliert die Anwendung einer Vielzahl von Edelsteinen zur Therapie diverser Erkrankungen. Auch diese therapeutische Richtung zieht heute viele Anhänger an. Gleiches gilt für die phytotherapeutischen Schriften. Hier aufgeführte Drogen sind teilweise auch Bestandteil unseres heutigen Arzneimittelschatzes, während andere empfohlene Drogen wie z. B. Diptam, Pfaffenhütchen, Rainfarn, Pfingstrose etc. die kritische Bewertung durch den abgebenden Apotheker benötigen.

Bezugsquelle für Drogen, Zubereitungen und Lebensmittel gemäß der Hildegard-Medizin ist die Firma Jura Naturheilmittel, Konstanz.

12.1.11 ISO

Iso-Komplexe

Iso-Komplexe sind Zubereitungen, die aus pflanzlichem Material auf spagyrischem Weg, also durch Vergärung in wässrigem Milieu und nachfolgende alkoholische Extraktion hergestellt werden. Dieses „Lösen, Trennen, Sammeln und wieder Zusammensetzen" erweitert das Wirkungsspektrum von Phytotherapie und klassischer Homöopathie gleichermaßen.

Dosierung allgemein: 3-mal täglich 5 Globuli

Iso-Bikomplexe

Iso-Bikomplexe sind homöopathische Komplexe mit mehreren biochemischen Salzen in potenzierter Form. Diese Komplexe sollten dann zum Einsatz kommen, wenn die Wahl zwischen mehreren möglichen Einzelkomponenten zu keiner befriedigenden Therapie führt.

12.1.12 Kattwiga

Synergon-System (Kattwigatherapie)

Das Synergon-System beruht auf der synergistischen Wirkung von pflanzlichen und mineralischen Komponenten, die in Form von homöopathischen Komplexmitteln angeboten werden.

12.1.13 Madaus

Oligoplexe

Oligoplexe sind homöopathische Kombinationen von 5 bis 10 Einzelmitteln, die unter Berücksichtigung der Konstitutionslehre zusammengestellt sind. Die Grundüberlegung für die jeweiligen Kombinationen liegt hierbei in der verbesserten Wirksamkeit mehrerer Komponenten. Dort wo Einzelmittel allein in der Therapie versagen, kann die gleichzeitige Gabe desselben Einzelmittels in Kombination mit anderen einen Heilerfolg bewirken. Weiterhin wird davon ausgegangen, dass sich die Wirkungen von Einzelmitteln, die gegen das gleiche Krankheitssymptom eingesetzt werden, in der Kombination addieren. Eine Potenzierung der Wirkung ist allerdings zusätzlich zu verzeichnen, wenn die Einzelmittel verschiedene Angriffspunkte gegen die gleiche Krankheit haben.

Unter Berücksichtigung dieser Überlegungen steht ein großes Sortiment an Oligoplexen für vielfältige Indikationen zur Verfügung.

12.1.14 Nestmann

Nestmann-Arzneisystem

Das Nestmann-Arzneisystem baut unter Verwendung von homöopathischen Komplexsystemen und biologischen Spezialpräparaten auf therapeutische Erfahrungswerte auf. Ein Spezifikum ist die Betonung der Kombinationsmöglichkeiten zwischen verschiedenen Komplexsystemen. Bei den Spezialpräparaten handelt es sich um Kombinationspräparate aus Pflanzenextrakten mit homöopathischen Einzelmitteln.

12.1.15 Orthomolekulare Medizin

Der Begründer der orthomolekularen Medizin, Linus Pauling, definierte das Wirkprinzip wie folgt:

Orthomolekulare Medizin ist die Erhaltung guter Gesundheit und die Behandlung von Krankheiten durch Veränderung der Konzentration von Substanzen, die normalerweise im Körper vorhanden und für die Gesundheit verantwortlich sind.

12

Somit nutzt diese Therapierichtung ausschließlich Substanzen, die sowohl in der Nahrung als auch im Körper natürlich vorkommen (z.B. Vitamine, Mineralien). Da sie teilweise essenziell sind, müssen sie als Mikronährstoffe exogen in ausreichender Menge zugeführt werden. In vielen Fällen ist die optimale Deckung des Vitamin- und Mineralstoffbedarfs durch die normale Nahrung nicht möglich und somit ist eine gezielte, zusätzliche Zufuhr dieser Substanzen notwendig. Über die normale Bedarfsdeckung hinaus will die orthomolekulare Medizin durch Änderungen der Konzentration körpereigener Substanzen biochemische Prozesse beeinflussen. Der Schwerpunkt liegt allerdings nicht in der Beseitigung von Symptomen sondern eher auf der Vermeidung und Behebung von Krankheitsursachen.

Zielsetzung

Verbesserung der Vitalstoff-Bilanz, Prophylaxe von Krankheiten, Stärkung des körpereigenen Regenerations- und Abwehrsystems, Optimierung der Leistungsfähigkeit.

Dosierungen

Vitamine bis auf A, D, K in hoher Dosis; Mineralstoffe, Spurenelemente und Vitamin ähnliche Stoffe, Antioxidantien ausreichend hoch dosiert und langfristig. Kombinationspräparate werden gegenüber Einzelstoffen präferriert.

Herkömmliche Multivitamin-Präparate gelten als wertlos, da sie als unterdosierte Rundumschläge bewertet werden.

12.1.16 Pascoe

Similiaplexe

Bei den Similiaplexen handelt es sich um homöopathische Komplexmittel zur Prophylaxe und Therapie im Sinne einer ganzheitlichen Behandlungsweise.

Die Einnahme soll unabhängig von den Mahlzeiten erfolgen, wobei die perlinguale Applikation empirisch die besten Ergebnisse erbracht hat. Bei akuten Fällen ist die minütliche oder die halbstündliche Gabe durchzuführen.

Will man die Behandlung chronischer Krankheiten versuchen, ist die Möglichkeit der Potenzierung von Similiaplexen sinnvoll:

Hierzu werden 30 Tropfen auf 100 ml Wasser verdünnt. Die Dosis beträgt ein Esslöffel halbstündlich bis stündlich. Ein Akutwerden des chronischen Prozesses im Sinne einer Erstverschlimmerung ist möglich; diese kann durch Gabe des nicht potenzierten Similaplexes als Antidot (1- bis 6-mal täglich 10 Tropfen) kupiert werden.

Nosoden-Komplexe

Den Nosoden-Komplexen liegt die Überlegung zugrunde, dass Gifte durch Verdünnungen des selben Giftes durch Induktion von Enzymsystemen aus der Bindung zur Zelle herausgelöst werden können und somit einer Ausscheidung zugänglich werden. Die Nosoden-Komplexe stellen nun potenzierte Toxine dar, die eine besondere Affinität zu den entsprechenden angegebenen Zielorganen haben.

Die Applikation der Nosoden-Komplexe sollte bevorzugt durch Einreiben in die Bauchhaut um den Nabel herum erfolgen, wobei sanftere Effekte auftreten als beim Einreiben in die Unterarmbeuge. Die Applikation erfolgt 1–2 Mal wöchentlich mit 1–5 Tropfen. Eine orale Gabe bei Ansprechen der Therapie ist möglich. Das Auftreten von Erstverschlimmerungen als Zeichen von gesteigerten Abwehrkräften, die sich mit der Krankheit auseinandersetzen, ist möglich.

Mit Nosoden-Komplexen nicht behandelt werden sollen akut Erkrankte, Kranke in einem schlechten Allgemeinzustand, Schwangere und Kinder unter 10 Jahren. Auf ausreichende Ausscheidung durch Gabe eines hohen Flüssigkeitsvolumens ist zu achten.

12.1.17 Pflüger

Pflüger bietet homöopathische Komplexmittel und verschiedene Spezialmittel an, die als biologische Therapeutika Kombinationen aus Drogenextrakten und homöopathischen Potenzen darstellen.

12

12.1.18 Regena

Regenaplexe

Krankheit wird definiert als Störung des Zellstoffwechsels und des Umgebungsmilieus in der sich die Zelle befindet. Eine kausale Therapie ist eine Zellstoffwechseltherapie und/oder Wiederherstellung des optimalen Außenmilieus der Zelle.

Regenaplexe weisen folgende Funktionen auf:

Sie therapieren alle Vorkrankheiten, verbunden mit einer Minimierung des toxischen Milieus; sie aktivieren die Entgiftung von Stoffen aus der Zelle und aus dem Körper heraus; sie aktivieren die Zelltätigkeiten.

Regenaplexe setzen sich aus den in der klassischen Homöopathie und Biochemie verwendeten Stoffen zusammen, wobei allerdings die Kombination der Einzelstoffe nach deren ursächlicher Wirkung erfolgt. Regenaplexe wirken somit stärker als die entsprechenden Einzelkomponenten. Zusätzlich erfolgt die Herstellung der Regenaplexe nach einem besonderen Verfahren, das den Lebensprozess der Natur optimal nachgestaltet.

Die Applikation der fast immer in Tropfenform vorliegenden Regenaplexe erfolgt ein Mal pro Tag oral mit 8–10 Tropfen in Wasser. Akute Symptome werden mit 30 Tropfen in 125 ml Wasser therapiert (schluckweise über den Tag verteilt trinken). Werden mehrere Regenaplexe appliziert, so werden diese einzeln mit Wasser verdünnt.

12.1.19 Spemann

Spemann-Kombinationspräparate

Spemannsche Kombinationspräparate sind keine homöopathischen Mittel im klassichen Sinne. Der Einsatz der Präparate orientiert sich weitgehend an der dynamischen Wirkung der Bestandteile auf das physiologische Geschehen. Die Mittel zeigen eine duale pharmakodynamische Bandbreite, und therapieren physiologische Unter- aber auch Überfunktionen gleichzeitig. Somit muss beim Einsatz dieser Mittel die rein indikationsmäßige Auswahl gegenüber der Abstimmung auf das physiologische System zurücktreten.

12.1.20 Spenglersan

Spenglersane

Spenglersane stellen immunbiologisch wirkende Konstitutions- und Entgiftungsmittel in Form einer perkutanen Einreibetherapie dar. Die Präparate
bestehen aus zwei Komponenten: einer Vaccinoid- und einer Immunbluteinheit. Der Vaccinoidanteil besteht aus Antigenen in Form von entgifteten
bakteriellen Toxinen, die Immunblutkomponente enthält Antikörper aus im-
munisierten Kaninchen. Während die Toxine den Organismus zu Antikörper-
produktion anregen, werden mittels der Immunbluteinheit Antikörper zugeführt. In Abhängigkeit vom jeweiligen Verdünnungsgrad wird nun die Toxin-
oder die Antikörperkomponente bevorzugt. Die typischen Indikationen bei
denen Spenglersane Einsatz finden, sind Krankheiten unbekannter Genese,
die oft auf bakteriellen Erkrankungen beruhen, bzw. auf sich über Genera-
tionen hinziehende toxische Erbschwächen. Spenglersane sind polyvalent
zusammengesetzt, so daß Mischinfektionen therapiert werden können. Die
Applikation erfolgt durch Einreiben an zarten Hautpartien.

12.1.21 Staufen-Pharma

Potenzreihen KUF

Heilung wird definiert als eine Entschlackung und Reaktivierung des Mes-
enchyms. Für eine optimale Reaktivierung werden klassische homöopathische Mittel und Nosoden in steigender Potenz eingesetzt. KUF-Reihen stellen Mesenchymreaktivierungskuren dar, die jeweils 10 verschiedene
Potenzen beinhalten. Diese decken den Bereich von D 5 bis D 200 oder von
D 6 bis D 400, in seltenen Fällen von D 10 bis D 1000 ab.

Spagyrik nach Zimpel

Die spagyrische Herstellungsweise nach Zimpel beruht auf einer Vergärung
frischen, gereinigten Pflanzenmaterials unter Hefezusatz mit nachfolgender
Destillation. Der getrocknete Destillationsrückstand wird verascht und
nachfolgend mit dem Destillat extrahiert, wobei nun dem ätherischen, geis-

12

tigen Teil der Pflanze, die Mineralien des Ausgangsstoffes wieder zugesetzt werden. Alle Pflanzen werden so einzeln verarbeitet und erst nachfolgend durch Mischung die entsprechenden Komplexe hergestellt, die nun die geistigen Kräfte der Pflanzen in hochkonzentrierter Form beinhalten. Spagyrische Essenzen in unverdünnter Form entsprechen der vierten homöopathischen Potenz. Spagyrische Urtinkturen nach Zimpel sind offizinell im Homöopathischen Arzneibuch beschrieben. Solche spagyrischen Essenzen wirken selbst nicht gegen spezielle Krankheiten, sondern sind Umstimmungsmittel, die dem Organismus helfen, mit den entsprechenden Krankheiten fertig zu werden.

Das gesamte spagyrische Heilsystem nach Zimpel setzt neben den spagyrischen Hauptmitteln zusätzlich noch Arcana, spezielle Mittel zur innerlichen Anwendung und Elektrizitätsmittel zum äußerlichen Gebrauch mit Einfluss auf die Nervenbahnen, ein.

12.1.22 Steigerwald

Plantaplex-Präparate

Plantaplexe stellen homöopathische Komplexmittel dar, wobei der Gesamtkomplex stärker wirksam ist als die Summe aller Einzelkomponenten.

AP-Präparate

AP-Präparate in Form von homöopathischen Injektionslösungen werden nach i.c. Applikation als homöopathische Akupunktursysteme angesehen. Die Injektion erfolgt an den Punkten, die die klassische Akupunkur als effektivste Stellen definiert hat.

12.1.23 Strath

Die Strathpräparate gliedern sich in Grundpräparate, Organpräparate, Komplexpräparate und Hefemixturen. Prinzipiell sollen diese entweder den gesamten Organismus beeinflussen oder als Spezialpräparate bestimmte Erkrankungen therapieren oder ausgewählte Organe ansprechen.

Das Besondere bei Strathzubereitungen ist die Art der Herstellung. Hierbei werden pflanzliche Heilstoffe im natürlichen Gewebeverband durch die Einwirkung spezieller Hefestämme metabolisiert. Toxische Wirkkomponenten werden so entgiftet, wodurch gleichzeitig die therapeutischen Komponenten verstärkt werden. Hierzu wird das Pflanzenmaterial mit einem besonderen Hefestamm vergoren. Nach Abtrennung von gröberen Bestandteilen wird der Gärextrakt (der „Wein") in einer Hauptgärung Nährlösungen und Hefereinkulturen zugesetzt. Die fertigen Zubereitungen werden nach Zentrifugation der Suspensionen aus dem so erhaltenen Extrakt bereitet.

12.1.24 Traditionelle Chinesische Medizin

Zielsetzung

Oberstes Lebens- und Therapieprinzip ist die Erhaltung und Stärkung der Lebensenergie „Qi". Die beiden zusätzlichen Pole „Yin" (das Innerliche und Weibliche, auch Schwäche, Herbst, Winter) und „Yang" (das Äußerliche und Männliche, auch Stärke, Größe, Frühling, Sommer), die normalerweise in einem sich ergänzenden Gleichgewicht stehen, sind bei Erkrankungen zu harmonisieren. Auch die fünf Wandlungsphasen Holz, Feuer, Metall, Erde und Wasser, die sich ineinander umwandeln können, sind im physiologischen und therapeutischen Sektor den Funktionskreisen der Leber, Milz, Lunge, Herz und Magen zugeordnet. Sinn und Zweck der Traditionellen Chinesischen Medizin ist immer die Stärkung des Qi, die Wiederherstellung des Gleichgewichtes Yin-Yang und das Gleichgewicht zwischen allen Wandlungsphasen.

Therapieformen

Die Therapie ist unterschiedlich und wird individuell angepasst an den jeweiligen Patienten, z.B. Akupunktur, Atemgymnastik (Qigong), Diät und Arzneimitteltherapie.

Arzneimitteltherapie: pflanzliche, tierische und mineralische Drogen.

Therapeutika: immer komplexe Mischungen (bis zu 10 Komponenten), aus Herrschern (kun, für die Hauptwirkung verantwortlich), Adjutanten (chen, für eine mäßigende Wirkung), Assistenten (cho) und Botenstoffen (shi, mit definierter Eigenwirkung).

12

Zubereitungsformen

Üblicherweise Decocte.

Hinweis: Bei Herstellung und Abgabe von Arzneimittel der Traditionellen Chinesischen Medizin trägt die abgebende Apotheke die Verantwortung für ordnungsgemäße Qualität der Ausgangsstoffe und des Endproduktes. Die verwendeten Materialien sind in Europa teilweise weitgehend unbekannt und die Identitätsprüfungen somit sehr schwer.
Folgende Punkte sind zu beachten:

- Verwechslungsgefahr von Drogen mit ähnlich klingenden Namen.
- Für bestimmte Drogen werden je nach Region unterschiedliche Stammpflanzen eingesetzt.
- Unterschiedliche Zubereitungsformen und vorherige Entgiftung von Drogen (z.B. Kochen, Dämpfen, Rösten, Zubereitungen mit Alkohol, Wein, Honig, Salzlösungen etc.).

Hilfsmittel kann das Arzneibuch der chinesischen Medizin sein (Deutscher Apotheker Verlag, Stuttgart).

12.1.25 Truw

Nach dem Heilsystem Truw müssen neben der aktuellen Krankheit im Sinne einer ganzheitlichen Therapie alle bereits durchlebten Krankheiten sowie die ererbten Krankheiten berücksichtigt werden. Somit wird sowohl der Konstitution als auch der Disposition des Patienten Rechnung getragen. Ein wichtiges diagnostisches Element in der Analyse des Krankheitsbildes stellt die Irisdiagnostik dar. Die medikamentöse Therapie verwendet neben den Konstitutionsmitteln die Komplexmittel, welche auf die Symptome der Krankheit eingehen. Zusätzliche physikalisch-diätetische Behandlungen runden die Therapie ab.

12.1.26 Wala

Im Rahmen von rhythmischen Herstellungsprozessen erfolgt eine Sublimierung der den natürlichen Substraten innewohnenden Kräfte. So wird beim wärmerhythmischen Prozess der Ansatz täglich einer zusammenziehenden

Wirkung durch Erwärmen auf 37 °C und einer Abkühlung auf 4 °C ausgesetzt. Diese Zubereitungen tragen den Index W. Andere, durch Lichtrhythmen verdichtete Präparate werden mit dem Index L versehen. Falls zusätzlich noch Rückstandsasche zugesetzt wird, werden die Zubereitungen mit WA bzw. mit LA gekennzeichnet. Die gesamte Therapie richtet sich nach den Erfahrungen der Homöopathie, der Phytotherapie sowie der Anthroposophie. Akute Effekte werden mit mittleren bis hohen Potenzen, chronisch-entzündliche und subakute Prozesse mit mittleren, und degenerative Erkrankungen mit tiefen Potenzen behandelt.

12.1.27 Weleda

Gemäß der Lehre von Rudolf Steiner erfolgt eine Vegetabilisierung von Metallen, die dadurch einen höheren Aufschlussgrad gegenüber dem Kosmos erhalten als durch mechanisches Potenzieren möglich ist.

Hierzu wird eine Mineralkomponente, die in innerem Zusammenhang mit einer bestimmten Pflanze steht, dem Boden zugesetzt. Das kompostierte Pflanzenmaterial wird in der nächsten Vegetationsperiode der Muttererde dieser Pflanze erneut zugesetzt. Dieses Vorgehen zieht sich über drei Wachstumsperioden hinweg, wobei eine qualitative Potenzierung des Minerals vor sich geht. Während mineralische Heilmittel den peripheren Menschen treffen, und pflanzliche Systeme als physisch-ätherische Wesen mehr den seelischen Aspekten zugeneigt sind, wird durch die vegetabilisierten Metalle der die Krankheit tragende Astralleib des Menschen angesprochen. Solche Mittel wirken rascher als rein mineralische Stoffe. Hieraus resultiert der Einsatz bei akuten Krankheiten sowie zu Therapiebeginn. Spätere Behandlungen können dann mit rein metallischen Mitteln weitergeführt werden. Grundsätzlich sollten vegetabilisierte Metalle bevorzugt eingesetzt werden, wenn seelische Symptome dominant werden.

Applikationsformen für vegetabilisierte Metalle sind sowohl die Injektion als auch die orale Gabe, wobei als Potenzen D 2 und D 3 aus den entsprechend vorbehandelten Pflanzen verwendet werden.

12

12.2 Therapie mit homöopathischen Einzelmitteln (Auswahl)

In jedem Fall ist zu prüfen, ob eine homöopathische Behandlung alleine ausreichend ist oder ob eine allopathische Medikation eingeleitet werden muss!

Dosisrichtlinien

5 Tropfen entsprechen 5 Globuli oder einer Tablette (Einzeldosis für Erwachsene); Dosen für Kinder 3 Tropfen bzw. 3 Globuli.

Anwendungshäufigkeit

Akutbehandlung halbstündlich bis stündlich, chronische Beschwerden 2–3-mal täglich

Krankheit	Homöopathische Einzelmittel
Abszess	Hepar sulfuris, Myristica sebifera, Silicea
Adipositas	Calcium carbonicum, Fucus vesiculosus
Akne rosacea	Abrotanum, Aurum
Akne vulgaris	Abrotanum, Kalium bromatum
Alopezie	Thallium sulfuricum
Amenorrhoe	Aristolochia, Cimicifuga, Pulsatilla
Analekzeme	Graphites, Petroleum, Sulfur, Thuja
Analfissuren und -fisteln	Acidum nitricum, Silicea, Sulfur, Thuja
Analprolaps	Aloe, Lycopodium, Podophyllum, Sulfur
Anämie	Arsenicum album, Ferrum arsenicosum, Pulsatilla
Angina	Apis, Belladonna, Mercurius bijodatus
Angina pectoris	Ammi visnaga, Aurum, Cactus, Convallaria, Crataegus, Nux vomica
Anorexie	Condurango
Appetitlosigkeit	Siehe: Anorexie

Krankheit	Homöopathische Einzelmittel
Apoplexie	Arnica, Barium carbonicum
Arteriosklerose	Arnica, Barium jodatum, Crataegus, Kalium jodatum
Arthritis	Calcium phosphoricum, Colchicum, Ichthyolum, Ledum
Asthma bronchiale	Ammi visnaga, Aralia racemosa, Galphimia, Lobelia
Aszites	Abrotanum, Apocynum, Quassia
Augenenzündungen	Aethiops antimonialis, Aurum jodatum, Phosphorus
Azidose	Abrotanum, Acidum hydrochloricum, Chininum arsenicosum
Basedowsche Krankheit	Chininum arsenicosum, Lycopus virginicus, Thyreoidinum
Bettnässen	Causticum, Plantago
Blasenentzündung	Belladona, Cantharis, Pareira brava
Bluterguss	Arnica montana D6 Alle 60 Min. 1 Tabl., auch im Wechsel mit Rhus toxicodendron D12
Brech-Durchfall	Pulsatilla pratensis D6 Alle 30 Minuten 5 Globuli
Bronchitis, akute	Bryonia, Cuprum aceticum, Grindelia, Hyoscyamus, Kalium jodatum, Stannum jodatum
Bronchitis, chronische	Phellandrium
Bronchitis, spastische	Ammi visnaga
Depressive Verstimmungen	Aurum, Hypericum, Ignatia
Diabetes mellitus	nur als Begleitmedikation: Cuprum arsenicosum, Secale, Sulfur
Diarrhoe	Arsenicum album, Mercurius sublimatus corrosivum
Durchblutungsstörungen	Abrotanum, Nux vomica, Tabacum
Dysmenorrhoe	Cimicifuga, Colocynthis, Crocus, Pulsatilla, Secale, Viburnum opulus, Magnesium phosphoricum D6. Alle 30 Min. eine Tablette Magnesium phos. D 6
Eiterflechte	Siehe: Impetigo

12

Krankheit	Homöopathische Einzelmittel
Ekzeme	Arsenicum album, Calcium carbonicum, Graphites, Natrium muriaticum, Sulfur
Endometritis	Spigelia
Entzündungen	Belladonna D6 Alle 30 Min. 5 Globuli
Epilepsie	Cicuta
Erbrechen, Hyperemesis	Apomorphinum, Ipecacuanha, Nux vomica
Erregungszustände	Avena sativa, Passiflora, Stramonium, Zincum valerianicum
Erschöpfungszustände	Acidum phosphoricum, Phosphorus
Fieber	Aconitum, Belladonna D6, China, Pyrogenium Belladonna D6 alle 30 Min. 5 Globuli
Fisteln	Acidum nitricum, Silicea, Sulfur, Thuja
Fluor	Kreosotum, Lillium, Pulsatilla, Sepia, Thuja
Gallenentzündung	Belladonna, Berberis vulgaris, Carduus, Chelidonium, Echinacea, Lachesis, Taraxacum
Gallensteine	Siehe: Gallenentzündung
Gastritis	Antimonium crudum, Argentum nitricum, Bryonia, China, Phosphorus, Pulsatilla
Gastroenteritis	Arsenicum album, Mercurius sublimatum corrosivum
GI-Krämpfe	Belladonna, Ignatia, Nux vomica
Gingivitis	Echinacea, Mercurius sublimatus corrosivum
Glaukom	**Nur als Begleitmedikation:** Atropinum sulfuricum, Phosphorus, Secale
Grippaler Infekt	
▪ Beginnender Infekt (Frühstadium)	Cinnamomum camphora D3, D4 Alle 15 Minuten 3 Tropfen; nicht für Säuglinge und Kleinkinder!
▪ Infekt mit starkem Husten	Bryonia cretica D4, D6

Krankheit	Homöopathische Einzelmittel
■ Infekt mit Gliederschmerzen	Eupatorium perfoliatum D4
■ Fließschnupfen, Husten, Ohrenschmerzen	Ferrum phosphoricum D4, D6 (im Wechsel Belladonna D6)
■ Kopfschmerzen, Abgeschlagenheit	Gelsemium sempervirens D4, D6
■ Immunstimulation	Echinacea D1
Haarausfall	Siehe: Alopezie
Halsschmerzen	Causticum, Rumex, Spongia
Hämorrhoiden	Aesculus, Hamamelis, Nux vomica
Hautjucken	siehe: Pruritus
Hepatitis	Belladonna, Berberis vulgaris, Carduus, Chelidonium, Echinacea, Lachesis, Taraxacum
Herpes zoster	Cantharis, Mezereum, Natrium chloratum D12
Herzbeschwerden, nervöse	Coffea, Convallaria, Valeriana
Herzinsuffizienz	Apocynum, Convallaria, Crataegus, Digitalis, Oleander, Strophanthus (siehe: Angina pectoris)
Heuschnupfen	Ammi visnaga, Aralia racemosa, Galphimia, Lobelia
Husten	Aralia racemosa, Conium, Hyoscyamus, Spongia
Hyperhydrosis	Belladonna, Salvia, Sambucus
Hypertonie	Apocynum, Aurum jodatum, Barium jodatum, Crataegus, Viscum
Hypotonie	Crataegus, Kalium carbonicum
Hysterische Zustände	Asa foetida, Cimicifuga, Ignatia, Sepia, Zincum
Impetigo	Graphites, Hepar sulfuris, Sulfur
Impotenz	Acidum phosphoricum, Ginseng, Kalium jodatum
Influenza	Siehe: Grippe
Inkontinenz	Causticum, Plantago, Pulsatilla

12

Krankheit	Homöopathische Einzelmittel
Insektenstiche	Ledum palustre D6 Alle 30 Min. 1 Tabl.
Ischias	Ammonium carbonicum, Colocynthis, Rhus toxicodendron
Karies	Acidum hydrofluoricum, Mercurius solubilis, Silicea
Keuchhusten	Drosera, Ipecacuanha, Mephitis
Klimakterium	Aristolochia, Lachesis, Sanguinaria, Sepia
Kolik	Atropinum, Belladonna, Colocynthis, Magnesium phosphoricum D6 alle 30 Min. 1 Tabl.
Konjunktivitis	Bryonia, Graphites, Silicea, Sulfur
Kopfschmerzen	Ammi visnaga, Apis, Belladonna, Calcium phosphoricum, Gelsemium, Iris, Nux vomica, Spigelia, Thuja
Krampfadern	Aesculus, Arnica, Carduus, Hamamelis
Krämpfe	Belladonna, Cuprum aceticum, Zincum valerianicum
Krebs	**Nur als Begleitmedikation:** Arsenicum album, Carbo animalis, Carbo vegetabilis, Hydrastis, Lachesis, Thuja, Viscum
Kreislaufschwäche	Camphora, Veratrum album D4 Alle 15 Min 5 Globuli
Leberzirrhose	Carduus, Chelidonium, Phosphorus, Quassia
Lymphknotenentzündung	Arsenum jodatum, Hepar sulfuris
Magenentzündung	Siehe: Gastritis
Mandelabszess	Echinacea, Hepar sulfuris, Lachesis
Mandelentzündung	Apis, Belladonna, Mercurius bijodatus
Masern	Aconitum, Belladonna, Drosera
Mastitis	Echinacea, Hepar sulfuris, Mercurius solubilis
Meteorismus	Asa foetida, Carbo vegetabilis, Mandragora e radice
Migräne	Ammi visnaga, Apis, Belladonna, Calcium phosphoricum, Gelsemium, Iris, Nux vomica, Spigelia, Thuja
Mittelohrentzündung	**Nur als Begleitmedikation:** Aconitum, Arsenicum album, Pulsatilla
Multiple Sklerose	Agaricus, Gelsemium, Strychninum nitricum

Krankheit	Homöopathische Einzelmittel
Mumps	Belladonna, Plumbum aceticum
Myome	Aurum natronatum muriaticum, Hydrastis
Nebenhöhlenentzündung	Cinnabaris D6 (rp. bis D3) 3 × tgl. 5 Globuli
Nephritis	Siehe: Nierenentzündung
Nephrose	Siehe: Nierenentzündung
Neuralgie	Aconitum, Gelsemium, Spigelia, Verbascum
Nierenentzündung (Nephritis)	Apis, Berberis vulgaris, Cantharis, Phosphor, Solidago
Obstipation	Nux vomica D6 Stdl. 1 Tablette
Ödeme	Apocynum, Digitalis, Oleander, Scilla
Orthostasereaktionen	Haplopappus
Phlebitis	Siehe: Venenentzündung
Prellung	Rhus toxicodendron D12 Alle 2 Std. 1 Tablette
Prostatahypertrophie	Chimaphila, Digitalis, Ferrum picrinicum, Solidago
Prostatitis	Siehe: Prostatahypertrophie
Pruritus (allgemein)	Antimonium crudum, Dolichos, Sulfur
Pruritus (Anus, Vulva)	Caladium, Phosphorum, Sepia, Sulfur
Psoriasis	Arsenicum album, Graphites, Hydrocotyle
Psychosen	Siehe: depressive Verstimmungen
Reise	
■ Diarrhöprophylaxe	Okoubaka D3 3 Tage vor Reiseantritt 3 × tägl. 1 Tablette
■ Reiseübelkeit	Cocculus D4 Am Abend vor Reiseantritt 5 Globuli
■ Brech-Durchfall	Pulsatilla pratensis D6 Alle 30 Minuten 5 Globuli
Rhagaden	Condurango, Graphites
Rheumatismus	Acidum benzoicum, Bryonia, Dulcamara, Ledum

12

Krankheit	Homöopathische Einzelmittel
Rhinitis	Ammonium carbonicum, Kalium bichromicum, Kalium jodatum, Luffa, Pulsatilla
Röteln	Aconitum, Ferrum phosphoricum, Sulfur
Schlafstörungen	Avena sativa, Coffea, Passiflora, Valeriana, Zincum valerianicum
Schleimbeutelentzündung	Apis, Bryonia, Hepar sulfuris
Schluckauf	Belladonna, Magnesium phosphoricum
Schwindel	Barium jodatum, Cocculus, Conium, Kalium jodatum
Schwitzen, übermäßiges	Siehe: Hyperhydrosis
Seborrhoe	Calcium carbonicum, Graphites, Selenium
Septische Zustände	**Nur als Begleitmedikation:** Echinacea, Lachesis, Vipera berus
Schnupfen	
▣ Niesreiz, tränende Augen	Allium cepa D6
▣ Bei beginnender Erkältung	Camphora D2 (nur bei Erwachsenen) Alle 15 Min. 3 Tropfen
▣ Verstopfte Nase bei Kindern	Sambucus D3 (Säuglinge, Kleinkinder) 3 × tgl. 3 Globuli
▣ Schnupfen nach Kältereiz	Dulcamara D4
▣ Fließschnupfen	Nux vomica D6
▣ Nebenhöhlenentzündung	Cinnabaris D6 (rp. bis D3) 3 × tgl. 5 Globuli
▣ Katarrh der Nasenschleimhaut, Ausschneuzen von Krusten	Kalium bichromicum D6 3 × tgl.
▣ nach Nasentropfenabusus	Luffa D6 3 Wochen 3 × tgl.1 Tabl., dann Pause, erneut 3 Wochen anwenden

Krankheit	Homöopathische Einzelmittel
Skrofulose	Abrotanum, Silicea, Sulfur, Thuja
Sodbrennen	Nux vomica D6 Stdl. 1 Tabl.
Sonnenbrand	Aconitum, Belladonna D6, Helleborus Belladonna D6 alle 30 Min. 5 Globuli
Sportverletzungen	Siehe: Bluterguss, Prellungen, Zerrungen
Tachykarde Zustände	Adonis, Apocynum, Lycopus
Thrombose	Aesculus, Arnica, Lachesis
Tinnitus	Chininum sulfuricum, Kalium jodatum
Trigeminusneuralgie	Aconitum, Spigelia, Verbascum
Übelkeit	Apomorphinum, Ipecacuanha, Nux vomica D6 Stdl. 1 Tabl.
Ulcus duodeni	Anacardium, Bismutum subnitricum, Robinia
Ulcus ventriculi	Argentum nitricum, Nux vomica, Phosphorus
Urtikaria	Anacardium, Apis, Sulfur, Natrium chloratum D12
Uterusprolaps	Hydrastis, Sepia
Vaginismus	Belladonna, Platinium, Sepia
Venenentzündung	Aesculus, Arnica, Lachesis
Verbrennungen	Arnica, Cantharis, Echinacea, Hamamelis, Hypericum
Wunden	Aristolochia, Arnica, Symphytum
Zahnen	Chamomilla, Calcium carbonicum
Zahnschmerzen	Aconitum, Colocynthis, Mercurius solubilis
Zerrungen	Rhus toxicodendron D12 Alle 2 Std. 1 Tabl.

12

Anmerkung: Die in der Tabelle angegebenen Arzneiformen können untereinander ausgetauscht werden: 5 Tropfen ≙ 5 Globuli ≙ 1 Tablette.

13 Ernährung und Diätetik

13.1 Grundlagen der Ernährung

13.1.1 Grundbedarf an Fett, Eiweiß und Kohlenhydraten

(Nach Silbernagl, S., Despopoulos, A., Taschenatlas der Physiologie, 4. Auflage, Thieme Verlag Stuttgart, New York, 1991)

Grundbedarf an Fett, Eiweiß und Kohlenhydraten

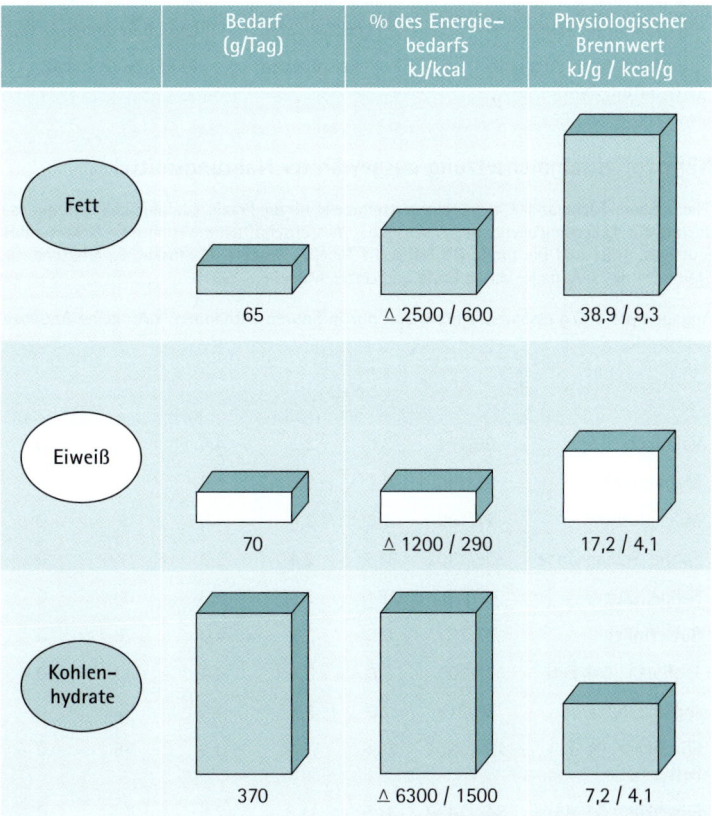

	Bedarf (g/Tag)	% des Energie- bedarfs kJ/kcal	Physiologischer Brennwert kJ/g / kcal/g
Fett	65	△ 2500 / 600	38,9 / 9,3
Eiweiß	70	△ 1200 / 290	17,2 / 4,1
Kohlen- hydrate	370	△ 6300 / 1500	7,2 / 4,1

Werte jeweils berechnet für einen Mann mit 70 kg Körpergewicht bei leichter Arbeit

Berechnungsfaktoren zum Energiegehalt von Nährstoffen

(Nach DiätVO § 19, Abs. 2 und Nährwert-KennzeichnungsVO § 2, Abs. 2)

1 g verwertbares Fett	entspricht	37 kJ bzw. 9 kcal
1 g verwertbares Eiweiß	entspricht	17 kJ bzw. 4 kcal
1 g verwertbare Kohlenhydrate	entsprechen	17 kJ bzw. 4 kcal
1 g Ethanol	entspricht	29 kJ bzw. 7 kcal
1 g organische Säure	entspricht	13 kJ bzw. 3 kcal
1 g mehrwertige Alkohole (z. B. Sorbit, Xylit)	entsprechen	10 kJ bzw. 2,4 kcal

Nährstoffzusammensetzung ausgewählter Nahrungsmittel

(Nach: Souci-Fachmann-Kraut, Lebensmitteltabelle für die Praxis, ed. Deutsche Forschungsanstalt für Lebensmittelchemie, 2. Ausgabe, Wissenschaftliche Verlagsgesellschaft mbH Stuttgart, 1991 und Die große GU Nährwert Tabelle, Elmadfa, I., Muskat, E., Fritzsche, D., Cremer, H.-D., 3. Auflage, Verlag Gräfe und Unzer, München, 1991)

Angaben pro 100 g essbarem Anteil; Sp.: nur in Spuren vorhanden; k.A.: keine Angaben

Nahrungsmittel	kcal/kJ	Fett (g)	Eiweiß (g)	Kohlen-hydrate (g)	Cho-lesterin (mg)	Pu-rine (mg)
Vollmilch	65/274	3,6	3,3	4,6	12	0
Magermilch	35/148	0,1	3,5	4,8	2	0
Milch, fettarm	47/199	1,6	3,4	4,6	5	0
Sahne, Schlagsahne	308/1302	31,7	2,4	3,3	110	0
Sahne, sauer	187/792	18,0	2,8	3,0	60	0
Buttermilch	37/157	0,5	3,5	4,0	3	0
Joghurt, 3,5 % Fett	71/300	3,8	3,9	4,4	13	0
Joghurt, fettarm	50/213	1,6	3,6	4,5	5	0
Frischkäse, 50 % Fett i. Tr.	284/1201	23,6	13,8	3,4	75	0
Frischkäse, 60–85 % Fett i. Tr.	340/1439	31,5	11,3	2,6	105	0

Nahrungsmittel	kcal/kJ	Fett (g)	Eiweiß (g)	Kohlen-hydrate (g)	Cho-lesterin (mg)	Pu-rine (mg)
Schichtkäse, 20% Fett i. Tr.	110/465	5,0	11,9	3,6	16	0
Emmentaler, 45% Fett i. Tr.	384/1623	29,7	28,7	Sp.	90	0
Edamer, 40% Fett i. Tr.	318/1346	23,4	26,1	Sp.	70	0
Gouda, 45% Fett i. Tr.	365/1543	29,2	25,5	Sp.	115	0
Brie, 50% Fett i. Tr.	345/1458	27,9	22,6	Sp.	100	0
Camembert, 50% Fett i. Tr.	314/1328	25,7	20,5	Sp.	70	0
Kochkäse, 20% Fett i. Tr.	110/465	5,9	13,8	k.A.	14	0
Butter	754/3184	83,2	0,7	0,6	240	0
Schweineschmalz	898/3790	99,7	0,1	0	85	0
Diätmargarine	722/3047	80,0	0,2	0,2	1,4	0
Halbfettmargarine	368/1554	40,0	1,6	0,4	4	0
Pflanzenmargarine	722/3050	80,0	0,2	0,4	7	0
Hühnerei	154/650	11,2	12,9	0,3	395	2
Eigelb	352/1489	31,9	16,1	0,2	1260	5
Eiweiß	48/203	0,2	11,1	0,4	0	0
Kalbsleber	114/482	4,1	19,2	4,0	360	250–460
Kalbfleisch	107/454	2,6	20,9	Sp.	70	150
Hammelfleisch	234/990	18,0	18,0	Sp.	70	150
Rindfleisch, Filet	116/494	4,4	19,2	Sp.	70	120
Rindfleisch, Spann-rippe	153/650	7,8	20,8	Sp.	60	120
Rinderherz	121/514	6,0	16,8	0,6	150	255
Rinderhirn	128/542	9,6	10,4	0,4	2000	160

Nahrungsmittel	kcal/kJ	Fett (g)	Eiweiß (g)	Kohlen- hydrate (g)	Cho- lesterin (mg)	Pu- rine (mg)
Rinderleber	114/482	3,1	19,7	1,7	255	250– 555
Schweinefleisch, Filet	162/685	8,9	20,4	Sp.	70	150
Schweinefleisch, Kotelett	164/693	9,1	20,4	Sp.	70	150
Schweineleber	134/567	5,7	20,1	0,5	340	250– 515
Corned Beef	209/886	12,0	25,3	Sp.	70	k.A.
Kassler	132/559	5,1	21,5	Sp.	70	k.A.
Schweineschinken, gekocht	203/859	12,8	21,4	Sp.	85	118
Schweineschinken, geräuchert	372/1571	33,3	18,0	Sp.	110	70
Frankfurter Würst- chen	269/1138	24,4	12,4	Sp.	65	130
Leberpastete	314/1328	28,6	14,2	Sp.	150	125
Leberwurst	420/1776	41,2	12,4	Sp.	85	165
Salami	519/2191	49,7	17,8	k.A.	85	k.A.
Kaninchenfleisch	152/642	7,6	20,8	Sp.	70	95
Hasenfleisch	113/481	3,0	21,6	Sp.	65	105
Hirschfleisch	112/476	3,3	20,6	Sp.	110	110
Rehfleisch	122/518	3,6	22,4	Sp.	110	105
Ente	227/961	17,2	18,1	Sp.	70	130
Gans	342/1445	31,0	15,7	Sp.	85	200
Huhn	133/563	5,6	20,6	Sp.	80	115
Hühnerleber	131/554	4,7	22,1	1,2	555	245
Truthahnbrust	105/448	1,0	24,1	Sp.	60	170
Truthahnkeule	114/485	3,6	20,5	Sp.	75	170
Brathering	204/863	15,2	16,8	Sp.	85	k.A.

Nahrungsmittel	kcal/kJ	Fett (g)	Eiweiß (g)	Kohlen-hydrate (g)	Cho-lesterin (mg)	Pu-rine (mg)
Heilbutt	101/429	2,3	20,1	k.A.	40	180
Hering	233/966	17,8	18,2	Sp.	90	210
Kabeljau	74/316	0,4	17,7	Sp.	45	110
Makrele	182/770	11,9	18,7	Sp.	70	145
Ölsardine, abge-tropft	222/938	13,9	24,1	Sp.	140	480
Barsch	105/446	3,6	18,2	Sp.	38	240
Schellfisch	73/308	0,1	17,9	Sp.	60	140
Scholle	76/321	0,8	17,1	Sp.	65	95
Seezunge	83/351	1,4	17,5	Sp.	50	130
Thunfisch	226/955	15,5	21,5	Sp.	k.A.	250
Aal, geräuchert	329/1391	28,6	17,9	Sp.	165	80
Forelle	102/434	2,7	19,5	Sp.	55	230
Lachs	202/855	13,6	19,9	Sp.	35	170
Garnele	87/369	1,4	18,6	Sp.	140	145
Hummer	81/343	1,9	15,9	Sp.	135	120
Auster	51/217	1,2	9,0	1,1	125	90
Miesmuschel	51/216	1,3	9,8	Sp.	125	110
Haferflocken	366/1555	7,0	12,5	63,3	0	k.A.
Cornflakes	353/1498	0,6	7,2	79,6	0	k.A.
Reis, unpoliert	342/1454	2,2	7,2	73,4	0	0
Roggenbrot	224/953	1,0	6,2	47,6	0	k.A.
Weizenbrot	232/987	1,2	7,6	47,8	0	15
Eierteigwaren	354/1504	2,8	12,3	69,9	95	40
Kekse, Butterkekse	428/1817	11,0	7,6	74,7	k.A.	k.A.
Knäckebrot	318/1327	1,5	10,0	66,0	0	60
Kartoffel	70/297	0,1	2,0	14,8	0	5
Kohlrabi	24/103	0,1	1,9	3,8	0	16

13

Nahrungsmittel	kcal/kJ	Fett (g)	Eiweiß (g)	Kohlenhydrate (g)	Cholesterin (mg)	Purine (mg)
Möhre	25/107	0,2	1,0	4,6	0	25
Blumenkohl	23/98	0,3	2,5	2,6	0	25
Broccoli	26/110	0,2	3,3	2,5	0	k.A.
Kopfsalat	11/48	0,2	1,3	1,1	0	20
Champignons	15/62	0,3	2,7	0,3	0	20
Erdnüsse, geröstet	586/2450	49,4	26,4	8,9	k.A.	100
Fruchteis	139/589	1,8	1,5	29,1	k.A.	k.A.
Schokolade, Milchschokolade	537/2273	31,5	9,2	54,1	2	k.A.

13.1.2 Körpergewicht

Normalgewichte

(Nach: Gebler, H., Tabellen für die Pharmazeutische Praxis, 3. Ergänzung, Govi Verlag Frankfurt, 1993)

Körpergröße (cm)	Männer (kg)			Frauen (kg)		
	Von	Mittelwert	Bis	Von	Mittelwert	Bis
146				42	46	50
148				43	47	51
150				44	48	52
152				45	49	53
154	50	53	57	46	50	54
156	51	55	59	47	51	55
158	52	57	61	48	53	57
160	54	58	63	50	54	58
162	55	60	65	51	55	59
164	56	62	67	52	56	61
166	58	63	69	53	58	62
168	59	65	71	54	59	63

Körper-größe (cm)	Männer (kg)			Frauen (kg)		
	Von	Mittelwert	Bis	Von	Mittelwert	Bis
170	60	**66**	72	56	**60**	65
172	62	**68**	74	57	**61**	66
174	63	**70**	76	58	**63**	67
176	65	**71**	77	59	**64**	69
178	66	**72**	79	61	**66**	71
180	67	**74**	80	62	**67**	72
182	69	**75**	82	63	**68**	74
184	70	**77**	83	64	**70**	75
186	71	**78**	85			
188	73	**80**	86			
190	74	**81**	88			

Berechnung des Körpergewichtes nach dem Broca–Index

Normalgewicht: Mann = Körpergröße (cm) – 100
                 Frau = Körpergröße (cm) – 100–5 bis 10 %
Idealgewicht: Normalgewicht – 10 %

Body Mass Index (BMI)

BMI = Körpermasse (kg) : Quadrat der Körpergröße (m)
z. B. Größe 170 cm, Gewicht 70 kg: $70 : (1,7 \times 1,7) = 24,22$ BMI

Body Mass Index (BMI)

	BMI Mann	BMI Frau	Alter	Optimaler BMI
Starke Adipositas	> 40	> 40	19–24 Jahre	19–24
Adipositas	30–40	30–40	25–34 Jahre	20–25
Übergewicht	25–30	24–30	35–44 Jahre	21–26
Normalgewicht	20–25	19–24	45–54 Jahre	22–27
Untergewicht	< 20	< 19	55–64 Jahre	23–28
			> 65 Jahre	24–29

13.1.3 Vitamine und vitaminähnliche Stoffe

Vitamin	Vitamin B₁ Thiamin
Sonstige Bezeichnungen	Aneurin, antineuritisches Vitamin, Anti-Beriberi-Vitamin
Wirkform	Thiaminpyrophosphat
Wichtigste Handelsformen	Thiamin-HCl, Thiaminmononitrat, Thiamindiphosphat
Biochemische Funktion	Coenzym von Decarboxylasen, Aldehydtransferasen und der Transketolase im Kohlenhydratstoffwechsel. Mitwirkung an der Erregungsbildung in den peripheren Nerven
Unspezifische Mangelsymptome	Appetit- und Schlaflosigkeit, EKG-Veränderungen als Folgen kardiovaskulärer Schäden, Muskelschwund, verminderte Leistungsfähigkeit
Spezifische Mangelsymptome	Beriberi, Wernicke-Korsakoff-Psychose
DGE-Empfehlung für die tägliche Zufuhr	1,3 mg (Mann) 1,1 mg (Frau) Schwangere: +20–30% Stillende: +45%
Natürliche Quellen	Fisch, Hefe, Leber, Getreideprodukte, Hülsenfrüchte, Kartoffeln, Vollkornprodukte, Schweinefleisch, Reis
Unsichere Bedarfsdeckung	Bei allen Bevölkerungsgruppen
Mehrbedarf	Alkoholismus, akute Leberschäden, diabetische und angeborene Lactazidose, Ahornsirup-Krankheit, bei kohlenhydratreicher Ernährung
Besondere Hinweise	Erhöhte renale Ausscheidung bei Diuretikatherapie; Anwendung als Insektenrepellent
Hypervitaminosen	Fälle von Tachykardie und Schweißausbrüchen sind vereinzelt beschrieben

Vitamin B$_2$ Riboflavin	Vitamin B$_6$ Pyridoxin
Lactoflavin	Adermin, Anti-Dermatitis-Faktor, Pyridoxol
Riboflavinphosphorsäure (FMN), Flavin-Adenin-Dinukleotid (FAD)	Pyridoxin, Pyridoxamin, Pyridoxal, Pyridoxal-5-phosphat
Riboflavin, Riboflavinphosphat-Na	Pyridoxin-HCl, Pyridoxal-5-phosphat
Coenzym (FAD, FMN) bei Redoxreaktionen (Citratzyklus, Aminosäure- und Fettsäurestoffwechsel); als Flavoprotein in der Atmungskette	Coenzym im Aminosäurestoffwechsel (Transaminierung, Decarboxylierung, Desaminierung); spezielle Reaktionen (z. B. Hämsynthese)
Mundwinkelrhagaden, seborrhoische Veränderungen an Nase, Ohren, Läsionen am Auge, Müdigkeit, Nierenstörungen	Hautveränderungen, Muskelatrophie, neurologische – und Wachstumsstörungen, prämenstruelles Syndrom
–	Hypochrome, eisenrefraktäre Anämie
1,7 mg (Mann) 1,5 mg (Frau) Schwangere: +20 % Stillende: +50 %	1,8 mg (Mann) 1,6 mg (Frau) 2,4 mg (Senioren) Schwangere: +60 % Stillende: +30 %
Eier, Hefe, Leber, Milch, Vollkornprodukte, Seefisch, Spinat, Grünkohl, Kartoffeln, Synthese durch Darmbakterien	Bananen, Fleisch, Fische (Makrelen, Sardinen), Getreide, Kartoffeln, Reis Leber
Senioren, bei Störungen der Darmflora	Keine Risikogruppen
Alkoholismus, Rekonvaleszenz	Alkoholismus, erhöhte Proteinaufnahme, Langzeitbehandlung mit oralen Kontrazeptiva, Isoniazid, Penicillamin und Cycloserin
Resorptionssteigerung durch Atropin; erhöhte renale Ausscheidung bei Diuretikatherapie; beschleunigter Abbau von Levodopa	Anwendung bei Schwangerschaftserbrechen und Reisekrankheit (100–300 mg) sowie bei prämenstruellem Syndrom
Nicht bekannt	Schädigung peripherer Nerven mit Sensibilitätstörungen (Ataxie, Dysfunktionen des peripheren Nervensystems) bei Dosen > 1 g/Tag über längere Zeit

Vitamin	Vitamin B$_9$, B$_{10}$, B$_{11}$ Folsäure	Vitamin B$_{12}$ Cyanocobalamin
Sonstige Bezeichnungen	Vitamin M, Vitamin B$_c$	Cobalamin, Antiperniziosafaktor, Extrinsic-Faktor
Wirkform	Tetrahydrofolsäure	Methylcobalamin, Desoxyadenosylcobalamin
Wichtigste Handelsformen	Folsäure	Cyanocobalamin, Hydroxycobalamin
Biochemische Funktion	Übertragung von Hydroxymethyl- und Formylgruppen (Purin-, Thymidin-phosphatbiosynthese)	Coenzym zum Methioninaufbau; Mitwirkung beim Aufbau der Myelinscheiden, bei der Erythrozytenreifung, der Purin- und Pyrimidinsynthese. Bildung und Übertragung labiler Methylgruppen
Unspezifische Mangelsymptome	Schleimhautveränderungen im GI-Trakt, Leukopenie, Diarrhoe, Hautveränderungen	Neurologische Ausfallerscheinungen (funikuläre Myelose)
Spezifische Mangelsymptome	Hyperchrome makrozytäre Anämie	Perniziöse Anämie
DGE-Empfehlung für die tägliche Zufuhr	800 µg (Erw.) (enthält 50 % Zubereitungszuschlag) Schwangere: + 100 % Stillende: + 50 %	5 µg (Mann) 5 µg (Frau) Schwangere: + 20 % Stillende: + 20 %
Natürliche Quellen	Fleisch, Gemüse, Milch, Salat, Vollkornprodukte, Sojabohnen, Weizenkeime	Leber, Eier, Fleisch, Milch, Käse, Lebensmittel, die durch bakterielle Gärung gewonnen werden (Sauerkraut)
Unsichere Bedarfsdeckung	Alle Altersgruppen, Schwangerschaft	Senioren, strenge Vegetarier, Schwangerschaft, Stillzeit
Mehrbedarf	Alkoholismus, Malabsorption, Zöliakie, Einnahme oraler Kontrazeptiva, Folsäureantagonisten, Barbiturate, Antiepileptika, Cycloserin	Alkoholismus, Resorptionsstörungen, die durch Magenschäden (Fehlen des Intrinsic-Faktors) oder im Ileum (Resorptionsort) verursacht werden
Besondere Hinweise	Kontraindiziert bei Leukämie. Hohe Dosen reduzieren die Wirkung von Antiepileptika. Wechselwirkungen mit Methotrexat, Cytarabin, Trimethoprim, Phenytoin	Beeinflussung der Bioverfügbarkeit durch Metformin, Cimetidin, orale Kontrazeptiva, Sulfonamide, Neomycin
Hypervitaminosen	Nicht bekannt	Nicht bekannt

Vitamin H Biotin	Pantothensäure
D-Biotin, Vitamin B7, Coenzym R	Panthethein, Vitamin B5
D-Biotin	Pantothensäure
D-Biotin	Ca- und Na-Pantothenat, Panthenol
Coenzym wichtiger Carboxylgruppen übertragender Enzyme des Fettsäuresynthese und des Aminosäureabbaus	Bestandteil von Coenzym A; Übertragung von Acylresten; Mittelpunktstellung im Energie- und Fettsäurestoffwechsel
Mangel selten ,Symptome: Dermatitis, Haarausfall, Hypercholesterinämie, Appetitverlust, Diarrhoe, Muskelverhärtungen	GI-Störungen, Infektanfälligkeit, Hemmung der Antikörperbildung, Müdigkeit, Hautschäden
--	Neuromotorische Störungen (burning-feet-Syndrom)
Keine Angabe, da endogene Synthese durch Darmbakterien möglich ist (Bedarf: ca. 0,15–0,30 mg/Tag)	8 mg (Mann) 8 mg (Frau) Schwangere: +25 % Stillende: +25 %
Eigelb, Getreide, Innereien, Hülsenfrüchte, Nüsse, Sojabohnen, Gemüse, Milch	Ubiquitär verbreitet; angereichert in Blumenkohl, Milch, Erbsen, Leber, Nüssen, Weizenkeimen
Keine Risikogruppen	Keine Risikogruppen
Einnahme von großen Mengen Eiklar sowie Störungen der Darmflora nach Antibiotikabehandlung kann Mangelerscheinungen auslösen	
Anwendung bei Dermatitis seborrhoides, Akne, dystrophischen Störungen der Haut und Schleimhaut	Dexpanthenol bei Entzündungen von Schleimhäuten
Nicht bekannt	Nicht bekannt

Vitamin	Nicotinamid Nicotinsäure
Sonstige Bezeichnungen und Analoga	Niacin, Nicotinsäureamid, PP-Faktor, Vitamin PP, Vitamin B3
Wirkform	Nicotinsäureamid
Wichtigste Handels- formen	Nicotinsäure, Nicotinsäureamid
Biochemische Funktion	Bestandteil der H^+-übertragenden Coenzyme NAD^+ und $NADP^+$ des Intermediärstoffwechsels; Redoxreaktionen, Atmungskette, ATP-Gewinnung. Endogene Biosynthese aus Tryptophan möglich
Unspezifische Mangel- symptome	Appetit- und Gewichtsverlust, Schwindel, Schleimhautver- änderungen, Veränderungen nervöser Art
Spezifische Mangel- symptome	Pellagra (Dermatitis, Diarrhoe, Demenz)
DGE-Empfehlung für die tägliche Zufuhr	9–15 mg (Erw.) Schwangere: 12 mg Stillende: 16 mg
Natürliche Quellen	Champignons, Fisch, Hefe, Hülsenfrüchte, Innereien, Kaffee, Kartoffeln, Schweinefleisch, Vollkornprodukte
Unsichere Bedarfsde- ckung	Keine Risikogruppen
Mehrbedarf	Alkoholismus, während Isoniazidtherapie
Besondere Hinweise	Antagonistischer Effekt gegenüber Zytostatika; therapeuti- sche Anwendung bei schweren Lipidstoffwechselstörungen (cave: bei Dosierung ab 200 mg Nebenwirkungen!)
Hypervitaminosen	In hohen Dosen unter anderem Juckreiz, Hautrötung, GI-Störungen und Leberfunktionsstörungen möglich

Vitamin C Ascorbinsäure	Vitamin A/Provitamin A Retinol β-Carotin
Hexuronsäure	Retinal, Retinol, Retinsäure, 3-Dehydroretinol (A_2), α, β, γ-Carotin, β-Apocarotinoide
Ascorbinsäure, Dehydroascorbinsäure	Retinol
Ascorbinsäure, Na- und Ca-Ascorbat	Vitamin-A-Acetat, -Palmitat, Vitamin-A-Säure, β-Carotin, β-Apocarotinoal, β-Apocarotinsäure
Mitwirkung an Hydroxylierungsreaktionen und O-Methylierungen (z. B. Entgiftungen, Noradrenalin-, Kollagensynthese), Fe^{+3}-Reduktion, Wirkung auf das Immunsystem	Bestandteil des Sehpurpurs, Beteiligung an der Synthese von Mucopolysacchariden; Strukturbestandteil der Schleimhautepithelien; Wirkung auf die embryonale Entwicklung
Infektanfälligkeit, Gingivitis, verzögerte Wundheilung durch Störung der Kollagensynthese	Hautveränderungen, trockene Bindehaut, schuppige und faltige Haut, Wachstumsstörungen, gestörtes Knochenwachstum, Missbildung von Feten
Skorbut	Nachtblindheit
75 mg (Mann) 75 mg (Frau) Schwangere: +30% Stillende: +60%	Werte für Retinol 1 mg (3300 I.E.) (Mann) 0,8 mg (2600 I.E.) (Frau) Schwangere: +40% Stillende: +125% 1 mg Retinol ≙ 6 mg -Carotin
Früchte, Gemüse, Hagenbutten, Paprika, Kartoffeln, schwarze Johannisbeeren, Zitrusfrüchte	Leber, Milch β-Carotin: Spinat, Karotten, Pilze, bestimmte Kohlsorten
Bei Rauchern	Senioren, hospitalisierte Patienten, Stillzeit, einseitige Ernährung
Raucher, Senioren, bei Alkoholismus, in der Schwangerschaft und Stillzeit, bei malignen Tumoren und Strahlentherapie	Gestörte Fettresorption
Interaktionen mit Antikoagulantien, Vitamin B12, Fluphenazin, Isoprenalin, Nitrofurantoin; In-vitro-Tests auf Glucose und okkultes Blut können gestört sein	Resorptionsbeeinträchtigung bei gleichzeitiger Einnahme von paraffinhaltigen Laxantien und Colestyramin
Reizungen der Zunge und des Magens; Gefahr der Nierensteinbildung; acceptable daily intake: 2 g/Tag	Ab 2 Millionen I.E. (Erw.) und ab 200.000 I.E. (Säugling) bei akuter Gabe und ab 30.000 I.E. bei chronischer Gabe; ab 10000 I.E./Tag bei Schwangeren Missbildungsgefahr des Fetus

Vitamin	Vitamin D_2/D_3 Ergocalciferol, Colecalciferol
Sonstige Bezeichnungen und Analoga	
Wirkform	1,25-Dihydroxycolecalciferol
Wichtigste Handelsformen	Vitamin D_2 Vitamin D_3
Biochemische Funktion	Aufrechterhaltung des Plasmacalciumspiegels, Steigerung der Calcium- und Phosphatresorption und des Einbaus dieser Mineralien in die Knochen; Regulation der Phosphatelimination
Unspezifische Mangelsymptome	Störung der Calcium- und Phospatinkorporation; verminderte Calcifizierung der Knochen
Spezifische Mangelsymptome	Rachitis, Osteomalazie
DGE-Empfehlung für die tägliche Zufuhr	5 µg (200 I.E.)(Erw.) Schwangere: +100% Stillende: +100% Rachitisprophylaxe des Säuglings: 500 I.E./Tag (1 I.E. = 0,025 µg Vit. D_3)
Natürliche Quellen	D_2: Kakao, Fischleber, Fischöl D_3: Milch, Eigelb, Butter, Fischleber, Lebertran
Unsichere Bedarfsdeckung	Senioren
Mehrbedarf	Alle Bevölkerungsgruppen in Abhängigkeit von den Essgewohnheiten und der Sonneneinstrahlung, Senioren
Besondere Hinweise	Resorptionsbeeinträchtigung durch Einnahme von paraffinhaltigen Laxantien und Colestyramin; Barbiturate und Antikonvulsiva beeinflussen die Metabolisierungsgeschwindigkeit und die Halbwertszeit
Hypervitaminosen	Mobilisiertes Calcium wird in der Niere und den Gefäßen abgelagert. Symptome: Erbrechen, Durchfall, Kopf- und Gelenkschmerzen, Nierenversagen

Vitamin E α-Tocopherol	Vitamin K$_1$/K$_2$/K$_3$/K$_4$ Phytomenadion, Menachinon, Menadion, Menadiol
α-, β-, γ-, δ-Tocopherol, α-, β-, γ-, δ-Tocotrienol	Phyllochinon (K$_1$)
[D]-α-Tocopherol	Vitamin K$_2$ (Menachinon)
D- und DL-α-Tocopherol sowie die entsprechenden Tocopherolacetate	Vitamin K$_1$ und K$_3$, Menadiolester
Beteiligung an Redoxreaktionen des Intermediärstoffwechsels; Schutz von ungesättigten Fettsäuren, Vitaminen und Enzymen vor oxidativen Prozessen; Radikalfänger	Beteiligung an der Synthese verschiedener Gerinnungsfaktoren (Prothrombin, Faktor VII, IX, X)
Hinweise auf das vermehrte Auftreten von Atherosklerose und koronarer Herzkrankheit bei Unterversorgung liegen vor	Keine
nicht bekannt	Blutungsneigungen infolge eines verminderten Prothrombinspiegels
12 I.E. (Erw.) Schwangere: 14 I.E. Stillende: 17 I.E (1 I.E. = 1 mg [D]-α-Tocopherol)	Keine DGE-Empfehlungen vorliegend; zur Substitutionstherapie 10 bis 20 mg; geschätzter Bedarf ca. 1 mg/Tag
Keimöle, Getreidekeimlinge, Vollkornbrot, Nüsse, Blattgemüse, Eidotter, Butter, Innereien	Spinat, Erbsen Kohl, Kopfsalat, Leber, Innereien, Eier, Milch, Synthese durch Darmbakterien
Keine Risikogruppen bekannt; erhöhter Bedarf bei geistiger und körperlicher Arbeit	Neugeborene
Keine Risikogruppen bekannt; erhöhter Bedarf bei geistiger und körperlicher Arbeit	Bei Störungen der Gallenfunktion und bei Veränderung der Darmflora nach Antibiotikatherapie
Resorptionsbeeinträchtigung durch Einnahme von paraffinhaltigen Laxantien und Colestyramin; pharmakologische Wirkungen bei Dosierungen von 100–400 I.E. Da die Resorption limitiert ist, empfiehlt sich die Aufteilung der Dosis in Teildosen	Die blutgerinnungshemmende Wirkung von Antikoagulantien wird verringert. Antibiotika vermindern die Vitamin-K-Synthese durch die Darmflora verstärkte Wirkung oraler Antikoagulantien
Nicht bekannt	Vit. K$_1$/K$_2$: keine Hypervitaminosen bekannt Vit. K$_3$ Albuminurie, Erbrechen Vit. K$_4$: Verminderung der Blutgerinnungsfaktoren und der Leberfunktion

Vitaminähnliche Stoffe

Stoff	Q10	Pangamsäure
Sonstige Bezeichnungen	Ubichinon, Coenzym Q10	Vitamin B_{15} Spaltprodukt von Pangamsäure: DIPA (Diisopropylamin)
Biochemische Funktionen	Elektronencarrier in der Atmungskette und somit Mitwirkung an der Bereitstellung von Energie auf zellulärer Ebene; zusätzliche Wirkungen als Radikalfänger, d.h. antioxidative Effekte	Vermutet wird eine Beteiligung an der Kreatinbiosynthese und die Mitwirkung an Oxidationsreaktionen
Natürliche Quellen	Fleisch, Fisch, Geflügel, Hefe; die körpereigene Biosynthese von Q 10 ist möglich	Aprikosenkerne, Reiskleie, Hefe
Beanspruchte bzw. diskutierte Indikationen	Als „Energieaktivator" bei nachlassender Leistungsfähigkeit. In verschiedenen Studien wurden Bluthochdruck, Angina pectoris, Herzinsuffizienz u. Muskeldystrophie bei Gabe von hohen Dosen (100 bis 600 mg/Tag) positiv beeinflusst	Hypoxie bei Koronar- und Zerebralinsuffizienz, Arteriosklerose, mangelnde Leistungsfähigkeit, Durchblutungsstörungen, zur „Verbesserung der Sauerstoffversorgung"

α-Liponsäure	L-Carnitin	Bioflavonoide	Orotsäure
Thioctsäure	Vitamin B_{15}, β-Hydroxy-γ-trimethylaminobuttersäure	Vitamin P (Sammelbegriff für Flavonoide, die die Kapillarpermeabilität herabsetzen, z. B. Troxerutin, Hesperidin und Rutin)	
Cofaktor von α-Ketosäure-Dehydrogenasen, (Pyruvat-Dehydrogenase, Ketoglutarat- Dehydrogenase, u. a.), physiologisches Antioxidans	Notwendig für den Transport von Fettsäuren in die Mitochondrien von Skelett- und Herzmuskelzellen, wo diese durch β-Oxidation verstoffwechselt werden	Verringerung der Kapillarpermeabilität	Biochemische Vorstufe der Pyrimidinbasen Cytosin, Uracil und Thymin
In allen Lebensmitteln vorkommend	Nahrungsmittel tierischer Herkunft; die körpereigene Biosynthese in der Leber ist möglich	Nahrungsmittel pflanzlicher Herkunft; therapeutisch genutzt werden Extrakte aus Rosskastaniensamen, Buchweizen, Weinraute, etc.	Milch und Milchprodukte; die körpereigene Biosynthese in der Leber ist möglich
Polyneuropathien verschiedener Genese, Lebererkrankungen, Knollenblätterpilzvergiftungen, Metallintoxikationen, Funktionsdefizite des Energiestoffwechsels und der Glucoseverwertung, Störungen des antioxidativen Status, therapeutisch mit 200–600 mg pro Tag bei diabetischer Polyneuropathie	Koronare Herzkrankheit, bei Hämodialyse, Leberzirrhose und Hyperlipidämien; zur Anregung des Stoffwechsels im Rahmen von Reduktionsdiäten im Sinne einer gesteigerten Lipolyse	Bei Hämorrhoiden und varikösem Symptomkomplex	Bei erhöhten Harnsäure- und Cholesterinblutspiegeln, sowie bei Lebererkrankungen

Stoff	Omega-3-Fettsäuren	Cholin	Lecithin
Sonstige Bezeichnungen	Eicosapentaensäure (EPA) Docosahexaensäure (DHA) u. a.	2-Hydroxyethyl-trimethylammoni-umhydroxide	Phosphatidylcholin, das im Handel befindliche Lecithin aus Sojabohnen ist ein Phospholipidgemisch mit ca 40–50 % Phosphatidylcholin
Biochemische Funktionen	Vorstufen der Thromboxane, Prostacycline und Leukotriene	Vorstufe von Phosphatidylcholin und Acetylcholin, Methylgruppendonor	Phosphatidylcholin ist Bestandteil der Zellmembran und spielt im Triglycerid- und Cholesterinstoffwechsel eine Rolle
Natürliche Quellen	Tiefseefische, z. B. Wildlachs, Makrelen, Hering, Seelachs	Leber, Milch, Kartoffeln	Eigelb, Nüsse, Getreide
Beanspruchte bzw. diskutierte Indikationen	Verlangsamte Blutgerinnung, d. h. geringe Thrombenbildung, verbesserte Erythrozytendeformierbarkeit, antiinflammatorische Wirkung, Senkung des Triglycerid- und Cholesterinspiegels, leichte Blutdrucksenkung, Herzinfarktprophylaxe	Lebertherapeutikum, da Triglyceride und Cholesterin besser aus der Leber in andere Gewebe transportiert werden	Fettstoffwechselstörungen, insbesondere Hypercholesterinämie (laut Aufbereitungsmonographie) Bei Konzentrationsmangel und Gehirn- und Nervenkrankheiten

Krankheiten, bei denen Vitamine in Megadosen kontraindiziert sind

(Nach Alhadeff, L., Gualtieri, T., Lipton, M., Nutr. Rev. 42, 33–37, 1984)

Krankheit	Vitamin	Unerwünschte Wirkungen
Asthma	Nicotinsäure	Histaminfreisetzung
Diabetes mellitus	Nicotinsäure	Hyperglykämie
	Vitamin C	Falsch positiver Harnglucosetest
Lebererkrankungen	Nicotinsäure	Freisetzung von Leberenzymen, Nekrosen, cholestatischer Ikterus
Gicht	Nicotinsäure	Erhöhter Harnsäurespiegel im Serum, akuter Gichtanfall
Nephrolithiasis	Vitamin C	Urikosurische Wirkung, Oxalurie
Megaloblastenanämie	Folsäure	Verdeckung eines B_{12}-Mangels
Herzerkrankungen	Nicotinsäure	Verstärkte Arrythmien
Parkinsonismus	Vitamin B_6	Antagonismus zu L-Dopa
ZNS-Erkrankungen	Vitamin B_6	Erhöhte Krampfanfälligkeit
	Vitamin B_1	Erregbarkeit

13

13.1.4 Mineralien/Spurenelemente

Mineral/ Spurenelement	Natrium	Kalium
Handelsformen	NaCl, Na_2CO_3, $NaHCO_3$	KCl, K_2CO_3, $KHCO_3$, Kaliumcitrat, Kaliumorotat, Kaliumgluconat
Biochemische/physiologische Funktionen	Aufrechterhaltung des osmotischen Drucks im Extrazellulärraum; Mitwirkung bei der Erregungsleitung in Nerven und Muskelzellen	Intrazelluläre Regulation der Osmolarität; Mitwirkung bei der Erregungsleitung und bei Hydratationsvorgängen
Unspezifische Mangelsymptome	Hypotonie, Tachykardie, Apathie, Muskelkrämpfe	Muskelschwäche, Störungen der Herztätigkeit, Atonie des Magens, etc.
Spezifische Mangelsymptome		
Aufnahme-Empfehlung (Angaben pro Tag)*	Kinder, Jugendliche: 2–5 g; Erwachsene: 5 g; Sportler: zusätzlich 0,5–1 g pro Liter Schweiß	Kinder, Jugendliche: 1–4 g; Erwachsene: 3–4 g
Natürliche Quellen	Wurstwaren, Pökelfleisch, Käse, Brot, Fertiggerichte, etc.	Trockenfrüchte, Hülsenfrüchte, Spinat, Bananen, Broccoli
Unsichere Bedarfsdeckung	Bei chronischem Durchfall oder Erbrechen; bei starkem Schwitzen	Bei chron. Alkoholmissbrauch und Laxantienabusus; während längerer Fastenkuren; bei Diuretikabehandlung, Diabetes mellitus, chron. Erbrechen und Durchfall
Mehrbedarf		
Besondere Hinweise		
Toxikologische Hinweise	Chronische Überdosierung kann zum Auftreten von Ödemen, Hypertonie, Übererregbarkeit der Muskulatur etc. führen.	Reizungen der Schleimhäute im GI-Trakt, schwere Störungen an Nerven, Muskeln und Herz

Calcium	Magnesium
Calciumaspartat, -chlorid, -carbonat, -gluconat, -hydrogenphosphat, -lactat und andere Salze	Magnesiumaspartat, -carbonat, -citrat, -glutamat, -oxid
Gerüstsubstanz für Knochen und Zähne; Mitwirkung an der Erregungsleitung in Nerven und Muskelzellen; Mitwirkung an der Blutgerinnung und Zellmembranstabilisierung	Enzymaktivator, z. B. für ATP-abhängige Reaktionen; Bestandteil der Knochenmasse; Senkung der neuromuskulären, muskulären und kardialen Erregbarkeit; Antagonismus zu Calciumionen
Tetanie	Muskelkrämpfe, Herzrhythmusstörungen, Unruhe, GI-Störungen, erhöhte Stressempfindlichkeit, Konzentrationsstörungen
Demineralisierung der Knochen durch Calciummangel führt langfristig zu Osteoporose oder Osteomalazie	
Kinder, Jugendliche: 600–1000 mg; Erwachsene: 800 mg; Schwangere: +400 mg; Stillende: +450 mg	Kinder, Jugendliche: 140–400 mg, Erwachsene: 300–350 mg; Schwangere: +100 mg; Stillende: +150 mg
Milch, Milchprodukte, Trinkwasser höherer Härtegrade, Grünkohl, Mandeln	Nüsse, Mandeln, Schokolade, Haferflocken, Getreide, Gemüse, Hülsenfrüchte
Bei Vitamin-D-Mangel, Malabsorption, Überschuss von Oxalat und Phosphat in der Nahrung	Chronischer Alkoholmissbrauch, Hochleistungssport, starke Schweißbildung, Schwangerschaft, Stillzeit
Schwangerschaft, Stillzeit, Kinder, Jugendliche, Frauen nach der Menopause	Bei Malabsorption, hoher Calciumzufuhr, bei starkem Erbrechen und Durchfall, nach Diuretikatherapie und Polyurie (z. B. Diabetes mellitus)
Absorption und Verstoffwechselung ist abhängig von Vitamin D; höhere Dosen kontrainidiziert bei eingeschränkter Nierenfunktion	Höhere Dosen kontraindiziert bei eingeschränkter Nierenfunktion
Ab Dosen von ca. 4–5 g pro Tag sind pathologische Ablagerungen in Lunge und Niere möglich	Auftreten von Durchfällen nach Gabe höherer Dosen (> 15 mmol)

Mineral/ Spurenelement	Eisen	Chlorid
Handelsformen	Eisenfumarat, -gluconat, -sulfat, Eisen-Glycin, -Sulfat-Komplex, etc.	NaCl, KCl, etc.
Biochemische/ physiologische Funktionen	Bestandteil von Hämoglobin, Myoglobin, Katalasen, Oxidasen, Peroxidasen und der Cytochrome; Mitwirkung in der Atmungskette	Aufrechterhaltung des osmotischen Gleichgewichtes und der Elektroneutralität; Bestandteil der Magensäure
Unspezifische Mangelsymptome	Erschöpfung, schnelle Ermüdbarkeit, Wachstumsstörungen, verringerte Widerstandskraft gegen Infektionen, Hautblässe, Hautatrophie, Mundwinkelrhagaden	Wachstumsstörungen, Muskelschwäche, Alkalose
Spezifische Mangelsymptome	Hypochrome mikrozytäre Anämie	
Aufnahme-Empfehlung (Angaben pro Tag)*	Kinder, Jugendliche: 8–18 mg; Erwachsene: 12 mg (Mann), 18 mg (Frau); Schwangere: +7 mg; Stillende: +4 mg	Erwachsene: 1,5 g (geschätzter Bedarf)
Natürliche Quellen	Fleisch, Fisch, Getreideprodukte, Nüsse, Samen, Gemüse, Eigelb	In nahezu allen Lebensmitteln als Gegenion von Natrium und Kalium
Unsichere Bedarfsdeckung	Vegetarier, Resorptionsstörungen z. B. nach Magenresektion, Steatorrhoe, Mangel an Magensäure; nach Blutverlusten z. B. durch Magen-Darm-Blutungen, Karzinome, Operationen, Hypermenorrhoe, etc.	
Mehrbedarf	Vitamin C verbessert die Eisenresorption, während Phenytoin, Phosphate und Gerbsäuren die Resorption vermindern; Eisen aus tierischer Nahrung wird besser verwertet als solches aus Pflanzen	Bei lang anhaltendem Erbrechen, Chloridabsorptionsstörungen (angeborene Stoffwechselkrankheit)
Besondere Hinweise	Schon in therapeutischen Dosen können Reizungen des GI-Traktes auftreten; Einnahme zu den Mahlzeiten verringert dieses Risiko beträchtlich	
Toxikologische Hinweise	Akute Intoxikationen, besonders bei Kindern mit letalem Ausgang möglich	

Schwefel	Phosphat
	Calciumhydrogenphosphat
Bestandteil von Acetyl-Coenzym A, von Chondroitinsulfat der Knorpelmasse, von Thiamin, Biotin und Mucopolysacchariden; notwendig für Sulfatierungen im Rahmen von Entgiftungsprozessen	Bestandteil der Knochenmasse; Beteiligung an der zellulären Energiegewinnung als Bestandteil von ATP; Puffersubstanz im Plasma
Nicht bekannt	Gestörte Knochenmineralisation; als Folge davon Wachstumsstörungen, Rachitis und Osteomalazie
Nicht bekannt	Kinder, Jugendliche: 600–1000 mg; Erwachsene: 800 mg; Schwangere: +200 mg; Stillende: +200 mg
Fleisch, Eier, Milch, Milchprodukte, Nüsse, Hülsenfrüchte	Milch, Milchprodukte, Fleisch, Fisch, Vollkornprodukte, Hülsenfrüchte, Erfrischungsgetränke (z. B. Coca Cola)
Bei ausreichender Proteinzufuhr ist kein Mangel bekannt	Mangelsymptome in der Regel nicht vorkommend; Ausnahme bei bestimmten Nierenfunktionsstörungen, Vitamin-D-Mangel und Hyperparathyreoidismus
	Niereninsuffizienz kann Ursache für erhöhte Phosphatblutspiegel sein; beim Gesunden Regulation über die Rückresorption aus den Tubuli der Niere

13

Mineral/ Spurenelement	Iodid (siehe auch 1.8)	Fluorid
Handelsformen	Kaliumiodid	Natriumfluorid, Natriumfluorophosphat
Biochemische/ physiologische Funktionen	Bestandteil der Schilddrüsenhormone T_3 und T_4	Bestandteil der Knochen- und Zahnmasse
Unspezifische Mangelsymptome		Zahnkaries
Spezifische Mangelsymptome	Schilddrüsenunterfunktion und Iodmangelsymptome (Strumabildung)	
AufnahmeEmpfehlung (Angaben pro Tag)*	Kinder, Jugendliche: 100–200 µg; Erwachsene: 180 µg; Schwangere: +30 µg; Stillende: +60 µg	Kinder, Jugendliche: 0,25–1 mg; Erwachsene: 1 mg
Natürliche Quellen	Seefisch, allgemein Meeresprodukte wie Algen, Muscheln, Krebse; iodiertes Speisesalz	Trinkwasser (Gehalt stark variabel), Meerestiere, schwarzer Tee
Unsichere Bedarfsdeckung	Alle Bevölkerungsgruppen (Mangelversorgung in Süddeutschland deutlich stärker als in Norddeutschland)	Kinder und Jugendliche
Mehrbedarf		
Besondere Hinweise		
Toxikologische Hinweise	Auslösung von Hyperthyreosen schon ab 150 µg pro Tag bei entsprechender Prädisposition möglich	Chronische Überdosierung kann zu Dentalfluorose, Zahnschmelzflecken und Skelettveränderungen führen. Fluor ist ein Enzyminhibitor und kann daher schon in niederen Konzentrationen (mg-Mengen pro kg Körpergewicht) toxisch sein

Zink	Kupfer
Zinkaspartat, -orotat, -sulfat, -oxid, -gluconat	Kupfersulfat
Bestandteil vieler Enzyme, z.B. von Dehydrogenasen, Peptidasen, alkalischer Phosphatase, DNA- und RNA-Polymerasen, etc.	Bestandteil der Ferrooxidasen I und II (Hämoglobinsynthese, Oxidationsreaktionen)
Wachstumsstörungen, Wundheilungsstörungen, verringerte Glucosetoleranz, Haarausfall, Hautveränderungen, Störungen des Geschmacks- und Geruchssinns, Potenzstörungen, etc.	Hypochrome mikrozytäre Anämie (eisenrefraktär)
Kinder, Jugendliche: 8–15 mg; Erwachsene: 15 mg; Schwangere: +10 mg; Stillende: +10 mg	Kinder, Jugendliche: 1–4 mg; Erwachsene: 2–4 mg
Fleisch, Fisch, Milch, Milchprodukte	Innereien, Fisch, Schalentiere, Nüsse, Vollgetreide, Kartoffeln, Gemüse, Obst
Bei Resorptionsstörungen wie z.B. bei Morbus Crohn, Colitis ulcerosa, Zöliakie, Pankreasinsuffizienz	Bei Resorptionsstörungen und bei chronischen Durchfällen
Phytin aus Getreide hemmt die Resorption durch Komplexierung; Resorptionsverminderung bei gleichzeitiger Einnahme von Tetracyclinen	
Bei nicht verschreibungspflichtigen Präparaten mit weniger als 6 mg Zink pro Tag sind keine Nebenwirkungen zu befürchten. Kontraindiziert sind Zinkgaben bei Autoimmunprozessen und Nierenschäden	Dosierungsempfehlungen sollten unbedingt eingehalten werden; keine Kupfergaben bei Morbus Wilson
	Bei Säuglingen sind chronische Lebererkrankungen durch Kupfer aus korrodierten Wasserleitungen bekannt geworden

Mineral/ Spurenelement	Kobalt	Zinn
Handelsformen	Kobalt (II) sulfat, Kobalt(II) gluconat	
Biochemische/ physiologische Funktionen	Bestandteil des Cyanocobalamins (Vit.B$_{12}$); dieses Vitamin ist an der Bildung roter Blutkörperchen und einer Vielzahl enzymatischer Reaktionen beteiligt: Vitamin B$_{12}$ muss exogen zugeführt werden	Beteiligung an Redoxvorgängen
Unspezifische Mangelsymptome	Bei ausreichender Vitamin-B$_{12}$-Zufuhr sind keine Mangelerscheinungen bekannt	Nicht bekannt
Spezifische Mangelsymptome		
Aufnahme-Empfehlung (Angaben pro Tag)*	Angaben erübrigen sich, da nur Vitamin B$_{12}$ essenziell ist	< 1 mg
Natürliche Quellen	Kobalt kommt in pflanzlicher Nahrung nur in Spuren vor; in tierischer Nahrung in Form von Vitamin B12	Nahezu in allen Lebensmitteln vorkommend
Unsichere Bedarfsdeckung	Keine Risikogruppen bekannt	Nicht bekannt
Mehrbedarf		
Besondere Hinweise		
Toxikologische Hinweise	Kobalt ist mutagen, karzinogen, wirkt sensibilisierend	Es sind Anämie und Wachstumsstillstand beschrieben; die Toxizität ist abhängig von der jeweiligen Eisenversorgung. Cave: verzinnte Weißblechdosen können Zinn freisetzen!

Vanadium	Mangan	Chrom
	Mangansulfat	Chromhefe
Wahrscheinlich Cofaktor für enzymatische Reaktionen	Bestandteil der Pyruvatcarboxylase, der Superoxid-Dismutase, der Diamin-Oxidase u. a.	Bestandteil des Glucosetoleranzfaktors (GFT); dieser ist ein essenzieller Cofaktor für die Reaktion des Insulins mit Rezeptoren an der Zelloberfläche
Im Tierversuch wurden u.a. Wachstums- und Fruchtbarkeitsstörungen beobachtet	Im Tierversuch wurden Störungen der Fruchtbarkeit und des Skelettwachstums beobachtet	Verminderte Glucosetoleranz, Gewichtsverlust, periphere Neuropathie
0,1–0,3 mg (geschätzt)	Kinder, Jugendliche: 1–5 mg; Erwachsene: 2–5 mg	50–200 µg
In Spuren in vielen Nahrungsmitteln vorkommend, hauptsächlich in pflanzlicher Nahrung	Nüsse, Vollgetreide, Leguminosen, grünes Blattgemüse, Früchte, Wurzelgemüse, schwarzer Tee	Bierhefe, Kalbsleber, Weizenkleie, Honig
Keine Risikogruppen bekannt	Keine Risikogruppen bekannt	Bei übermäßiger Aufnahme von raffiniertem Zucker
		Ein Übermaß an Glucoseaufnahme führt zu hohen Chromblutspiegeln und erhöhter renaler Elimination. Damit einhergehend kann sich ein Chrommangel ausbilden
Toxische Wirkungen ähnlich wie bei Selen (s. dort)	Keine Intoxikationen durch Mangan enthaltende Medikamente bekannt; bei der Aufnahme von Manganstaub im Rahmen der Erzgewinnung wurden psychische Störungen beobachtet	

13

Mineral/ Spurenelement	Selen	Molybdän
Handelsformen	Selenmethionin, Natriumselenit, Selenhefe	Natriummolybdat
Biochemische/ physiologische Funktionen	Bestandteil der Knochen- und Zahnmasse	Bestandteil der Xanthinoxidase, Aldehydoxidase und der Sulfidoxidase
Unspezifische Mangelsymptome	Herzmuskelschäden	Verminderte Harnsäurekonzentrationen im Serum
Aufnahme-Empfehlung (Angaben pro Tag)*	Erwachsene: 50–200 µg	Erwachsene: 150–500 µg
Natürliche Quellen	Niere, Leber, Fisch, Meerestiere, Fleisch, Eier, Nüsse; Getreide in Abhängigkeit vom Anbaugebiet	Vorkommen in der Nahrung in Abhängigkeit vom pH-Wert des Bodens; im sauren Milieu wird weniger Molybdän von den Pflanzen aufgenommen
Unsichere Bedarfsdeckung	Alkoholiker, Patienten, die parenteral ernährt werden, Frühgeborene und Kinder mit Stoffwechselkrankheiten	Patienten mit Morbus Crohn
Toxikologische Hinweise	Chronische Vergiftung ab ca. 3 mg/Tag möglich; Symptome sind Haarausfall, Leberzirrhose, Herzmuskelschwäche, evtl. auch teratogene, mutagene und karzinogene Effekte. Zeichen für eine überhöhte Zufuhr ist ein knoblauchartiger Atemgeruch, verursacht durch Dimethylselenid	Überdosierung führt zur Stimulation der Xanthinoxidase und somit zu erhöhten Harnsäurespiegeln. Ein Überschuss an Molybdän verursacht Störungen der Kupferabsorption und -verfügbarkeit

* Sofern vorhanden liegen DGE-Empfehlungen zu Grunde; ansonsten Angaben der RDA (recommended dietary allowances) des Food and Nutrition Boards oder andere publizierte Werte

Silicium	Nickel
Kieselerde (amorphes SiO_2)	
Mitbeteiligung an der Knochenbildung und Calcifizierung; Bestandteil von Knorpeln und Bindegewebe	Bestandteil der Chromosomen
Nicht bekannt	Eisenverwertungsstörungen, Absenkung des Hämoglobingehaltes des Blutes, Verminderung der Aktivität von Enzymen des Glucoseabbaus, des Citratcyclus und des Aminosäurestoffwechsels
Keine Angaben verfügbar	Nach Schätzungen in Tierversuchen einige hundert Mikrogramm
Nahezu in allen Lebensmitteln vorkommend, bevorzugt in pflanzlicher Kost; die biologische Verfügbarkeit ist allerdings aus tierischer Kost besser	Gemüse und Vollkornprodukte; nahezu in allen Lebensmitteln vorkommend
Nicht bekannt	
	Nickel wirkt karzinogen und sensibilisierend

13.2 Ernährung bei Krankheiten

13.2.1 Erbrechen und Diarrhoe

WHO-Konzept zur oralen Rehydratation

Rezeptur der Elektrolytlösung

Kochsalz 3,5 g
Natriumhydrogencarbonat 2,5 g
Kaliumchlorid 1,5 g
Glucose 20 g
Wasser ad 1 Liter
gegebenenfalls etwas Zitronensaft zur Geschmacksverbesserung.

13.2.2 Ernährung bei Gicht und erhöhten Harnsäurewerten

Ziel der Ernährung:

- Eingeschränkte Zufuhr von Purinen
- Förderung der Ausscheidung von Purinen.

Harnsäurepool

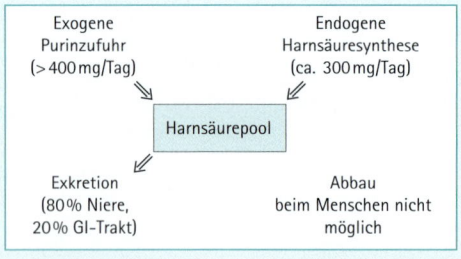

Ernährung bei Gicht und erhöhten Harnsäurewerten

Ungeeignete Nahrungsmittel/ Bemerkungen	Geeignete Nahrungsmittel
Alkohol Alkohol erhöht die Bildung von Harnsäure und hemmt gleichzeitig die Harnsäureexkretion über die Niere	Mineralwasser, Säfte, Magermilch (die Flüssigkeitsaufnahme sollte mindestens 2 Liter pro Tag betragen)
Bier Zusätzlich zur Beeinflussung des Harnsäurespiegels durch den enthaltenen Alkohol, enthält Bier höhere Mengen an Purinen (bis 300 mg/l); dies gilt auch für alkoholfreies Bier	Kaffe, Tee Die enthaltenen Purine werden nicht zu Harnsäure metabolisiert
Innereien, Leberwurst	Milch- und Molkereiprodukte
Stark fettreiche Nahrung Es resultiert eine verminderte Harnsäureexkretion, die durch eine verstärkte Bildung von Ketonkörper hervorgerufen wird	Obst, Gemüse Es ist zu beachten, dass pflanzliche Nahrungsmittel zwar ärmer an Purinkörpern sind als solche tierischen Ursprungs, aufgrund der geringeren Energiedichte aber oft größere Mengen verzehrt werden
Räucherfisch, Hering, Sardellen, Sprotten, Schellfisch, Krabben, Miesmuscheln	Kartoffeln
Fleischextrakte, Fertiggerichte mit Fleischextrakt	
Bierhefehaltige Zubereitungen	
Sojabohnen	
Nur in Maßen erlaubt Fleisch, Wurstwaren, Kabeljau, Hülsenfrüchte, Pilze, Nüsse, Schokolade	

13.2.3 Ernährung bei Gastritis, Magen- und Zwölffinger- darmgeschwüren

Ziel der Ernährung: Ausschluss von reizend wirkenden Speisen; als Diät der Wahl gilt eine leichte Vollkost unter Beachtung von persönlichen Intoleranzen.

Generell gelten als schlecht verträglich und magenreizend:

- Stark gewürzte Speisen
- Stark geräuchertes Fleisch und Fisch
- Sehr heiße oder sehr kalte Speisen
- Fettreiche Speisen, Frittiertes
- Die Mehrzahl an Kohlarten
- Paprika
- Gurkensalat
- Mayonnaise
- Frisches Brot, Hefegebäck
- Bohnenkaffee.

Mehrere kleinere Mahlzeiten sind wesentlich besser verträglich als drei große Hauptmahlzeiten.

13.2.4 Ernährung bei hypertonen Zuständen

Ziel der Ernährung:

- Erreichung eines Normal- oder Idealgewichtes
- Reduktion von Kochsalz
- Normalisierung von erhöhten Cholesterin- und Triglyceridwerten.

Bei der Zubereitung der Speisen Salz nur sparsam einsetzen. Als Ersatz können Kräuter und Gewürze verwendet werden. Das Geschmacksempfinden passt sich mit der Zeit an die weniger stark gesalzenen Gerichte an.

Kochsalzreduktion durch Umstellung der Ernährung

Weniger oder nicht geeignete Nahrungsmittel/Bemerkungen	Geeignete Nahrungsmittel
Handelsübliche Fertiggerichte aller Art	Spezielle kochsalzarme Fertigerichte (z. B. Alevita-Produkte)
Handelsübliches Brot und Backwaren	Brot mit reduziertem Salzgehalt (Selbstgebackenes, Spezialbrote)
Wurst, Fleischkonserven, Schinken, Pökelwaren, etc.	
Weichkäse, Schmelzkäse, Kochkäse	Hüttenkäse, Quark ohne Salzzusätze
Eingelegte Heringe, Fischkonserven, fertige Fleischsalate	
Gesalzene Knabbereien (Erdnüsse, Chips, etc.)	
	Frisch zubereitetes Obst und Gemüse

13.2.5 Ernährung bei erhöhten Cholesterin- und Triglyceridspiegeln

Ziel der Ernährung:

- Senkung der Zufuhr tierischer Fette und Cholesterin
- Senkung der Energiezufuhr, da auch Kohlenhydrate und Alkohol zu Triglyceriden verstoffwechselt werden
- Vermehrte Zufuhr an Ballaststoffen zur Förderung der Cholesterinausscheidung als Gallensalze.

Ernährung bei erhöhten Cholesterin- und Triglyceridspiegeln

Ungeeignete Nahrungsmittel/ Bemerkungen	Geeignete Nahrungsmittel
Eier	Eiersatzprodukte (z. B. becel dotterfrei)
Butter, tierische Fette	Pflanzliche Öle, Diätmargarine (jeweils mit möglichst hohen Anteilen an mehrfach ungesättigten Fettsäuren)
Sämtliche Innereien	
Fettes Fleisch, Wurst	Mageres Fleisch, Sülzen, spezielle fettarme Wurst (z. B. Geflügelaufschnitt)
Wild	
Kaviar, Muscheln, Krustentiere	Fisch
Pommes frites, allgemein frittierte Zubereitungen	Gekochte Kartoffeln
Sahne, fettreiche Käsesorten	Magermilch, Magerquark
Backwaren mit hohem Eianteil (z. B. Bisquit) oder hohem Fettgehalt (z. B. Fettgebackenes, Buttercreme)	Fettarme Backwaren mit niederem Eigehalt (z. B. Hefeteig, Quark-Ölteig, etc.)
	Gemüse, Obst
	Müsli, Vollkornbrot

13.2.6 Ernährung bei chronisch-entzündlichen Darmerkrankungen

Morbus Crohn und Colitis ulcerosa

Ziel der Ernährung: Sicherstellung einer ausreichenden Versorgung des Patienten mit allen notwendigen Nährstoffen, sowohl in den chronischen als auch in den akuten Phasen der Erkrankung.

In den **akuten Schubphasen** der Krankheit steht die enterale Ernährung mit bilanzierten Diäten im Vordergrund. Die hierbei eingesetzten Präparate sollten ballaststofffrei und mit MCT-Fetten angereichert sein; lactose- und/oder milcheiweißfreie Zubereitungen können sinnvoll sein.

Präparate (Auswahl): precitene MCT 50; salvipeptid liquid MCT, Sandosource GI Control.

In der **Ausklingphase** akuter Schübe kann ein Übergang auf normale Nahrung versucht werden; hierbei ist auf Abwesenheit oder zumindestens strenge Reduktion von Ballaststoffen sowie auf Verzicht auf Milch und Milchprodukte zu achten.

Als Dauerernährung für die **chronische Phase** der Erkrankung ist eine leichte Vollkost anzustreben. Individuelle Unverträglichkeiten sind zu ermitteln. Im Allgemeinen wird Milch in Form von Joghurt meist toleriert; die Zufuhr von Ballaststoffen ist sinnvoll (cave: Stenosen), muss jedoch der individuellen Situation angepasst werden.

Speziell bei Morbus Crohn sollten Zucker und kohlenhydratreiche, raffinierte Nahrungsmittel gemieden werden.

Folgende Nahrungsmittel werden häufig nicht oder sehr schlecht vertragen:

- Hülsenfrüchte
- Kohl
- Rettich
- Coca-Cola
- Speck
- Kaffee
- Pommes frites/allgemein frittierte Nahrungsmittel
- Geräucherter Aal.

13.2.7 Ernährung bei Diabetikern

Austauschtabelle für Diabetiker

Eine Broteinheit (BE) entspricht der Menge von 12 g Monosacchariden, verdaulichen Oligo- und Polysacchariden, sowie Sorbit und Xylit. Die Berechnung der Oligo- und Polysaccharide erfolgt als Monosaccharide.

Einer Broteinheit (BE) entsprechen:

Apfel	100 g	Himbeere	150 g
Banane	60 g	Kalbfleisch	35 g
Bauernbrot	25 g	Kartoffeln	60 g
Birne	90 g	Kirschen, süß	80 g
Bohnen, weiß	20 g	Knäckebrot	16 g
Brötchen (1/2)	21 g	Kokosfett	5 g
Butter	6,3 g (1 gestrich. Teel.)	Kommissbrot	25 g
Buttermilch	300 g	Lauch	200 g
Cornflakes	14 g	Leberwurst	30 g
Eigelb	1	Magermilch	250 g
Erbsen, grün	90–110 g	Margarine	5,25 g (1 gestrich. Teel.)
Erdbeere	150 g	Mirabellen	80 g
Erdnüsse	60 g	Möhren	170 g
Fleischwurst	40 g	Nudeln	16 g
Fructose	12 g	Öl	5 g (1 Teel.)
Geflügelfleisch	25 g	Orangensaft	120 g
Grahambrot	25 g	Pfirsich	120 g
Graubrot	25 g	Pumpernickel	25 g
Grünkornmehl	17 g	Quark	45 g (3 gestrich. Teel.)
Hackfleisch	35 g	Reis	15 g
Haferflocken	18 g	Rindfleisch	35 g
Hammelfleisch	35 g	Roggenbrot	25 g

Roggenmehl	16 g		Tomatenmark	130 g
Rosenkohl	170 g		Vollkornbrot	25 g
Rotkohl	240 g		Vollmilch 3,8 %	240 g
Sahne	16,5 g (2 gehäufte Teel.)		Walnüsse	85 g
Salami	30 g		Weißbrot	21 g
Schinken, roh	40 g		Weizenmehl	17 g
Schwarzbrot	25 g		Wild	35 g
Schweinefleisch	35 g		Zwieback	16 g
Toastbrot	21 g		Zwiebeln	120 g

Verbotene Obstsorten: Ananas, Datteln, Feigen, Trockenobst

Keine Anrechnung notwendig für folgende Gemüse- und Salatsorten: Broccoli, Champignons, Chinakohl, Endiviensalat, Feldsalat, Gurken, Kohl, Kohlrabi, Kopfsalat, Mangold, Pfifferlinge, Radieschen, Rettich, Sauerkraut, Spargel, Spinat, Tomaten, Wirsing.

13.3 Ernährung in verschiedenen Lebensabschnitten

13.3.1 Säuglingsernährung

Säuglings- und Kleinkindernährung

Die Ernährung im 1. Lebensjahr

(Deutsches Institut für Kinderernährung, Dortmund, 1994)

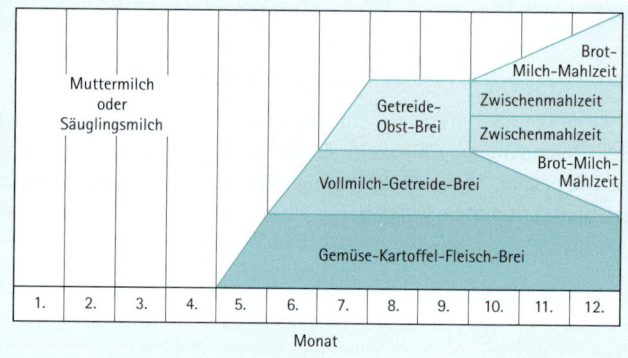

Säuglingsnahrungen

Nahrungs-quelle	Zusammenset-zung (g/100 ml)	Bemerkungen	Präparate (Auswahl)
Reife Muttermilch	Protein: 1,2 Fett: 4,0 KH: 7,0 71 kcal/100 ml	Zusammensetzung ideal auf die Ernährungsbedürfnisse abgestimmt; zusätzliche Versorgung mit Bifidusfaktor, Immunglobulinen und anderen humoralen Faktoren	
Kuhmilch	Protein: 3,3 Fett: 3,5 KH: 4,7 60 kcal/100 ml	Unverdünnt nicht zur Dauerernährung geeignet. Der hohe Protein- und Mineralgehalt entspricht nicht der Leistungsfähigkeit der noch nicht voll ausgebildeten Niere	
2/3-Milch	Kuhmilch : Wasser = 2 : 1 zusätzlich: +5 g Zucker +1 g Getreideschleim Protein: 3,4 Fett: 3,5 KH: 5,0	Zur Säuglingsernährung geeignet, energetisch akzeptabel. Ein Fettzusatz wäre wünschenswert, jedoch kann schlecht emulgiertes Öl zu Verdauungsbeschwerden führen. Nachteile: mikrobiologisch bedenklich; Fettanteil zu gering; KH-Anteil zu hoch, Elektrolytanteil zu hoch	Zur KH-Anreicherung einer 2/3-Milch: Milupa Hafertrockenschleim, Milupa Reisschleim, Aponti Dreikornschleim, Hipp Vielkornflocken

Nahrungs-quelle	Zusammenset-zung (g/100 ml)	Bemerkungen	Präparate (Auswahl)
Teiladaptierte Nahrung	Protein: bis 2 Fett: 3,0–3,8 KH: 7,0–9,0 67–75 kcal/100 ml	Herstellung durch Verdünnung von Kuhmilch mit Wasser (1:1), Teilaustausch des Butterfetts durch Linolsäure, Aufstockung des KH-Anteils durch Mono- und Polysaccharide sowie bedarfsgerechte Vitaminisierung	Anfangsnahrung: Aletemil 1, Aponti 1 Dauernahrung: Humana 2, Lactana B, Milumil Es stehen auch entsprechende Flüssignahrungen zur Verfügung
Adaptierte Nahrung	Protein: 1,4–1,9 Fett: 3,3–4,2 Lactose: 6,3–7,9 67–75 kcal/100 ml	Versuch der weitgehenden Angleichung an die Muttermilch. Vorteil: ad-libitum Fütterung ist möglich, eine Überfütterung ist nicht zu befürchten; Vitamine, Mineralstoffe liegen in optimierter Dosis vor; Nachteil: bei älteren Säuglingen oft mangelnder Sättigungseffekt	Anfangsnahrung: Pre-Aptamil, Pre Beba Anschlussnahrung: Multival 2 Dauernahrung: Humana 1 Es stehen auch entsprechende Flüssignahrungen zur Verfügung
Nahrungen „ohne Definition"	Variabel	Die Zusammensetzung orientiert sich nicht exakt an der Muttermilch	Anschlussnahrung: Aponti 2, Aletemil 2 Dauernahrung: Multival plus
Hypoallergene Nahrungen	Protein: 1,9 Fett: 3,8 KH: 6,9–7,4 68 kcal/100 ml	Wie volladaptierte Nahrung, aber Eiweiß stark hydrolysiert und gereinigt	Nutramigen Pregestimil (mit 55 % MCT)

Einflüsse verschiedener Kohlenhydrate und Getreidezusätze

(Nach: Gebler, H., Tabellen für die Pharmazeutische Praxis, 3. Ergänzung, Govi Verlag, Frankfurt, 1993)

Nahrungszusatz	Kohlenhydrattyp	Wirkung auf die Verdauungssituation
Glucose (Traubenzucker, Dextrose)	Monosaccharid	Ohne Effekt
Fruchtzucker (Fructose)	Monosaccharid	Ohne Effekt
Milchzucker (Lactose)	Disaccharid aus Glucose und Galactose	Gärungsfördend bei Zusatz zu Milchnahrungen
Saccharose (Gebrauchszucker)	Disaccharid aus Glucose und Fructose	In hohen Dosen gärungsfördernd
Nährzucker	Gemisch aus oligomeren Maltodextrinen und polymeren Dextrinen	Je nach Anteil der Dextrine Hemmung der Gärung
Honig	Invertzucker (Glucose und Fructose)	In hohen Dosen gärungsfördernd
Malzextrakt	Gemisch aus Maltose und Dextrinen	Je nach Maltoseanteil Förderung der Gärung
Stärke/Stärkemehl	Nahezu reine Stärke	Erschwerte Verdauung
Vollkornmehle	Hoher Stärkeanteil, Ballaststoffe	Förderung der Verdauung
Weizengrieß	Stärke, Protein, Ballaststoffe	Ohne Effekt
Schleime aus Reis, Hafer, Gerste	Stärke, Ballaststoffe	Beruhigung der Darmtätigkeit
Trockenschleime	Stärke, Ballaststoffe	Beruhigung der Darmtätigkeit
Kindermehle und Getreideflocken	Durch erhöhte Temperatur aufgeschlossene Mehle	Leichtere Verdaubarkeit wie die entsprechenden Mehle

13.3.2 Ernährung in der Schwangerschaft

Ziel der Ernährung

- Gewichtszunahme über das normale Maß vermeiden (insgesamt höchstens 8 bis 11 kg Gewichtszuwachs)
- Deckung des in der Schwangerschaft erhöhten Bedarfs an Eiweiß, Vitaminen und Mineralien.

Hauptbestandteile der Nahrung

- Milch und Milchprodukte
- Frisches Obst und Gemüse
- Vollkornprodukte
- Fleisch nur in Maßen, wenig Innereien (Schadstoffbelastung)
- Wenig Fett, wenn möglich verstärkt auf pflanzlicher Basis und mit höheren Anteilen an mehrfach ungesättigten Fettsäuren.

13.3.3 Ernährung im Alter

Die Nahrung sollte folgenden Ansprüchen genügen:

- Fettreduziert
- Cholesterinarm
- Ballaststoffreich
- Eiweißreich
- Purinarm
- Vitaminreich
- Zuckerarm
- Mineralstoffreich, aber mit wenig Natrium
- Möglichst hohe Flüssigkeitsaufnahme.

13.4 Spezielle Nahrungen und Nahrungsergänzungen

13.4.1 Enterale Ernährung

Enterale Ernährung – Indikationen für spezielle Zusammensetzungen

Ernährungsform	Indikation
Ballaststoffreich	Bei langfristiger Anwendung von Trink- und Sondennahrung für Patienten mit intaktem GI-Trakt; zur Vorbereitung einer Nahrungsumstellung auf feste Kost; zur Anregung der Darmtätigkeit im Rahmen einer Ernährung mit bilanzierten Diäten
Ballaststofffrei	Bei akuten Schüben chronisch entzündlicher Darmerkrankungen; zur Vorbereitung auf Colondiagnostik und Colonchirurgie
Energiereich	Bei erhöhtem Energiebedarf (z. B. Wachstumsschübe, Verbrennungen); im Falle einer notwendigen Begrenzung der Flüssigkeitszufuhr (z. B. bei Herz- und Niereninsuffizienz)
Energiereich durch erhöhten Fettanteil	Bei chronisch obstruktiven Lungenerkrankungen und eingeschränkter respiratorischer Funktion; bei Tumorkachexie
Eiweißarm	Bei Leberkoma und Niereninsuffizienz
Milcheiweißfrei	Bei Unverträglichkeiten gegenüber Milcheiweiß; bei chronisch entzündlichen Darmerkrankungen
MCT-angereichert	Bei eingeschränkter Verdauungs- und Resorptionsleistung (z. B. durch Pankreasinsuffizienz, Erkrankungen der Leber und Galle); bei geschädigter Darmschleimhaut (z. B. nach Chemo- oder Strahlentherapie); bei Malabsorption, Mukoviszidose; bei gluteninduzierter Enteropathie (Zöliakie)
Oligopeptid-Diät	Bei Verdauungs- und Resorptionsstörungen (z. B. bei akuten Schüben chronisch entzündlicher Darmerkrankungen); nach Chemo- oder Strahlentherapie

siehe auch 13.4.4 Immunonutrition

Verdauung und Resorption von lang- und mittelkettigen Fetten

(Nach: Clintec Salvia, Bilanzierte Diäten, Diäteticalisten)

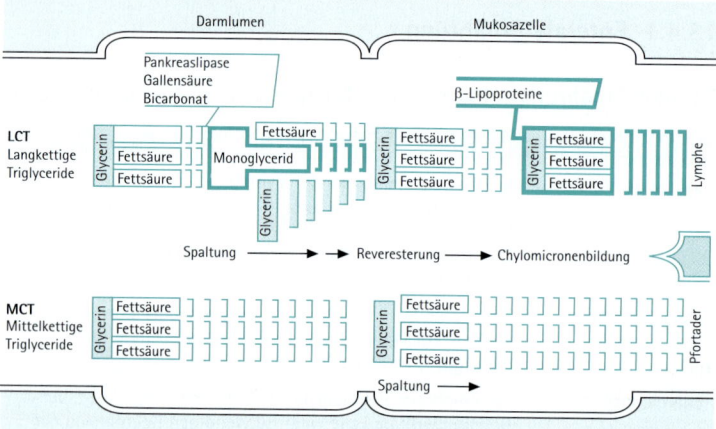

MCT-Fette werden im Lumen schneller enzymatisch abgebaut als LCT-Fette – auch bei Fehlen von Galle und bei verminderter Dünndarmfläche.

Fehlt Pankreaslipase, werden MCT-Fette ungespalten durch die Mucosa resorbiert und dort durch eine mikrosomale Lipase hydrolisiert.

Abtransport von MCT-Fetten aus der Darmmucosa erfolgt nicht über die Lymphe, sondern ohne Resynthese und Chylomikronenbildung über die Pfortader zur Leber.

Indikationen für MCT-Fette: Zustände nach Dünndarmresektion, Pankreas-insuffizienz, verminderte Gallensekretion, Colestyraminbehandlung, chola-gene Diarrhoe, gluteninduzierte Enteropathie, Strahlenschäden am Dünn-darm, A-β-Lipoproteinämie.

Beratungshinweise bei der Verabreichung von Sondennahrung

Relativ häufig treten Diarrhöen während der Verabreichung bilanzierter Diäten in Form von Sondennahrung auf. Der Patient bzw. das Pflegepersonal sollte daraufhingewiesen werden, dass folgende Fehler das Auftreten dieser

Durchfälle verstärken oder induzieren können. Entsprechende Hinweise zur Vermeidung dieser Fehlerquellen können bei der Abgabe der entsprechenden Sondennahrung gegeben werden.

Sondennahrung und Diarrhoe

Ursache der Diarrhoe	Vermeidung
Fehlendes Einschleichen	Anfangs täglich um 1 Flasche steigern; bei Dauergabe mit einer Tropfrate von 25 ml/h starten, bis zum 4. Tag jeweils Steigerung um 25 ml/h auf 100 ml/h
Portionen zu groß	Bolusmenge oder Flussrate verringern (Bolus: nicht mehr als 200 ml in 15 bis 20 Minuten, mindestens 1,5 Stunden pausieren)
Verabreichung in zu kaltem Zustand	Zubereitung auf Raumtemperatur erwärmen
Haltbarkeit nach Anbruch überschritten	Nach dem Öffnen bei Raumtemperatur ca. 8 Stunden, im Kühlschrank ca. 24 Stunden haltbar; Hinweise der Hersteller beachten!
Gleichzeitige Antibiotikagabe	Eventuell Perenterol® zur Sondennahrung zumischen
Gleichzeitige Gabe von H_2-Rezeptor-Antagonisten	Überprüfung, ob deren Gabe noch sinnvoll ist
Sondenlage hat sich geändert	Überprüfen: a) Aspirieren und pH überprüfen b) Röntgenologische Kontrolle c) Insufferien von Luft und abhören
Die Gallensalzrückresorption ist gestört	Therapie mit Colestyramin
Das Überleitsystem wurde zu lange verwendet	Wechsel spätestens nach 24 Stunden
Osmolarität zu hoch	Nicht mehr als 400 mosmol/l

Weitere Hinweise

Flüssigkeitsbedarf

- Der Bedarf an Sondennahrung und Trinkflüssigkeit liegt bei ca. 20 bis 45 ml/kg
- Flüssigkeitsverluste durch starkes Schwitzen, Durchfälle oder Drainage müssen in die Gesamtmenge an zuzuführender Flüssigkeit eingerechnet werden
- Der Wassergehalt der Sondennahrung bei der Flüssigkeitszufuhr ist zu beachten.

Vermeidung von Reflux

- Flüssigkeitsmenge beachten
- Sondenlage kontrollieren
- Oberkörper des Patienten während und ca. 30 Minuten nach der Applikation hochlagern
- Eventuell duodenal applizieren.

Vermeidung der Verstopfung der Sonden

- Nach Applikation von Sondennahrung mit etwa 50 ml Flüssigkeit, z. B. stilles Mineralwasser (keinesfalls Früchtetee) nachspülen
- Nach Applikation von Medikamenten besonders gut mit Flüssigkeit nachspülen.

Vermeidung von Obstipation

- Zufuhr von ballaststoffhaltiger Sondennahrung
- Ausreichende Flüssigkeitszufuhr gewährleisten.

Klinische Diäten

Bilanzierte Trinknahrungen zur ausschließlichen Ernährung

Präparat	MCT-Anteil: % vom Fettanteil	Ballaststoffe	Glutenfrei	Lactosefrei/-arm	Cholesterin-arm/-frei	Purinfrei	Bemerkungen	Energiedichte kcal/ml	Standard-dosierung pro Tag	Klassifizie-rung
Nutrodrip Standard	18	Keine*	Ja	Ja	Ja	Ja		1,05	3–4 × 500 ml	Standarddiät
salvimusin Standard	-	Keine*	Ja	Ja	Ja	Ja		1	3–4 × 500 ml	Standarddiät
Nutricomp Standard	15	Keine*	Ja	Ja	Ja	Ja		1	3–4 × 500 ml 8–10 × 200 ml	Standarddiät
Nutricomp Pulver neutral	15	Keine*	Ja	-	Ja	Ja		bis zu 2	5 × 91 g in Wasser	Standarddiät in Pulverform
Ensure Abbott	-	Keine*	Ja	Ja	Ja	Ja	Auch pikante Geschmacks-richtungen	1	6–8 × 250 ml 3–4 × 500 ml	Standarddiät
Fresubin	0	Keine*	Ja	Ja	Ja	Ja		1	3–4 × 500 ml 8–10 × 200 ml	Standarddiät
Nutrodrip Faser	18	1,4	Ja	Ja	Ja	Ja		1	3 – 4 × 500 ml	Mit Ballaststoffen

Spezielle Nahrungen und Nahrungsergänzungen   **547**

Präparat	MCT-Anteil: % vom Fettanteil	Ballaststoffe	Glutenfrei	Lactosefrei/-arm	Cholesterinarm/-frei	Purinfrei	Bemerkungen	Energiedichte kcal/ml	Standarddosierung pro Tag	Klassifizierung
salviplus	-	1,0	Ja	Ja	Ja	Ja		1	3–4 × 500 ml	Mit Ballaststoffen
Nutricomp Stand. mit Ballaststoffen	15	1,5	Ja	Ja	Ja	Ja		1	3–4 × 500 ml	Mit Ballaststoffen
Enrich Abbott	-	1,36	Ja	Ja	Ja	Ja		1	6–8 × 250 ml 3–4 × 500 ml	Mit Ballaststoffen
Fresubin plus	33,5	1,5	Nein	Ja	Ja	Ja		1	4 × 500 ml	Mit Ballaststoffen
Biosorb Energie	0	Keine*	Ja	Ja	Ja	Ja		1,5	200 ml pro 10 kg Körpergewicht	Hochkalorisch
Ensure Plus	0	Keine*	Ja	Ja	Ja	Ja		1,5	2–3 × 500 ml o. 5–7 × 200 ml	Hochkalorisch
Fresenius Energan	0	0	Ja	Ja	Ja	Ja		1,5	5–7 × 200 ml	Hochkalorisch
Fresenius Energan plus	33	2,5	Ja	Ja	Ja	Ja		1,5	5–7 × 200 ml	Hochkalorisch, mit Ballaststoffen

Bio Plus	0	2,25	Ja	Ja	Ja	Ja		1,5	200 ml pro 10 kg Körpergewicht	Hochkalorisch, mit Ballaststoffen
Nutrodrip Protein	18	Keine*	Ja	Ja	Ja	Ja		1,2	3 × 500 ml	Hochkalorisch und eiweißreich
modulen lipid	50	Keine*	Ja	Ja	Ja	Ja	Lungenerkrankungen	1,6	2–3 × 500 ml	Hochkalorisch, mit hohem Fettanteil und MCT
Pulmocare Abbott	21	Keine*	Ja	Ja	Ja	Ja	Respiratorische Störungen	1,5	4 × 250 ml o. 2 × 500 ml	Hochkalorisch, fettreich
salvimulsin MCT 800	50	Keine*	Ja	Ja	Ja	Ja		1,6	3 × 500 ml	Hochkalorisch, mit MCT
Biosorbin MCT flüssig	70	Keine*	Ja	Ja	Ja	Ja		1	3–4 × 500 ml	Mit 70 % MCT
Supportan	32	1,3	k.A.	k.A.	k.A.	k.A.	Krebserkrankungen	1,3	25–40 ml/kg Körpergewicht/Tag 200 ml Flasche	Hochkalorisch, fettreich, eiweißreich, mit MCT, ballaststoffreich[1]
Oral Impact	22	4,1	k.A.	k.A.	k.A.	Ja	Zur Unterstützung des Immunsystems	1	5 Beutel in Wasser	Eiweißreich, mit MCT, ballaststoffreich[1,2]

Präparat	MCT-Anteil: % vom Fett-anteil	Ballaststoffe	Glutenfrei	Lactosefrei/-arm	Cholesterin-arm/-frei	Purinfrei	Bemerkungen	Energiedichte kcal/ml	Standard-dosierung pro Tag	Klassifizierung
Sandosource G.I. control	18	2,2	Ja	Ja	Ja	Ja	Ja	Zum Aufbau der Darmmucosa	1,06	3–4 × 500 ml	Mit löslichem Guarballaststoff
Elemental 028	34	0,38	Ja	Ja	Ja	k.A.	k.A.	Akuter Morbus Crohn	0,86	9–10 × 250 ml	Eiweiß als freie Aminosäuren, mit MCT
precitene MCT 50	50	Keine*	Ja	Ja	Ja	Ja	Ja	Darmerkrankungen	Variabel	6 × 80 g in Wasser	Eiweiß aus Hühnereiweiß, mit 50% MCT
salvipeptid liquid MCT	50	Keine*	Ja	Ja	Ja	Ja	Ja	Massive Verdauungsstörungen	1	4 × 500 ml	Oligopeptiddiät (aus Soja) mit MCT
Survimed instant[5]	6	Keine*	Ja	Ja	Ja	Ja	Ja	Chron. entzündliche Darmerkrankungen, Malassimilation	1	6 × 90 g	Oligopeptiddiät, kohlenhydratreich

Nutricomp Hepa	50	0,6	Ja	Ja	Ja	Ja	Erkrankungen der Leber	1,3	3–4 × 500 ml	Mit verzweigtkettigen Aminosäuren, mit MCT, hochkalorisch
Fresubin hepa	35	1	Ja	Ja	Ja	Ja	Erkrankungen der Leber	1,3	3–4 × 500 ml	Mit verzweigtkettigen Aminosäuren, mit MCT, hochkalorisch, ballaststoffreich
Bioni Ernergie	0	2,0	Ja	Ja	Ja	Ja	Kinder	1,5	4–6 × 200 ml	Hochkalorische, Ballaststoffreiche Kinderdiät
Frebini	45	1,0	Ja	Ja	Ja	Ja	Kinder	1	2–4 × 500 ml	Ballaststoffreiche Kinderdiät mit MCT
Frebini MiniMax	45	1,5³ 0⁴	Ja	Ja	Ja	Ja	Kinder	1,5	3–7 × 200 ml	Hochkalorische Kinderdiät, mit MCT, mit u. ohne Ballaststoffe
Nutrodrip junior	16	Keine*	Ja	Ja	Ja	Ja	Kinder	1,2	5–7 × 250 ml	Ballaststofffreie Kinderdiät

Präparat	MCT-Anteil: % vom Fettanteil	Ballaststoffe	Glutenfrei	Lactosefrei/-arm	Cholesterin-arm/-frei	Purinfrei	Bemerkungen	Energiedichte kcal/ml	Standard-dosierung pro Tag	Klassifizierung
Nutricomp Diabetes	0	1,5	Ja	Ja	Ja	Ja	Diabetes mellitus	1	3–4 × 500 ml	Ballaststoffreiche Diabetikerdiät
Glucerna	0	1,44	Ja	Ja	Ja	Ja	Diabetes mellitus	1	3–4 × 500 ml 6–8 × 250 ml	Ballaststoffreiche Diabetikerdiät
salvimulsin Diabetes	0	1,5	Ja	Ja	Ja	Ja	Diabetes mellitus	1	3–4 × 500 ml	Ballaststoffreiche Diabetikerdiät
Fresubin diabetes	0	1,5	Ja	Ja	Ja	Ja	Diabetes mellitus	0,9	10 × 200 ml	Ballaststoffreiche Diabetikerdiät
Promote	20	Keine*	Ja	Ja	Ja	Ja		1	3 × 500 ml	Eiweißreiche Diät
Survimed renal	0	Keine*	Ja	Ja	Ja	Ja	Niereninsuffizienz	Variabel	6 × 80 g	Eiweißarm, elektrolytarm, hochkalorisch
Suplena	0,6	Keine*	Ja			Ja	Niereninsuffizienz	2,0	6 × 237 ml	Eiweißarm, elektrolytarm, hochkalorisch

salvipeptid nephro	50	Keine*	Ja	Ja	Ja	Ja		Variabel aus Eiweißkomponente à 20 g Pulver u. Energiekomponente à 200 g Pulver	2-Komponenten-diät mit Oligo-peptiden u. MCT, elektrolytarm
Renamil	50	Keine	Ja	k.A.	Ja	k.A.	Dialysepflich-tige Nierenin-suffizienz	1–3 5 × 100 g in Wasser	Eiweißreduziert, elektrolytarm
Renergy	50	Keine	Ja	k.A.	Ja	k.A.	Dialysepflich-tige Nierenin-suffizienz	1–3 5 × 100 g in Wasser	Eiweißreich, elek-trolytarm, hoch-kalorisch

* Bzw. praktisch frei von Ballaststoffen
[1] Mit Omega-3-Fettsäuren, Nukleotiden
[2] Mit Arginin
[3] Geschmacksrichtung Kakao
[4] Geschmacksrichtung Banane u. Erdbeere
[5] Nur Geschmacksrichtungen Banane u. Orange, Spargelcreme u. Ochsenschwanz sind nur zur ergänzenden Ernährung zugelassen
k.A.: keine Angaben

13

13.4.2 Aufbau- und Ergänzungsnahrungen

Indikationen: Bei Eiweißmangel, erhöhtem Eiweißbedarf, bei Fehl- und Unterernährung, bei Vitamin- und Nährstoffmangel, in der Schwangerschaft und Stillzeit, als Seniorenkost, bei HNO- und onkologischen Patienten, bei demenziellen Erkrankungen, bei Anorexia nervosa, Kachexie, Verbrennungen, etc.

Hinweis: Aufbau- und Ergänzungsnahrungen dürfen nicht zur alleinigen Dauerernährung verwendet werden.

Aufbau- und Ergänzungsnahrungen

Präparat(®)	Merkmale	Energiedichte kcal/ml	Handelsformen
Meritene	Eiweißreich	1	250 ml Flasche, 400 g oder 1300 g Dose zum Anrühren in Wasser oder Milch
Palenum	Eiweißreich	Variabel	500 g Dose mit Pulver zum Anrühren in Wasser
Protenplus	Eiweißreich	1	200 ml Tetrapak
Resource Protein	Eiweißreich	1,25	200 ml Tetrapak
Fortimel	Eiweißreich	1	200 ml Tetrapak
Clinutren HP	Eiweißreich	1	200 ml Becher
Fortifresh	Eiweißreich, fruchtiger, joghurtähnlicher Geschmack	1	200 ml Tetrapak
Abbonutril	Eiweißkonzentrat zum Zumischen		275 g Dose
Nutrivital Eiweißkonzentrat	Eiweißkonzentrat		350 g Dose
Renapro	Eiweißkonzentrat für Dialysepatienten		30 × 20 g

Präparat(®)	Merkmale	Energiedichte kcal/ml	Handelsformen
Clinutren Dessert	Hochkalorisch, eiweißreich cremige Konsistenz	1,3	125 g Becher
Clinutren 1.5	Hochkalorisch	1,5	200 ml Becher
Resource Energy	Hochkalorisch	1,5	200 ml Tetrapak
ScandiShake	Hochkalorisch, v. a. bei Mukoviszidose	Ungefähr 2	Beutel a 85 g, in 240 ml Milch einzurühren
Survimed instant	Oligopeptiddiät, pikante Geschmacksrichtung	Ungefähr 1	Suppentasse a 60 g Pulver
Clinutren Fruit	Fettfrei, fruchtig-klar, mit Eiweiß	0,6	200 ml Becher
Resource Fruit Drink	Fettfrei, mit Eiweiß	0,9	200 ml Tetrapak
Liquisorb kal	Fettfrei, fruchtig-klar, kohlenhydratreich	1,25	200 ml Tetrapak
Clinutren Soup	Ballaststoffreiche, pikante Suppen	1	200 ml Becher
NutriVital Ballaststoffkonzentrat	Zur Anreicherung mit Ballaststoffen		250 g Dose

13.4.3 Nahrungsergänzungsmittel – Nutraceuticals

Nahrungsergänzungsmittel sind gängig in der Apotheke; hinter dem Begriff verbergen sich in der Hauptsache Vitamine, Stoffe zur Gewichtsreduktion oder Ähnliches. Es sind fast ausnahmslos pharmazeutische Darreichungsformen wie Kapseln, Tabletten oder Tees. Diese Mittel werden nicht als Arzneimittel vermarktet, weil dafür eine arzneimittelrechtliche Zulassung mit Studien zur Wirksamkeit, Unbedenklichkeit usw. notwendig wären.

Nutraceuticals dagegen sind Nährstoffe oder Teil eines Nahrungsmittels mit einem Nutzen für die Gesundheit.

Unter **Functional Food** werden Nahrungsmittel verstanden, die einen gesundheitlichen Nutzen aufweisen, der über ihre ernährungsphysiologische

Bedeutung hinausgeht. Der Begriff wurde in Japan geprägt. Dort müssen Functional Foods natürlichen Ursprungs sein und Teil der täglichen Nahrung, also keine Tablette, Kapsel oder Pulver.

Der Begriff **Designer Food** kommt aus den USA und bezeichnet Nahrungsmittel, die der Nährstoffversorgung dienen und gesundheitsfördernde Effekte erzielen. Sie können sowohl natürlichen wie auch synthetischen Ursprungs sein.

Phytochemicals sind Substanzen in pflanzlicher Nahrung, die positiv auf den Stoffwechsel wirken.

13.4.4 Immunonutrition

Die Immunonutrition ist ein relativ neues Gebiet der Ernährungsforschung. Ziel ist die Aufdeckung der Zusammenhänge zwischen der Zufuhr bestimmter Nährstoffe und des Immunstatus. Durch die Zufuhr optimierter Mengen dieser Stoffe kann der Zustand von vielen Schwerkranken deutlich verbessert werden. Tumorerkrankungen sind ein Einsatzgebiet, aber auch andere Patienten, die metabolischem Stress ausgesetzt sind, profitieren davon. Die gängige Form der Applikation besteht in der enteralen Sondenernährung, da dies bei Patienten mit schweren Verbrennungen, nach großen Operationen o. ä. im Krankenhaus die praktikabelste Lösung ist. Entsprechend sind die Präparate der enteralen Ernährung für diese Indikation in größeren Portionen abgepackt und auch nicht immer geschmacklich verbessert.

Präparate zur enteralen Immunonutrition

Alle Präparate sind zur ausschließlichen Ernährung geeignet.

- Perative (Abbott)
- Stresson (Pfrimmer)   Ohne Ballaststoffe

- Nutricomp Immun (Braun)
- Supportan (Fresenius)   Mit Ballaststoffen
- Oral Impact (Novartis).

Da es sich um einen Grenzbereich von Pharmakotherapie und Ernährung handelt, gibt es für die meisten Stoffe noch keine genauen Dosisangaben bzw. Dosis-Wirkungsbeziehungen.

Immunonutrition

Stoff	Wirkung
Omega-6-Fettsäuren	Immunsupprimierend über Prostaglandine u. Leukotriene
Omega-3-Fettsäuren	Verbesserte Immunantwort über Interleukinsynthese
Mittelkettige Fett-säuren	Leicht resorbierbar; ein ausgewogenes Verhältnis von LCT zu MCT ergibt ein günstiges Leukotrien-, Prostaglandin- und Thromboxanmuster
Molkeprotein	Antikarzinogener Effekt
Glutamin	Wichtig für die Funktion der Lymphozyten
Glycin	Zytoprotektiver Effekt
Glutathion	Antioxidativ
Arginin	Verbesserte Lymphozytenfunktion u. Wundheilung
Nukleotide	Verbesserter Energiestoffwechsel (über ATP) und Immun-antwort
Taurin	Unterstützt die Leukozytenfunktion
Carnitin	Carrier für langkettige Fettsäuren, Verbesserung des Ener-giestoffwechsels
Cholin	Methylgruppendonator, wichtig zum Aufbau von Zellmem-branen
Ballaststoffe	Verbesserte Wasserbindung im Darm, bei löslichen Ballast-stoffen zusätzlich Vermehrung der physiologischen Dick-darmflora, mucosale Zellproliferation beschleunigt
Vitamine A, D, E, B, C u.a., Mineralien u. Spurenelemente z.B. Selen, Eisen, Zink	Vielfältige Aufgaben im Stoffwechsel und Immunsystem, siehe Tabelle 13.1.3 u. 13.1.4

13

13.4.5 Ergogene Wirkstoffe

Unter dem Begriff **ergogene Wirkstoffe** werden potenziell leistungssteigernde Nahrungsmittel und Nährstoffe verstanden, z.B. Aminosäuren, L-Carnitin, Q10, Inosin, Kreatin, Mineralien, β-Hydroxy-β-Methylbutyrat u.a.. Fundierte Untersuchungen zu diesem Thema gibt es nur wenige.

Siehe auch 13.1.3 (Vitaminähnliche Stoffe).

13.4.6 Energiereduzierte Kostformen, Außenseiterdiäten

(Mit freundlicher Genhmigung aus: Elmadfa, I., Leitzmann, C., Die Ernährung des Menschen, 2. Auflage, Verlag Eugen Ulmer, Stuttgart, 1990)

Bezeichnung	Anthroposophische Ernährungslehre	Ayurveda	Chinesische Ernährungslehre (Fünf Elemente)	Haysche Trennkost
Ernährungsphysiologische Bewertung	Ausreichende Nährstoffzufuhr Als Dauerkost geeignet Es gelten Vorteile anderer vegetarisch orientierter Kostformen	Ausreichende Nährstoffzufuhr Als Dauerkost geeignet Geringer Rohkostanteil problematisch Es gelten Vorteile anderer vegetarisch orientierter Kostformen	Ausreichende Nährstoffzufuhr Als Dauerkost geeignet Geringer Rohkostanteil problematisch Es gelten Vorteile anderer vegetarisch orientierter Kostformen	Trennung schwierig und wissenschaftlich nicht begründbar
Besonderheiten	Nahrungsmittel der Saison und der Region	Individuelle Ernährung nach Konstitutionstyp Möglichst frisch zubereitete Nahrung	Einteilung der Lebensmittel nach thermischer Wirkung und nach den fünf Elementen	Weitgehend getrennte Aufnahme von Proteinen und Kohlenhydraten Ernährung als Prävention und Therapie

Bezeichnung	Anthroposophische Ernährungslehre	Ayurveda	Chinesische Ernährungslehre (Fünf Elemente)	Haysche Trennkost
Lebensmittelauswahl	Vorwiegend lacto-vegetabil Hoher Anteil an Vollgetreide „Individuell" geeignete, „lebendige" Nahrungsmittel Aus biologisch-dynamischer Landwirtschaft **Meiden:** Nachtschattengewächse, Fertigprodukte, Alkohol	Vorwiegend lacto-vegetabil Regionale und saisonale, „individuell" geeignete Lebensmittel **Meiden:** stark verarbeitete Nahrungsmittel, Reste, Rohkost	Vorwiegend vegetabil, saisonale „individuell" geeignete Lebensmittel, geringer Stellenwert der Rohkost **Meiden:** stark verarbeitete Lebensmittel	Vorwiegend lacto-vegetabil Reichlich basenbildendes Obst und Gemüse **Meiden:** raffinierte und „denaturierte" Lebensmittel
Grundsätze und Ziele	Bewusstseinsentwicklung Gesunderhaltung und Heilung Bewusstes Leben mit der Natur	Vorbeugende Heil- und Gesundheitskunde, körperlich-seelisch-geistige Ausgewogenheit	Vorbeugende Heil- und Gesundheitskunde Ausgewogenheit von Energie (Qi, Yang) und Substanz (Yin)	Schaffung optimaler Bedingungen für Verdauungsenzyme Verhinderung der Übersäuerung des Organismus Erhöhung der Lebensfähigkeit

Bezeich-nung	Evers-Diät	Fit for life	Rohkost-Ernährung
Ernährungsphysiologische Bewertung	Ausreichende Nährstoffzufuhr Als Dauerkost geeignet	Bei liberaler Anwendung gelten die Vorteile anderer vegetarisch betonter Kostformen, aber viele falsche, pseudowissenschaftliche Aussagen, als Dauerkost nicht empfehlenswert	Einseitig; Vorteile wie hohe Nährstoff- bei geringer Energiedichte überwiegen nicht Defizit an bestimmten Nährstoffen wie Calcium, Eisen, Vitamin B_{12} u. a. Als Dauerkost nicht geeignet
Besonderheiten	Ernährung als Prävention und Therapie Empfohlen für Multiple-Sklerose-Patienten Diät für Kranke: 100 % Rohkost Diät für Gesunde: 80 % Rohkost, 20 % ausgewählte erhitzte Vollwertnahrungsmittel	Beachtung natürlicher Körperzyklen Getrennter Verzehr von protein- und kohlenhydratreichen Lebensmitteln	100 % Rohkostanteil, Rohkost = Urkost aus rohen, natürlichen, saisonalen Lebensmitteln
Lebensmittelauswahl	Vorwiegend ovolacto-vegetabil, möglichst naturbelassen Geringe Mengen Fisch und Fleisch (auch roh) **Meiden:** stark verarbeitete Lebensmittel	Vorwiegend vegetabil, hoher Anteil an Rohkost, Obst ist Hauptnahrungsmittel **Meiden:** Fleisch, Milch, denaturierte Produkte, Kaffee, Tee, Alkohol	Vegane Rohkost; frische Salate, Gemüse, Obst, Kräuter, ev. Samen und Nüsse **Meiden:** erhitzte, denaturierte Lebensmittel, je nach Rohkostform Fleisch, Getreide, Milchprodukte
Grundsätze und Ziele	Gesunderhaltung des Organismus; Bekämpfung ernährungsabhängiger Krankheiten	Pflege und Gesunderhaltung des menschlichen Körpers Entgiftung des Körpers von „Schlacken" Gewichtsreduktion	Gesundheit, längeres Leben Heilung und Vorbeugung von Krankheiten

Bezeichnung	Makrobiotik	Mazdaznan-Ernährungslehre	Waerland-Kost
Ernährungsphysiologische Bewertung	Makrobiotik nach Kushi als vegane Kost für Kinder problematisch (Vit D, Calcium, Eisen) Moderne Formen der Makrobiotik nach Kushi und Acuff als bedarfsgerechte Ernährung für Erwachsene möglich	Abwechslungsreiche Kost Ausreichende Nährstoffdichte Als Dauerkost geeignet	Ausreichende Nährstoffzufuhr Als Dauerkost geeignet
Besonderheiten	Nahrung nur aus der gleichen Klimazone	Lebensmittel der Saison Instinktive Auswahl der Speisen	Kruska: Getreidebrei aus geschrotetem Weizen, Roggen, Gerste, Hafer; gequollen Tägliche Sonnen- und Luftbäder, Wasserbehandlungen
Lebensmittelauswahl	Vorwiegend vegetabil Hoher Anteil an Vollgetreide, Hülsenfrüchte, Samen, Nüsse, Suppen, milchsauer vergorenes Gemüse, Algen, Sojaprodukte, geringe Mengen an Fisch Meiden: Milchprodukte, Fleisch, Nachtschattengewächse, Kaffee, Tee, Zucker, Honig, Süßstoff, Konserven, Tiefkühlkost, Alkohol	Ovo-lacto-vegetabil Vorwiegend Rohkost und Getreidegerichte Meiden: Auszugsmehle, isolierte Zucker	Lacto-vegetabil Hoher Anteil an Rohkost Reichliche Flüssigkeitszufuhr (3–3,5 l/d) Meiden: Zucker, konservierte und/ oder konzentrierte Nahrungsmittel, Kochsalz, Genussmittel

13

Bezeich-nung	Makrobiotik	Mazdaznan-Ernäh-rungslehre	Waerland-Kost
Grund-sätze und Ziele	Ausgewogenheit von Yin und Yang Einklang mit dem Kosmos Menschliche Be-wusstseinsentwick-lung Gesundheit als Grundlage für Glück, Freiheit und Wohl-befinden	Ethisch-moralische Prinzipien Der Mensch als Teil der Natur Schutz der Natur Vermeidung von Überernährung	Mensch als geistig-seelisch-körperliches Wesen; menschliche Bewusstseinsent-wicklung durch Har-monie mit den Kräf-ten der Natur; Krankheitsvorbeu-gung; Ausgleich der Über-säuerung des Kör-pers; Beseitigung der Fäulnisbakterien im Dickdarm.

Weiterführende Literatur zum Thema Ernährung:

Kasper, Heinrich, Ernährungsmedizin und Diätetik, 8. Auflage, Urban und Schwarzenberg, München, Wien, Baltimore 1996

Biesalski, Hans Konrad, Ernährungsmedizin, 2. Auflage, Thieme Verlag, Stuttgart 1999

Spegg, Horst, Ernährungslehre und Diätetik, bearbeitet von Dorothea Er-furt, 7. Auflage, Deutscher Apotheker Verlag, Stuttgart 2001.

14 Verbandstoffe

14

14.1 Verbandstoffe zur Wundversorgung

14.1.1 Klassische Materialien

Die klassische Wundauflage besteht meist aus Baumwolle, zum Teil mit Zellstoff kombiniert. Das Konzept der herkömmlichen Wundversorgung beruht auf Reinigung und Desinfektion mit chemischen Mitteln, z.B PVP, H_2O_2 etc., evtl. Behandlung mit Lokalantibiotika und steriler Abdeckung mit saugenden Kompressen, die bei sezernierenden Wunden häufig gewechselt werden. Da textile Kompressen stark zum Verkleben mit der Wunde neigen, ging die Entwicklung zu hydrophoben Materialien und Salbenkompressen.

Mullkompressen

Material	Verbandmull aus Baumwolle (selten Zellwatte)
Verarbeitung	Fadendichte: 17- bis 20-fädig, Nabelkompressen 24-fädig Ein- oder mehrlagig
Eigenschaften	Je höher die Fadendichte und die Lagenzahl um so höher ist die Saugfähigkeit und um so schlechter der Luft- und Wärmeaustausch
Anwendung	Wundabdeckung, Nabelkompressen; **cave: Verkleben mit der Wunde ist leicht möglich!**
Produkte (Auswahl)	▪ ES®-Kompressen (steril, unsteril, 17-fädig, 8- bis 16-fach) ▪ Gazin® Kompressen

Mull-Zellstoff-Kompressen

Material	Verbandmull kombiniert mit Zellstoff
Eigenschaften	Das Abschneiden kleinerer Stücke ist möglich, daher gute Wirtschaftlichkeit
Anwendung	Als Saugkompressen und Salbenträger; **cave: Wundbedeckung immer mit der jeweiligen Mullseite, nie mit der Zellstoffseite!**
Produkte (Auswahl)	▪ Zemuko® Punktrasterverband (steril, unsteril) ▪ Zemuko® nahtlos ▪ Fil-Zellin® (mehrfach gesteppt)

Mull-Watte-Kompressen

Material	Watte, beidseitig umhüllt mit Mull
Handelsformen	Kompressenstoff, Verbandspäckchen, Augenkompressen
Eigenschaften	Hohe Saugfähigkeit, Stoß- und Druckschutz der Wunde
Anwendung	Für feuchte Verbände, sowie als Saug- oder Polstermaterial
Produkte (Auswahl)	■ Pro-ophta-Kompresse® ■ Augenkompressen Hartmann

Kompressen mit geringer Verklebungstendenz

Material	Umhüllung aus Vliesstoffen mit sehr glatter Oberflächenstruktur, die aus Baumwolle, Viskose oder synthetischen Fasern in reiner Form oder in verschiedenen Mischungsverhältnissen hergestellt werden; saugfähiger Kern aus Watte, Zellstoff oder anderen Materialien; einseitig mit Aluminium bedampfte Oberfläche bei Metalline-Produkten
Eigenschaften	Geringe Verklebungstendenz mit der Wunde Die Saugfähigkeit sowie die Luftdurchlässigkeit sind in Abhängigkeit von den verwendeten Materialien variabel
Anwendung	Verbände, bei denen ein Verkleben mit der Wunde vermieden werden soll
Produkte (Auswahl)	■ Cutisorb® ■ Dispomed® Kompresse ■ Metalline® Kompresse ■ Solvaline®

Salbenkompressen

Material	Vliesstoffe mit meist hydrophoben Salbengrundlagen
Eigenschaften	Geringes Verkleben mit der Wunde Austrocknen der Wunde wird verhindert; der Zusatz von desinfizierenden, lokalanästhetischen oder epithelisierenden Substanzen unterstützt den Heilungsverlauf

Produkte (Auswahl)	Ohne medikamentöse Zusätze:
	▓ OleoTüll®
	▓ Grassolind® neutral
	▓ Cuticerin®
	Mit desinfizierenden oder antibiotisch wirkenden Zusätzen:
	▓ Betaisodona® Salben-Wundvlies
	▓ Fucidine® Gaze (Rp)
	▓ SofraTüll® (Rp)
	▓ Nebacetin® Wundgaze (Rp)
	Mit epithelisierenden Zusätzen:
	▓ Actihaemyl®Wundgaze

14.1.2 Neue Materialien zur idealfeuchten Wundversorgung

Das Konzept der idealfeuchten Wundbehandlung hat sich vor allem bei chronischen Wunden mit schlechter Heilungstendenz bewährt. Es verzichtet auf aggressive chemische Desinfektionsmittel und Lokalantibiotika. Die Wunde wird nur mit Ringerlösung gereinigt und mit einer nicht-textilen, gelartigen Saugschicht und einer semipermeablen Kunststofffolie abgedeckt. Die natürliche Selbstreinigung wird unter diesen okklusiven Bedingungen gefördert, die Verbände müssen weniger häufig gewechselt werden; der Verbandwechsel ist schmerzlos, da kein Verkleben mit der Wunde erfolgt. Die verwendeten Materialien sind vielfältig, zum einen quellende Polymere wie Methylcellulose (Hydrogele, Hydrokolloide) oder Alginat und zum anderen saugende Schaumstoffe – hauptsächlich Polyurethan.

Hydrogele

Material	Carboxymethylcellulose und Guar (Comfeel® Paste)
	Carboxymethylcellulose und Calciumalginat (Comfeel® Purilon)
	Carboxymethylcellulose und Pektin (Varihesive® Hydrogel)
Eigenschaften	Rehydriert trockene Nekrosen, Beläge werden gelöst und absorbiert, Schaffung ideal-feuchter Bedingungen
Anwendung	Zum Ausfüllen von Wundhöhlen, zum Befeuchten
Produkte (Auswahl)	▪ Comfeel® Paste
	▪ Comfeel® Purilon Gel
	▪ Varihesive® Hydrogel

Hydrokolloidkompressen

Material	Methylcellulose oder Carboxymethylcellulose als Hydrokolloid und Polyurethanfolie als Abdeckung
Eigenschaften	Durch Gelumwandlung entsteht ein feuchtes Wundmilieu, dieses beschleunigt die Reinigung der Wunde und fördert die Granulation und Epithelisierung; gute Aufnahmefähigkeit für Wundsekrete
Anwendung	Für schlecht heilende, sezernierende Wunden (z.B. Ulcus cruris, Decubitus)
Produkte (Auswahl)	■ 3M Tegasorb®/THIN® (transparent) ■ Hydrocoll® ■ Comfeel® plus Transparenter Wundverband ■ Comfeel® plus Flexibler Wundverband/Contourierter Wundverband (beide enthalten zusätzlich Alginat) ■ Varihesive® E/E Border (mit umlaufendem Haftrand)/Extra dünn (alle drei enthalten zusätzlich Gelatine und Pektin) ■ CombiDERM® (Wundauflage aus Polypropylen, dann Cellulose-Polyacrylat-Hydrogranulat, Hydrokolloidschicht aus Carboxymethylcellulose, Gelatine und Pektin, Polyurethanfilm als Abschluss) besonders saugfähig

Alginatkompressen

Material	Calciumalginat
Eigenschaften	Hohes bis sehr hohes Absorptionsvermögen; zum Schutz der Wunde wird normalerweise ein hydroaktiver Verband als Sekundärverband zur Abdeckung verwendet
Anwendung	Stark sezernierende Wunden, Dekubitus, Ulcus cruris, postoperative Problemwunden, Brandwunden 1. und 2. Grades, Schürfwunden, infizierte Wunden
Produkte (Auswahl)	■ AlgiSite® M ■ Comfeel® Alginat Kompresse/Alginattamponade ■ Algosteril® ■ Sorbalgon® ■ Tegagen® HI (high integrity) ■ Kaltostat®-Kompresse/ -Tamponade

Polyurethankompressen

Material	Polyurethanschaumstoff
Eigenschaften	Ermöglichen die idealfeuchte Wundheilung; Absorbtion von Wundsekret, Bakterien und Zelltrümmern; wasserdampf- und sauerstoffdurchlässig
Anwendung	Zur feuchten Wundbehandlung bei nicht infizierten Wunden
Produkte (Auswahl)	■ Allevyn® Standard/Adhesive (selbstklebend) ■ Allevyn® Heel (anatomisch geformt) ■ Cutinova® foam (mit Absorberpartikeln aus Polyacrylat) ■ Cutinova® hydro/thin (beide haften auf trockener Haut, ohne mit der Wunde zu verkleben) ■ Syspur-derm® ■ Hydrosorb® (Wasseranteil 60 %) ■ Hydrosorb® comfort (mit umlaufender Fixierfolie) ■ Hydrosorb® plus (besonders voluminös, mit umlaufender Fixierfolie)

Wundfolien

Material	Polyurethan mit Polyacrylatklebemasse
Eigenschaften	Transparente Wundabdeckung mit vollflächiger Klebefähigkeit Atmungsfähigkeit ist gewährleistet Der Wundschutz bleibt auch beim Baden und Duschen bestehen
Anwendung	Als Schutzabdeckung für trockene Wunden (z. B. postoperative Wundversorgung) oder als Sekundärverband z. B. für Alginatkompressen
Produkte (Auswahl)	■ Cutifilm® ■ Hydrofilm® ■ Comfeel® Filmverband ■ 3M Tegaderm® ■ OpSite® Flexigrid (steril), Flexifix (unsteril)

Wundauflagen mit Aktivkohleschicht

Material	Aktivkohle in Kombination mit verschiedenen Materialien
Eigenschaften	Neutralisiert Gerüche
Anwendung	Für übel riechende Wunden
Produkte (Auswahl)	■ CarboFlex® (mehrschichtige Hydrokolloidkompresse mit Aktivkohleschicht u. Folienabdeckung) ■ Carbonet® (Vliesstoff und Aktivkohle)

Wundkissen

Material	Verschiedene Materialien, meist saugfähige Kunststoffe
Eigenschaften	Gut anpassungsfähig in großen oder tiefen Wunden
Anwendung	Für tiefe Wunden oder Taschenbildung
Produkte (Auswahl)	■ Cavi-Care® (2-Komponenten-Silikonschaumverband) ■ Cutinova® cavity (lockerer PU-Schaum) ■ TenderWet® (hydrophobe Hülle, absorbierender Kern auf Polyacrylatbasis)

Sprühpflaster

Material	Filmbildende Kunststoffpolymere
Eigenschaften	Nach Aufsprühen bilden sich luft- und wasserdampfdurchlässige Filme, die elastisch und bakteriostatisch sind. Der Film selbst ist wasserfest
Anwendung	Zur Versorgung von leichteren Schürf- und Schnittwunden cave: nicht für verschmutzte oder stärker blutende Wunden, da eine physiologische Wundreinigung nicht möglich ist
Produkte (Auswahl)	■ Flint® Sprühverband ■ Hansaplast® Sprühpflaster

14.2 Fixiermittel für Wundauflagen

Breitflächige Fixierpflaster

Material	Vliesstoff mit Polyacrylatkleber
Anwendung	Zur Fixierung von Wundauflagen, intravenösen Zugängen etc.
Produkte	■ Fixomull®

Elastische Fixierbinden

Material	Baumwolle mit überdrehten Kettfäden oder Kombination mit Kräuselpolyamid, haftende Binden mit Latexbeschichtung
Eigenschaften	Einfach anzulegen, Luftdurchlässigkeit bei Baumwollbinden am besten
Anwendung	Zur Fixierung von Wundauflagen oder Salbenkompressen
Produkte (Auswahl)	■ Gazomull® ■ Elastomull® ■ Pehalast® (nicht haftend) ■ Pehahaft® (haftend)

Schlauchverbände

Material	Baumwolle oder Baumwoll-/Zellstoffmischungen
Eigenschaften	Hohe Elastizität und gute Anpassung des Verbandes
Anwendung	Überzug für Zinkleimbinden, Unterzug für Gips- und Starrverbände, zusätzlich zur Fixierung von Wundauflagen
Produkte (Auswahl)	■ Stülpa® ■ tg® Schlauchverbände

Netzverbände

Material	Hochelastische Materialien (mit Baumwolle umsponnene Polyamid-, Gummi- oder Polyurethanfäden)
Eigenschaften	Sehr gute Anlegbarkeit
Anwendung	Zur Fixierung von Wundauflagen Vorteil: Inspektion des Wundbereiches ist möglich ohne, daß das Fixiermittel entfernt werden muss
Produkte (Auswahl)	■ Elastofix® ■ Stülpa-fix® ■ tg-fix®

14.3 Stütz- und Kompressionsverbände

Schaumgummi- und Schaumstoffbinden

Anwendung	Als Kompressionsbinde zur Druckverstärkung, zur Polsterung und zur Decubitusprophylaxe
Produkte (Auswahl)	■ Komprex® Schaumgummibinde ■ Lastocomp® ■ Autosana® Schaumstoffbinde

Pflasterbinden

Anwendung	Zur Nachtherapie von Knochenbrüchen; bei Rippenbrüchen; zur Behandlung von Venenerkrankungen nach Abklingen akuter Symptome. Die Anwendung erfolgt als Dauerverband über 2–4 Wochen
Hinweis	Pflasterbinden sind bei arteriellen Verschlusskrankheiten kontraindiziert
Produkte (Auswahl)	■ Elastoplast® Pflasterbinde ■ Porelast® Pflasterbinde ■ Tricoplast® Pflasterbinde

Zinkleimbinden

Anwendung	Zur Behandlung der akuten Phlebothrombose, Ulcus cruris, des postthrombotischen Syndroms und zur Nachbehandlung von Knochenbrüchen
Hinweis	Der Verband kann bis zu drei Wochen als Dauerverband belassen werden, sofern keine Anzeichen von Stauung auftreten; in diesem Fall ist der Verband unverzüglich zu erneuern
Produkte (Auswahl)	■ Gelocast® Zink-Gel-Verband/elastic ■ Varicex® Zinkleimbinden ■ Varix® Zinkleimbinden ■ Ideal-Varix® ■ Varolast®

Steifverbände

Materialien	Gipsbinden; Kunststoffsteifverbände
Hinweis	Kunststoffsteifverbände sind wesentlich leichter als Gipsverbände und unempfindlich gegenüber Wasser
Produkte (Auswahl)	Gipsbinden: ■ Cellona® ■ Plastrona® ■ Platrix® ■ Biplatrix®	Kunststoffsteifverbände: ■ Deltacast® ■ Scotchcast® ■ Cellamin® ■ Cellacast® ■ Articast®

Elastische Binden – Idealbinden

Material	Baumwolle; darf bis zu einem Drittel im Schuss durch Zellwollfäden ersetzt werden
Eigenschaften	Idealbinden sind wenig elastisch, daher relativ schwierig anzulegen und leiern beim Tragen aus. Der Elastizitätsverlust kann durch Waschen wieder rückgängig gemacht werden
Anwendung	Der kurze Zug resultiert in einem niedrigen Ruhedruck und hohem Arbeitsdruck, deshalb auch in Ruhe zu tragen Für starke Kompression bei Venenerkrankungen
Produkte (Auswahl)	■ Comprilan® ■ Idealbinden Hartmann ■ Idealhaft® (haftend)

Dauerelastische Binden

Dauerelastische Binden werden hergestellt aus Mischgeweben aus synthetischen Fasern oder Gummi und Baumwolle (z. B. Kräuselpolyamid, umsponnene Gummi- oder Polyurethanfäden). Sie leiern wenig aus und sind gut waschbar.

Kurzzugbinden

Material	Baumwolle mit wechselnden Anteilen Viskose, Polyurethan oder Polyamid
Eigenschaften	Dehnbarkeit < 100% Somit wirkt die Kurzzugbinde als Druck- und Saugpumpe, womit ein gesteigerter venöser Rückstrom einhergeht, der zur Ödemausschwemmung führt, sowie Thrombenbildung vermeiden hilft
Anwendung	Für starke Kompression bei Venenerkrankungen u. Thrombosen
Produkte (Auswahl)	▨ Compridur® ▨ Durelast® ▨ Lastobind® ▨ Rhena-Varidress®

Mittelzugbinden

Material	Baumwolle mit wechselnden Anteilen Viskose, Polyurethan oder Polyamid
Eigenschaften	Dehnbarkeit 100–150%
Anwendung	Als Kompressionsbinde oder Gelenkverband
Produkte (Auswahl)	▨ Comprilastic® ▨ Eloflex Lycra® ▨ Lenkelast® ▨ Rosidal-Binde® F

Langzugbinden

Material	Baumwolle mit wechselnden Anteilen Viskose, Polyurethan oder Polyamid
Eigenschaften	Dehnbarkeit 150–180% Langzugbinden sind leicht anzulegen Sie weisen einen hohen Ruhedruck auf; der Gegendruck bei Belastung ist gering, d.h. es erfolgt eine leichte Dehnung während der Muskelverdickung. Der venöse Rückstrom und venöse Strömungsparameter werden im Gegensatz zur Kurzzugbinde nicht beeinflusst Im Gegensatz zur Kurzzugbinde ist der Ruhedruck der Langzugbinde hoch; es besteht deshalb unter Ruhebedingungen die Gefahr des arteriellen Kapillarverschlusses
Anwendung	Ruhigstellung von Gelenken, als Stütz- und Entlastungsverband, zum kurzzeitigen Überwickeln von Kompressionsstrümpfen oder Binden mit kurzem Zug **Cave: Binden mit langem Zug niemals über Nacht oder während bewegungsarmer Ruheperioden am Tag angelegt lassen** Kontraindikation für Binden mit langem Zug: arterielle Verschlusskrankheiten
Produkte (Auswahl)	▪ Elodur® ▪ Eloflex® ▪ Lastodur® ▪ Dauerbinde Lohmann® F/K

14

14.4 Dekubitusprophylaxe und –behandlung

Bei dauernd bettlägerigen Patienten ist der Dekubitus eine häufige Komplikation, die durch geeignete Maßnahmen oft zu verhindern wäre. Ursache dieser Hautläsionen ist mechanische oder chemische Reizung. Die Maßnahmen zur Prophylaxe und Behandlung sind im Grunde die gleichen. Dekubituswunden sind immer schlecht heilende Wunden, daher kommt der Prophylaxe ein hoher Stellenwert zu.

Die Therapie des Dekubitus muss die vielfältigen Ursachen berücksichtigen. Daher:

- Ernährung optimieren, Vitamin- u. Nährstoffmangel ausgleichen, (siehe Kap. 13)
- Blutzucker einstellen, da hohe Blutzuckerwerte die Heilung verzögern.

Die primäre Ursache des Dekubitus ist eine Mangeldurchblutung an bestimmten Stellen, nämlich an den Auflagepunkten.

Die mechanische Belastung kann reduziert werden durch:

- Häufiges Umlagern des Patienten
- Luftringe als Steißbeinunterlage
- Wasserkissen oder Wassermatratzen
- Wechseldruckmatratzen
- Antidekubitusunterlagen und Ellbogen- und Fersenstücke aus Kunstfaserfell.

Bereits vorhandene Dekubitalulcera sollten durch den Arzt abgeklärt werden, da nicht selten auch tiefere Gewebs- und Muskelschichten betroffen sind. Für die Wundversorgung haben sich hydroaktive Wundauflagen (siehe oben) bewährt, speziell für diese Indikation gibt es hydroaktive Wundauflagen mit Druckschutzringen, z.B.:

- Comfeel® Plus Druckentlastender Verband

Bei bettlägerigen Patienten kann Inkontinenz und die damit verbundene Hautmazeration Ursache eines Dekubitus sein. Es gilt also die Haut vor der Feuchtigkeit zu schützen, dazu bieten sich folgende Maßnahmen an:

- Bei Blaseninkontinenz evtl. Versorgung mit Dauerkathetern
- Verwendung hoch saugfähiger Windeln mit Polyacrylatkern
- Häufiger Wechsel der Windeln
- Hautreinigung und Pflege mit Spezialprodukten, z.B. Menalind® Reinigungsschaum
  3M Cavilon® Reizfreier Hautschutz.

15 Diagnostik

15

15.1 Klinische Diagnostik und Laborwerte

Bei den angegebenen Werten handelt es sich – soweit nicht anders angegeben – um Normwerte für Erwachsene. Abweichungen von diesen Werten nach oben: ⇑. Abweichung nach unten: ⇓.

Albumin

Norm	3350 bis 4765 mg/dl aus Serum
⇑	Exsikkose
⇓	Diarrhoe, Malabsorption, Mangelernährung, Nephrose, Leberzirrhose, postoperativ
Norm	< 17 mg/l aus Urin
⇑	Diabetische Nephropathie, Gomerulonephritis, Nephrose.

Alkalische Phosphatase (gesamt)

Norm	< 170 U/l aus Serum
⇑	Knochenerkrankungen, Lebererkrankungen.

Apolipoprotein A–I und B

(Siehe Cholesterin)

Basaltemperatur (Aufwachtemperatur)

Körpertemperatur der Frau, gemessen vor dem morgendlichen Aufstehen; Anstieg um 0,4–0,6 °C etwa einen Tag nach der Ovulation (thermogenetischer Effekt des Progesterons); deutlicher Abfall vor der Menstruationsphase.

Fehlender Abfall: Schwangerschaft wahrscheinlich.

Konzeptionsoptimum: etwa 4–5 Tage vor dem Anstieg der Basaltemperatur.

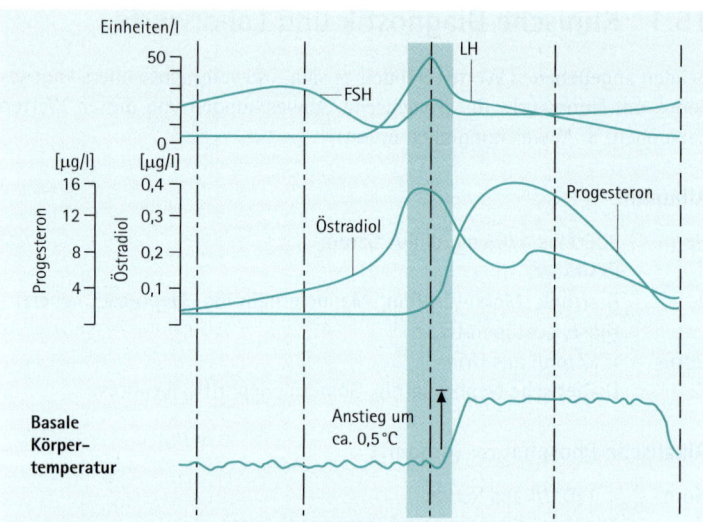

(Mit freundlicher Genehmigung aus: Silbernagel S., Despopoulos A., Taschenatlas der Physiologie, 4. Auflage, Georg Thieme Verlag, Stuttgart, New York, 1991)

β–HCG (Humanchoriongonadotropin)

Norm   < 10 mU/ml aus Serum (Männer, Nichtschwangere)

⇑   Maligne Erkrankungen der Hoden, Plazenta, Ovarien, Schwangerschaft

β–HCG in der Schwangerschaft

10–12 Tage nach der Ovulation: ca. 20 mU/ml; dann Verdoppelung etwa alle 2,5 Tage bis zum Maximum in der 9.-11. Schwangerschaftswoche (bis 280.000 mU/ml)

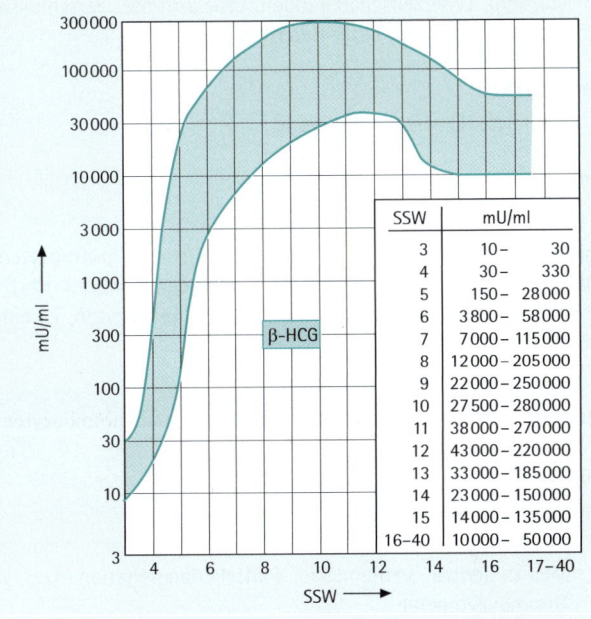

SSW	mU/ml
3	10 – 30
4	30 – 330
5	150 – 28000
6	3800 – 58000
7	7000 – 115000
8	12000 – 205000
9	22000 – 250000
10	27500 – 280000
11	38000 – 270000
12	43000 – 220000
13	33000 – 185000
14	23000 – 150000
15	14000 – 135000
16–40	10000 – 50000

(Mit freundlicher Genehmigung aus: Keßler, S. Memorix spezial, Labordiagnostik, VCH Verlagsgesellschaft mbH, Weinheim, 1992)

Bilirubin

Bilirubin (gesamt)

Norm   < 1,0 mg/dl aus Serum
Beim Neugeborenen:
< 2,2 mg/dl, bis zum 5. Tag auf < 13,5 mg/dl ansteigend, dann allmählich Rückgang

Bilirubin direkt (Bilirubinkonjugate)

Norm   < 0,30 mg/dl aus Serum
Fettleber, Gallensteine, intrahepatische Cholestase (= Sekretions-

störung), Leberzellschädigungen, Leberzirrhose, Verschlussikterus
(= extrahepatisch), Virus-Hepatitis

Bilirubin indirekt

Hämolyse, Leberzellschädigung

Blutbild

Großes Blutbild

[Hämoglobin (Hb), Erythrozyten, Hämatokrit, mittleres Erythrozytenvolumen (MCV), mittlerer korpuskulärer Hämoglobingehalt (MCH = Hb_E), mittlere Hb-Konzentration der Erythrozyten (MCHC)], Leukozyten, Thrombozyten, Differentialblutbild

Kleines Blutbild

Wie großes Blutbild, aber ohne Differentialblutbild und Thrombozyten

Blutungszeit

(bestimmt durch Thrombozytenzahl und -funktion)

Norm   2–4 Minuten

⇑   Medikamentös verminderte Plättchenaggregation (z.B. ASS), Thrombozytopenie.

Blutzucker

Norm   70–100 mg/dl aus Blut nüchtern

⇑   Diabetes mellitus

Oraler Standardbelastungstest

(oraler Glucosetoleranztest, oGTT)

Zustand	Normal (mg/dl)	Grenzbereich (mg/dl)
Nüchtern	70–100	101–130
1 h nach 100 g Glucose	70–160	161–220
2 h nach 100 g Glucose	70–120	121–150
3 h nach 100 g Glucose	70–100	101–130

Blutkörperchensenkungsgeschwindigkeit (BKS, BSG)

Norm	Nach 1 h: 3– 8 mm (Mann) 3–10 mm (Frau)
	Nach 2 h: 6–20 mm (Mann) 6–20 mm (Frau)
⇑	Anämie, Entzündungen, Leukämie, Schwangerschaft, Tumoren
⇓	Polyglobulie, Sichelzellanämie.

Calcium

Norm	2,25–2,75 mmol/l aus Serum
Norm	0,10–0,40 g/Tag aus Urin
⇑	Hyperthyreose, medikamentös bedingte Erhöhung (Vitamin-A- und -D-Überdosierung, Östrogene)
⇓	Calcium-Absorptionsstörung, Leberzirrhose, Antiepileptika.

Carcinoembryonales Antigen (CEA)

(Tumormarker für gastrointestinale Carcinome)

Norm	< 3,0 ng/ml aus Serum
⇑	3–5 ng/ml: Carcinom kann vorliegen
	5–10 ng/ml: Carcinom wahrscheinlich
	> 10 ng/ml: starker Verdacht auf Carcinom; Werte > 3 ng/ml können aber auch bei nicht-malignen Erkrankungen gefunden werden
⇓	Werte < 3 ng/ml schließen eine maligne Erkrankung nicht aus.

Cholesterin (gesamt)

Norm   < 200 mg/dl aus Serum

Parameter	Kein Risiko (mg/dl)	Grenzbereich (mg/dl)	Risiko (mg/dl)
Cholesterin	< 200	200–300	> 300
HDL-Cholesterin	> 55	55–35	< 35
LDL-Cholesterin	< 150	150–190	> 190
Apolipoprotein A-I	< 95	–	Bis 95
Apolipoprotein B	Bis 111	–	> 111
Triglyceride	< 150	150–200	> 200

Die Grenzbereiche sind abhängig vom Vorliegen bestimmter Risikofaktoren (Ernährung, familiäres Risiko, RR ⇑, Harnsäure ⇑, Gewicht ⇑, etc.)

Ursachen von Hyperlipoproteinämie: Adipositas, Alkoholismus, Diabetes, genetische Defekte, Gravidität, akute und chronische Hepatitis, Hypothyreose, Myelom, Nephrose, Pankreatitis, Porphyrie, chronische Urämie.
Medikamentös induzierte Hyperlipoproteinämie bei Langzeitbehandlung mit Diuretika, Corticosteroiden, Östrogenen, Ovulationshemmern, β-Rezeptorenblockern.

Cortisol

Norm	Morgens	5,0 – 25,0 µg/dl aus Serum
	Abends	2,5 – 12,5 µg/dl aus Serum
	35 – 134 µg/Tag aus dem 24-Stunden Urin	
⇑	Cushing Syndrom, akute Psychose, Stresssituation	
⇓	Primäre und sekundäre Nebenniereninsuffizienz, Dauertherapie mit Cortison.	

Differentialblutbild

Parameter	Kinder	Erwachsene
Monozyten	1– 6%	bis 7%
Lymphozyten	25–50%	25–45%
Basophile	bis 1%	bis 1%
Eosinophile	1– 5%	bis 4%
Segmentkernige	26–60%	40–70%
Stabkernige	bis 6%	bis 5%
Jugendliche	0%	0%

Eisen

Norm	59 – 158 µg/dl ab 12 Jahren aus Serum des Mannes
	37 – 145 µg/dl ab 12 Jahren aus Serum der Frau
	22 – 135 µg/dl Kinder 1 bis 12 Jahren aus Serum
⇑	Anämie, Hepatopathie, Hämochromatose, Hämolyse, Transfusionen

⇓   Eisenmangel, Entzündungen, Blutungen, Schwangerschaft, nephro-
    tisches Syndrom, mikrozytäre Anämie.

Elektrolyte (Serum)

Natrium	134–150	mmol/l
Kalium	3,6–5,4	mmol/l
Calcium	2,2–2,8	mmol/l
Magnesium	0,7–1,1	mmol/l
Chlorid	97–108	mmol/l
Kupfer	65–165	µg/dl
Phosphor (anorg.)	0,8–1,6	mmol/dl

Enzyme (Serum)

α-Amylase	Bis 120 U/l
Alkalische Phosphatase	Bis 170 U/l
Saure Phosphatase	Bis 11 U/l
Prostata Phosphatase	Bis 4 U/l
GOT m/f	Bis 18/15 U/l
GPT m/f	Bis 22/17 U/l
LDH	120–240 U/l
LAP	11–35 U/l
GLDH m/f	Bis 4/3 U/l
γ-GT m	6–28 U/l
γ-GT f	4–18 U/l
Cholinesterase	3000–8000 U/l
Lipase	20–190 U/l
CK m/f	Bis 80/70 U/l
CK-MB	Bis 10 U/l
	(und unter 6 % der CK)

Erythrozytenzahl

Norm   4,5–5,9 Mio/µl (Mann)
Norm   4,0–5,2 Mio/µl (Frau)
⇑   Polyglobulie, Polyzythämie
⇓   Anämie.

Freies T_3 und T_4

(T_3: Trijodthyronin, T_4: Thyroxin, beide nicht proteingebunden; freies T_3 und T_4 sind die aktiven Anteile des Gesamtthyroxins)

T_3 Norm   0,2–0,5 ng/dl aus Serum
⇑   Hyperthyreose (auch Frühstadium), T_3-Hyperthyreose (T_4 normal), autonomes Schilddrüsenadenom, Überdosierung von Thyroxin
⇓   Hypothyreose, bei Neugeborenen und älteren Menschen, bei Hunger, Schock und Sepsis.

T_4 Norm   0,7–1,9 ng/dl aus Serum
⇑   Hyperthyreose, Morbus Basedow, Thyroxinmedikation
⇓   Hypothyreose, chronische Thyreoiditis.

Follikel stimulierendes Hormon (FSH)

Luteinisierendes Hormon (LH)

Frauen	FSH (mU/ml)	LH (mU/ml)
Follikelphase	3,0–12,0	1,8–13,4
Ovulation	8,0–22,0	15,6–78,9
Lutealphase	2,0–12,0	0,7–19,4
Menopause	35,0–150	10,8–61,4

⇑ Primäre Ovarialinsuffizienz, Klimakterium praecox, nach Zytostatika- und Strahlentherapie
⇓ Sekundäre Ovarialinsuffizienz, Anorexia nervosa

Verlaufskurven siehe Basaltemperatur

Glucose–Belastung (oraler Standardtest)

(siehe Blutzucker)

Hämatokrit

%-Anteil des Volumens der Erythrozyten am Gesamtvolumen des Vollblutes

Norm	42–52 % (Mann)
	37–47 % (Frau)
⇑	Polyglobulie, Polyzythämie
⇓	Anämie

Hämoglobin (Hb)

Norm	14 bis 18 g/dl (Mann)
	12 bis 16 g/dl (Frau)

Harnsäure

Norm	< 7,0 mg/dl aus Serum (Mann)
	< 5,7 mg/dl aus Serum (Frau)
⇑	„Gicht", genetisch und alimentär bedingte Hyperurikämie (akuter Anfall bis > 8 mg/dl), Nierensteine, Nierenkrankheiten mit verminderter Harnsäureexkretion, Hungerzustände, medikamentöse Induktion durch Zytostatika, Tuberkulostatika, Thiaziddiuretika
⇑	Verminderte Harnsäuresynthese, medikamentös induziert durch Allopurinol, Cumarine, Corticoide, hoch dosierte Salicylate

Norm	0,25–0,75 g/Tag aus Urin
⇑	Gicht, Nierensteine, erhöhter Zellabbau
⇓	Gicht, Nierenkrankheiten.

HDL – Cholesterin (High density lipoprotein)

(siehe Cholesterin)

Humanchoriongonadotropin

(siehe β-HCG)

Kalium

Norm   3,6–5,4 mmol/l aus Serum
⇑   Nebenniereninsuffizienz, verminderte renale Ausscheidung, diabetische Azidose, Gewebezerstörung, Tumorlyse
⇓   Enterale K^+-Verluste (Diarrhoe, Erbrechen, Abusus von Laxantien), renale K^+-Verluste (Diuretikatherapie), Mangeldiät, Anorexie

Norm   2,0–4,0 g/Tag aus Urin
⇑   Aldosteronismus, medikamentöse Induktion durch Diuretikatherapie oder Antihypertonika.

LDH (Lactat–Dehydrogenase)

Norm   120–240 U/l (Serum)
⇑   Herzinfarkt, Hämolyse, Lungenembolie, Leberschäden, Malignome, Nekrosen.

LDL–Cholesterin (low density lipoprotein)

(siehe Cholesterin)

Leukozytenzahl

Norm   4000–9000/µl aus Blut
⇑   Infekte, nach körperlicher Belastung, nach dem Essen, Gravidität, Menstruation, Allergien, Schock, Herzinfarkt, Urämie, Leukämie, endokrine Störungen
⇓   Typhöse Erkrankungen, Viruserkrankungen, Kollagenosen, medikamentös induziert durch Antikonvulsiva, Sulfonamide, Thyreostatika, Zytostatika, Agranulozytose.

Luteinisierendes Hormon (LH)

(siehe: follikelstimulierendes Hormon (FSH),
Verlaufskurven siehe: Basaltemperatur)

Lithium

Therapeutischer Bereich: 0,3–1,3 mmol/l.

Natrium

134–150 mmol/l aus Serum
3,0–6,0 g/Tag aus Urin.

Östradiol

(Verlaufskurven siehe: Basaltemperatur)

Plasmathrombinzeit

(siehe: Thrombinzeit)

Progesteron

(Verlaufskurven siehe: Basaltemperatur)

Prothrombinzeit (Quick-Wert, Thromboplastinzeit, TPZ)

Norm   70–120 %; Normwert unter Marcumarbehandlung: 15 bis 27 %
> 120 % Neigung zu Thrombosen (Hyperkoagulabilität)
< 70 % Leberschäden, Vitamin-K-Mangel, Hyperfibrinolyse medikamentös
        bedingt durch Vitamin-K-Antagonisten (Marcumar®).

Quick-Wert

(siehe: Prothrombinzeit)

Steinanalyse

Gallensteine: Bilirubin-, Cholesterin- oder Calciumcarbonatsteine
Nierensteine: Phosphat-, Oxalat- oder Uratsteine

T_3/T_4

(siehe: freies T_3 und freies T_4)

Thrombinzeit (Plasmathrombinzeit, PTZ, TZ)

Norm   14–21 Sekunden
⇑   Medikamentös: Heparintherapie mit Verlängerung um das 2 bis 3-fache Fibrinolysetherapie (Streptokinase, Urokinase: Verlängerung um das 2 bis 4-fache).

Thromboplastinzeit

(siehe: Prothrombinzeit, Quick-Wert)

Thrombozyten

Norm   140.000–440.000/l
⇓   Perniziosa, akute Leukämie, Plasmozytom, medikamentös bedingt durch Antirheumatika, Chloramphenicol, Strahlentherapie, Thiazide, Zytostatika.

Triglyceride

(siehe: Cholesterin)

Urinanalyse

Eiweiß	Bis 0,10 g/Tag
Zucker	Unter 15 mg/dl
Aussehen	Klar, durchsichtig
Braunrot	Erythrozyten, Hb
Hellgrün	Bilirubin
Hellrot, dunkelgelb	Fieberhafte Erkrankungen
Fast farblos	Diabetes insipidus
Obstartiger Geruch	Hinweis auf Aceton und Acetessigester.

Medikamentös induzierte Verfärbungen des Urins

Blau-grün	Amitriptylin, Mitoxantron, Triamteren
Dunkelgrün-blau	Methylenblau
Rot	Daunorubicin, Doxorubicin, Rifampicin, Sulfasalazin
Rötlich	Deferoxamin
Gelb	Doxycyclin, Riboflavin
Nachdunkeln	Methyldopa, Metronidazol, Nitrofurantoin, Phenothiazine
Orange-rot	Phenazopyridin
Braun-rot	Phenolphthalein, Sennesblätter
Fast farblos	Diuretika.

(Nach: Keßler, S., Memorix spezial, Labordiagnostik, VCH Verlagsgesellschaft mbH, Weinheim, 1992)

15

15.2 Diagnostische Schnelltests (Auswahl)

Parameter / Test	Glucose	Vitamin C	Protein	Nitrit	Blut	Bilirubin	Ketone	Leuko-zyten	pH	Dichte	Urobilino-gen	Sonstiges	Kompar-timent
Albustix			2										Urin
Clinistix	1												Urin
Clinitek Micro-albumin ***												Albumin + Kreatinin 2	Urin
Combistix SG	2	2	2							2			Urin
Combi-Uristix	2		2		1								Urin
Combur-Test	2		2						•				Urin
Combur-10-Test	2		2	1	2	1	1	2	•	2	2		Urin
Combur-9-Test	2		2	1	2	1	1	2	•		2		Urin
Combur-9-Test RL*	3		3	3	3	3	3	3	3		3		Urin
Combur-9-Test M**	3		3	3	3	3	3	3	3		3		Urin
Combur-10-Test	2		2	1	2	1	1	2	•	2	2		Urin
Combur 10 Test M**	3		3	3	3	3	3	3	3	3	3		Urin
Combur-5-Test + Leukozyten	2		2	1	2			2			2		Urin
Cytur-Test								1					Urin

Test												Material
Diabur-Test 5000	2											Urin
Diastix	2											Urin
Ecur-Test	2	2				2						Urin
EVENT test strip HCG									HCG 1			Urin
Gluketur-Test	1				1							Urin
Glukotest	2											Urin
Haemoccult				1								Stuhl
Heglostix				1								Urin
hemoFEC				1								Stuhl
Keto-Diabur-Test 5000	2				1							Urin
Keto-Diastix	2				1							Urin
Ketostix					2							Urin
Ketur-Test					1							Urin
Medi-Test Combi 3A	2	1	2				•					Urin
Medi-Test Combi 5	2	1	2		2		•					Urin
Medi-Test Combi 5N	2	1	2	1	2		•					Urin
Medi-Test Combi 6A	2	1	2	1	2	1	•					Urin
Medi-Test Combi 7	2	1	2	1	2	1	•					Urin

15

Parameter / Test	Glucose	Vitamin C	Protein	Nitrit	Blut	Bilirubin	Ketone	Leuko-zyten	pH	Dichte	Urobilino-gen	Sonstiges	Kompartiment
Medi-Test Combi 9	2	1	2	1	2	1	1		•		2		Urin
Medi-Test Glucose	2												Urin
Medi-Test Glucose 2	2	1											Urin
Medi-Test Glucose 3	2	1					1						Urin
Medi-Test Keton							1						Urin
Medi-Test Nitrit				1									Urin
Medi-Test Protein 2			2						•		2		Urin
Medi-Test Urbi						1							Urin
Micral-Test S			2										Urin
Microalbustix			2									Kreatinin 2	Urin
Micro-Bumin-Test												Bei Mikro-Albuminu-rie 1	Urin
Microstix 3												Pathogene Keime	Ab-stri-che

Microstix Candida												Candida	Vaginalserum
Multistix 5	2		2	1	1			1					Urin
Multistix 8SG	2		2	1	1		2	1	•	2			Urin
Multistix 10SG	2		2	1	1	1	2	1	•	2	2		Urin
N-Combur-Test	2		2	1					•				Urin
N-Labstix SG	2		2	1	1		2		•	2			Urin
N-Multistix SG	2		2	1	1	1	2		•	2	2		Urin
N-Neostix	2		2	1	1								Urin
Nephur-Test	2		2	1	2				•				Urin
Nephur-7-Test RL *	2		2	1	2		1	2	•				Urin
Nephur-Test + Leukozyten Test	2		2	1	2			2	•				Urin
Ratio-Test	1			1									Urin
S-Glucotest	1												Urin
Uricult												Keimzahl 2	Urin
Uricult plus												Keimzahl 2	Urin
Uristix	2		2										Urin

1 : Qualitative Auswertung
2 : Semiquantitative Auswertung
3 : Apparative Auswertung

* : Apparative Auswertung mit dem Urotron RL9-System
**: Apparative Auswertung mit dem Miditron M-System
***: Apparative Auswertung mit dem Clinitek®50

15.3 Ovulationstests im Rahmen der Fertilitätsbehandlung

Prinzip

Entweder Bestimmung des Luteinisierenden Hormons (LH), dessen Maximalausschüttung etwa 30–40 Stunden vor der Ovulation stattfindet oder Ermittlung des LH-induzierten Temperaturanstiegs im Zeitraum um die Ovulation. Somit können die fruchtbaren Tage präzise bestimmt werden (siehe auch 1.15.3).

Produkte	Prinzip
Baby-Comp®	Computergesteuerte **Temperaturmessung** und -auswertung; siehe Lady-Comp 1.15.3
Clearplan® Ovulationstest	**LH-Bestimmung** Beginn des endogenen LH-Anstiegs wird durch Vergleich mit der Farbintensität der LH-Referenzlinie ermittelt. Ist der LH-Anstieg detektiert, brauchen keine weiteren Tests mehr durchgeführt zu werden Ein-Schritt-Teststreifen; pro Packung 5 Teststäbchen
OvuQuick® self-test	**LH-Bestimmung** Je nach Zykluslänge ist entweder die 6er oder 9er Testpackung zu verwenden (6 Testungen bei regelmäßigen Zyklen, die 3 oder weniger Tage voneinander abweichen) Testung: Harn + Puffer + Enzymkonjugat → 1 min. warten → + Substrat → 1 min. warten → Stoplösung → ablesen
OvuQuick® one-step	**LH-Bestimmung** Wie OvuQuick® self-test, aber einfacher zu bedienen und schneller durchführbar (nur Zugabe von Harn auf den Teststreifen)

15.4 Test auf Besiedelung mit Helicobacter pylori (Infai®)

Prinzip

Der Kunde erhält im Rahmen des Testkits 75 mg ^{13}C-Harnstoff (nicht radioaktives, aber schweres Harnstoffisotop) aus dem er sich eine Trinklösung zubereitet. Die Toxizität dieses Isotops entspricht exakt derjenigen von „normalem" ^{12}C-Harnstoff. Bei Anwesenheit von Helicobacter erfolgt Verstoffwechselung des ^{13}C-Harnstoffs im Magen durch das Bakterium zu ^{13}C-Kohlendioxid, das abgeatmet wird. Mittels eines Strohhalmes (im Testkit enthalten) hat der Kunde vier Atemproberöhrchen zu bepusten, in denen ^{13}C-CO_2 sorbiert wird. Der Kunde sendet diese Atemproberöhrchen in der beigelegten Versandpackung an den Hersteller, der die Probenröhrchen auf das eventuelle Vorliegen von ^{13}C-CO_2 mittels Massenspektrometrie analysiert. Nach Fertigstellung der Analyse bekommt der Kunde das Ergebnis mitgeteilt.

Alternativ

Immunologischer Schnelltest (qualitativ) gegen IgG-Antikörper aus Kapillarblut: BM-Test Helicobacter pylori.

15.5 Testsysteme zum Diabetes-Management (beispielhafte Auswahl)

15.5.1 Harnkontrolle

Die Kontrolle der Harnwerte ist nur von sekundärer Bedeutung, da die Werte ungenau und damit wenig aussagekräftig sind. Die Veränderungen des Blutzuckers bzw. der Ketonkörper im Blut sind im Harn nur mit zeitlicher Verzögerung und bestenfalls halb-quantitativ messbar.

Die Bestimmung der Ketonkörper kann sinnvoll sein wenn Anzeichen einer Stoffwechselentgleisung auftreten, z. B. vermehrter Durst, Übelkeit oder Erbrechen.

Testparameter	Testsystem
Glucose im Harn	Clinistix® Diabur Test® 5000 Glucotest®
Ketonkörper im Harn	Ketur-Test® Medi-Test® Keton
Glucose u. Ketonkörper im Harn	Keto-Diabur-Test® Keto-Diastix®

15.5.2 Blutzuckerkontrolle

Wichtig bei der Blutzuckerkontrolle ist die Dokumentation aller Werte und die Begleitumstände, z.B. ob nüchtern oder nach einer Mahlzeit, oder nach körperlicher Belastung oder Stress gemessen wurde. Alle modernen Geräte liefern einfach und zuverlässig quantitative Werte.

Insulin pflichtige Diabetiker sollen mehrmals täglich testen zur optimalen Einstellung, nicht Insulin pflichtige Typ-II-Diabetiker einmal täglich.

Testparameter	Testsystem jeweils bestehend aus Testgerät und Teststreifen gleichen Namens
Glucose im Blut	Glucometer Elite® 2000 * Accutrend Sensor® One Touch® Accu-Check® Plus
Glucose im Blut (nur Teststreifen)	Haemo-Glukotest® 20–8002 (zwei Ablesebereiche 20–120 mg/dl und 120–800 mg/dl)

* Zum Glucometer gibt es eine neue Stechhilfe, die die Blutentnahme aus Oberschenkel, Handballen, Bauch usw. ermöglicht: Microlet Vaculance.

Wissenswertes zum Accutrend und Accu-Chek

Accutrend® Sensor Messgerät (kleinformatiges Reflexionsphotometer) zur quantitativen Bestimmung von Blutglucose auf Accutrend®Sensor Comfort Glucose Teststreifen. Kalibrierung mit Accutrend®Sensor Comfort Control.

Hinweis: Accutrend® Sensor ist auch zur Bestimmung anderer Blutwerte geeignet (z.B. mit Teststreifen Accutrend®Cholesterol)

Erweiterte technische Form: Accutrend® Sensor Complete mit Datenmanagement und Datenanalyse (Blutzucker, Insulin, Kohlenhydrate, Keton, HbA$_{1c}$, Pumpenprofil etc.) für Accutrend® Sensor Comfort Glucose Teststreifen.

Accu-Chek®Plus (kleinformatiges Reflexionsphotometer mit beschleunigter Meßzeit in ca. 20 sec.) zur quantitativen Bestimmung von Blutglucose auf Accu-Chek® Plus Glucose Teststreifen. Kalibrierung mit Accu-Chek® Plus Control.

15.5.3 Blutcholesterinkontrolle

Die Kontrolle der Cholesterinwerte wird wegen der hohen Kosten meistens nicht vom Patienten selbst sondern in der Apotheke oder vom Arzt durchgeführt. Zur Selbstkontrolle des Gesamtcholesterins geeignet ist der Accu-Trend® (siehe vorne).

15.5.4 Nierenkontrolle

Die Testung auf Albumin im Urin ist zur frühstmölichen Erkennung von Nierenstörungen oder Hypertonie wichtig. Die Bestimmung sollte alle 3–6 Monate vorgenommen werden, wobei die Testung an drei Tagen innerhalb einer Woche durchzuführen ist.

Hinweis: nicht testen bei Antibiotikaeinnahme, akuten Erkrankungen; am Abend vor dem Test keinen Sport treiben.

Testparameter	Testsystem
Albumin im Urin	Albustix® Albym-Test® Micral-Test® S

Diabetes ist eine Krankheit bei der die Prognose zu einem sehr großen Teil von der Compliance des Patienten abhängt. Nur bei optimaler Einstellung des Blutzuckers können Spätschäden vermieden werden. Daher ist es wichtig, die Mitarbeit und die Selbstkontrolle des Patienten zu fördern.

15.6 Schnelltests zur Drogenanalytik

Produkte (Boehringer Mannheim)	Spezifität	Kompartiment
Frontline® Opiate	Morphin, Morphinglucuronid, Codein, Ethylmorphin, Heroin, Hydromorphon, Hydrocodon, Dihydrocodein	Urin
Frontline® Kokain	Benzoylecgonin, Kokain, Ecgoninmethylester, Ecgonin	Urin
Frontline® Cannabis	11-Nor-Δ9 und -Δ9 -THC-Carbonsäuren, 11-Hydroxy-Δ9-THC, Δ8-THC, Δ9-THC	Urin
Frontline®Amphetamine	Amphetamin, Methamphetamin, MDA, MDMA, MDE, PMA, u.a.	Urin

16 Rezeptur und Eigenherstellung

16

16.1 Berechnungsformeln in der Rezeptur

16.1.1 Allgemeine Mischungsformel für Flüssigkeiten

$A = C - B$

$B = \dfrac{C \cdot (a-c)}{a-b}$

$C = \dfrac{B \cdot (a-b)}{a-c}$

A: Gewicht der Ausgangslösung
B: Gewicht der Zusatzflüssigkeit
C: Gewicht der fertigen Mischung
a: Gehalt der Ausgangslösung in Gewichtsprozent
b: Gehalt der Zusatzflüssigkeit in Gewichtsprozent
c: Gehalt der fertigen Mischung in Gewichtsprozent

16

16.1.2 Mischungskreuz

Beispiel: Aus einer Essigsäure 54 % (a) und einer Essigsäure 92 % (b) soll Essigsäure 62 % (c) bereitet werden

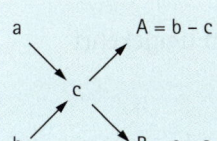

$A = b - c$

$B = c - a$

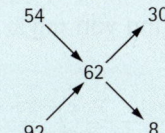

Somit müssen 30 Gewichtsteile Essigsäure 54 % (A) mit 8 Gewichtsteilen Essigsäure 92 % (B) gemischt werden
Cave: Dichteunterschiede berücksichtigen!

16.1.3 Beziehungen zwischen Gewichts- und Volumenprozent

Gegeben: Gewichtsprozent-Gehalt in 100 Volumenteilen
Gesucht: Gewichtsprozent-Gehalt in 100 Gewichtsteilen

$$p = \dfrac{c}{d}$$

p: Gehalt in Gewichtsprozent
c: Gehalt in Volumenprozent
d: Dichte der Lösung

Gegeben: Gewichtsprozent-Gehalt in 100 Gewichtsteilen
Gesucht: Gewichtsprozent-Gehalt in 100 Volumenteilen

$$c = p \cdot d$$

16.1.4 Verdünnung konzentrierter Lösungen mit bekanntem %-Gehalt

Gesucht: Menge der Ausgangslösung, die man zur Verdünnung auf einen bestimmten %-Gehalt verwenden muss

Gegeben: Prozentgehalt der Ausgangslösung und der verdünnten Lösung

$$x = V \cdot \frac{g}{G}$$

x: Menge der notwendigen Ausgangslösung
V: Menge der verdünnten Lösung, die man erhalten will
g: Geforderter Gewichtsprozent-Gehalt der Lösung
G: Gewichtsprozent-Gehalt der unverdünnten Lösung

Beispiel: Wieviel Alkohol 92 % (Gewichtsprozent) muss man mit Wasser verdünnen, um 1000 g Alkohol 40 % (Gewichtsprozent) zu erhalten?

$$x = 1000 \cdot \frac{40}{92}$$

16.1.5 Umrechnung von mg% in mval und umgekehrt

$$mg\% = \frac{mval/l \cdot Molekulargewicht}{10 \cdot Wertigkeit}$$

$$mval/l = \frac{10 \times mg\% \cdot Wertigkeit}{Molekulargewicht}$$

16.1.6 Verdünnung von handelsüblichem Ethanol 96 % auf andere gebräuchliche Konzentrationen

Ethanol 90 % (V/V) 90,50 g Ethanol 96 % werden mit Wasser ad 100,0 g verdünnt

Ethanol 80 % (V/V) 77,60 g Ethanol 96 % werden mit Wasser ad 100,0 g verdünnt

Ethanol 70 % (V/V) 65,90 g Ethanol 96 % werden mit Wasser ad 100,0 g verdünnt

Ethanol 60 % (V/V) 55,00 g Ethanol 96 % werden mit Wasser ad 100,0 g verdünnt

Ethanol 50 % (V/V) 44,80 g Ethanol 96 % werden mit Wasser ad 100,0 g verdünnt

Ethanol 45 % (V/V) 39,90 g Ethanol 96 % werden mit Wasser ad 100,0 g verdünnt

16.1.7 Beziehungen zwischen Gramm, Molarität, Osmolarität, Normalität

Gesucht	Gegeben	Berechnung
mol	g	mol = g : M
mol	osm	mol = osm : n
mol	norm	mol = norm : Z
norm	g	norm = g · (Z : M)
norm	mol	norm = mol · Z
norm	osm	norm = osm · (Z : M)
osm	g	osm = M · (g : n)
osm	mol	osm = mol · n
osm	norm	osm = norm · (n : Z)

M:	Molekulargewicht	g:	Gramm
Z:	Wertigkeit eines Ions	osm:	Osmolarität
n:	Zahl der Teilchen, in die ein Molekül bei vollständiger Dissoziation zerfällt	norm:	Normalität

16.2 Pufferlösungen nach DAB

Pufferlösung	Zusammensetzung
Puffer pH 2,0	6,57 g Kaliumchlorid und 119 ml Salzsäure 0,1 N ad 1000,0 ml Wasser
Puffer pH 2,5	100 g Kaliumhydrogenphosphat in 800 ml Wasser lösen; mit Salzsäure 36 % pH einstellen; ad 1000,0 ml mit Wasser verdünnen
Puffer pH 3,5	25 g Ammoniumacetat, 25 ml Wasser und 38,0 ml Salzsäure 25 % mischen; pH 3,5 mit Lauge oder Säure einstellen und die Lösung ad 100,0 ml mit Wasser verdünnen
Puffer pH 4,0	10,5 g Citronensäure und 100,0 ml 1 N Natriumhydroxid-Lösung mit Wasser ad 500,0 ml lösen. Mit dieser Lösung werden 100,0 ml Salzsäure 0,1 N ad 250,0 ml verdünnt
Puffer pH 4,5	13,61 g Kaliumhydrogenphosphat ad 750 ml Wasser lösen. Mit Säure oder Lauge pH 4,5 einstellen und ad 1000,0 ml mit Wasser verdünnen

16

Pufferlösung	Zusammensetzung
Puffer pH 5,2	1,02 g Kaliumhydrogenphosphat in 30,0 ml Natriumhydroxid-Lösung 0,1 N lösen und ad 100,0 ml mit Wasser verdünnen
Puffer pH 5,5	54,4 g Natriumacetat in 50 ml Wasser lösen (eventuell erwärmen); 10 ml wasserfreie Essigsäure zusetzen und mit Wasser ad 100,0 ml verdünnen
Puffer pH 6,0	6,8 g Natriumhydrogenphosphat ad 1000,0 ml mit Wasser lösen und den pH-Wert mit Natriumhydroxid-Lösung 40 % einstellen
Puffer pH 6,6	250,0 ml Kaliumdihydrogenphosphat-Lösung 0,2 M und 89,0 ml Natriumhydroxid-Lösung 0,2 N mit Wasser ad 1000,0 ml verdünnen
Puffer pH 6,8	77,3 ml einer 7,15 %igen Lösung (m/V) von Natriummonohydrogenphosphat und 22,7 ml einer 2,1 %igen Lösung (m/V) von Citronensäure mischen
Puffer pH 7,0	82,4 ml einer 7,15 %igen Lösung (m/V) Natriummonohydrogenphosphat und 17,6 ml einer 2,1 %igen Lösung (m/V) von Citronensäure mischen
Puffer pH 7,2	87,0 ml einer 7,15 %igen Lösung (m/V) Natriummonohydrogenphosphat und 13,0 ml einer 2,1 %igen Lösung (m/V) von Citronensäure werden gemischt
Puffer pH 7,5	2,5 g Natriumchlorid, 2,85 g Natriumtetraborat und 10,5 g Borsäure mit Wasser ad 1000,0 ml lösen; falls erforderlich, pH einstellen
Puffer pH 7,6	67,1 g Natriummonohydrogenphosphat und 1,33 g Citronensäure ad 1000,0 ml Wasser lösen
Puffer pH 8,0	50,0 ml Kaliumdihydrogenphosphat-Lösung 0,2 M und 46,8 ml Natriumhydroxid-Lösung 0,2 N mischen und mit Wasser ad 200,0 ml verdünnen
Puffer pH 9,0	6,20 g Borsäure in 500 ml Wasser lösen, den pH mit Natriumhydroxid-Lösung 1 N einstellen und ad 1000,0 ml mit Wasser verdünnen
Puffer pH 10,0	0,620 g Borsäure und 0,75 g Kaliumchlorid ad 100,0 ml Wasser lösen; 87,8 ml Natriumhydroxid-Lösung 0,1 N zusetzen
Puffer pH 10,9	6,75 g Ammoniumchlorid in Ammoniak-Lösung 17 % ad 100,0 ml lösen

16.3 Konservierungsmittel

	Wirksamer pH-Bereich (2–10)	Wirksamkeit gegen Gram (+) Bakterien	Gram (−) Bakterien	Hefen	Pilze	Konzentration (%)
Benzalkoniumchlorid		Gut	Gering	Gut	Gut	0,01
Benzoesäure pKa 4,19		Gut	Gut	Gut	Gut	0,1
Benzylalkohol		Gut	Gering	Gering	Gering	1,0
Chlorbutanol		Gut	Gut	Gering	Gering	0,5
Chlorhexidin		Gut	Gut	Gut	Gut	0,01
4-Hydroxy-methylbenzoat		Gut	Gut	Nein	Nein	0,18
4-Hydroxy-propylbenzoat		Gut	Gut	Gering	Nein	0,02
Kresol		Gut	Gut	Gut	Gut	0,3
p-Chlor-m-Kresol		Gut	Gut	Gut	Gut	0,02
Phenol		Gut	Gut	Gering	Gering	0,3
Phenylethanol		Gut	Gut	Gering	Gering	1,0
Phenylmercurinitrat		Gut	Gut	Gut	Gut	0,001
Sorbinsäure pKa 4,76		Gut	Gut	Gut	Gut	0,2
Thiomersal		Gut	Gut	Gut	Gut	0,02

Gute Wirksamkeit Geringe Wirksamkeit Keine Wirksamkeit

16

16.4 Inkompatibilitäten in galenischen Zubereitungen

Agens	Inkompatibilität mit
Acriflavinchlorid	Agar-Agar, Alkalien, Bentonit, Borax, Celluloseester, Kaliumpermanganat, Natriumalginat, Quecksilbersalze, Salicylsäure, Säuren, Traganth, Tumenol-Ammonium
Acridinfarbstoffe, basische	Natriumcarboxymethylcelluose
Agar-Agar	Acriflavin, Benzalkoniumchlorid, Gentianaviolett, Neomycinsulfat
Alaun	Alkalien, Bleisalze, Borax, Quecksilbersalze, Tannin, Tetracycline
Alginat, Alginsäureester	Siehe Natriumalginat
Alkalien	Acriflavinchlorid, Alaun, Alkaloidsalze, Antihistaminikasalze, basisches Bismutgallat, Benzoesäure, Chloralhydrat, Corticosteroide, Dithranol, Eisensalze, Ethacridinlactat, Formaldehyd, Gerbstoffe, Hydrochinon, Ichthyol®, Lebertran, Lecithin, β-Naphtol, Penicilline, Phenole, Pyrogallol, quartäre Ammoniumsalze, Resorcin, Silberverbindungen, Sorbinsäure, Tannin, Tetracycline, Tumenol-Ammonium
Alkaloidsalze	Alkalien, Bleisalze, Borax, Gerbstoffe, Ichthyol®, Jod, Jodoform, Jodsalze, Kaliseife, Kaliumpermanganat, Quecksilbersalze, Silberverbindungen, Tannin, Unguentum stearinicum
Aluminiumsalze	Bentonit, Celluloseester, Natriumalginat, Pektin, anionaktive Emulgatoren
Aminobenzoesäure	Stärke
Ammoniak	Jod
Ammoniumbasen, quartäre	Polyacrylsäure
Ammoniumbituminosulfonat	Siehe Ichthyol®
Ammoniumchlorid	Natriumalginat
Antihistaminikasalze	Alkalien

Agens	Inkompatibilität mit
Argentum nitricum	Polyethylenglycole
Argentum salicylicum	Polyethylenglycole
Ascorbinsäure	Eisensalze, Hexamin, Kaliumpermanganat, Natriumsalicylat, Schwermetallsalze
Atropinsulfat	Bentonit, Polyacrylsäure
Bacitracin	Polyethylenglycole, Unguentum hydrophilicum anionicum, Unguentum hydrophilicum cationicum, Unguentum hydrophilicum nonionicum, Unguentum emulsificans aquosum, Unguentum stearinicum
Basisches Bismutgallat	Alkalien, Schwefel, Guargummi, Natriumcarboxymethylcellulose, Polyethylenglycole, Tetracycline
Bentonit	Acriflavin, Aluminiumchlorid, Atropinsulfat, Benzalkoniumchlorid, Gentianaviolett, Neomycinsulfat, Phenylquecksilbersalze, Procainhydrochlorid, quartäre Ammoniumsalze, Zinksulfat
Benzalkoniumchlorid	Agar-Agar, Bentonit, Natriumalginat, Natriumcarboxymethylcellulose, Pektin, Traganth
Benzoesäure	Alkalien
Bleisalze	Alaun, Alkaloidsalze, Ichthyol®, Jodsalze, Proteine, Salicylsäure
Bolus/Kaolin	Quartäre Ammoniumsalze
Borax (Natriumtetraborat)	Acriflavinsalze, Alaun, Alkaloidsalze, Ethacridinsalze, Glycerol, Gummi arabicum, Schwermetallsalze
Borsäure	Hexamin, Perubalsam, quartäre Ammoniumsalze, Seifen
Calciumsalze	Kaliseife, Natriumalginat
Campher	Chloralhydrat, Hexamin, Menthol, β-Naphtol, Phenole, Pyrogallol, Resorcin, Salicylsäure, Thymol
Celluloseester	Acriflavinchlorid, Aluminiusalze, Ephedrinsalze, Ichthyol®, Phenylquecksilbersalze, quartäre Ammoniumsalze, Schwermetallsalze
Celluloseether	Ichthyol®, quartäre Ammoniumsalze, Resorcin, Tannin, Thymol
Chinosol®	Siehe Hydroxychinolin

16

Agens	Inkompatibilität mit
Chloralhydrat	Alkalien, Campher, Hexamin, Kaliumpermanganat, Menthol, β-Naphtol, Phenole, Pyrogallol, Resorcin, Salicylsäure, Schwermetallsalze, Thymol
Chloramin	Ethacridinlactat, Polyethylenglycole, Reduktionsmittel
Clioquinol (Vioform®)	Zinkoxid
Corticosteroide	Alkalien
Dithranol	Alkalien, Zinkoxid
Eisensalze	Alkalien, Ascorbinsäure, Gerbstoffe, Ichthyol®, Jod, Jodoform, Jodsalze, β-Naphthol, Natriumsalicylat, Phenole, Resorcin, Salicylsäure, Tannin
Elektrolyte	Polyacrylsäure
Ephedrinsalze	Celluloseester
Emulgatoren, anionaktive	Aluminiumsalze, quartäre Ammoniumsalze, Schwermetallsalze, Thesit®
Emulgatoren, nichtionogene	Hexachlorophen, Parabene, Phenylethylalkohol, quartäre Ammoniumsalze, Salicylsäure, Sorbinsäure, Thymol
Ephedrinhydrochlorid	Polyacrylsäure
Erdalkalisalze	Methylenblau
Ethacridinlactat	Älkalien, Borax, Chloramin, Gerbstoffe, Ichthyol®, Jod, Jodoform, Jodsalze, Kaliumpermanganat, Polyethylenglycole, Quecksilbersalze, Salicylsäure, Schwermetallsalze, Silbersalze, Tumenol-Ammoniun, Unguentum emulsificans aquosum
Ethanol	Kaliumpermanganat
Ether	Kaliumpermanganat, Oxidationsmittel
Ethylmorphin	Polyacrylsäure
Formaldehyd	Alkalien, Proteine, reduzierbare Ionen
Gelatine	Tannin
Gentamycin	Unguentum emulsificans aquosum
Gentianaviolett	Agar-Agar, Bentonit, Natriumalginat

Agens	Inkompatibilität mit
Gerbstoffe	Alkalien, Alkaloidsalze, Eisensalze, Ethacridinsalze, Kaliumpermanganat, Proteine, Schwermetallsalze, Tannin
Glycerol	Borax
Guargummi	Basische Bismutsalze
Halogenide	Quecksilbersalze, Silberverbindungen
Hexachlorophen	Nichtionogene Emulgatoren
Hexamin	Ascorbinsäure, Borsäure, Campher, Chloralhydrat, Menthol, β-Naphthol, Natriumsalicylat, Phenole, Pyrogallol, Resorcin, Silberverbindungen, Tannin, Thymol
Hydrochinon	Alkalien
Hydroxychinolin (Chinosol®)	Ichthyol®, Metallionen, Polyethylenglycole, Tumenol-Ammonium, Zinkoxid
Ichthyol®	Alkalien, Alkaloidsalze, Bleisalze, Eisensalze, Ethacridinlactat, Celluloseether, Celluloseester, Hydroxychinolin, Jod, Jodsalze
Ionen, reduzierbare	Formaldehyd
Jod/Jodoform	Alkalien, Alkaloidsalze, Ammoniak, ätherische Öle, Eisensalze, Ethacridinsalze, Ichthyol®, Kaliumpermanganat, Methylenblau, Phenole, Polyvinylpyrrolidon, Resorcin, Salicylsäure, Schwermetallsalze, Stärke, Tannin, Tetracyclinsalze
Jodchloroxychinolin	Zinkoxid
Jodide	Kaliumpermanganat, Quecksilbersalze, Resorcin, Salicylsäure
Jodoform	Siehe Jod
Jodsalze	Alle Silber-, Quecksilber- und Bleisalze (Unguentum diachylon), Alkaloidsalze, Ammoniak, Eisensalze, Ethacridinsalze, Ichthyol®, Resorcin
Jodverbindungen, organische	Quecksilbersalze
Kaliseife	Alkaloidsalze, Schwermetallsalze, Calciumsalze

16

Agens	Inkompatibilität mit
Kaliumpermanganat	Acriflavinsalze, Alkaloidsalze, Ascorbinsäure, Chloralhydrat, Ethacridinsalze, Ethanol, Ether, Gerbstoffe, Jod, Jodide, Jodoform, Methylcellulose, Natriumcarboxymethylcellulose, Phenole, Pyrogallole, Resorcin, Schwefel, Tannin, Thymol, Zucker
Kaolin	Siehe Bolus/Kaolin
Kupfersulfat	Natriumcarboxylmethylcellulose
Lebertran	Alkalien, Oxidationsmittel
Lecithin	Alkalien, Säuren
Linol-, Linolensäure	Stärke
Liquor carbonis detergens	Schwermetallsalze, Unguentum alcoholum lanae aquosum
Menthol	Campher, Chloralhydrat, Hexamin, β-Naphthol, Phenole, Pyrogallol, Resorcin, Salicylsäure, Thymol
Metallionen	Hydroxychinolin
Methylcellulose	Kaliumpermanganat, Phenol, Resorcin, Tannin
Methylenblau	Alle Erdalkalien (Aqua calcaria), Jod, Jodoform, Quecksilbersalze, Tumenol-Ammonium
β-Naphthol	Alkalien, Campher, Chloralhydrat, Eisensalze, Hexamin, Menthol, Phenole, Pyrogallol, Resorcin, Salicylsäure, Seifen, Unguentum stearinicum
Natriumalginat	Acriflavin, Aluminiumsalze, Ammoniumchlorid, Ascorbinsäure, Benzalkoniumchlorid, Calciumsalze, Gentianaviolett, Neomycinsulfat, Phenylquecksilbersalze, quartäre Ammoniumsalze, Salzsäure, Schwermetallsalze, Teere
Natriumcarboxymethylcellulose	Basisch reagierende Acridinfarbstoffe, Benzalkoniumchlorid, Bismutgallat (basisches), gelbes Quecksilberoxid, Gentianaviolett, Kaliumpermanganat, kationische Stoffe, Kupfersulfat, Natriumcitrat, Neomycinsulfat, Perubalsam, Schwermetalle, Teer
Natriumcitrat	Natriumcarboxymethylcellulose
Natriumsalicylat	Ascorbinsäure, Eisensalze, Hexamin
Natriumtetraborat	Siehe Borax

Agens	Inkompatibilität mit
Neomycinsulfat	Agar-Agar, Bentonit, Natriumalginat, Natriumcarboxyme-thylcellulose, Unguentum emulsificans aquosum
Oxidationsmittel	Ether, Lebertran, Penicilline
Parabene	Nichtionogene Emulgatoren, Zuckeralkohole (ab pH > 6)
Paraffin, flüssig	Phenole
Pektin	Aluminiumsalze, Benzalkoniumchlorid, Fluorescein, Schwer-metallsalze
Penicilline	Alkalien, Oxidationsmittel, Polyethylenglycole
Perubalsam	Borsäure, Natriumcarboxymethylcellulose, Zinkoxid
Phenole	Alkalien, Campher, Chloralhydrat, Eisensalze, Hexamin, Jod, Kaliumpermanganat, Menthol, Methylcellulose, β-Naphthol, flüssiges Paraffin, Polyethylenglycole, Pyrogallol, Resorcin, Salicylsäure, Thymol
Phenylethylalkohol	Nichtionogene Emulgatoren
Phenylquecksilber-salze	Bentonit, Celluloseester, Natriumalginat
Pilocarpinhydro-chlorid	Polyacrylsäure
Pix lithanthracis	Unguentum alcoholum lanae aquosum
Polyacrylsäure	Atropinsulfat, Elektrolyte, Ephedrinhydrochlorid, Ethylmor-phin, Pilocarpinhydrochlorid, quartäre Ammoniumsalze, Schwermetalle, Tannin, Zinksulfat
Polyethylenglycole	Ethacridinlactat, Bacitracin, Bismutsalze, Chloramin, Hydro-xychinolin, Jod/Kaliumjodid, Penicilline, Phenole, Pyrogallol, quartäre Ammoniumsalze, Resorcin, Salicylsäure, Schwer-metallsalze, Silberverbindungen, Sublimat, Sulfonamidsalze, Tannin
Polymethacrylate	Thymol
Polyvinylpyrrolidon	Jod, Jodoform, Schwermetallsalze
Procainsalze	Bentonit, Silberverbindungen, Tumenol-Ammonium
Proteine	Bleisalze, Formaldehyd, Gerbstoffe, Quecksilbersalze, Silber-verbindungen, Tannin, Zinksalze

16

Agens	Inkompatibilität mit
Pyrogallol	Alkalien, Campher, Chloralhydrat, Hexamin, Kaliumpermanganat, Menthol, β-Naphthol, Phenole, Polyethylenglycole, Resorcin, Salicylsäure, Thymol
Quartäre Ammoniumsalze	Alginsäureester, anionaktive Emulgatoren, Bentonit, Bolus/Kaolin, Borsäure, Celluloseether, Celluloseester, nichtionogene Emulgatoren, Polyacrylsäure, Polyethylenglycole, Salicylsäure, Seifen, Siliciumdioxid, Unguentum stearinicum
Quecksilbersalze	Acriflavinsalze, Alaun, Alkalien, Alkaloidsalze, Ethacridinsalze, Gerbstoffe, Halogenide, Jod, Jodide, Jodoform, Methylenblau, organische Jodverbindungen, Proteine, Tannin, Tetracyclinsalze
Quecksilberoxid, gelbes	Natriumcarboxymethylcellulose
Reduktionsmittel	Chloramin, Silberverbindungen
Resorcin	Alkalien, Campher, Celluloseether, Chloralhydrat, Eisensalze, Hexamin, Jod, Jodide, Jodoform, Kaliumpermanganat, Menthol, Methylcellulose, β-Naphtol, Phenole, Polyethylenglycole, Pyrogallol, Salicylsäure, Silberverbindungen, Thymol
Salicylsäure	Acriflavinsalze, Bleisalze, Campher, Chloralhydrat, Eisensalze, Ethacridinsalze, Gummi arabicum, Jod, Jodide, Jodoform, Menthol, β-Naphtol, nichtionogene Emulgatoren, Phenole, Polyethylenglycole, Pyrogallol, quartäre Ammoniumsalze, Resorcin, Zinkoxid
Säuren	Acriflavinchlorid, Lecithin, Natriumalginat, Sulfonamidsalze, Tetracycline
Schwefel	Bismutgallat (basisches), Kaliumpermanganat, Schwermetallsalze, Unguentum diachylon, Zinksalze
Schwermetallsalze	Anionaktive Emulgatoren, Ascorbinsäure, Borax, Celluloseester, Chloralhydrat, Ethacridinsalze, Gerbstoffe, Jod, Jodoform, Jodsalze, Kaliseife, Liquor carbonis detergens, Natriumalginat, Natriumcarboxymethylcellulose, Pektin, Polyethylenglycole, Polyvinylpyrrolidon, Schwefel, Tannin, Tetracycline, Thiomersal, Tumenol-Ammonium
Seifen	Borsäure, β-Naphtol, quartäre Ammoniumsalze

Agens	Inkompatibilität mit
Silberverbindungen	Alkalien, Alkaloidsalze, Ethacridinlactat, Gerbstoffe, Halogenide, Hexamin, Jod, Jodoform, Proteine, Polyethylenglycole, Procainsalze, Reduktionsmittel, Resorcin, Tannin, Thiomersal, Tumenol-Ammonium, Zucker
Siliciumdioxid	Quartäre Ammoniumverbindungen
Sorbinsäure	Alkalien, nichtionogene Emulgatoren
Stärke	Aminobenzoesäure, Jod, Jodoform, Linolsäure, Linolensäure, Undecylensäure
Sublimat	Polyethylenglycole
Sulfonamidsalze	Polyethylenglycole, Säuren
Tannin	Alaun, Alkalien, Alkaloidsalze, Celluloseether, Eisensalze, Gelatine, Gerbstoffe, Hexamin, Jod, Jodoform, Kaliumpermanganat, Methylcellulose, Polyacrylsäure, Polyethylenglycole, Proteine, Schwermetallsalze, Zinksalze
Teere	Natriumalginat, Natriumcarboxymethylcellulose, Unguentum alcoholum lanae aquosum
Tetracainsalze	Tumenol-Ammonium
Tetracycline	Alaun, Alkalien, Bismutsalze, Säuren, Schwermetallsalze, Zinksalze
Thesit®	Anionaktive Emulgatoren, Unguentum alcoholum lanae aquosum, Unguentum emulsificans aquosum
Thiomersal	Schwermetallsalze, Silberverbindungen
Thymol	Campher, Celluloseether, Chloralhydrat, Hexamin, Kaliumpermanganat, Menthol, nichtionogene Emulgatoren, Phenole, Polymethacrylate, Polyethylenglycole, Pyrogallol, Resorcin
Traganth	Acriflavin, Benzalkoniumchlorid, Gentianaviolett
Tumenol-Ammonium	Acriflavinsalze, Alkalien, alkalisch reagierende Stoffe, Ethacridinsalze, Hydroxychinolin, Methylenblau, Procainsalze, Schwermetallsalze, Tetracainsalze
Undecylensäure	Stärke
Unguentum alcoholum lanae aquosum	Schieferöle (Ichthyol®, Tumenol®) Teere (Liquor carbonis detergens, Pix lithanthracis), Thesit®

16

Agens	Inkompatibilität mit
Unguentum diachylon	Jodsalze, Schwefel
Unguentum emulsificans aquosum	Bacitracin, Ethacridinlactat, Gentamycin, Neomycin, Thesit®
Unguentum stearinicum	Alkaloidsalze, Bacitracin, β-Naphthol, quartäre Ammoniumsalze
Vioform®	Siehe Clioquinol
Zinkoxid	Clioquinol, Dithranol, Hydroxychinolin, Jodchloroxychinolin, Perubalsam, Salicylsäure
Zinksalze	Bentonit, Proteine, Schwefel, Tannin, Tetracycline
Zucker	Kaliumpermanganat, Silberverbindungen
Zuckeralkohole	Parabene

(Lit: Nakashima, J.Y., Miller, O.H. J. Amer. Pharmac. Assoc. pract. Ed. 16, 496, 1955; Hornstein, O.P., Nürnberg, E., Externe Therapie von Hautkrankheiten, Georg Thieme Verlag Stuttgart, New York, 1985)

16.5 Zubereitungen zur Drogensubstitution

16.5.1 Herstellung und Abgabe der Zubereitungen

Kann die Rezeptur ordnungsgemäß angefertigt und abgegeben werden?

Allgemeine Voraussetzungen:

- Nur Verschreibung für die Substitution zugelassener Betäubungsmittel: DHC, Codein, Methadon, Levomethadon, Levo-Alpha-Acetylmethadol (Orlaam®) – (nicht zur take-home-Verschreibung), Buprenorphin (Subutrex®) – (nicht zur take-home-Verschreibung).
- Nur Verschreibung im Rahmen der jeweiligen Verschreibungshöchstmengen.
- Bei Überschreitung der angegebenen Höchstmengen, der Verschreibungshöchstdauer (30 Tage) und bei Verordnung von zwei BtM hat der Arzt den Buchstaben „A" auf dem Rezept anzubringen.

- Bei take-home-Verschreibungen auf dem Rezept die Behandlungstage angeben sowie auf den entsprechenden Tagesdosen vermerken.
- Abgabe der Zubereitung nur gegen Vorlage eines gültigen Personalausweises oder Reisepasses an den Abhängigen persönlich.
- Keine Abgabe, wenn der Zustand des Kunden auf Beigebrauch anderer Drogen hindeutet (frische Einstichstellen, Kunde verlangt Spritzen, Alkoholisierung etc.).
- Keine Abgabe, wenn der Verdacht der Weitergabe an Dritte besteht.
- Keine Abgabe, wenn auf dem Rezept Hilfsmittel oder Arzneimittel zum Beigebrauch verordnet sind (Spritzen, Benzodiazepine, Codein, Opiate).
- Keine Teilung der täglichen Dosis ermöglichen (also nicht ein Teil unter Aufsicht einnehmen lassen und den anderen Teil mit nach Hause geben).
- Keine Abgabe von Wochenend- oder Überbrückungsrationen an nicht ausreichend verantwortungsbewusste Patienten.

Rezepturrichtlinien:

- Die Konzentration an Methadon oder DHC muss in jedem Fall auf dem Rezept angegeben sein. Grundsätzlich 1 % Methadon-Lösung resp. Höchstmenge DHC 0,05 bzw. 0,15 g.
- Es muss eine ärztliche Gebrauchsanweisung vorliegen.
- Immer Zusatz eines Verdickungsmittels um missbräuchlicher parenteraler Anwendung vorzubeugen.
- Bei Zusatz von Cellulosederivaten als Verdickungsmittel ist die Lösung durch Zusatz von Ascorbinsäure oder Citronensäure schwach anzusäuern, da Celluloseether bei pH-Werten > 5 mit Sorbin- und Benzoesäurederivaten nicht ausreichend zu konservieren sind.
- Als allgemeine Grundlage Viskose Grundlösung (NRF S. 20) verwenden.

Etikettierung:

- Name und Anschrift der Apotheke
- Name des Patienten
- Zusammensetzung
- Gebrauchsanweisung des Arztes
- Zum alsbaldigen Gebrauch bestimmt
- Vor Licht und Wärme geschützt aufbewahren
- Nicht zur Injektion geeignet – Lebensgefahr!
- Herstellungsdatum.

16.5.2 Rezepturbeispiele

1-prozentige Methadon-HCl Trinklösung

Methadon-HCl (Racemat)	0,100	g
Viskose Grundlösung aus:	8,0	g
Hydroxyethylcellulose 400	50,0	mg
Saccharose	1,52	g
Glycerol 85 %	2,0	g
Wasserfreie Citronensäure	6,4	mg
Methyl-4-hydroxybenzoat	7,2	mg
Propyl-4-hydroxybenzoat	2,4	mg
Aqua purificata	ad 8,0	g
Aroma-Farbmittel-Konzentrat „Gelb" aus:	0,05	g
Chinolingelb	1,0	mg
Flüssigaroma Contramarum	5,0	mg
Glycerol 85 %	34,0	mg
Aqua purificata	10,0	mg
Aqua purificata	2,85	g

0,5-prozentige Methadon-HCl Trinklösung

Methadon-HCl (Racemat)	50,0	mg
Viskose Grundlösung	8,0	g
Pfefferminz-Farbmittel-Konzentrat „Blau" aus:	100,0	mg
Patentblau V	0,5	mg
Menthae piperitae aetheroleum	10,0	mg
1,2-Propylenglycol	10,0	mg
Macrogol-Glycerolhydroxystearat	60,0	mg
Aqua purificata	19,5	mg
Aqua purificata	2,85	g

1,5-prozentige DHC Trinklösungen

	Lösung I	Lösung II
Dihydrocodeinhydrogentartrat	1,5 g	1,5 g
Ascorbinsäure	0,5 g	0,5 g
Kaliumsorbat oder Natriumbenzoat	0,1 g	
Carboxymethylcellulose Natrium 400	1,0 g	
Himbeersirup		30,0 g
Aqua conservans (NRF S. 6)		ad 100,0 ml
Aqua dest.	ad 100,0 ml	

Levomethadon-Trinklösung (L-Polamidon)

Verordnete Menge Levomethadon in Form des Handelspräparates L-Polamidon® in viskoser Grundlösung (NRF S. 20) verarbeiten, wobei mindestens auf ein Mischungsverhältniss von 1 + 1 zu achten ist. Ein höherer Anteil der viskosen Grundlösung würde das Risiko zur missbräuchlichen parenteralen Anwendung zwar verringern, aber die notwendigen Tagesdosen sind dann in der Regel nicht mehr in die üblichen 30 ml-Einzeldosenbehältnisse abfüllbar. Das Einarbeiten von L-Polamidon in Orangensaft oder andere Fruchtsäfte ist zu vermeiden, da die Stabilität des Wirkstoffes hierbei nicht sichergestellt ist.

Viskose Grundlösung (NRF S. 20)

	100 ml	100 Massenteile
Hydroxyethylcellulose 400	0,713 g	0,625 Teile
Glycerol 85 %	28,5 g	25,0 Teile
Saccharose	21,66 g	19,0 Teile
Citronensäure, wasserfrei	0,091 g	0,08 Teile
Methyl-4-hdyroxybenzoat-Natrium	0,103 g	1,09 Teile
Propyl-4-hydroxybenzoat-Natrium	0,034 g	0,03 Teile
Aqua purif.	ad 114,0	ad 100,0 Teile

16.6 Eigenblutnosoden – Indikationen und Herstellung in der Apothekenrezeptur

Indikation	Eigenblutnosode	Bemerkungen
Allergische Reaktionen		
Allergisches Asthma	C_6, C_{12}, C_{18}	Einmal pro Woche, Potenzierungsstufe alle 6 Wochen wechseln
Heuschnupfen (akute Phase)	C_7, C_9, C_{12}	Eine Woche tgl. C_7, eine Woche tgl. C_9, dann zwei Wochen mit je zwei Gaben C_{12}
Heuschnupfen (Prophylaxe)	C_7, C_9, C_{12}	Schema wie bei der Therapie der akuten Phase, aber über etliche Monate hinweg; nach der höchsten Potenz beginnt die Sequenz erneut
Urtikaria	C_5	
Rezidivierende banale Infekte	C_7, C_9, C_{12}	Einmal pro Woche, Potenzierungsstufe alle 6 Wochen wechseln

(nach Weiss, U., Deutsche Apotheker Ztg. 15, 757, 1985)

Herstellung

Potenzierungsmittel: Ethanol 30 %

Der Arzt potenziert aus dem entnommenen Blut selbst die C_1-Potenz (1 Tropfen Blut + 99 Tropfen Ethanol). Analog werden hieraus die höheren Potenzen durch die Apotheke hergestellt. Verwendet man jeweils die dreifache Menge (3 + 297) ergeben sich jeweils ca. 10 ml Abgabevolumen.

16.7 Natürliche Färbemittel für Ostereier

Gewünschter Farbton	Droge	Dosierung
Braun	Walnussschalen, pulv.	20 g/l
Hellgelb	Birkenblätter	30 g/l
Karminrot	Coccus cacti (Cochenille-Schildläuse)	2,5 g/l
Lindgrün	Mateblätter	30 g/l
Sonnengelb	Curcumawurzelstock, pulv.	20 g/l
Violett	Heidelbeeren	20 g/l

Hinweis: Zusatz von Alaun macht die Farben leuchtender und Zusatz von Kaliumcarbonat verstärkt Gelbtöne (jeweils ein Teelöffel pro Liter).

Durchführung: Die Drogen einige Stunden einweichen, dann zehn Minuten auskochen, abfiltrieren. Die Eier zehn Minuten in dem klaren Extrakt kochen. Die Behandlungsdauer korelliert mit der Farbintensität.

Zur Beachtung: Krappwurzel (Rubiae tinctorum radix)
Enthält kanzerogene Inhaltsstoffe und sollte aus Sicherheitsgründen nicht zum Eierfärben abgegeben werden.
Die nachfolgenden Drogen zum Eierfärben, die nicht im Lebensmittel- und Bedarfsgegenständegesetz (LMBG) hierfür aufgeführt sind, dürfen – auch wenn sie sich hierfür gut eignen – nicht zum Färben von Lebensmitteln, wohl aber zum Färben von kunstgewerblich genutzten Eiern, verwendet werden:

- Rotsandelholz (Santali rubri lignum)
- Blauholz (Campechianum lignum)
- Rotholz (Fernambuci lignum)
- Gelbholz (Frangulae cortex)

16.8 E-Nummern wichtiger Zusatzstoffe

E 100	Curcumin
E 101	Lactoflavin, Riboflavin
E 102	Tartrazin
E 104	Chinolingelb
E 106	Riboflavin-5'-phosphat
E 110	Gelborange S
E 120	Cochenille, Karminsäure
E 122	Azorubin
E 123	Amaranth
E 124	Cochenillerot A
E 127	Erythrosin
E 131	Patentblau V
E 132	Indigotin (Indigokarmin)
E 140	Chlorophylle a + b
E 141	Chlorophyll-Cu, Chlorophyllin
E 142	Brillantsäuregrün
E 150	Zuckercouleur
E 151	Brillantschwarz BN
E 153	Carbo medicinalis vegetabilis
E 160	Carotinoide
E 160a	α-, β- und γ-Carotin
E 160b	Bixin, Norbixin, Annato, Orlean
E 160c	Capsanthin, Capsorubin
E 160d	Lycopin
E 160e	β-Apo-8'-carotinal
E 160f	β-Apo-8'-carotinsäureethylester

E 161	Xanthophylle
E 161a	Flavoxanthin
E 161b	Lutein
E 161c	Kryptoxanthin
E 161d	Rubixanthin
E 161e	Violaxanthin
E 161f	Rhodoxanthin
E 161g	Canthaxanthin
E 162	Beetenrot, Betanin
E 163	Anthocyane
E 170	Calciumcarbonat
E 171	Titandioxid
E 172	Eisenoxide und -hydroxide
E 173	Aluminium
E 174	Silber
E 175	Gold
E 180	Rubinpigment BK
E 200	Sorbinsäure
E 201	Natriumsorbat
E 202	Kaliumsorbat
E 203	Calciumsorbat
E 210	Benzoesäure
E 211	Natriumbenzoat
E 212	Kaliumbenzoat
E 212	Calciumbenzoat
E 214	Ethyl-4-hydroxybenzoat
E 215	Ethyl-4-Hydroxybenzoat, Na
E 216	Propyl-4-hydroxybenzoat

E 217	Propyl-4-hydroxybenzoat, Na
E 218	Methyl-4-hydroxybenzoat
E 219	Methyl-4-hydroxybenzoat, Na
E 220	Schwefeldioxid
E 221	Natriumsulfit
E 222	Natriumhydrogensulfit
E 223	Natriumdisulfit
E 224	Kaliumdisulfit
E 225	Kaliumsulfit
E 226	Calciumsulfit
E 227	Calciumhydrogensulfit
E 228	Kaliumhydrogensulfit
E 230	Biphenyl
E 231	Orthophenylphenol
E 232	Natriumorthophenyl-phenolat
E 233	Thiabendazol
E 235	Natamycin
E 236	Ameisensäure
E 237	Natriumformiat
E 238	Calciumformiat
E 239	Hexamethylentetramin
E 249	Kaliumnitrit
E 250	Natriumnitrit
E 251	Natriumnitrat
E 252	Kaliumnitrat
E 260	Essigsäure
E 261	Kaliumacetat
E 262	Natriumdiacetat

E 263	Calciumacetat
E 270	Milchsäure
E 280	Propionsäure
E 281	Natriumpropionat
E 282	Calciumpropionat
E 283	Kaliumpropionat
E 290	Kohlendioxid
E 296	Äpfelsäure
E 300	Ascorbinsäure
E 301	Natriumascorbat
E 302	Calciumascorbat
E 304	6-Palmitoyl-L-ascorbinsäure
E 306	Stark tocopherolhaltige Extrakte natürlichen Ursprungs
E 307	α-Tocopherol synth.
E 308	γ-Tocopherol, synth.
E 309	δ-Tocopherol, synth.
E 310	Propylgallat
E 311	Octylgallat
E 312	Dodecylgallat
E 315–316	Isoascorbinsäure, Iso-ascorbate
E 320	Butylhydroxyanisol (BHA)
E 321	Butylhydroxytoluol (BHT)
E 322	Lecithin
E 325	Natriumlactat
E 327	Kaliumlactat
E 327	Calciumlactat
E 330	Citronensäure
E 331	Natriumcitrat

16

E 332	Kaliumcitrate
E 333	Calciumcitrate
E 334	L-(+)-Weinsäure
E 335	Natriumtartrate
E 336	Kaliumtartrate
E 337	Natriumkaliumtartrat
E 338	Orthophosphorsäure
E 339	Natriumorthophosphate
E 340	Kaliumorthophosphate
E 341	Calciumorthophosphate
E 350–352	Malate
E 400	Alginsäure
E 401	Natriumalginat
E 402	Kaliumalginat
E 403	Ammoniumalginat
E 404	Calciumalginat
E 405	Propylenglycolalginat
E 406	Agar-Agar
E 407	Carrageen
E 410	Johannisbrotkernmehl
E 412	Guarkernmehl
E 413	Traganth
E 414	Gummi arabicum
E 415	Xanthan
E 420	Sorbitol
E 421	Mannitol
E 422	Glycerol
E 423–436	Ethoxylierte Fettsäureester

E 440a	Pektine
E 440b	Amidierte Pektine
E 450a	Diphosphate, Na-, K-
E 450b	Triphosphate, Na-, K-
E 450c	Polyphosphate, Na-, K-
E 460a	Mikrokristalline Cellulose
E 461	Methylcellulose
E 463	Hydroxypropylcellulose
E 464	Hydroxypropylmethylcellulose
E 465	Methylethylcellulose
E 466	Carmellose
E 470	Na-, K-, Ca-Salze der Speisefettsäuren
E 471	Mono- und Diglyceride der Speisefettsäuren
E 472a	Essig- und Fettsäureester des Glycerols
E 472b	Milch- und Fettsäureester des Glycerols
E 472c	Citronen- und Fettsäureester des Glycerols
E 472d	Weinsäure- und Fettsäureester des Glycerols
E 472e	Diacetylweinsäure- und Fettsäureester des Glycerols
E 472f	Gemischte Wein-, Essig-, Fettsäureester des Glycerols
E 473	Zuckerester der Fettsäuren
E 474	Zuckerglyceride
E 475	Polyglycerolester der Fettsäuren

E 477	Propylenglycolester der Fettsäuren
E 481	Natriumstearoyllactylat
E 482	Calciumstearoyllactylat
E 483	Stearyltartrat
E 491–495	Sorbitanester
E 500	Natriumcarbonate
E 501	Kaliumcarbonate
E 535–538	Ferrocyanide
E 551–556	Kieselsäure, Silicate
E 570	Speisefettsäuren
E 579	Eisengluconat
E 585	Eisenlactat
E 620–625	Glutaminsäure, Glutamate
E 626–633	Guanylate, Inosinate
E 634–635	Ribonucleotide

E 640	Glycin
E 901	Bienenwachs
E 904	Schellack
E 938	Argon
E 939	Helium
E 941	Stickstoff
E 942	Distickstoffmonoxid
E 948	Sauerstoff
E 950	Acesulfam K
E 951	Aspartam
E 952	Cyclamate
E 953	Isomalt
E 954	Saccharin
E 965	Maltit
E 966	Lactit
E 967	Xylit
E 1200	Polydextrose
E 1404–1450	Modifizierte Stärken

16.9 Tropfentabelle

Substanz	Gewicht eines Tropfen (mg)	1 g entspricht etwa Tropfen
Ammoniaklösung	43	23
Anisöl	24	41
Amikatinktur	18	55
Baldriantinktur	18	57
Benzin	12	86

Substanz	Gewicht eines Tropfen (mg)	1 g entspricht etwa Tropfen
Campherspiritus	19	54
Erdnussöl	21	48
Ethanol 45 %	21	47
Ethanol 70 %	56	18
Ethanol 85 %	17	58
Ethanol 90 %	17	60
Ethanol 96 %	16	63
Eucalyptusöl	19	53
Fenchelöl	22	46
Glycerol	42	24
Heilbuttleberöl	22	46
Jodlösung, alkoholische	16	64
Jodlösung, wässrige	42	24
Kümmelöl	21	48
Lavendelöl	19	53
Lebertran	23	43
Leinöl	24	42
Myrrhentinktur	17	60
Olivenöl	21	48
Paraffin, dünn- und dickflüssig	20	50
Pfefferminzöl	19	52
Pomeranzentinktur	18	56
Ratanhiatinktur	19	54
Rizinusöl	25	40
Wasser, gereinigt	50	20
Wasserstoffperoxidlösung, verdünnt	50	20
Zitronenöl	19	53

(Nach: Hunnius, C., Pharmazeutisches Wörterbuch, Walter de Gruyter Berlin, New York, 1975)

16.10 Synonymverzeichnis

Die folgende Tabelle gibt eine kurze Zuordnung von gebräuchlichen und weniger gebräuchlichen Drogen, Zubereitungen und Einsatzstoffen zu den jeweiligen lateinischen Bezeichnungen.

Deutsche Bezeichnung	Lateinische Bezeichnung	Deutsche Bezeichnung	Lateinische Bezeichnung
Ackerhohl-zahnkraut	Galeopsidis herba	Bärentrau-benblätter	Uvae ursi folium
Ackerwinden-kraut	Convolvuli herba	Bärlapp-sporen	Lycopodium
Adoniskraut	Adonidis herba	Beifußkraut	Artemisiae vulgaris herba
Alantwurzel	Helenii radix	Beinwell-blätter	Symphyti folium
Alaun	Alumen, Aluminium Kalium sulfuricum, Aluminium Kaliumsul-fat	Benedikten-kraut	Cardui benedicti herba, Cnici benedicti herba
Aloe, Curacao	Aloe barbadensis	Benzin	Benzinum petrolei, Benzinum
Aloe, Kap	Aloe capensis	Bibernellkraut	Pimpinellae herba
Ammi-vis-naga-Früchte	Ammeos visnagae fructus	Bibernell-wurzel	Pimpinellae radix
Andornkraut	Marrubii herba	Bimsstein	Lapis pumicis
Angelikawur-zel	Angelicae radix	Birkenblätter	Betulae folium
Anisfrüchte	Anisi fructus	Bittererde	Magnesia usta
Arnikablüten	Arnicae flos	Bitterklee	Menyanthis folium, Trifolii fibrini folium
Attichwurzel	Ebuli radix	Bittersalz	Magnesium sulfuri-cum, Magnesii sulfas
Ätzkalk	Calcaria usta	Bitter-süßstengel	Stipites dulcamarae
Ätznatron	Natrium causticum, Natrii hydroxidum		
Augentrost-kraut	Euphrasiae herba	Blasentang	Fucus
Baldrian-wurzel	Valerianae radix	Blaubeeren	Myrtilli fructus
		Blauholz	Campechianum lignum

16

Deutsche Bezeichnung	Lateinische Bezeichnung	Deutsche Bezeichnung	Lateinische Bezeichnung
Bleichwasser	Liquor natrii hypochlorosi	Cold cream	Unguentum leniens
Bleizucker	Plumbum aceticum	Colombowurzel	Colombo radix
Blutlaugensalz, gelb	Kalium ferrocyanatum, Kaliumhexacyanoferrat(II)	Condurangorinde	Condurango cortex
Blutlaugensalz, rot	Kalium ferrocyanatum, Kaliumhexacyanoferrat(III)	Dillkraut	Anethi herba
		Dostenkraut	Origani vulgaris herba
Bockshornsamen	Foenugraeci semen	Eau de Javelle	Liquor kalii hypochlorosi
Bohnenhülsen(-schalen)	Phaseoli fructus sine semine	Eau de Labaraque	Liquor natrii hypochlorosi
Boldoblätter	Boldo folium	Eberwurzel	Carlinae radix
Borax	Natrium tetraboricum, Natriumtetraborat	Efeublätter	Hederae helicis folium
Borwasser	Acidum boricum solutum 3 %	Ehrenpreiskraut	Veronicae herba
Brechweinstein	Tartarus stibiatus	Eibischwurzel	Althaeae radix
Brennesselkraut	Urticae herba	Eichenrinde	Quercus cortex
Brombeerblätter	Rubi fructicosi folium	Eisenhutknollen	Aconiti tuber
Bruchkraut	Herniariae herba	Engelwurzel	Angelicae radix
Brunnenkressekraut	Nasturtii herba	Enzianwurzel	Gentianae radix
Campherspiritus	Spiritus camphoratus	Erdbeerblätter	Fragariae folium
Cayennepfeffer	Capsici fructus (acer)	Erdnussöl	Arachidis oleum
		Erdrauchkraut	Fumariae herba
Chilesalpeter	Natrium nitricum	Erikakraut	Callunae herba, Ericae herba
Cimicifugawurzelstock	Cimicifugae racemosae rhizoma	Eschenrinde	Fraxini cortex
		Essigsäure	Acidum aceticum
		Essigsaure Tonerde	Liquor aluminii acetici

Deutsche Bezeichnung	Lateinische Bezeichnung	Deutsche Bezeichnung	Lateinische Bezeichnung
Eucalyptusblätter	Eucalypti folium	Gauchheil	Anagallidis arvensis herba
Farnwurzel	Filicis rhizoma	Geißbart	Spiraeae flos
Faulbaumrinde	Frangulae cortex	Geißfuß	Aegopodii podagrarii herba
Faulbaumrinde, amerikanische	Rhamni purshianae cortex	Gelbholz	Frangulae cortex
Feigen	Caricae fructus	Gelbwurzel(kraut), kanadische	Virgaureae herba, Solidaginis herba, Solidaginis virgaureae herba
Feldwindenkraut	Convolvuli herba	Gelbwurzel, javanische	Curcumae xanthorrizae rhizoma
Fenchel	Foeniculi fructus	Gelbwurzel, lange	Curcumae longae (domesticae) rhizoma
Fieberklee	Menyanthis folium, Trifolii fibrini folium	Gerbsäure	Acidum tannicum
Firnis	Lini coctum oleum	Gewürznelken	Caryophylli flos
Fixiersalz	Natrium thiosulfuricum, Natrii thiosulfas	Glaubersalz	Natrium sulfuricum, Natrii sulfas
Flieder	Sambuci flos	Goldrutenkraut	Virgaureae herba, Solidaginis herba, Solidaginis virgaureae herba
Flohsamen	Psyllii semen		
Flohsamen, indische	Plantaginis ovatae semen	Gottesgnadenkraut	Gratiolae herba
Fowlersche Lösung	Liquor Kalii arsenicosi	Granatrinde	Granati cortex
		Guajakholz	Guaiaci lignum
Franzbranntwein	Spiritus vini gallici	Gundelrebenkraut	Hederae terrestris herba
Franzosenholz	Guaiaci lignum	Gundermannkraut	Hederae terrestris herba
Galgantwurzel	Galangae rhizoma	Hagebutten	Cynosbati fructus cum semine
Galläpfel	Gallae	Hamamelisblätter	Hamamelidis folium
Gänsefingerkraut	Potentillae anserinae herba, Anserinae herba	Hartfett	Adeps solidus

16

Deutsche Bezeichnung	Lateinische Bezeichnung	Deutsche Bezeichnung	Lateinische Bezeichnung
Haselwurzel	Asari rhizoma	Hopfen-schuppen	Lupuli glandulae
Hauhechel-wurzel	Ononidis radix	Huflattich-blätter	Farfarae folium
Hebrasalbe	Unguentum diachylon	Hydrastis-wurzel	Hydrastis rhizoma
Heidekraut	Callunae herba, Ericae herba	Ichthyol®	Ammonium bitumino-sulfonicum, Amonii bi-tuminosulfonas
Heidelbeeren	Myrtilli fructus		
Herzgespann-kraut	Leonuri cardiacae herba	Indischer Nie-rentee	Orthosiphonis folium
Heublumen	Graminis flos	Ingwer	Zingiberis rhizoma
Hibiscusblü-ten	Hibisci flos	Irländisch Moos	Carrageen
Himbeerblät-ter	Rubi idaei folium	Isländisch Moos	Lichen islandicus
Hirschbrunst	Cervingus fungus	Jalapenwur-zel, brasiliani-sche	Jalapae operulatae tu-ber
Hirschhorn-salz	Ammonium carboni-cum		
Hirtentä-schelkraut	Bursae pastoris herba	Jalapenwur-zel, offizinelle	Jalapae purgae tuber
Hoffmanns-tropfen	Spiritus aethereus	Johannisbeer-blätter, schwarze	Ribis nigri folium
Hohlzahn-kraut	Galeopsidis herba		
Höllenstein	Argentum nitricum, Argenti nitras	Johannisbrot	Ceratoniae fructus
		Johanniskraut	Hyperici herba
Holunder-blüten	Sambuci flos	Kali, über-mangansau-res	Kalium permangani-cum, Kalii permanga-nas
Holzgeist	Alcohol methylicus		
Holzteer	Pix liquida	Kalilauge	Liquor Kalii caustici
Honigklee	Meliloti herba	Kalkwasser	Aqua calcariae
Hopfen(-zap-fen)	Lupuli strobulus	Kalmuswurzel	Calami rhizoma
		Kalomel	Hydragyrum chloratum

Deutsche Bezeichnung	Lateinische Bezeichnung
Kamillenblüten	Matricariae flos, Chamomillae flos
Kardamomen	Cardamomi fructus
Kardobenediktenkraut	Cardui benedicti herba
Kastanienblätter	Castanae folium
Katzenpfötchen	Antennariae dioicae flos, Stoechados flos
Kaustische Soda	Natrium causticum, Natrii hydroxidum
Kava-Kava-wurzelstock	Piperis methystici rhizoma
Kiefersprossen	Pini turiones
Kieselgur	Terra silicea purificata
Kirschlorbeerblätter	Laurocerasi folium
Klatschmohnblüten	Rhoeados flos
Klatschrosenblüten	Rhoeados flos
Klettenwurzel	Bardanae radix
Koemis Koetjing	Orthosiphonis folium
Kohle, medizinische	Carbo activatus, Carbo ligni pulveratus
Koloquinthen	Colocynthidis fructus
Kondurangorinde	Condurango cortex
Königin-der-Nacht-Blüten	Selenicerei grandiflori flos
Königskerzenblüten	Verbasci flos
Koriander	Coriandri fructus
Kornblumen	Cyani flos
Krappwurzel	Rubiae tinctorum radix
Krausminzeblätter	Menthae crispum folium
Kreuzblumenkraut, bitteres	Polygalae amarae herba
Kreuzdornbeere	Rhamni cathartici fructus
Kubeben	Cubebae fructus
Kühlsalbe	Unguentum leniens
Kümmel	Carvi fructus
Kürbissamen	Curcubitae peponis semen
Lavendelblüten	Lavandulae flos
Lebertran	Jecoris oleum
Leinsamen	Lini semen
Liebstöckelwurzel	Levistici radix
Lindenblüten	Tiliae flos
Lobelienkraut	Lobeliae herba
Lorbeerblätter	Lauri folium
Löwenzahnkraut	Taraxaci herba
Lungenkraut	Pulmonariae herba
Mädesüß	Spiraeae flos
Magnesia, gebrannte	Magnesia usta
Maiglöckchenkraut	Convallariae herba

16

Deutsche Bezeichnung	Lateinische Bezeichnung	Deutsche Bezeichnung	Lateinische Bezeichnung
Malabarkardamomen	Cardamomi fructus	Orangenschale	Aurantii pericarpium
Malvenblüten	Malvae flos	Orthosiphonblätter	Orthosiphonis folium
Mandeln, süße	Amygdalae dulces	Panamaspäne	Quillaiae cortex
Manna	Mannae	Pappelknospen	Populi gemma
Mariendistelfrüchte	Cardui mariae fructus	Paprika	Capsici fructus (acer)
Mateblätter	Mate folium	Passionsblumenkraut	Passiflorae herba
Meerzwiebel	Scillae bulbus	Perubalsam	Balsamum peruvianum
Meisterwurzelstock	Imperatoriae rhizoma	Pestwurzelstock	Petasitidis rhizoma
Melissenblätter	Melissae folium	Petersilienfrüchte	Petroselini fructus
Milchzucker	Saccharum lactis, Lactosum, Lactose	Pfeffer, spanischer	Capsici, fructus (acer)
Mistelkraut	Visci albi herba	Pfeffer, weißer	Piperis albi fructus
Mohnsamen	Papaveris semen	Pfefferminzblätter	Menthae piperitae folium
Muskatsamen	Myristicae semen	Pfefferminzplätzchen	Menthae piperitae rotulae
Mutterkorn	Secale cornutum	Pfingstrosenblüten	Paeoniae flos
Myrrhe	Myrrha	Piment	Pimentae fructus
Natron	Natrium bicarbonicum	Pomeranzenschale	Aurantii pericarpium
Natronlauge	Liquor Natrii caustici	Pottasche	Kalium carbonicum
Nelken	Caryophylli flos	Preiselbeerblätter	Vitis idaeae folium
Nieswurz, weiße	Veratri rhizoma	Primelblüten	Primulae flos
Nieswurzelstock, schwarzer	Hellebori rhizoma	Quassiaholz	Quassiae lignum
Odermennigkraut	Agrimoniae herba		

Deutsche Bezeichnung	Lateinische Bezeichnung	Deutsche Bezeichnung	Lateinische Bezeichnung
Queckenwurzelstock	Graminis rhizoma	Salpeter	Kalium nitricum
Quendelkraut	Serphylli herba	Salpetersäure	Acidum nitricum
Quittensamen	Cedoniae semen	Salzsäure	Acidum hydrochloricum
Rainfarnblüten	Chrysanthemi vulgaris flos, Tanaceti flos	Sandelholz, rot	Santali lignum rubrum
Ratanhiawurzel	Ratanhiae radix	Sandelholz, weiß	Santali lignum album
Rautenblätter	Rutae folium	Sarsaparillwurzel	Sarsaparillae radix
Rhabarber	Rhei radix	Sassafrasholz	Sassafras lignum
Ringelblumenblüten	Calendulae flos	Sauerdornbeeren	Berberidis fructus
Rosmarinblätter	Rosmarini folium	Schachtelhalmkraut	Equiseti herba
Rosskastaniensamen	Hippocastani semen	Schafgarbenkraut	Millefolii herba
Rotholz	Fernambuci lignum	Schierlingskraut	Conii herba
Rotsandelholz	Santali rubri lignum	Schlämmkreide	Calcium carbonicum laevigatum, Ceta praeparata
Ruhrkrautblüten	Antennariae dioicae flos, Stoechados flos	Schlehdornblüten	Pruni spinosae flos
Ruhrwurz	Tormentillae radix	Schlüsselblumenblüten	Primulae flos
Sadebaumkraut	Sabinae summitates	Schöllkraut	Chelidonii herba
Safran	Crocus	Schwarzdornblüten	Pruni spinosae flos
Sägepalmfrüchte	Sabal fructus	Schwefel, gereinigt	Sulfur depuratum
Salbeiblätter	Salviae folium	Schwefelblumen	Sulfur sublimatum, Flores sulfuris
Salep	Salep tuber		
Salmiak	Ammonium chloratum		
Salmiakgeist	Liquor ammonii caustici		

16

Deutsche Bezeichnung	Lateinische Bezeichnung	Deutsche Bezeichnung	Lateinische Bezeichnung
Schwefelblüte	Sulfur sublimatum, Flores sulfuris	Spierstaude	Spiraeae ulmariae herba
Schwefelleber	Kalium sulfuratum	Spitzwegerichkraut	Plantaginis lanceolatae herba
Schwefelsäure	Acidum sulfuricum	Stechapfelblätter	Stramonii folium
Schweineschmalz	Adeps suillus	Steinklee	Melliloti herba
Seifenrinde	Quillaiae cortex	Steinkohlenteer	Pix lithanthracis
Seifenstein	Natrium causticum, Natrii hydroxydum, Natrium causticum fusum	Sternanis	Anisi stellati fructus
		Stiefmütterchenkraut	Violae tricoloris herba
Seifenwurzel	Gypsophilae radix, Saponariae radix	Stockmalvenblüten	Malvae arboreae flos
Senegawurzel	Polygalae radix	Stockrosenblüten	Malvae arboreae flos
Senf, schwarzer	Sinapis semen	Sublimat	Hydrargyrum bichloratum, Hydrargyri perchloridum
Senf, weißer	Sinapis albae semen, Erucae semen	Süßholz	Liquiritiae radix
Sennesbälge	Sennae fructus (folliculi)	Talk	Talcum, Talkum
Sennesfrüchte, Alexandriner	Sennae fructus actuifoliae	Tamarindenmus	Tamarindorum pulpa
		Tang	Fucus
Sennesfrüchte, Tinnevelly	Sennae fructus angustifoliae	Tannin	Acidum tannicum
		Taubnesselblüten, weiße	Lamii albi flos
Sennesschoten(-früchte)	Sennae fructus (folliculi)	Tausendgüldenkraut	Centaurii herba
Soda	Natrium carbonicum		
Sonnentaukraut	Droserae herba	Teufelskrallenwurzel	Harpagophyti radix
Spargelwurzel	Asparagi radix		
Spierblumen	Spiraeae flos	Thymian	Thymi herba

Deutsche Bezeichnung	Lateinische Bezeichnung	Deutsche Bezeichnung	Lateinische Bezeichnung
Tollkirschen-blätter	Belladonnae folium	Weidenrinde	Salicis cortex
Ton	Bolus	Weinrauten-blatter	Rutae folium
Tormentill-wurzel	Tormentillae rhizoma	Weinstein	Kalium bitartaricum
Tormentill-wurzelstock	Tormentillae rhizoma	Weißdornblü-ten	Crataegi flos
Traubenzu-cker	Saccarum amylaceum, Dextrose, Glucose	Wein(stein)säure	Acidum tartaricum
Veilchen-wurzel	Violae rhizoma, Iridis rhizoma	Wermutkraut	Absinthii herba
Vitamin C	Acidum ascorbicum	Wollblumen	Verbasci flos
Vitriol, blau	Cuprum sulfuricum, Cupri sulfas	Wollfett	Adeps lanae (anhydricus)
Vitriol, grün	Ferrum sulfuricum, Ferrosi sulfas	Wollfett, wasserhaltig	Adeps lanae cum aqua, Lanolinum
Vitriol, weiß	Zincum sulfuricum, Zinci sulfas	Wollwachsal-kohole	Alcoholes adipis lanae
Vogelknöte-richkraut	Polygoni avicularis herba	Wurmfam	Filicis rhizoma
Wacholder-beeren	Juniperi fructus	Wurmsamen	Cinae semen
Waldmeister-kraut	Galii odorati herba, Asperulae herba	Yohimbehe-rinde	Yohimbehe cortex
Walnussblät-ter	Juglandis folium	Ysopkraut	Hyssopii herba
Wasserfen-chel	Phellandri fructus	Zimtrinde	Cinnamomi ceylanici cortex
Wasserglas	Liquor natrii silici	Zinnkraut	Equiseti herba
Wasserstoff-peroxid	Hydrogenium peroxydatum solutum, Hydrogenii peroxidum	Zitronensäure	Acidum citricum
		Zitwerblüten	Cinae flos
		Zitwersamen	Cinae semen
Wegwarten-kraut	Cichorii herba	Zitwerwurzel-stock	Zedoriae rhizoma
		Zwiebel	Allii cepae bulbus

16

16.11 Sterilisation und Desinfektion (anerkannte Verfahren)

16.11.1 Einteilung der Methoden zur Keimabtötung in Wirkbereiche

Wirkungsbereich A   Zur Abtötung von vegetativen bakteriellen Keimen, auch Mykobakterien, Pilzen und pilzlichen Sporen

Wirkungsbereich B   Zur Inaktivierung von Viren

Wirkungsbereich C   Zur Abtötung von Sporen des Milzbrand-Erregers

Wirkungsbereich D   Zur Abtötung der Erreger von Gasödem, Wundstarrkrampf.

16.11.2 Allgemeine thermische Verfahren (Auswahl)

Kochen mit Wasser	Einwirkzeit mindestens 3 Min	(Wirkungsbereich A, B)
	Einwirkzeit mindestens 15 Min	(Wirkungsbereich A, B, C)
Dampf-Strömungsverfahren mit Wasserdampf von mindestens 100 °C	Einwirkzeit mindestens 5 Min	(Wirkungsbereich A, B)
	Einwirkzeit mindestens 15 Min	(Wirkungsbereich A, B, C)

16.11.3 Chemische Mittel und Verfahren (Auswahl)

Instrumentendesinfektion

Wirkstoff	Konzentration %	Einwirkzeit (Std.)	Wirkungsbereich
Formaldehydlösung (Formalin)	6	1	A, B
Peressigsäure	0,35	1	A, B

Wäschedesinfektion, Scheuerdesinfektion, Desinfektion von Ausscheidungen

Präparat	Wäschedesinfektion		Scheuerdesinfektion		Auswurf		Stuhl		Harn		Wirkungsbereich
	Konz. %	Einwirkzeit Std.	Konz. %	Einwirkzeit Std.	Konz. %	Einwirkzeit Std.	Konz. %	Einwirkzeit Std.	Konz. %	Einwirkzeit Std.	
Amocid®	1	12	5	6	5	4	5	6	5	2	A
Gevisol®	0,5	12	5	4	5	4	5	6	5	2	A
Chloramin T	1,5	12	2,5	2	5	4					A, B
Chlorina®	1,5	12	2,5	2	5	4					A, B
Wofasteril®			2	4							
Lysoformin®	3	12	5	6							A, B
Kalkmilch							20	6			A, B

16

Hygienische Händedesinfektion

Präparat	Wirkstoffgruppe	Einwirkzeit (Min)	Wirkungsbereich
Dibromol®-Tinktur farblos	Alkohol	0,5	A
Ethanol 80 %	Alkohol	0,5	A
Isopropanol 70 %	Alkohol	0,5	A
Spitacid®	Alkohol	0,5	A
Sterilium®	Alkohol	0,5	A
Betaisodona®-Lösung	Halogen	1	A
Chloramin T 1 %	Halogen	2	A, B
Chlorina® 1 %	Halogen	2	A, B

17 Apothekenpraxis und spezielle Rechtsvorschriften

17.1 Belieferung von Rezepten

17.1.1 Allgemeines

Verschreibungsberechtigung

Wer darf was verschreiben?

Verschreibungspflichtige Arzneimittel dürfen nur verordnet werden von:

Arzt	Mit deutscher Approbation oder mit der Erlaubnis zur
Zahnarzt	Berufsausübung,
Tierarzt	von Staatsangehörigen der EG
Arzt im Praktikum AiP	oder von ermächtigten ausländischen Ärzten im Grenzgebiet

Jeder Arzt darf nur verschreibungspflichtige Medikamente für den Bereich seiner Approbation verschreiben, d.h. ein Zahnarzt darf weder Tierarzneimittel noch Kontrazeptiva verordnen; offensichtliche Verstöße gegen die Verschreibungsbefugnis müssen zur Verweigerung der Abgabe führen.

Wie lange ist ein Rezept gültig?

Gültigkeitsdauer

Privatrezept	6 Monate Arzt kann Gültigkeitsdauer durch Vermerk verlängern oder verkürzen
Kassenrezept	Gültigkeit 6 Monate Erstattungsfähig je nach Krankenkasse 1 Monat oder 2 Monate
Betäubungsmittel-rezept	7 Tage

Jedes Rezept muss das Ausstellungsdatum tragen

Notwendige Angaben

Was muss auf einem Rezept stehen?
- Name, Berufsbezeichnung und Anschrift des verschreibenden Arztes
- Ausstellungsdatum

- Name des Patienten, bei Tierarzneimitteln der Name des Tierhalters und Tierart
- Das abzugebende Arzneimittel nach Art und Menge
- Für in der Apotheke hergestellte Arzneimittel die Gebrauchsanweisung
- Eigenhändige Unterschrift des Verschreibenden
- Wartezeit bei Arzneimitteln, die für Tiere bestimmt sind, die der Gewinnung von Lebensmitteln dienen.

Was bedeuten die Mengenangaben?

OP	Originalpackung, d. h. die kleinste in Handel befindliche Größe
AP	Anstaltspackung, Klinikpackung
1/1	Grosspackung

Alle oben genannten Mengenangaben sind ungenau und sollten daher nicht mehr verwendet werden.

Korrekte Größenbezeichnungen:

N1	Kleine Packung
N2	Mittlere Packung
N3	Große Packung

Die N-Grössen sind in der Lauerliste angegeben, da für unterschiedliche Arzneimittelgruppen die Größen ganz unterschiedlich festgelegt sind, z.B. für Schlaf- und Beruhigungsmittel 10, 20 und 50 Stück, für verdauungsfördernde Enzympräparate 50, 100 und 200 Stück als kleine, mittlere und große Packung.

Lateinische Zahlenangaben

1	I	6	VI	20	XX	100	C
2	II	7	VII	30	XXX	500	D
3	III	8	VIII	40	XL	1000	M
4	IV	9	IX	50	L		
5	V	10	X				

Lateinische Abkürzungen

Abkürzung	lat. Bezeichnung	dt. Bedeutung
aa	ana partes aequales	Zu gleichen Teilen
aa ad	ana partes aequales ad	Zu gleichen Teilen auffüllen auf
a. c.	ante cenam	Vor dem Essen
ad caps. gel.	ad capsulas gelatinosas	In Gelatinekapseln
ad man. med.	ad manum medici	Zu Händen des Arztes
ad us. ext.	ad usum externum	Zum äußerlichen Gebrauch
ad vitr. pip.	ad vitrum pipetatum	In ein Pipettenglas
alb.	albus, -a, -um	Weiss
a. i.	aut idem	Oder das Gleiche
a. s.	aut simile	Oder Ähnliches
cave		Vorsicht
cito		Schnell, unverzüglich
conc.	concisus	Geschnitten
comp.	compositus	Zusammengesetzt
d. s.	da, signa	Gib, bezeichne
d. t. d.	dentur tales doses	Solche Mengen sollen gegeben werden
dep.	depuratus	Gereinigt
dil., Dil.	dilutus, dilutio	Verdünnt, Verdünnung
div. i. p. aeq.	divide in partes aequales	Teile in gleiche Teile
fla.	flavus	Gelb
gtt.	guttae	Tropfen
i. m.	intra musculum	Intramuskulär
i. v.	intra venam	Intravenös
liqu.	liquidus	Flüssig
m. d. s.	misce, da, signa	Mische, gib, bezeichne
m. f. p.	misce, fiat pulvis	Mische zu einem Pulver
m. f. u.	misce, fiat unguentum	Mische zu einer Salbe
noctu		Nachts
p. c.	post cenam	Nach dem Essen

17

Abkürzung	lat. Bezeichnung	dt. Bedeutung
p. c.	pro communitate	Sprechstundenbedarf
pro inf.	pro infantibus	Für Kinder
q. s.	quantum satis	Genügend viel
rp.	recipe	Nimm
reit.	reiteretur	Es darf wiederholt werden
rep.	repetatur	Es darf wiederholt werden
rep. (non) lic.	repetitio (non) licet	Wiederholung (nicht) erlaubt
s. c.	sub cutem	Unter die Haut
s. conf.	sine confectione	Ohne Verpackung
sol.	solutio	Lösung
trit.	trituratio	Verreibung
ungt.	unguentum	Salbe

Abkürzungen der Arzneiformen

Abk.	Arzneiform	Abk.	Arzneiform
AS	Augensalbe	KKS	Kleinkindersuppositorien
AT	Augentropfen	KSU	Kindersuppositorien
BSC	Basiscreme	LIN	Liniment
BSS	Basissalbe	LOT	Lotion
CRE	Creme	NS	Nasenspray, -salbe
DA	Dosieraerosol	NSA	Nasensalbe
DOS	Dosieraerosol	NT	Nasentropfen
EDO	Ein-Dosis-Ophtiole AT	PST	Paste
ESU	Erwachsenensuppositorien	REK	Retardkapseln
FER	Fertigspritzen	TS	Trockensaft
FTA	Filmtabletten	TSA	Trockensaft
HS	Hustensaft	VO	Vaginalovula
HSA	Hustensaft	VTA	Vaginaltabletten
KAP	Kapseln	ZAM	Zylinderampullen

17.1.2 Kassenrezepte

Wer ist befreit? Rezeptgebühren, Zuzahlungen, Mehrkosten

Personengruppen	Rezeptgebühren u. Zuzahlung von 20 % für Bandagen etc.	Mehrkosten (Differenz zwischen Festbetrag und VK)
Grundsätzlich frei sind:		
Kinder u. Jugendliche bis 18 Jahre	Nein	Ja
MuVo (Medikamente in Zusammenhang mit Schwangerschaft und Entbindung)	Nein	Ja
Befreite mit Befreiungsausweis der Krankenkasse (nicht: Rentner, Azubis, Schwerbehinderte etc.)	Nein	Ja
Gebührenpflichtig sind Versicherte der folgenden Kassen:		
Primärkassen: AOK, BKK, Innungskassen, Landwirtschaftliche Krankenkassen, Bundesknappschaft	Ja	Ja
Ersatzkassen: DAK, BEK, TK, KKH, HaMÜ, HEK, HKK, Schwäbisch Gmünder, Braunschweiger etc.	Ja	Ja
Befreit sind Versicherte der folgenden Kostenträger:		
Berufsgenossenschaft	Nein	Ja
Sozialamt	Nein	Ja
Bundeswehr	Nein	Nein
Zivildienst	Nein	Nein
Bundesgrenzschutz	Nein	Nein
Leistungen nach Bundesversorgungsgesetz (BVG)	Nein	Ja
Landesversicherungsanstalt	Nein	Nein
Pro Familia	Nein	Ja

17

17.1.3 Betäubungsmittelrezepte

Verschreiben, Abgabe und Nachweis des Verbleibs von Betäubungsmitteln nach der Betäubungsmittel-Verschreibungsverordnung (BtMVV)

Fassung der seit dem 1. Februar 1998 geltenden BtMVV

Betäubungsmittelrezept (§ 8)

Teil I und II des ausgefertigten BTM-Rezepts sind zur Vorlage in der Apotheke bestimmt. (Hinweis: Teil I verbleibt in der Apotheke, Teil II dient zu Abrechnungszwecken, Teil III verbleibt beim Arzt).

BTM-Rezeptformblätter dürfen zur Verschreibung anderer Arzneimittel nur verwendet werden, wenn die Verschreibung neben der eines Betäubungsmittels erfolgt.

Angaben auf dem Betäubungsmittelrezept (§ 9 Abs. 1 BtMVV)

Name, Vorname und Anschrift des Patienten, für den das Betäubungsmittel bestimmt ist.

Austellungsdatum.

Arzneimittelbezeichnung oder Bezeichnung des enthaltenen Betäubungsmittels,

Darreichungsform,

Gewichtsmenge des enthaltenen Betäubungsmittels je Packungseinheit,

bei abgeteilten Zubereitungen je abgeteilter Form.

Menge des verschriebenen Arzneimittels
- in Gramm oder Milliliter
- Stückzahl der abgeteilten Form oder
- Größe und Anzahl der Packungseinheiten
  (eine Wiederholung in Worten ist nicht mehr erforderlich).

Gebrauchsanweisung mit Einzel- und Tagesgaben oder, falls dem Patienten eine schriftliche Gebrauchsanweisung übergeben wurde, der Vermerk: „Gemäß schriftlicher Anweisung".

„A" wenn der Arzt in begründeten Einzelfällen für einen Patienten, der in seiner Dauerbehandlung steht,

- den Zeitraum von 30 Tagen,
- die Zahl der verschriebenen BtM oder
- die festgesetzte Höchstmenge überschreitet.

- „S" im Falle eines Substitutionsrezeptes.
- „N" bei einem BtM-Rezept, das für eine Notfallverordnung auf einem normalem Rezept nachgereicht wird.

  Notfallverordnungen: In dringenden Fällen darf der Arzt die zur Behebung der Notfallsituation notwendige Menge eines Betäubungsmittels auch auf einem normalen Rezept verordnen. Dieses normale Rezept muss den Vermerk „Notfallverschreibung" tragen. Das BtM-Rezept wird durch den Arzt nachgereicht und mit „N" gekennzeichnet, es wird nicht mehr beliefert sondern mit der Notfallverschreibung zusammen aufbewahrt.

- Name des verschreibenden Arztes, Zahnarztes oder Tierarztes, seine Berufsbezeichnung und Anschrift mit Telefonnummer. Die Angabe muss nicht handschriftlich erfolgen.
- Eventuell der Vermerk „Praxisbedarf" anstelle des Patientennamens.
- Unterschrift, d.h. der vollständig ausgeschriebene Nachname des verschreibenden Arztes, Zahnarztes oder Tierarztes. Im Vertretungsfall ist der handschriftliche Vermerk „in Vertretung" erforderlich.
- Im Falle einer Änderung der Verschreibung hat der Verschreibende die Änderung auf allen Teilen des Rezeptes zu vermerken und durch seine Unterschrift zu bestätigen.

Korrekturen auf dem Betäubungsmittelrezept (§ 12 Abs. 2)

Der Abgebende hat das Recht im Falle von erkennbaren Irrtümern, Unleserlichkeit und Unvollständigkeit – nach Rücksprache mit dem Verschreibenden – Änderungen vorzunehmen.

Ist der Verschreibende nicht erreichbar, so darf der Abgebende in dringenden Fällen die verschriebenen Betäubungsmittel, oder Teilmengen davon, abgeben. In diesem Falle hat der Apothekenleiter den Verschreibenden darüber unverzüglich zu informieren.

Abgabe von Betäubungsmitteln (§ 7 Abs. 5–6)

Der Abgebende hat auf der Rückseite des Teiles I des Rezeptes folgende Angabe dauerhaft zu vermerken: Name und Anschrift der Apotheke, das Abgabedatum und das Namenszeichen des Abgebenden. Teil I des Rezeptes ist drei Jahre aufzubewahren.

Verschreibungshöchstmengen (§ 2)

Für einen Patienten darf der Arzt innerhalb von 30 Tagen verschreiben:
bis zu zwei der folgenden BtM unter Einhaltung der nachstehend festgesetzten Höchstmengen:

Betäubungsmittel	Höchstmenge	
Amphetamin	600	mg
Buprenorphin	150	mg
Temgesic® Amp 0,324 mg	462	Amp.
Temgesic® subl. Tabl. 0,216 mg	694	Tabl.
Temgesic® forte subl. Tabl. 0,432 mg	347	Tabl.
Codein für BtM-Abhängige	30 000	mg
Codeinum phosphoricum Compretten® 30 mg	1000	Tabl.
Dihydrocodein nur für BtM-Abhängige	30 000	mg
Remedacen® Kps. 30 mg	1000	Kps.
Dronabinol Kein deutsches Präparat im Handel Marinol 2,5, 5 u. 10 mg Kapseln in USA u. Kanada	500	mg
Fenetyllin	2500	mg
Captagon® Tabl. 50 mg	50	Tabl.
Fentanyl	1000	mg
Durogesic® 25 µg/h Membranpflaster	400	Membran-pflaster
Durogesic® 50 µg/h Membranpflaster	200	Membran-pflaster
Durogesic® 75 µg/h Membranpflaster	133	Membran-pflaster

Betäubungsmittel	Höchstmenge	
Durogesic® 100 µg/h Membranpflaster	100	Membran-pflaster
Fentanyl®-Janssen 2 ml Amp. 0,157 mg	6369	Amp.
Fentanyl®-Janssen 10 ml Amp. 0,785 mg	1273	Amp.
Hydrocodon	**1200**	**mg**
Dicodid® Amp. 15 mg	80	Amp.
Dicodid® Tabl. 10 mg	120	Tabl.
Hydromorphon	**5000**	**mg**
Dilaudid® Amp. 2 mg	2500	Amp.
Dilaudid®-Atropin Supp. 4 mg	1250	Supp.
Dilaudid®-Atropin stark Amp. 4 mg	1250	Amp.
Dilaudid®-Atropin schwach Amp. 2 mg	2500	Amp.
Levacetylmethadol Kein deutsches Präparat im Handel Orlaam® 10 mg/ml USA	**2000**	**mg**
Levomethadon	**1500**	**mg**
L-Polamidon® Amp. 2,5 mg	600	Amp.
L-Polamidon® Amp. 5 mg	300	Amp.
L-Polamidon® Tropfen 5 mg/ml	300	ml
Methadon	**3000**	**mg**
Methylphenidat	**1500**	**mg**
Ritalin® Tabl. 10 mg	150	Tabl.
Modafinil Kein deutsches Präparat im Handel Modiodal Tabl. 100 mg Frankreich	**12000** 120	**mg** Tabl
Morphin	**20 000**	**mg**
MSI 10 Mundipharma® Amp. 10 mg	2000	Amp
MSR 10 Mundipharma® Supp. 10 mg	2000	Supp.
MST 10 Mundipharma® Retardtabl. 10 mg	2000	Tabl.
MSI 20 Mundipharma® Amp. 20 mg	1000	Amp.

17

Betäubungsmittel	Höchstmenge	
MSR 20 Mundipharma® Supp. 20 mg	1000	Supp
MST 20 Mundipharma® Retard-Granulat Btl 20 mg	1000	Btl.
MST 30 Mundipharma® Supp. 30 mg	666	Supp.
MST 30 Mundipharma® Retardkps. 30 mg	666	Kap.
MST 30 Mundipharma® Retard-Granulat Btl 30 mg	666	Btl.
MST® continus 30 Retardkps. 30 mg	666	Kaps.
MST 60 Mundipharma® Retardkps. 60 mg	333	Kaps.
MST 60 Mundipharma® Retard-Granulat Btl 60 mg	333	Btl.
MST® continus 60 Retardkps. 60 mg	333	Kaps.
MSI 100 Mundipharma® Amp. 100 mg	200	Amp.
MST 100 Mundipharma® Retardtabl. 100 mg	200	Tabl.
MST 100 Mundipharma® Retard-Granulat Btl 100 mg	200	Btl.
MST® continus 100 Retardkps. 100 mg	200	Kaps.
MSI 200 Mundipharma® Amp. 200 mg	100	Amp.
MST 200 Mundipharma® Retardtabl. 200 mg	100	Tabl.
MST 200 Mundipharma® Retard-Granulat Btl 200 mg	100	Btl.
MST® continus 200 Retardkps. 200 mg	100	Kaps.
Morphin Merck® Tropfen 0,5%	4000	ml
Morphin Merck® Tropfen 2%	1000	ml
Opium, eingestelltes	**4000**	**mg**
Opiumextrakt	**2000**	**mg**
Opiumtinktur	**40 000**	**mg**
Oxycodon	**15 000**	**mg**
Oxygesic® 5 mg	3000	Tabl.
Pentazocin	**15 000**	**mg**
Fortral® Amp. 30 mg	500	Amp.
Fortral® Kapseln 56,4 mg	265	Kaps.
Fortral® Supp. 65,78 mg	228	Supp.
Pethidin	**10 000**	**mg**

Betäubungsmittel	Höchstmenge	
Dolantin® Amp. 50 mg	200	Amp.
Dolantin® Tropfen 50 mg/ml	200	ml
Dolantin® Amp. 100 mg	100	Amp.
Dolantin® Supp. 100 mg	100	Supp.
Phenmetrazin	600	mg
Cafilon® Drg. 30 mg	20	Drg.
Piritramid	6000	mg
Dipidolor® Amp. 22 mg	272	Amp.
Tilidin	18 000	mg
Tilidin® inj. Lös. Goedecke 102,9 mg	174	Amp.

Die Liste der Handelspräparate ist nicht vollständig!

17

Die Zubereitungen zur Drogensubstitution sind im Kapitel 16, 16.5.1 bis 16.5.3 ausführlich beschrieben.

Überschreiten der Höchstmengen (§ 2 Abs. 2)

In begründeten Einzelfällen darf der Arzt für einen Patienten, der in seiner Dauerbehandlung steht, abweichend von den obigen Vorschriften mehr als ein Betäubungsmittel verschreiben, die für Betäubungsmittel festgesetzten Mengen überschreiten und Betäubungsmittel für einen längeren als den festgesetzten Zeitraum verschreiben. Ein solches Rezept muss mit dem Buchstaben „A" gekennzeichnet sein.

Verschreiben durch einen Zahnarzt oder einen Tierarzt (§ 3, § 4)

Die für einen Patienten oder ein Tier zu verschreibenden Betäubungsmittel und ihre Höchstgrenzen weichen von denen, die Ärzte verschreiben dürfen, ab. Die entsprechenden Tabellen der BtMVV (§ 3, § 4) sind zu beachten.

Nachweis über den Verbleib und Bestand (§ 13 u. § 14)

Der Nachweis von Verbleib und Bestand der BtM ist unverzüglich nach Bestandsänderung nach amtlichem Formblatt zu führen. Im Falle des Überlassens eines Substitutionsmittels zum unmittelbaren Verbrauch nach § 5 Abs. 5 Satz 1 (das Rezept wird durch den Arzt eingelöst und ist für die unmittelbare Einnahme in der Praxis des Arztes bestimmt) sind Verbleib und Bestand patientenbezogen nachzuweisen.

17.2 Transfusionsgesetz und Apothekenbetrieb (TFG 1998)

Nach § 14 TFG: Beim Erwerb und der Abgabe von Blutzubereitungen, Sera aus menschlichem Blut und gentechnisch hergestellten Plasmaproteinen zur Behandlung von Gerinnungsstörungen sind zum Zwecke der Rückverfolgung folgende Angaben zu dokumentieren:

Erwerb	Abgabe
■ Bezeichnung des Arzneimittels ■ Chargenbezeichnung des Arzneimittels	■ Bezeichnung des Arzneimittels ■ Chargenbezeichnung des Arzneimittels ■ Datum der Abgabe ■ Name und Anschrift des verschreibenden Arztes ■ Name, Vorname, Geburtsdatum, Adresse des Patienten ■ Praxisbedarf: Name und Anschrift des verschreibenden Arztes

Dokumentationspflichtige Blutprodukte

Wirkstoffe	Handelspräparate (ausgewählte Beispiele)
α-Proteinase-Inhibitoren	Berinert® HS
Antithrombin III	Atentativ®
Gerinnungsfaktoten VII, VIII, IX, XIII	Fibrogammin®, Bioclate®, Berinin®
C1-Inaktivatoren	
Fibrinogen	Haemocomplettan® HS
Fibrinkleber	Beriplast®, Combiset®, Tissucol®,
Humanserum	Human Albumin® 20% Immuno
Immunoglobuline	Beriglobin®, FSME-Bulin®, Tetagam® usw
α-, β-, γ-Interferon (nicht gen-technisches Interferon)	Fiblaferon®
Plasmaproteinlösungen	Octaplas®
Prothrombinkomplex	

Alle Aufzeichnungen sind mindestens 15 Jahre aufzubewahren.

17.3 Nahrungsergänzungsmittel

17.3.1 Definition und rechtliche Einordnung

Der Begiff der Nahrungsergänzungsmittel (NEGM) ist rechtlich nicht definiert. Hierbei handelt es sich grundsätzlich um Lebensmittel, in der Regel in vorgefertigter, abgeteilter Form zur gezielten Ergänzung der täglichen Nahrungsaufnahme (s. auch 13.4.3).

Der ernährungsphysiologische Nutzen ergibt sich:
- Bei unzureichender oder unausgewogener Ernährung
- Zur gezielten Supplementierung bei erhöhtem Bedarf durch physiologische oder pathologische Veränderungen
- Zur allgemeinen Gesundheitsprophylaxe.

Die in NEGM enthaltenen Stoffmengen sollen unter der pharmakologischen Dosisschwelle liegen.

Apothekenbetriebsordnung und Nährwert-Kennzeichnungsverordnung ordnen NEGM eindeutig dem Lebensmittelsektor zu. Zur Abgrenzung von Diätetika dienen NEGM den allgemeinen Ernährungsbedürfnissen, während Diätetika gemäß Diätverordnung nur für besondere Ernährungszwecke eingesetzt werden dürfen. Aus diesem Grund dürfen für diätetische Lebensmittel nur bestimmte Deklarationsaussagen gemacht werden, die in der Diätverordnung festgelegt sind.

Die rechtliche Zuordnung typischer NEGM obliegt somit prinzipiell dem Lebensmittel- und Bedarfsgegenständegesetz LMBG. Somit ergibt sich für ein solches klassisches NEGM, dass dieses Stoffe oder Stoffkombinationen enthält, die auch in normalen Lebensmittel vorhanden sind, aber dort – aus welchen Gründen auch immer – nicht in ausreichendem oder erwünschtem Maß. Hierunter fallen z. B. Mineralstoffe, Spurenelement, Vitamine, Aminosäuren, Ballaststoffe, Eiweißstoffe u. ä. (s. auch 13.1.3 u. 13.1.4).

Da viele in NEGM eingesetzte Stoffe durchaus pharmakologische Wirkungen besitzen, kommt es aber darauf an, welche Zweckbestimmung das Präparat haben soll. In dem Moment, wo eine medizinisch-indikationsbezogene Deklaration solcher Präparate erfolgt, fallen diese unter das Arzneimittelgesetz, für die aber eine arzneimittelrechtliche, behördliche Zulassung vorliegen muss. Die Abgabe solcher, in der Regel nicht zugelassener Präparate durch die Apotheke bedeutet einen Rechtsverstoß. Bei der Überprüfung, ob solche Präparate nun unter das AMG oder das LMBG fallen sind folgende drei Punkte zu berücksichtigen:

- Art und Menge der relevanten Inhaltsstoffe
- Überwiegende Zweckauffassung
- Allgemeine Verkehrsauffassung.

17.3.2 Nahrungsergänzungsmittel oder Arzneimittel?

Zur Beachtung: Die Einordnung Nahrungsergänzungsmittel oder Arzneimittel muss für jede Produktspezialität separat getroffen werden. Trotz gleicher Inhaltsstoffe verschiedener Präparate hängt die Einordnung von der Aufmachung und Deklaration ab. Bei der Einordnung sind alle Charakteristika des Produktes Puzzle-ähnlich zusammenzutragen. Aus dem Gesamtbild ergibt sich dann die Einordnung. Im Zweifelsfalle das fragliche Produkt nicht abgeben!

Entscheidungshilfe Nahrungsergänzungsmittel (NEGM) oder Arzneimittel (AM)

Produkt-charakte-ristika	Einordnung	Beispiele
Auf-machung	Packungsgestaltung	Arzneimitteltypische Verpackung → AM, Abbildung von Organen u. ä. → AM
	Darreichungsform	Tabletten, Kapseln, Tropfen, Verblisterung → AM
	Zweckbestimmung überwiegend diätetisch oder der Ernährung dienend?	
Produkt-name, Kenn-zeichnung	Pharmatypische Bezeichnungen → AM	„Forte", „retard", „einnehmen", „Gebrauchsinformation" u. ä.
	Lebensmitteltypische Bezeichnungen → NEGM	„Verzehren", „Ernährungshinweise" → NEGM
	Angabe von Warnhinweisen → AM	„Vor Kindern geschützt aufbewahren", „Einnahme unter Aufsicht eines Arztes", „Vorsicht bei Epilepsie", Hinweise auf Kontraindikationen wie etwa Schwangerschaft, bestimmte Erkrankungen etc.
	Ein Mangel eines bestimmtes Stoffes wird ausgelobt → AM	
	Aufdruck „Nahrungsergänzungsmittel" gibt dem Produkt nicht automatisch diesen Status!	
	Name des Herstellers kann in direkte Verbindung mit Pharma-Herstellern gebracht werden	

Produkt-charakteristika	Einordnung	Beispiele
Werbe-aussagen	Gesundheitsbezogene Aussagen dürfen nicht im Vordergrund stehen → AM	Genaue Beschreibung des Wirkmechanismus einer Substanz, Beschreibung von Körpervorgängen → AM
	Unzulässige krankheitsbezogene Aussagen → AM	„Vorbeugung der im Alter vermehrt auftretenden Beschwerden", „senkt den Cholesterinspiegel", „Stärkung des Organs XY", „Stärkung des Immunsystems", „kreislauffördernd", „geeignet bei Bluthochdruck", „Oxidationsschutz für die Zelle", „Herznahrung", „empfehlenswert bei Krankheit XY", „fettarme Kost bei Erkrankungen der Leber und Galle", „vermindert die Gefahr von XY-Krankheit", „zur Linderung oder Beseitigung von Blutarmut", „beruhigende Wirkung"
	Zulässige gesundheitsbezogene Aussagen → NEGM	„Ist gesund", „ist gesundheitsfördernd", „ist eine gesunde Ernährung", „beugt einer Unterversorgung vor", „schont den Magen", „zur Ernährung geeignet", „wichtig für Sehkraft und Haut"
Art der Inhaltsstoffe	Vom menschlichen Körper selbst produzierte Stoffe sind keine Nährstoffe (AMG) → AM	Melatonin
	Enzympräparate → AM	
	Inhaltsstoffe mit bekannter pharmakologischer Wirkung → AM	Phytopharmaka

Produkt-charakteristika	Einordnung	Beispiele
Dosierung	Dosen, die über den im Rahmen der normalen Ernährung aufgenommenen Mengen liegen → AM	Hochdosierte Vitamin- und Mineralpräparate Hilfestellung: dreifach erhöhte Dosierung gegenüber den Empfehlungen der Deutschen Gesellschaft für Ernährung (DGE) → AM
	Dosen unterhalb der pharmakologischen Wirksamkeitsschwelle → NEGM	
Vertriebsweg	Überwiegend oder ausschließlich Apotheke → Hinweis auf AM (nicht ausschlaggebend!)	
Verkehrsauffassung	Überwiegender Vertrieb eines bestimmten Wirkstoffes als AM zieht analoge Präparate ebenfalls in diese Spur, die somit ebenfalls als AM einzustufen sind	Knoblauchöl-Präparate, Ginkgo-biloba-Präparate, Drogen, die im Lebensmittelbereich nicht üblich sind

(Literatur: Hahn A., Wolters M., Hanke G., Dt. Apoth. Ztg., 34, (1999), 2470–2482; Reimann J. Nahrungsergänzungsmittel, Fortbildung der Bayerischen Landesapothekerkammer, 1998)

17

17.4 Abgabe von Gefahrstoffen

Wer darf in der Apotheke gefährliche Chemikalien abgeben?

Sachkunde und damit die Erlaubnis zur Abgabe haben Apotheker, sowie das gesamte Apotheken-Fachpersonal, also Apothekerassistenten, Pharmazieingenieure, PTA (Chemikalienverbotsverordnung, § 5).

Welche Chemikalien dürfen abgegeben werden?

Prinzipiell alle Chemikalien (ApBetrO, § 25 Nr. 7), sofern gewährleistet ist, dass sie weder missbräuchlich noch unsachgemäß verwendet werden und die sachgerechte Entsorgung gewährleistet ist. Ausnahme: Chemikalien zur Herstellung von Rauschgiften dürfen nicht abgegeben werden (zu überwachten Grundstoffen nach dem Grundstoffüberwachungsgesetz siehe 8.1.1 u. 8.1.2).

Welche Voraussetzungen müssen zur Abgabe erfüllt sein?

Stoffe der Kennzeichnung T+, T, C, O, F+ sowie mutagene, karzinogene und reproduktionstoxische Stoffe dürfen nach ChemVerbotsV, § 3 nur abgegeben werden, wenn:

- Name und Anschrift bekannt sind oder bei T+- und T-Stoffen der Kunde sich ausgewiesen hat.
- Der Kunde mindestens 18 Jahre alt ist.
- Der Kunde den Stoff in erlaubter Weise verwenden will.
- Keine Anhaltspunkte auf eine unerlaubte Weiterveräußerung bestehen.

Für Begasungsmittel muss ein Begasungsmittelschein vorgelegt werden (z. B. für KCN zur inhalativen Schmetterlingsabtötung).

Wie ist ein Abgabegefäß zu kennzeichnen? (GefStoffV, § 6)

- Name, vollständige Anschrift, Telefonnummer der abgebenden Apotheke
- Exakte chemische Bezeichnung des Stoffes
- EWG-Nummer des Stoffes

- Gefahrensymbole und Gefahrenbezeichnungen (mindestens 1 cm^2 bei kleinen Gefäßen, ansonsten 1/10 der Etikettgröße)
- R-Sätze
- S-Sätze
- Für Stoffe, die in der Bekanntmachung nach § 4a GefStoffV gelistet sind der Hinweis „EWG-Kennzeichnung".

Welche Informationspflichten obliegen der abgebenden Apotheke?

- Der Kunde muss über die mit dem Stoff verbundenen Gefahren, über notwendige Vorsichtsmaßnahmen bei bestimmungsgemäßem Gebrauch und für den Fall des unvorhergesehenen Verschüttens oder Freisetzens informiert werden.
- Unterrichtung über die sachgerechte Entsorgung.

Literaturquellen

EG-Gefahrstoffliste, Chemikalienkataloge (Vorsicht, oft nicht mehr ganz aktuell!), Sicherheitsdatenblätter, kostenloser Bezug über die Chemikalienlieferanten, die verpflichetet sind, gewerblichen Abnehmern – also auch Apotheken – bei Bezug der Substanz die entsprechenden Datenblätter zur Verfügung zu stellen. Werden diese nicht mitgeliefert, genügt meistens ein Anruf, um diese sofort per FAX zugestellt zu bekommen; Datenblätter im Internet unter http://www.merckeurolab.de.

Wie ist die Abgabe zu dokumentieren?

Eintrag in das Abgabebuch (früher Giftbuch).

(Lit.: Hörath H., Dt. Apothekerztg. 31 (1998), 2889–2892; Hörath, Gefährliche Stoffe und Zubereitungen, Deutscher Apotheker Verlag, Stuttgart, 5 Aufl., 1997; Gefahrstoffbuch, Deutscher Apotheker Verlag, Stuttgart)

17

17.5 Gefahrensymbole und Gefahrenbezeichnungen

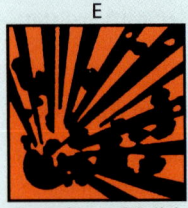

E

Explosionsgefährlich

E – Explosionsgefährlich

Können durch Schlag, Reibung, Erwärmung, Feuer oder andere Zündquellen auch ohne Beteiligung von Luftsauerstoff explodieren

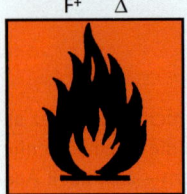

F⁺   Δ

Hoch entzündlich

F⁺ – Hoch entzündlich

Haben als Flüssigkeiten einen extrem niedrigen Flammpunkt (< 0 °C) und einen niederen Siedepunkt bzw. Siedebeginn (< 35 °C); als Gase können sie unter Normalbedingungen mit Luft ein explosionsfähiges Gemisch bilden

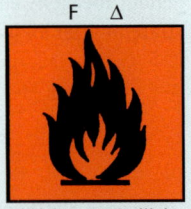

F   Δ

Leicht entzündlich

F – Leicht entzündlich

O

Brand fördernd

O – Brand fördernd

Sind in aller Regel selbst nicht brennbar, können aber bei Berührung mit brennbaren Stoffen die Brandgefahr und die Heftigkeit eines Brandes beträchtlich erhöhen

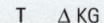

T⁺ – Sehr giftig

Können in **sehr geringen Mengen** beim Einatmen, Verschlucken oder Berühren mit der Haut akute oder chronische Gesundheitsschäden verursachen oder zum Tode führen

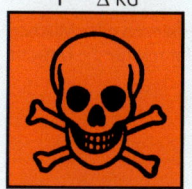

Sehr giftig

T – Giftig und/oder Krebserzeugend

Können in **geringen Mengen** beim Einatmen, Verschlucken oder Berühren mit der Haut akute oder chronische Gesundheitsschäden verursachen oder zum Tode führen

Giftig

Xn – Gesundheitsschädlich

Können durch Einatmen, Verschlucken oder Hautaufnahme akute oder chronische Gesundheitsschäden verursachen oder zum Tode führen

Gesundheitsschädlich

Xi – Reizend

Können bei Kontakt mit der Haut zu Entzündungen führen

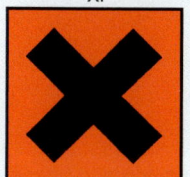

Reizend

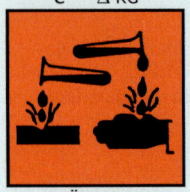

C – Ätzend

Zerstören lebendes Gewebe (z.B. Säuren mit pH < 2 oder Laugen mit pH > 11,5)

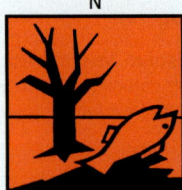

N – Umweltgefährlich

Können Wasser, Boden, Luft, Klima, Pflanzen oder Mikroorganismen derart verändern, dass Gefahren für die Umwelt entstehen

Δ bedeutet, dass Behälter, die für jedermann zugänglich sind und mit den Kennbuchstaben T+, T, C, Xn, F+ und F zu kennzeichnen sind, mit **ertastbaren Warnzeichen** zu versehen sind (§ 13 Abs. 4 und 8 GefStoffV).

K bedeutet, dass Behälter, die für jedermann zugänglich sind, mit den Symbolen T+, T und C mit **kindergesicherten Verschlüssen** zu versehen sind (§ 13 Abs. 4 GefStoffV).

G Auf der Verpackung von Zubereitungen mit den Kennbuchstaben T+, T und C ist eine genaue und allgemein verständliche Gebrauchsanweisung anzubringen (§ 13 Abs. 10 GefStoffV).

17.6 Gefahrenhinweise und Sicherheitsratschläge

R-Sätze für **Gefahrenhinweise** und S-Sätze für **Sicherheitsratschläge** müssen für alle Chemikalien angegeben werden und sind vom Gestzgeber vorgegeben und international standardisiert. Für Packungen < 125 ml mit Inhalt der Gefahrenklassen Brandfördernd, Leichtentzündlich, Entzündlich, Mindergiftig und Reizend können die R- und S-Sätze entfallen. Diese Packungen benötigen nur das Gefahrensymbol und die Gefahrenbezeichnung.

R-Sätze

R 1   In trockenem Zustand explosionsgefährlich

R 2   Durch Schlag, Reibung, Feuer oder andere Zündquellen explosionsgefährlich

R 3   Durch Schlag, Reibung, Feuer oder andere Zündquellen besonders explosionsgefährlich

R 4   Bildet hoch empfindliche explosionsgefährliche Metallverbindungen

R 5   Beim Erwärmen explosionsfähig

R 6   Mit und ohne Luft explosionsfähig

R 7   Kann Brand verursachen

R 8   Feuergefahr bei Berührung mit brennbaren Stoffen

R 9   Explosionsgefahr bei Mischung mit brennbaren Stoffen

R 10   Entzündlich

R 11   Leicht entzündlich

R 12   Hoch entzündlich

R 13   Hoch entzündliches Flüssiggas

R 14   Reagiert heftig mit Wasser

R 15   Reagiert mit Wasser unter Bildung leicht entzündlicher Gase

R 15.1   Reagiert mit Säure unter Bildung leicht entzündlicher Gase

R 16   Explosionsgefährlich in Mischung mit Brand fördernden Stoffen

R 17   Selbstentzündlich an der Luft

R 18   Bei Gebrauch Bildung explosionsfähiger/leicht entzündlicher Dampf-Luftgemische möglich

R 19   Kann explosionsfähige Peroxide bilden

R 20   Gesundheitsschädlich beim Einatmen

R 21	Gesundheitsschädlich bei Berührung mit der Haut
R 22	Gesundheitsschädlich beim Verschlucken
R 23	Giftig beim Einatmen
R 24	Giftig bei Berührung mit der Haut
R 25	Giftig beim Verschlucken
R 26	Sehr giftig beim Einatmen
R 27	Sehr giftig bei Berührung mit der Haut
R 28	Sehr giftig beim Verschlucken
R 29	Entwickelt bei Berührung mit Wasser giftige Gase
R 30	Kann bei Gebrauch sehr entzündlich werden
R 31	Entwickelt bei Berührung mit Säure giftige Gase
R 31.1	Entwickelt bei Berührung mit Alkali giftige Gase
R 32	Entwickelt bei Berührung mit Wasser sehr giftige Gase
R 33	Gefahr kumulativer Wirkungen
R 34	Verursacht Verätzungen
R 35	Verursacht schwere Verätzungen
R 36	Reizt die Augen
R 37	Reizt die Atmungsorgane
R 38	Reizt die Haut
R 39	Ernste Gefahr irreversiblen Schadens
R 40	Irreversibler Schaden möglich
R 41	Gefahr ernster Augenschäden
R 42	Sensibilisierung durch Einatmen möglich
R 43	Sensibilisierung durch Hautkontakt möglich
R 44	Explosionsgefahr bei Erhitzen unter Einschluss
R 45	Kann Krebs erzeugen
R 46	Kann vererbare Schäden verursachen
R 47	Kann Missbildungen verursachen
R 48	Gefahr ernster Gesundheitsschäden bei längerer Exposition
R 49	Kann Krebs erzeugen beim Einatmen
R 50	Sehr giftig für Wasserorganismen
R 51	Giftig für Wasserorganismen
R 52	Schädlich für Wasserorganismen
R 53	Kann in Gewässern längerfristig schädliche Wirkungen haben
R 54	Giftig für Pflanzen
R 55	Giftig für Tiere

R 56	Giftig für Bodenorganismen
R 57	Giftig für Bienen
R 58	Kann längerfristig schädliche Wirkungen auf die Umwelt haben
R 59	Gefährlich für die Ozonschicht
R 60	Kann die Fortpflanzungsfähigkeit beeinträchtigen
R 61	Kann das Kind im Mutterleib schädigen
R 62	Kann möglicherweise die Fortpflanzungsfähigkeit beeinträchtigen
R 63	Kann das Kind im Mutterleib möglicherweise schädigen
R 64	Kann Säuglinge über die Muttermilch schädigen
R 65	Gesundheitsschädlich: Kann beim Verschlucken Lungenschäden verursachen

S-Sätze

S 1	Unter Verschluss aufbewahren
S 2	Darf nicht in die Hände von Kindern gelangen
S 3	Kühl aufbewahren
S 4	Von Wohnplätzen fernhalten
S 5	Unter ... aufbewahren
S 5.1	... Wasser
S 5.2	... Petroleum
S 6	Unter ... aufbewahren
S 6.1	... Stickstoff
S 6.2	... Argon
S 6.3	... Kohlendioxid
S 7	Behälter dicht geschlossen halten
S 8	Behälter trocken halten
S 9	Behälter an einem gut gelüfteten Ort aufbewahren
S 12	Behälter nicht gasdicht verschließen
S 13	Von Nahrungsmitteln, Getränken, Futtermitteln fernhalten
S 14	Von ... fernhalten
S 14.1	... Reduktionsmitteln, Schwermetallverbindungen, Säuren, Alkali
S 14.2	... oxidierenden und sauren Stoffen, Schwermetallverbindungen
S 14.3	... Eisen
S.14.4	... Wasser und Laugen
S.14.5	... Säuren
S 14.6	... Laugen

S 14.7 ... Metallen
S 14.8 ... oxidierenden und sauren Stoffen
S 14.9 ... brennbaren organischen Substanzen
S 14.10 ... Säuren, Reduktionsmitteln, brennbaren Materialien
S 14.11 ... brennbaren organischen Substanzen
S 15 Vor Hitze schützen
S 16 Von Zündquellen fernhalten – nicht rauchen
S 17 Von brennbaren Stoffen fernhalten
S 18 Behälter mit Vorsicht öffnen und handhaben
S 20 Bei der Arbeit nicht essen und trinken
S 21 Bei der Arbeit nicht rauchen
S 22 Staub nicht einatmen
S 23 Gas, Rauch, Dampf, Aerosol nicht einatmen
S 24 Berührung mit der Haut vermeiden
S 25 Berührung mit den Augen vermeiden
S 26 Bei Berührung mit den Augen sofort gründlich mit Wasser abspülen, Arzt konsultieren
S 27 Beschmutzte, getränkte Kleidung sofort ausziehen
S 28 Bei Berührung mit der Haut sofort ausziehen und mit viel ... spülen
S 28.1 ... Wasser
S 28.2 ... Wasser und Seife
S 28.3 ... Wasser und Seife, möglichst auch mit Polyethylenglycol 400
S 28.4 ... Polyethylenglycol 300 und Ethanol (2 : 1) und anschließend mit viel Wasser und Seife
S 28.5 ... Polyethylenglycol 400
S 28.6 ... Polyethylenglycol 400 und anschließend mit viel Wasser
S 28.7 ... Wasser und saurer Seife
S 29 Nicht in die Kanalisation gelangen lassen
S 30 Niemals Wasser hinzugießen
S 33 Maßnahmen gegen elektrostatische Aufladung treffen
S 34 Schlag und Reibung vermeiden
S 35 Abfälle und Behälter müssen in gesicherter Weise beseitigt werden
S 35.1 Abfälle und Behälter müssen durch Behandeln mit 2 % Natronlauge beseitigt werden
S 36 Bei der Arbeit geeignete Schutzkleidung tragen
S 37 Geeignete Schutzhandschuhe tragen

S 38   Bei unzureichender Belüftung Atemschutzgerät anlegen

S 39   Schutzbrille/Gesichtsschutz tragen

S 40   Fußboden und verunreinigte Gegenstände mit ... reinigen

S 40.1 ... Wasser

S 41   Explosions- und Brandgase nicht einatmen

S 42   Beim Räuchern/Versprühen geeignetes Atemschutzgerät anlegen

S 43   Zum Löschen ... verwenden

S 43.1 ... Wasser

S 43.2 ... Wasser oder Pulverlöschmittel

S 43.3 ... Pulverlöschmittel – kein Wasser

S 43.4 ... Kohlendioxid – kein Wasser

S 43.6 ... Sand – kein Wasser

S 43.7 ... Metallbrandpulver – kein Wasser

S 43.8 ... Sand, Kohlendioxid, Pulverlöschmittel – kein Wasser

S 45   Bei Unfall oder Unwohlsein sofort Arzt zuziehen (wenn möglich dieses Etikett vorzeigen)

S 46   Bei Verschlucken sofort ärztlichen Rat einholen, Verpackung oder Etikett vorzeigen

S 47   Nicht bei Temperaturen über ...°C aufbewahren

S 48   Feucht halten mit ...

S 48.1 ... Wasser

S 49   Nur im Originalbehälter aufbewahren

S 50   Nicht mischen mit ...

S 50.1 ... Säuren

S 50.2 ... Laugen

S 50.3 ... starken Säuren, starken Basen, Buntmetallen und deren Salzen

S 51   Nur in gut belüfteten Bereichen verwenden

S 52   Nicht großflächig für Wohn- und Aufenthaltsräume zu verwenden

S 53   Exposition vermeiden! Vor Gebrauch besondere Anweisung einholen – Nur für den berufsmäßigen Verwender –

S 56   Diesen Stoff und seinen Behälter der Problemabfallentsorgung zuführen

S 57   Zur Vermeidung einer Kontamination der Umwelt geeigneten Behälter verwenden

S 59   Informationen zur Wiederverwendung/Wiederverwertung beim Hersteller/Lieferanten erfragen

17

S 60 Dieser Stoff und/oder sein Behälter sind als gefährlicher Abfall zu entsorgen

S 61 Freisetzung in die Umwelt vermeiden. Besondere Anweisung einholen/Sicherheitsdatenblatt zu Rate ziehen

S 62 Beim Verschlucken kein Erbrechen herbeiführen. Sofort ärztlichen Rat einholen und Verpackung oder Etikett vorzeigen

17.7 Brennbare Flüssigkeiten

Zulässige Lagermengen an bestimmten Orten (anzeige- und erlaubnisfrei)

Lagerort	Behältnisart	Lagermenge in Liter; Gefahrenklasse	
		A I und A II	B
Wohnungen und Räume, die mit Wohnungen in unmittelbarer, nicht feuerbeständig abschließbarer Verbindung stehen	Zerbrechliche Gefäße	1	5
	Sonstige Behälter	1	5
Keller von Wohnhäusern (Gesamtkeller)	Zerbrechliche Gefäße	1	5
	Sonstige Behälter	20	20
Verkaufs- und Vorratsräume des Einzelhandels (auch Labors) mit einer Grundfläche Bis 60qm	Zerbrechliche Gefäße	5	10
	Sonstige Behälter	60	120
Über 60 qm bis 500 qm	Zerbrechliche Gefäße	20	40
	Sonstige Behälter	200	400
Über 500 qm	Zerbrechliche Gefäße	30	60
	Sonstige Behälter	300	600

(Nach: Technische Regeln für brennbare Flüssigkeiten (TRbF) 110 „Läger")
AI: Flammpunkt unter 21 °C, nicht mit Wasser mischbar
AII: Flammpunkt von 21 °C bis 55 °C, nicht mit Wasser mischbar
B: Flammpunkt unter 21 °C, mischbar mit Wasser

17.8 Checkliste zur Apothekeneigenrevision

	Ja	Nein
Apothekenpersonal		
Liegen alle Bescheinigungen zur Qualifikation des Apothekenpersonals in Kopien vor? (Approbationsurkunden für Apotheker, Vorexamen für Apothekerassistenten, Bescheinigungen für PTA und Pharmazie-Ingenieure, Helferinnen-, PKA-Briefe)		
Liegen Bescheinigungen zur Übertragung der Abzeichnungspflicht auf PTA vor?		
Liegt die Arbeitserlaubnis für Mitarbeiter aus Nicht-EG-Staaten vor?		
Ist das pharmazeutische Personal bei den relevanten Institutionen gemeldet?		
Sind alle Mitarbeiter über den sachgemäßen Umgang mit Gefahrstoffen informiert (§ 20 GefStoffV)? Wurden Frauen im gebärfähigen Alter auf die entsprechenden Verhaltensweisen hingewiesen? Sind diese Unterweisungen alle schriftlich dokumentiert?		
Ist eine regelmäßige betriebsärztliche Betreuung gemäß EG-Richtlinie 89/391/EWG gewährleistet? Mindestbetreuungszeiten: ■ Durch den Betriebsarzt 15 Minuten pro Arbeitnehmer alle 4 Jahre ■ Durch die Sicherheitsfachkraft 1,0 Std pro Jahr bei 1 bis 10 Arbeitnehmern, 1,5 Std. pro Jahr bei 11 bis 20 Arbeitnehmern und 2,0 Std pro Jahr bei mehr als 20 Arbeitnehmern		
Ordnungsgemäßer Apothekenbetrieb		
Sind die Unterlagen zum Apothekenbetrieb verfügbar? ■ Betriebserlaubnis ■ Eintrag im Handelsregister ■ Grundrisszeichnung der Räumlichkeiten ■ Angaben zu Rezeptsammelstellen ■ Erledigungsprotokolle der Beanstandungen aus der letzten Inspektion		

17

Eichbestätigungen für:
- Anschützthermometer
- Tropfpunkt-Thermometer
- Erstarrungspunkt-Thermometer
- Thermometer bis 360 °C

Sind die gesetzlich vorgegebenen Aushänge präsent?
- Arbeitsgesetz
- Mutterschutzgesetz
- Ladenschlussgesetz
- Jugendarbeitsschutzgesetz
- Jugendarbeitschutzuntersuchungsverordnung
- Beschäftigungsgesetz
- Bürgerliches Gesetzbuch (Auszug)
- Arbeitsgerichtsgesetz (Auszug)

Unfallverhütungsvorschriften der BG:
- Allgemeine Vorschriften VGB 1
- Merkblatt für die gesetzliche Unfallversicherung M 062
- Arbeitsschutzschrift M 069
- Erste Hilfe bei Einwirkung chemischer Stoffe ZH 1/175
- Umgang mit brennbaren Flüssigkeiten V 745
- Erste Hilfe VBG 109

Ist ein Ersthelfer für Notfälle bestimmt?
Liegt die entsprechende schriftliche Bestellung vor?

Wird jede Erste-Hilfe-Leistung schriftlich dokumentiert (Verbandbuch)?

Sind eventuelle Nebentätigkeiten des Apothekers angezeigt und diese Anzeigen dokumentiert?

Wissenschaftliche Hilfsmittel
- Deutsches Arzneibuch (DAB) inclusive Nachträgen
- Europäisches Arzneibuch (Ph. Eur.) inclusive Nachträgen
- Homöopatisches Arzneibuch (HAB)
- Deutscher Arzneimittelcodex (DAC)
- Neues Rezeptformularium (NRF)
- Synonymverzeichnis

	Ja	Nein

Zwingend vorgeschriebene Unterlagen
(* Aufbewahrungspflicht mindestens 3 Jahre nach der letzten Eintragung)
- BTM-Buch oder BTM-Kartei * (Einträge alsbald nach Bestandsänderung!)
- Importbuch oder -kartei *
- Herstellungsdokumenation für Drogen, Ausgangsstoffe *
- Prüfbuch, -kartei oder -protokolle für Fertigarzneimittel *
- Gefahrstoffbuch (ehemals Giftbuch) *
- Nachweis über den Erwerb verschreibungspflichtiger Arzneimittel für Tiere, die zur Lebensmittelgewinnung bestimmt sind *
- Dokumentation nicht verkehrsfähiger Einsatzstoffe und Arzneimittel (Rückrufe, Mängel) *
- Dokumentation gemäß Transfusionsgesetz (Aufbewahrungsfrist mindestens 15 Jahre)

Wissenschaftliche Informationsliteratur zur Beratung des Patienten und von Ärzten

Die entsprechende Literatur sollte in ausreichender Qualität und Menge verfügbar sein. Beispiele:
Kommentar zum Arzneibuch, Rote Liste, Graue Liste, Grüne Liste, ABDA-Datenbank, Stoffliste, Psychrembel, Ammon Arzneimittelneben- und Wechselwirkungen, Arends Volkstümliche Namen, Mutschler Arzneimittelwirkungen, etc.

Texte zu den geltenden Vorschriften des Apotheken-, Arzneimittel-, BTM-, Heilmittelwerbe- und Chemikalienrechts

Beispiele:
Landesspezifische Apothekenvorschriften
Wilson/Blanke Apotheken- und Arzneimittelrecht
Cyran/Rotta Apothekenbetriebsordnung
Kloesel/Cyran Arzneimittelrecht
Schiedermair/Pieck Apothekengesetz
Hügel/Junge Deutsches Betäubungsmittelrecht
Hörath Gefahrstoff-Verzeichnis
Sind bei allen verfügbaren Loseblattsammlungen die Nachträge ordnungsgemäß einsortiert?

Betriebsräume

Offizin
Sind Vor-/Zuname des Erlaubnisinhabers am Eingang des Apothekenbetriebs gut sichtbar angebracht?

17

	Ja	Nein

Ist die Nachtdienstklingel gut sichtbar und funktionsfähig?

Ist der Aushang bezüglich der dienstbereiten Apotheken aktuell und gut sichtbar installiert?

Ist eine Beratungsecke vorhanden?

Es dürfen sich keine apothekenpflichtigen Arzneimittel in der Freiwahl befinden!

Nachtdienstzimmer
Es sollten sich keine Warenvorräte oder Arzneimittel im Nachtdienstzimmer befinden!

Ist das Nachtdienstzimmer in Größe, Einrichtung und Ausstattung angemessen und einigermaßen wohnlich?

Rezeptur
Ist die GMP-gerechte Anfertigung von Arzneimitteln in der Rezeptur gegeben (Abgrenzung zum Kundenbereich)?

Sind alle Standgefäße, die gefährliche Stoffe oder Arzneimittel enthalten gemäß § 14 Abs. 5 ApBetrO beschriftet?

Sind Flächen- und Händedesinfektionsmittel vorhanden?

Können Arzneimittel in der Rezeptur unter keimreduzierten Bedingungen hergestellt werden?

Werden nur solche Mengen an brennbaren Flüssigkeiten in der Rezeptur vorrätig gehalten, wie sie für den Handgebrauch Verwendung finden? (s. 1.7.7)

Befinden sich unkontrollierte Zündquellen in unmittelbarer Nähe der Rezeptur?

Aushang „Umgang mit brennbaren Flüssigkeiten" vorhanden?

Laborbereich
Besitzt das Labor feuerbeständige Decken, Wände und eine Feuer hemmende Tür (T 30 nach DIN 4102)?

Befinden sich im Labor unkontrollierte Zündquellen bis 0,8 m über dem Fußboden und in Bereichen, in denen brennbare Flüssigkeiten umgefüllt und gehandhabt werden?

Die Fluchtwege aus dem Labor müssen frei und ungehindert passierbar sein! Die Tür muß in Fluchtrichtung zu öffnen sein! Warenlagerungen dürfen den Fluchtweg nicht behindern!

Schließt die Labortür aus einem Öffnungswinkel von 45° selbsttätig?

Belüftung und Beleuchtung des Labors müssen ausreichend sein. Der Abzug muss betriebsbereit und in Ordnung sein

Sind im Labor Sicherheitsgashähne vorhanden? Sind alle Gasgeräte, Bunsenbrenner etc. mängelfrei?

Funktioniert der Abzug?

Werden giftige Reagenzien gemäß der Gefahrstoffverordnung gekennzeichnet und unter Verschluss aufbewahrt?

Wird die Ionenaustauscherkartusche spätestens nach drei Monaten gewechselt? Wird hierbei das Datum der Installation neuer Kartuschen dokumentiert?

Wird die Keimminderung von Aqua purificata auf einen Keimgehalt < 10^2/ml durch Abkochen unmittelbar vor Gebrauch dokumentiert?

Liegt ein Reinigungsplan für die Leinsamenschrotmühle vor?

Lagerräume
Ist die Lagerung bei Temperaturen < 20 °C möglich (Temperaturkontrolle)?

Ist die Lagerung im Bereich von 2–8 °C möglich (Temperaturkontrolle)?

Ist der Vorratsbereich für brennbare Flüssigkeiten durch eine Feuer hemmende Tür (F 30 nach DIN 4102) abgetrennt?

Ätzende Stoffe dürfen nicht über Augenhöhe gelagert werden!

Behältnisse und deren Verschlusssysteme haben ohne Beschädigung zu sein!

Kennzeichnung der Vorratsgefäße nach Gefahrstoffverordnung?

Wird der Austritt aggressiver Dämpfe verhindert?

Sind Einzel- und Tagesdosen nach DAB auf den Standgefäßen vorhanden?

Wie wird die Abgrenzung (Quarantäne) von ungeprüften Rohstoffen, Drogen und ausgesonderten Arzneimitteln gewährleistet?

Betriebsräume
Entsprechen alle Räumlichkeiten den gängigen Anforderungen an Sauberkeit, Hygiene, Lichtverhältnisse und Belüftung?

17

	Ja	Nein

Tierhaltung in den Betriebsräumen (Ausnahme Zierfische) ist nicht zulässig
Zierpflanzen in Labor und Rezeptur sind nicht zulässig

Ständige Arbeitsplätze dürfen nach ArbStättV nicht in fensterlosen Räumen, Kellern oder Fluren sein!

Sind alle Verkehrswege ausreichend breit, nicht verstellt?
Haben Treppen ab fünf Stufen einen Handlauf?

Leiter, Tritte und Aufstiege müssen sicher sein!

Schränke und Regale müssen sicher sein! (Cave: Aufhängung des Reagenzienschrankes!)

Sind Fußböden und Beläge eben und trittsicher? Sind Fußmatten rutschfest?

Sind Verkehrswege von ausreichender Breite und freigehalten?
Fluchtwege dürfen nicht verstellt werden!

Mindestens drei Feuerlöscher der Klassen ABC (je 6 kg) müssen für Offizin, Labor und Lagerräume für brennbare Flüssigkeiten vorhanden sein (keine **Halonlöscher**)!
Erfolgt die Überprüfung alle zwei Jahre?

Erfolgt die Lagerung von Einsatzstoffen, Drogen und Fertigarzneimitteln entsprechend den vorgeschriebenen Lagerbedingungen?

Prüfung von Arzneimitteln/Dokumentation

Werden regelmäßige Prüfungen von Fertigarzneimitteln (5–6 pro Woche) mit den entsprechenden Ergebnissen dokumentiert?

Die Prüfprotokolle bei der Fertigarzneiprüfung müssen folgende Punkte enthalten: Name oder Firmenbezeichung des Unternehmers, Bezeichnung des AM, Darreichungsform des AM, Chargenbezeichnung oder Herstelldatum des AM, Ergebniss der Prüfung, Datum der Prüfung, Namenszeichen des Prüfenden oder des die Prüfung beaufsichtigenden Apothekers

Werden die Verfalldaten regelmäßig kontrolliert?

Wird der Bestand an Betäubungsmitteln regelmäßig auf Überlagerung hin geprüft?

Werden Prüfungen an Rohstoffen, Drogen oder Fertigwaren inclusive den entsprechenden Ergebnissen dokumentiert?

Werden Zertifikate als Bestandteil der Dokumentation inhaltlich geprüft?

Werden zusätzlich zu zertifizierten Ergebnissen weitere Prüfungen durchgeführt?

Werden interne Prüfnummern auf die Stand- und Vorratsgefäße übertragen?

Herstellung von Arzneimitteln und Dokumentation

Ein Herstellungsprotokoll ist nach § 8 ApBetrO dann erforderlich, wenn Arzneimittel im Rahmen des Apothekenbetriebs im Voraus in Chargengrößen bis zu 100 Fertigpackungen oder einer entsprechenden Menge pro Tag hergestellt werden. Das Protokoll muss enthalten: Bezeichnung des AM, Darreichungsform des AM, Art, Menge, Qualität, Chargenbezeichnung oder Prüfnummer aller verwendeten Einsatzstoffe, die verwendete Herstellungsvorschrift, das Verfalldatum, das Namenszeichen des für die Herstellung verantwortlichen Apothekers

Bei Herstellung von Arzneimitteln nach Standardzulassung muss eine Anzeige beim BfArM vorliegen (Formulare bei den Fachverlagen)

Abgabe und Kennzeichnungspflichten

Bei der Abgabe von in der Apotheke hergestellten Rezepturarzneimitteln müssen folgende Pflichtangaben auf dem Behältniss gut lesbar und dauerhaft angebracht werden: Name oder Firma des Inhabers der Apotheke und Anschrift, Inhalt nach Stückzahl, Gewicht, Rauminhalt, Art der Anwendung oder die in der Verschreibung angegebene Gebrauchsanweisung, Art und Menge der wirksamen Inhaltsstoffe, Datum der Herstellung, Hinweis auf eine begrenzte Lagerstabilität, bei Gefahrstoffen Kennzeichnung nach Gefahrstoffverordnung (s. 17.4 und 17.5).

Sind alle Rezepte ordnungsgemäß abgezeichnet?

BtM-Rezepte müssen auf der Rückseite mit folgenden Angaben versehen werden: Apothekenstempel, handschriftliches Datum der Abgabe, Datum der Prüfung und Namenszeichen des i.S. der BtMVV verantwortlichen Apothekers (s. 17.1.3)

Werden Rezepturdurchschriften von verschreibungspflichtigen Arzneimitteln aufbewahrt, die zur Anwendung an lebenden Tieren bestimmt sind?

	Ja	Nein
Geräte und Chemikalien zur Herstellung und Prüfung		
Geräte gemäß § 4 Abs. 7 ApBetrO Kapselfüllgerät, Dreiwalzenstuhl, Tubenfüll- und Schließvorrichtungen, Salbentuben, Fantaschalen, Reibschalen und Pistille aus Porzellan, Ansatzgefäße, Perkolator, Tinkturenpresse, Mixer oder Ultraturrax oder Rührstab, Zäpfchengießformen 1,0 und 2,0 g, Globuligießform 3,0 g, Siebsatz nach ISO-Norm gemäß DAB, Autoklav zur Entkeimung mit gespanntem Wasserdampf, Trockenschrank zur Heißluftentkeimung mit Thermostat (regelbar) und Thermometer (mind. 200 °C), Entkeimungsfilter (max. 0,22 µm), Destillationsgerät aus Neutral- oder Quarzglas		
Waagen gemäß § 4 Abs. 7 ApBetrO Eichzeitraum 4 Jahre Fein- und Präzisionswaage, selbsteinspielend; Handelswaage, nicht selbsteinspielend; Personen- einschließlich Säuglingswaage; Gewichtssätze/ -stücke Eichzeitraum 2 Jahre Selbsttätige Kontrollwaagen Oberschalige Waagen		
Hinweis Personen- einschließlich Säuglingswaage müssen nicht geeicht sein!		
Gerätschaften und Prüfmittel nach § 4 Abs. 8 ApBetrO vorhanden?		

(Erweitert nach: Eigenrevision, Landesapothekerkammer Hessen, Govi-Verlag GmbH, Eschborn, 1996)

Sachregister

Eloflex® 575
Eloflex Lycra® 574
Elotrans® 339
Embryonen 140
Empfängnis 136
Emulgatoren 610
Enantone® 25
– Gyn 141
Encegam®-IG 224
Encephabol® 271
Encepur® 224, 242
Endometritis 492
Energiegehalt von Nähr-
  stoffen 502
energiereduzierte Kost-
  formen 558
energiereich 543
Engerix 242
– B® 226
Enoxacin 109
Enoxor® 109
Enrich Abbott 548
Ensure Abbott 547
– Plus 548
Entacapon 46
enterale Ernährung 543
Enteropathie, gluten-
  induzierte 544
Entgiftungsmittel 485
Entzugstherapie 34
Entzündungen 441, 492
E-Nummern 622
Enzianwurzel 403
Enzyme 585
Enzympräparate 177
Eosinophilie 584
Ephedra herba 404
Ephedrakraut 404
Ephedrinhydrochlorid 610
Ephedrinsalze 610
Epi-Aberel® 292, 298

Epidermis 283
Epilepsie 492
Epivir® 185
Epogam® 305
Epoxidharze 301
Eppstein-Barr-Virus 211
Eprosartan 12
Equiseti herba 428
Eradikationstherapie 98
–, Quadrupeltherapie 99
–, Standardtherapie 98
–, Tripeltherapie 98
Erbrechen 492, 530
Erdalkalisalze 610
Erdbeerblätter 404
Erdrauchkraut 404
Erektile Dysfunktion 145,
  147
Eres®N 345
Ergänzungsnahrungen
  554
Ergenyl® 22
– chrono 65
Ergocalciferol 514
Ergocalm® 43
ergogene Wirkstoffe 558
ergo-Kranit® 31
ergo-sanol® 31, 64
Ergotalkaloide 179
Ergotamintartrat 64
Erkältung 496
Erkältungstees 453
Ernährungslehre, anthro-
  posophische 558f.
Erregbarkeit 174
Erregungszustände 492
Erschöpfungszustände
  492
Erste-Hilfe-Tropfen 472
Ersthelfer 670
Ervevax® 229, 243

Erythrocin® 109
Erythromycin 109, 113, 177,
  203
Erythrozytenzahl 585
Eschenblätter 405
Eschenrinde 405
Escherichia coli 190, 194
Esclama® 111
ES®-Kompressen 565
Ethacridin 290
Ethacridinlactat 610
Ethanol 610
–, Verdünnung 604
Ether 610
Ethinylestradiol 137
2-Ethylhexandiol 290
Ethylmorphin 600, 610
Etilefrin 29
Eucalypti folium 405
Eucalyptus 466
Eucerin® 304f.
Eudyna® 292, 298
Eugalan Milchzucker 348
Euglucon® 118
Eukalyptusblätter 405
Eunerpan® 36
Euphorbium comp 96
Euphrasiae herba 396
Euphyllin® 74
Euraxil® 264
Eurex® 31
Eusedon® mono 36
Euthyrox® 70
Eutramal® 395
EVENT 593
Evers-Diät 560
Exelon® 271
Exeu® 405
Exlutona® 136
Expektorantien 186
Extrinsic-Faktor 510

Tavanic® 109
Tavor® 43
Taxilan® 36
Tazaroten 304
Tazobac® 106
Td-Impfstoff 224, 242
Td-pur 224, 242f.
Td-Rix 243
Td-Vaccinol 243
Tebonin® 271
Teebaumöl 460
Teer 171, 615
Tegagen® 568
Tegaserod 19
teiladaptierte Nahrung 540
Telen® 98
Telmin®KH 355, 371
Telmisartan 12
Temazepam 43
Temgesic® 54, 648
TenderWet® 570
Terazosin 31
Terbutalin 28, 73
Terebinthinae aetheroleum 433
Terpentinöl 171, 433
Terpestrol® H 433
Terramycin® 108
Terzolin® 301
Tetagam® 653
– IG 230
Tetamun® 243
– SSW 230
Tetanobulin® IG 230
Tetanol® 230, 243
Tetanus 230
Tetanustoxin 21
Tetavax® 230, 243
Tetracainsalze 615
Tetracycline 108, 113, 173, 179, 615

Tetragynon® 137
Tetrazepam 42
Tetroxoprim 110
Tetryzolin 347
Teufelskrallenwurzel 433
Teveten® 12
tg-fix® 572
tg® Schlauchverbände 571
THC 600
Theophyllin 74, 174
Thesit® 221, 615
Thioctsäure 121, 517
Thiomersal 615
Thioridazin 36
Thiouracile 90, 179
Thioxanthene 15, 34
Thombran® 18f., 38
Thrombinzeit 590
Thromboplastinzeit 589f.
Thrombose 497
Thromboseprophylaxe 256
Thrombozyten 590
Thybon® 70
Thymian 345
Thymiankraut 433
Thymi herba 433
Thymol 615
Thyphus Stada® 231, 243
Thyroxin 70, 586
L-Thyroxin-Henning® 70
Tiere mit Leberschäden 390
– mit Nierenschäden 390
–, trächtige 389
Tierhaarallergie 93
Tigabin 22
Tiguvon® 356, 372
Tilade® 74
Tiliae flos 419
Tilidin 651
– Naloxon 55

Timolol 31
Tinidazol 111
Tinnitus 497
Tioxolon 298
Tissucol® 653
TNM-System 57
Tobramycin 108
α-Tocopherol 515
Tofranil® 39, 272
Tokolysan® 29
Tolcapon 46
Toleranz, Drogenabhängigkeit 326
Tollwut 216, 220, 230
–, Erreger 216
–, Immunisierung 217, 220
–, Krankheitsbild 217
–, Prophylaxe 217
–, Therapie 217, 220
–, Übertragung 216
Tolnaftat 291
Tolvin® 40
Topamax® 20, 22
Topiramat 20, 22
Tormentillae radix 433
Tormentillwurzelstock 433
Toxocara canis 354
– cati 371
Toxoplasmose 218
–, Erreger 218
–, Krankheitsbild 218
–, Prophylaxe 219
–, Therapie 219
–, Übertragung 218
Toxoplasmose gondi 218
TPZ 589
Traditionelle Chinesische Medizin 487
Traganth 615
Tramadol 55
Tramal® 55

VAQTA® 225, 242
– K 225
Varicellan 243
Varicella-Rit® 221
Varicella-Zoster-Virus 193, 220
Varicellen 220
Varicellon® IG 231
Varicex® Zinkleimbinden 573
Varihesive® E/E Border 568
– Hydrogel 567
Varilrix® 231, 243
Varitect® 243
– IG 231
Varix® Zinkleimbinden 573
Varizellen 231
Varolast® 573
Vasodilatator 49
Vaxar® 109
vedische Reinigungstherapie 468
Vegetabilisierung von Metallen 489
Venenentzündung 497
Venenleiden 442
Venlafaxin 15
Verapamil 51
Verbandkasten 250
Verbandmull 565
Verbasci flos 436
Verbenae herba 403
Verbrennungen 173, 497
Verdauung von Fetten 544
Verdauungsförderung 438
Verdauungsstörungen 550
Verfalldaten 674
Verhütung 136
Verhütungsmethoden, Sicherheit 138

Verkehrstüchtigkeit 176
Verkehrswege 674
Veronicae herba 402
Verschreibungsberechtigung 641
Verschreibungshöchstmengen 648
Verstopfung 348
Verteilungsvolumen 8
Vervain 472
Viaben® 104
Viagra® 145, 147
Viani® 85
Videx® 185
Vine 472
Vioform® 610, 616
Violae tricoloris herba 431
Viridal® 147
Visci albi herba 420
viskose Grundlösung 619
Vitamin A 513
vitaminähnliche Stoffe 508, 516
Vitamin-A-Säure 292, 298
Vitamin B_2 509
– B_3 512
– B_5 511
– B_6 509
– B_9 510
– B_{10} 510
– B_{11} 510
– B_{12} 172, 177, 510
– B_{15} 516
– B-Komplex 121, 178f.
– C 179, 513
– D_2 514
– D_3 514
– D-Analoga 304
– E 515
– H Biotin 510f.
– K_1 515

– K_2 515
– K_3 515
– K_4 515
– P 517
Vitamine 508, 510, 512, 514
– in Megadosen, Kontraindikationen 519
Vitiligo 290
Vividrin® 96
Vogelknöterichkraut 433
Vollkornmehle 541
Vorschulkind 335

W

Waagen 676
Wacholderbeeren 434
Waerland-Kost 561f.
Wala 488
Waldmeisterkraut 434
Waldrebe 470
Waldtrespe 472
Walnuss 472
Walnussblätter 434
Walnussschalen 621
Walnut 472
Wärmflaschen 173
Warzen 341
Wasser aus heilkräftigen Quellen 471
Water Violet 472
Wechseldruckmatratzen 576
Wegwarte 470
Wegwartenkraut 434
Wegwartenwurzel 434
Weide, Gelbe 472
Weidenrinde 435
Weinrebe 472
Weißbuche 471
Weißdornblätter 435
– mit Blüten 435